全国高职高专护理类专业规划教材（第三轮）

病原生物与免疫学

第3版

（供护理、助产专业用）

主　编　祝继英　李国利　严家来
副主编　孙运芳　阳　莉　王金凤
编　者　（以姓氏笔画为序）
王　宁（雅安职业技术学院）
王　媛（乐山职业技术学院）
王金凤（山东中医药高等专科学校）
刘　佳（长春医学高等专科学校）
阳　莉（四川中医药高等专科学校）
孙运芳［山东医学高等专科学校（临沂）］
严家来（安徽医学高等专科学校）
李小寒（重庆三峡医药高等专科学校）
李青霖（雅安市名山区疾病预防控制中心）
李国利（重庆三峡医药高等专科学校）
陈琳琳（山东医药技师学院）
欧　莉（安徽医学高等专科学校）
祝继英（雅安职业技术学院）
姚　玲（长沙卫生职业学院）

中国健康传媒集团
中国医药科技出版社

内容提要

本教材是“全国高职高专护理类专业规划教材（第三轮）”之一，系根据病原生物与免疫学教学大纲的基本要求和课程特点编写而成。内容上涵盖病原微生物学、人体寄生虫学和医学免疫学3篇共27章，以及6个实验指导，书中设置学习目标、情境导入、知识链接、重点小结、目标检测等模块。本教材具有体现专业特色、凸现课程个性、注重内容人文性、满足师生多样化教学需求等特点。本教材为书网融合教材，即纸质教材有机融合电子教材、教学配套资源（PPT、微课、视频、图片等）、题库系统、数字化教学服务（在线教学、在线作业、在线考试），使教学资源更加多样化、立体化。

本教材可供全国高等职业院校护理、助产专业师生教学使用，也可作为相关从业人员的参考用书。

图书在版编目（CIP）数据

病原生物与免疫学 / 祝继英，李国利，严家来主编. 3版. －－北京：中国医药科技出版社，2024. 10.
（全国高职高专护理类专业规划教材）. －－ISBN 978－7
－5214－4542－8

Ⅰ. R37；R392

中国国家版本馆 CIP 数据核字第 20241U3Q91 号

美术编辑 陈君杞
版式设计 友全图文

出版 **中国健康传媒集团** | 中国医药科技出版社
地址 北京市海淀区文慧园北路甲22号
邮编 100082
电话 发行：010－62227427 邮购：010－62236938
网址 www. cmstp. com
规格 889mm × 1194mm $^{1}/_{16}$
印张 19
字数 556千字
初版 2015年8月第1版
版次 2024年10月第3版
印次 2024年10月第1次印刷
印刷 天津市银博印刷集团有限公司
经销 全国各地新华书店
书号 ISBN 978－7－5214－4542－8
定价 59.00 元

数字化教材编委会

主　编　祝继英　李国利　严家来

副主编　孙运芳　阳　莉　王金凤

编　者　（以姓氏笔画为序）

王　宁（雅安职业技术学院）

王　媛（乐山职业技术学院）

王金凤（山东中医药高等专科学校）

刘　佳（长春医学高等专科学校）

阳　莉（四川中医药高等专科学校）

孙运芳［山东医学高等专科学校（临沂）］

严家来（安徽医学高等专科学校）

李小寒（重庆三峡医药高等专科学校）

李青霖（雅安市名山区疾病预防控制中心）

李国利（重庆三峡医药高等专科学校）

陈琳琳（山东医药技师学院）

欧　莉（安徽医学高等专科学校）

祝继英（雅安职业技术学院）

姚　玲（长沙卫生职业学院）

出版说明

全国高职高专护理类专业规划教材，第一轮于 2015 年出版，第二轮于 2019年出版，自出版以来受到各院校师生的欢迎和好评。为深入学习贯彻党的二十大精神，落实《国务院关于印发国家职业教育改革实施方案的通知》《关于深化现代职业教育体系建设改革的意见》《关于推动现代职业教育高质量发展的意见》等有关文件精神，适应学科发展和高等职业教育教学改革等新要求，对标国家健康战略、对接医药市场需求、服务健康产业转型升级，进一步提升教材质量、优化教材品种，支撑高质量现代职业教育体系发展的需要，使教材更好地服务于院校教学，中国健康传媒集团中国医药科技出版社在教育部、国家药品监督管理局的领导下，组织和规划了“全国高职高专护理类专业规划教材（第三轮）”的修订和编写工作。本轮教材共包含 24 门，其中 21 门为修订教材，3 门为新增教材。本套教材定位清晰、特色鲜明，主要体现在以下方面。

1. 强化课程思政，辅助三全育人

贯彻党的教育方针，坚决把立德树人贯穿、落实到教材建设全过程的各方面、各环节。教材编写将价值塑造、知识传授和能力培养三者融为一体。深度挖掘提炼专业知识体系中所蕴含的思想价值和精神内涵，科学合理拓展课程的广度、深度和温度，多角度增加课程的知识性、人文性，提升引领性、时代性和开放性，辅助实现“三全育人”（全员育人、全程育人、全方位育人），培养新时代技能型创新人才。

2. 推进产教融合，体现职教精神

围绕“教随产出、产教同行”，引入行业人员参与到教材编写的各环节，为教材内容适应行业发展献言献策。教材内容体现行业最新、成熟的技术和标准，充分体现新技术、新工艺、新规范。

3. 创新教材模式，岗课赛证融通

教材紧密结合当前实际要求，教材内容与技术发展衔接、与生产过程对接、人才培养与现代产业需求融合。教材内容对标岗位职业能力，以学生为中心、成果为导向，持续改进，确立“真懂（知识目标）、真用（能力目标）、真爱（素质目标）”的教学目标，从知识、能力、素养三个方面培养学生的理想信念，提升学生的创新思维和意识；梳理技能竞赛、职业技能等级考证中的理论知识、实操技能、职业素养等内容，将其对应的知识点、技能点、竞赛点与教学内容深度衔接；调整和重构教材内容，推进与技能竞赛考核、职业技能等级证书考核的有机结合。

4. 建新型态教材，适应转型需求

适应职业教育数字化转型趋势和变革要求，依托“医药大学堂”在线学习平台，搭建与教材配套的数字化课程教学资源（数字教材、教学课件、视频及练习题等），丰富多样化、立体化教学资源，并提升教学手段，促进师生互动，满足教学管理需要，为提高教育教学水平和质量提供支撑。

前言 PREFACE

病原生物与免疫学是高等卫生职业教育护理、助产等专业的一门重要专业基础课程。学生通过学习，掌握病原生物和免疫学的基本知识和基本技能，培养职业核心素养，树立无菌观念，为后续的专业课程学习和临床护理、助产工作奠定良好的基础。

本版教材在编写过程中，遵循“三基、五性、三对接”的基本原则，以护理、助产专业人才培养需求为导向，体现专业特色，凸现课程个性，注重内容人文性，守正创新，精益求精，努力追求呈现形式、知识结构和教材内容的创新和更新。本版教材内容涵盖病原微生物学、人体寄生虫学和医学免疫学3篇共27章，以及6个实验指导，设置学习目标、情境导入、知识链接、重点小结、目标检测等模块。

在继承前版教材优点的基础上，考虑学科的系统性、完整性以及学时安排等，本版教材做出如下调整。

1. 章的调整。将“绪论”单列出来；将“肠道杆菌”和“弧菌属”合并为“消化道感染细菌”；将“分枝杆菌”和“其他细菌”合并为“呼吸道感染细菌”；将“超敏反应”“免疫学应用”和“临床免疫学”合并为“免疫与临床”；实验指导不占章，单列。

2. 内容的调整。增加“细菌细胞壁缺陷型”“医院感染的危险因素、预防和防治”“化学消毒剂的分类、消毒灭菌的运用”“抗细菌免疫”“新型冠状病毒”“朊粒”“主要病原性真菌”和“寄生虫病的实验诊断”等内容，精简“医学蠕虫”“医学原虫”“医学节肢动物”“主要组织相容性复合体”“免疫学检测”和“临床免疫学”等内容。

3. 模块的调整。学习目标中增加技能目标和素质目标，新增情境导入、重点小结、目标检测模块。

本教材为书网融合教材，即纸质教材有机融合电子教材、教学配套资源（PPT、微课、视频、图片等）、题库系统、数字化教学服务（在线教学、在线作业、在线考试），使教学资源更加多样化、立体化。

编写团队成员来自全国11所医学院校或疾病控制中心，他们常年工作在教学和临床一线，有着丰富的教学实践经验，熟悉学科发展动态，了解学生认知水平。本版教材是全体编者辛勤劳动的成果，也凝聚了前版编者的智慧，在此对所有参与编写工作的人员表示衷心的感谢。

本教材可供全国供高等职业院校护理、助产专业师生教学使用，还可作为成人函授教材和其他医药人员的参考资料使用。

由于编者水平有限，书中难免存在不足之处，恳请广大师生提出宝贵意见，以便修订时完善。

编　者

2024年7月

CONTENTS 目录

下篇 医学免疫学

绪　论

学习目标

知识目标：

通过本章的学习，掌握病原生物和病原生物学的概念、微生物的概念与种类；熟悉免疫的概念和功能；了解病原生物与人类的关系。

能力目标：

具备正确认识本课程目的和意义的能力。

素质目标：

通过本章的学习，树立献身祖国医疗卫生事业的志向。

第一节　病原生物学概述

PPT

情境导入

情景：患者，女，35岁，因午后低热、咳嗽、乏力、食欲减退、消瘦、盗汗等近1个月前来医院就诊。血常规检查：白细胞计数 $12.5\times10^9/L$，胸部X线片显示右肺下叶肺纹理紊乱，伴有斑片状阴影；痰涂片抗酸染色阳性，结核菌素（PPD）试验阳性。初步诊断为右肺结核。肺结核是由结核分枝杆菌通过呼吸道感染肺部引起的慢性传染病。

思考：1. 结核分枝杆菌属于哪一类病原生物？

2. 病原生物有哪些类型？

3. 人类该如何预防病原生物的感染？

病原生物（pathogenic organism）是指能引起人类和动物传染病、寄生虫病等多种疾病的生物，如细菌、病毒、真菌、衣原体和寄生虫等。病原生物包括病原微生物与人体寄生虫。病原生物学（pathogenic biology）是研究病原生物的生物学特性、致病性和免疫性、与机体和周围环境相互作用关系的一门学科，是护理和助产等医学相关专业的重要医学基础课程。

一、微生物及医学微生物学

（一）微生物的概念与分类 微课

微生物（microorganism）是存在于自然界的一群体积微小、结构简单、肉眼看不见，必须借助光学显微镜或电子显微镜才能观察到的微小生物。微生物种类繁多，至少有10万种。按其结构、组成可分为三大类。

1. 非细胞型微生物　病毒是这类微生物的典型代表。非细胞型微生物是最小的一类微生物，能通过滤菌器；无典型的细胞结构，仅由核心和衣壳组成；无产生能量的酶系统，只能在活细胞内生长繁殖。

2. 原核细胞型微生物 这类微生物种类较多，包括细菌、支原体、衣原体、立克次体、螺旋体和放线菌。原核细胞型微生物由单细胞组成，细胞核分化程度较低，仅有原始核质，呈裸露的环状DNA团块结构，无核膜和核仁；细胞质内无完整的细胞器，只有核糖体。

3. 真核细胞型微生物 如真菌。真核细胞型微生物大多数由多细胞组成，细胞核分化程度高，有核膜和核仁；细胞质内细胞器完整。

（二）微生物与人类的关系

微生物分布极为广泛。在自然界中，水、土壤、空气、矿层等都有微生物存在，以土壤中微生物最多；在人类、动物和植物体表以及人和动物与外界相通的腔道中，亦有大量微生物存在。自然界中的微生物极少单独存在，常以种群形式出现，各种不同的微生物种群与周围环境和人体共同形成生态系统和共生关系。许多微生物对人体不仅无害，反而有益。但其中一小部分可对人类和动植物致病，这些微生物称为病原微生物，它们可引起人类的结核病、破伤风、痢疾、肝炎、艾滋病、流行性感冒（简称流感）、麻疹、流行性脑脊髓膜炎和梅毒等。有些微生物在机体健康时不致病，而在机体免疫力下降，或发生菌群失调等情况下才致病，这类微生物称为条件致病菌或机会致病菌。

在工农业生产、医药卫生等工作中，微生物的研究和开发使许多微生物成为人类生产活动的重要工具。在农业方面，应用微生物制造菌肥、植物生长激素等，也可利用微生物来杀死植物虫害；在工业方面，微生物在食品、皮革、纺织、石油、化工、冶金等行业的运用日趋广泛；在医药工业方面，利用微生物生产抗生素、维生素、疫苗等，对疾病进行防治；在环保工程方面，可利用微生物来降解污水中的有机磷、氰化物等有害物质。近年来，随着生物技术的发展，微生物在基因工程技术中的作用日益受到重视，如利用微生物作为基因载体生产胰岛素、干扰素等生物制品。

（三）医学微生物学发展简史

微生物学（microbiology）是生命科学的一门重要学科，主要研究微生物的种类、分布、形态结构、生长代谢、遗传变异，以及与周围环境和人类、动植物的相互关系。医学微生物学（medical microbiology）是微生物学的一个分支，主要研究与人类疾病有关的病原微生物的形态结构、代谢活动、遗传和变异、致病机制、机体的抗感染免疫、实验室诊断以及防治措施等。

医学微生物学的发展过程可分为三个时期。

1. 经验时期 古代人类虽未观察到微生物，但早已将微生物学知识用于工农业生产和疾病防治中。公元前两千多年的夏禹时代，就有仪狄酿酒的记载。北魏贾思勰所著的综合性农书《齐民要术》中详细记载了制醋的方法。长期以来民间常用的盐腌、糖渍、烟熏、风干等保存食物的方法，实际上正是通过抑制微生物的生长而防止食物的腐烂变质。在对传染病的认知上，北宋末年刘真人就提出肺痨由虫引起。学者法兰卡斯特罗（1483—1553年）认为传染病的传播有直接、间接和通过空气等途径。学者普兰西兹（1705—1786年）主张传染病的病因是活的物体，每种传染病由独特的活物体所引起。清朝乾隆年间，师道南在《天愚集》鼠死行篇中生动地描述了当时鼠疫流行的凄惨景况，并正确地指出了鼠疫与鼠的关系。在预防医学方面，我国自古就有将水煮沸后饮用的习惯。明朝李时珍在《本草纲目》中指出，将患者的衣服蒸过后再穿就不会传染上疾病，说明已有消毒的记载。大量古书证明，我国在明代隆庆年间就已广泛应用人痘来预防天花，并先后传至俄罗斯、朝鲜、日本、土耳其、英国等国家，这是我国对预防医学的一大贡献。

2. 实验时期 列文虎克于1676年用自磨镜片制造了世界上第一架显微镜（放大40～270倍），并从雨水、池塘水等标本中首次观察和描述了各种形态的微生物，这为微生物的存在提供了有力证据，亦为微生物形态学的建立奠定了基础。19世纪60年代，巴斯德首次用实验证明有机物质的发酵与腐败是由微生物引起，他发明了加温处理以防酒类变质的消毒法，即至今仍沿用于酒类和乳类的巴氏消毒法。巴斯德的研究开创了微生物的生理学时代。李斯德使用苯酚喷洒手术室和煮沸手术用具，为防腐、消毒以及无菌操作打下基础。微生物学的另一奠基人是郭霍，他首次使用固体培养基将细菌从环境或患者的排泄物等中分离成单一菌落，以便对各种细菌进行研究。同时，他又发明了染色方法和实验性动物感染，为发现各种传染病的病原体提供了有利条件。1892 年伊凡诺夫斯基发现了烟草花叶病毒，1897 年勒夫勒和弗施发现动物口蹄疫病毒，1901 年里德首次分离出对人类致病的黄热病毒，1915 年特沃特发现了感染细菌的病毒（噬菌体），以后相继分离出人类和动植物的许多病毒。

首先合成化学治疗剂的是艾立希，他在 1910 年合成了治疗梅毒的砷凡纳明，后又合成新砷凡纳明，开创了感染性疾病的化学治疗途径。1929 年弗莱明发现青霉菌产生的青霉素能抑制金黄色葡萄球菌的生长，1940 年弗洛里等将青霉菌培养液加以提纯获得青霉素纯品，用于治疗感染性疾病并取得了惊人的效果。青霉素的发现和应用极大地鼓舞了微生物学家，随后链霉素、氯霉素、金霉素、土霉素、四环素、红霉素等抗生素不断被发现并广泛应用于临床。

3. 现代微生物学时期 生物化学、遗传学、细胞生物学、分子生物学等学科的发展，以及电子显微镜、气相液相色谱技术、免疫学技术、分子生物学技术的进步，促进了医学微生物学的发展，人们得以从分子水平上探讨病原微生物的基因结构与功能、致病物质和诊断方法，进而对病原微生物的活动规律有了更深刻的认识。自 1973 年以来，新发现的病原微生物近 40 种，如军团菌、弯曲菌、拉沙热病毒、轮状病毒、人类免疫缺陷病毒、新型冠状病毒等。此外，科学家还发现了亚病毒和朊粒。微生物基因组研究取得重要进展，1990 年人巨细胞病毒全基因测序完成，1995 年流感嗜血杆菌全基因组测序完成。目前已发现的病毒基本上完成了基因测序，200 多种细菌已完成基因测序。微生物学研究和诊断技术不断进步，利用 DNA 杂交、氨基酸序列分析、基因转移和重组、聚合酶链反应等方法来分析细菌的遗传学特性，在病原微生物的分类、新种鉴定、临床诊断和流行病学研究中占有重要位置。病原微生物迅速检验诊断的方法发展很快，酶联免疫技术、免疫荧光技术、基因探针等已被广泛运用。疫苗研制不断取得突破，目前大多数严重危害人类健康的病原微生物均已研制出相应的疫苗。1980 年世界卫生组织宣布在全球消灭了天花，这是人类依靠自身力量彻底消灭的第一种烈性传染病，其最根本的措施就是牛痘苗的普遍接种。各种疫苗的广泛接种，已成为当今人类对付许多传染病的最有效和最经济的手段。在传染病的治疗方面，新的抗生素不断被制造出来，有效地控制了细菌性传染病的流行。近年来，应用细胞因子（如白细胞介素、干扰素等）治疗某些病毒性疾病，已取得一定疗效。另外，单克隆抗体及基因治疗等手段在病毒性疾病治疗中的应用研究也日益广泛和深入。

知识链接

我国科研人员研发尼帕病毒广谱疫苗

尼帕病毒是一种新出现的人畜共患病病毒，为单负链 RNA 病毒。蝙蝠是尼帕病毒的自然宿主，可经猪、马等中间宿主传播给人，也可直接感染人，导致人发生神经系统和（或）呼吸系统疾病，病死率达 40% ~70%。尼帕病毒被列为 C 类优先病原体和生物安全 4 级（BSL-4）病原体，尼帕病毒病是世界卫生组织优先关注的十大感染性疾病之一。2023 年我国科研人员通过计算机辅助设计尼帕病毒多个毒株的 consensus 序列，基于这一序列研发的重组腺病毒载体疫苗 AdC68-F 和 DNA 疫苗 pVAX1-F 对代表性的尼帕病毒毒株提供了完全保护，为进一步开发为尼帕病毒广谱疫苗打下基础。

作为一个研究成果的取得，背后往往是科研团队“十年如一日”的专注与勤奋。

二、人体寄生虫学

人体寄生虫学（human parasitology）是研究与人体健康有关的寄生虫及其与人体和外界环境关系

的一门学科。

（一）寄生虫的概念

寄生虫（parasite）是指长期或短暂依附于另外一种生物的体表或体内，获得营养并给对方造成损害的单细胞真核生物和多细胞无脊椎动物。寄生虫形态大小差别显著，小者直径仅 2～3μm（鞭毛虫），大者可长达 10m（绦虫）。

人体寄生虫包括医学蠕虫、医学原虫和医学节肢动物。

1. 医学蠕虫 为多细胞软体动物，可借助身体肌肉的伸缩做蠕形运动。常见的医学蠕虫有蛔虫、钩虫、血吸虫、蛲虫、绦虫等。

2. 医学原虫 为单细胞真核生物，具有独立和完整的生理功能。常见的医学原虫有疟原虫、溶组织内阿米巴、弓形虫、阴道毛滴虫等。

3. 医学节肢动物 或称为医学昆虫，其身体分节，具有外骨骼和附肢。常见的医学节肢动物有蚊、蝇、虱、蚤、蜱、螨等。

（二）寄生虫病在我国的流行情况

我国幅员辽阔，地跨寒、温、热三带，自然条件千差万别，人民的生活和生产习惯复杂多样，加之 1949 年前政治、经济、文化等社会因素的影响，我国曾是寄生虫病严重流行国家之一。据中华人民共和国成立初期的调查，疟疾、血吸虫病、丝虫病、黑热病和钩虫病，曾夺去成千上万人的生命，严重阻碍农业生产和经济发展，被称为“五大寄生虫病”。经过半个多世纪的努力，我国在控制和消灭寄生虫病方面取得举世瞩目的成绩：1958 年已基本消灭黑热病；1994 年丝虫病达到基本消灭标准；2006 年在全国范围内实现阻断丝虫病传播目标；2010 年实施中国消除疟疾行动计划，全面开展消除疟疾工作；2017 年我国首次实现了全年无本地疟疾感染病例报告；2018 年底全国 86% 的血吸虫病流行县（市、区）达到传播阻断或消除标准；2020 年全国实现消除疟疾目标。《“健康中国 2030”规划纲要》指出到 2030 年全国实现消灭血吸虫病目标。2018 年发布的第三次全国人体重要寄生虫病现状调查结果，钩虫平均感染率仅为 1.12%。尽管我国在寄生虫病防治方面已取得巨大成绩，但目前形势仍不容乐观。如黑热病虽已基本消灭 60 余年，但每年仍有新发病例；隐孢子虫病、弓形虫病、粪类圆线虫病等机会致病性寄生虫病的病例时有报告，且逐渐增加；因市场开放和一些不良饮食习惯的存在，旋毛虫病、绦虫病、华支睾吸虫病等经食物感染的食物源性寄生虫病的流行程度在部分地区有不断扩大的趋势；随着国际交流的日益增多，一些境外寄生虫和媒介节肢动物的输入，给我国人民健康带来新的威胁。因此，在今后相当长的时期内，寄生虫病在我国的流行仍比较严重，防治任务艰巨。

（三）寄生虫学的研究与发展方向

20 世纪 80 年代以来，科学技术以前所未有的速度突飞猛进，新理论、新技术带动寄生虫学的发展，而寄生虫学的发展也为现代科学增加了新的内容。某些生命现象就是从寄生虫研究中得到阐述的，如核酸的作用机制首先是从锥虫研究中得出的，封闭抗体及嗜酸性粒细胞在免疫中的作用是从血吸虫研究中得到阐述的。寄生虫学的研究已成为现代科学的重要组成部分，将会从多个方向发展。

1. 寄生虫的致病机制 从研究寄生虫对某些器官组织的损害，发展到从寄生虫与宿主相互关系的整体水平去研究寄生虫的致病机制。

2. 寄生虫生态与流行病学 寄生虫与其他生物的重要区别之一是其生态特点。将寄生虫的生态当作整个生态系统的一个部分，研究寄生虫的发生、发展、繁殖规律以及寄生虫与生态系统中各个要素的相互关系，使整个生态有关因素数量化，并用数学公式表示。通过把实验生态与种群数量动态结合阐述寄生虫病流行情况，这样能较好地反映主动量与各个向量间的关系，更能说明各要素与寄生虫数量消长及寄生虫病流行的关系。

3. 寄生虫病的防治 从单一防治措施到多种措施，从防治单种寄生虫病到综合防治多种寄生虫病，并与其他传染病的防治结合在一起，构成综合的防治策略。

4. 分子寄生虫学 在分子水平上研究寄生虫的发生、发展、亲缘关系、基因结构与功能、致病机理、免疫、诊断、疫苗、药物作用机制等。

5. 信息技术与寄生虫学 互联网的兴起与蓬勃发展，影响了所有学科，也渗透到现实生活每个角落。互联网将在寄生虫学知识普及、教育、咨询、信息传递和疾病及时控制等方面发挥重要作用。

第二节 免疫及医学免疫学

PPT

免疫（immunity）是机体免疫系统识别和排除抗原性异物，维持自身生理平衡和稳定的功能。免疫学是生命科学的重要组成部分，医学免疫学是免疫学的重要分支学科，该学科主要研究人体免疫系统的组织结构、生理功能、免疫应答的发生机制以及免疫学在疾病诊断与防治中的应用等。

一、免疫的功能

免疫功能是机体免疫系统在识别和清除“非己”抗原过程中所产生的各种生物学作用的总称，可以概括如下。

1. 免疫防御 是指机体识别和清除病原生物和其他抗原性异物的能力。此功能低下时机体易反复发生感染及免疫缺陷病，过高时会引起超敏反应。

2. 免疫自稳 是机体免疫系统维持内环境相对稳定的一种生理功能。此功能正常时机体可及时清除体内损伤、衰老、死亡细胞和抗原－抗体复合物等，功能失调时可发生生理功能紊乱或自身免疫性疾病。

3. 免疫监视 是机体免疫系统及时识别、清除体内突变细胞和病毒感染细胞的一种生理性保护功能。此功能低下时机体易患肿瘤和病毒持续性感染。

二、医学免疫学发展简史

医学免疫学的发展可分为免疫学开创时期、传统免疫学时期、近代免疫学时期和现代免疫学时期。

1. 免疫学开创时期（16—17 世纪） 天花是一种烈性传染病，死亡率高，对人类健康造成严重威胁。公元 16 世纪，明朝隆庆年间已有种痘的医书记载，将天花患者康复后局部形成的痂皮研磨成粉，吹入未感染儿童的鼻腔中可预防天花。这种用人痘苗预防天花的方法虽然有效但有一定的危险性。

2. 传统免疫学时期（18—20 世纪） 18 世纪末，琴纳发明了用牛痘苗预防天花。19 世纪后期，巴斯德成功研制了炭疽杆菌减毒疫苗、狂犬病疫苗。1883 年，梅契尼可夫发现了白细胞的吞噬作用并提出了细胞免疫学说。1890 年，贝林和北里研制了白喉抗毒素，并成功应用于治疗白喉患者，由此提出了抗原、抗体的概念。1897 年，欧立希提出了体液免疫学说。体液免疫和细胞免疫两种学说争论不休，直到 20 世纪初莱特和道格拉斯发现抗体可促进白细胞吞噬作用，才使两者统一起来。

3. 近代免疫学时期（20 世纪中叶） 1942 年，蔡司通过结核菌素实验证实了特异性细胞免疫的存在。1958 年，伯内特提出了克隆选择学说。继 1938 年蒂塞利乌斯和卡巴特证明抗体是丙种球蛋白后，波特和爱德曼于 1959 年阐明了免疫球蛋白的基本结构。

4. 现代免疫学时期（20 世纪 60 年代至今） 分子生物学、分子遗传学的进展，将免疫学推向了快速发展阶段，揭示了主要组织相容性复合体及其产物在免疫调节、抗原提呈中的作用，进一步阐明了免疫球蛋白基因结构及重组规律，发现了人类白细胞抗原，单克隆抗体制备及各种标记技术已广泛应用于医学研究和临床，细胞因子的研究进展是 20 世纪 80 年代最为瞩目的成果之一。

三、免疫学的实践应用

1. 免疫学与医学 免疫学的发展以及向医学各学科的渗透，产生了许多免疫学分支学科和交叉学科，如免疫病理学、免疫遗传学、免疫药理学、免疫毒理学、神经免疫学、肿瘤免疫学、移植免疫学、生殖免疫学、临床免疫学等。这些分支学科的研究极大地促进了现代生物学和医学的发展。免疫学的发展将在器官移植，恶性肿瘤、传染病和免疫性疾病的防治，生殖控制以及延缓衰老等方面推动医学的进步。

2. 免疫学与生物学 免疫系统对自己与“非己”成分的识别，以及对自己成分的免疫耐受和对“非己”成分的免疫应答，都涉及细胞间的信息传递、细胞内信号传导和能量转换等生命过程的基本特性。免疫系统的功能受遗传控制，然而目前对此还知之甚少。免疫遗传学的研究将揭开机体生理功能系统的遗传控制机制，这对在基因水平上研究机体的生理功能具有重要意义。免疫细胞在发育成熟的过程中都伴随着膜表面标志的变化，在发育的任何阶段发生恶变的免疫细胞常具有特定的膜标志，这些不同分化阶段的恶性肿瘤细胞是研究细胞恶变机制的理想模型。对主要组织相容性复合体的结构和功能、免疫球蛋白基因表达的等位排斥现象、DNA 结合蛋白调节细胞因子表达等的研究都极大地丰富了分子生物学的内容，促进了人们对真核细胞基因结构和表达调控的认识。免疫学技术的发展，如单克隆抗体的应用、免疫组化技术与分子杂交技术的结合等，给生物科学的发展带来了突破性的变革，显示免疫学在生物学的发展中具有重要作用。

3. 免疫学与生物技术的发展 回顾免疫学的发展历史，可以清楚地看到，免疫学每一步重要突破都推动着生物技术的进步。20 世纪末 21 世纪初，免疫学在抗感染研究方面取得的巨大成功，促进了生物制品产业的发展。人工主动免疫和被动免疫的应用，有力地控制了多种传染病的传播。利用细胞工程产生的单克隆抗体、基因工程产生的细胞因子等为临床医学提供了一大类具有免疫调节作用的新型药物，这些新型药物着重于调节机体的免疫功能，副作用较少，在多种疾病的治疗上具有传统药物所不可替代的作用。

目标检测

答案解析

1. 原核细胞型微生物不包括（　）

A. 细菌　　B. 支原体　　C. 衣原体
D. 病毒　　E. 螺旋体

2. 属于真核细胞型微生物的是（　）

A. 放线菌　　B. 真菌　　C. 细菌
D. 立克次体　　E. 病毒

3. 中华人民共和国成立初期我国五大寄生虫病是（　）

A. 蛔虫病、血吸虫病、丝虫病、黑热病、钩虫病
B. 疟疾、血吸虫病、丝虫病、黑热病、钩虫病
C. 弓形虫病、血吸虫病、丝虫病、黑热病、钩虫病

D. 绦虫病、血吸虫病、丝虫病、黑热病、钩虫病
E. 鞭虫病、血吸虫病、丝虫病、黑热病、钩虫病

4. 免疫对机体（ ）
A. 总是有利
B. 总是有害
C. 正常情况下有利，某些情况下有害
D. 无利也无害
E. 多数情况下有害

5. 免疫的三大功能是（ ）
A. 免疫防御、免疫自稳、免疫调节
B. 免疫防御、免疫监视、免疫调节
C. 免疫防御、免疫自稳、免疫监视
D. 免疫应答、免疫防御、免疫监视
E. 免疫应答、免疫防御、免疫调节

（祝继英）

书网融合……

重点小结　　微课　　习题

上 篇 病原微生物学

第一章 细菌的生物学特性

学习目标

知识目标：

通过本章的学习，掌握细菌的大小、形态和结构；熟悉细菌生长繁殖的条件、代谢产物的种类及意义；了解细菌遗传变异的机制、现象和意义。

能力目标：

具备正确理解微生物与人类关系的能力，能够熟练完成细菌革兰染色的全过程。

素质目标：

通过本章的学习，具备严谨的科学思维能力和理论联系实践能力。

细菌（bacterium）是一类具有细胞壁的原核细胞型微生物，有广义和狭义两种范畴。广义的细菌泛指各类原核细胞型微生物，包括细菌、放线菌、支原体、衣原体、立克次体和螺旋体；狭义的细菌专指其中数量最大、种类最多、具有典型代表性的细菌，是本章讨论的对象。

情境导入

情景：患者，男，25 岁，1 周前受凉后出现发热，体温最高 39℃，伴咳嗽、咳痰，胸痛。3 天前出现胸闷、呼吸困难，伴胸痛，至某医院住院治疗。查体：巩膜出血，双肺听诊呼吸音粗，可闻及湿啰音。胸部 CT：右肺中叶实变，双肺下叶多发斑片状渗出影。经及时进行抗感染治疗后病情好转。专家会诊认为患者为重症流感合并细菌感染引发获得性肺炎。

思考：1. 细菌的形态是怎样的？

2. 细菌的结构有哪些？其功能分别是什么？

第一节 细菌的大小与形态

PPT

一、细菌的大小

细菌个体微小，通常用微米（μm）作为测量单位。观察细菌常用光学显微镜放大 800 ~ 1000 倍才能看到。不同种类的细菌大小不一，即使同一种细菌也可因细菌状态和环境因素的影响而大小有差异。

二、细菌的形态

细菌通常有三种基本形态：球形、杆形和螺形，按其外形分别称为球菌、杆菌和螺形菌（图 1－1）。

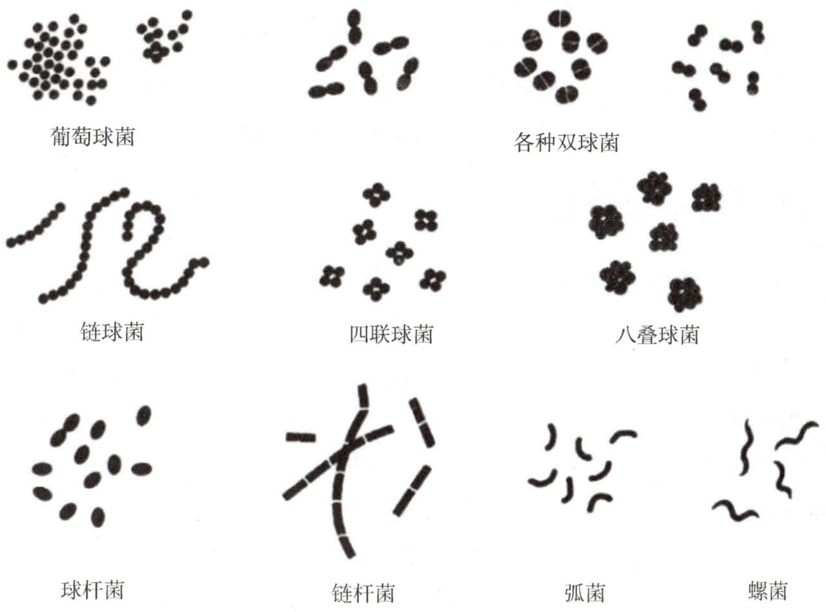

图1-1　细菌形态

（一）球菌

菌体呈球形或近似球形（如肾形、豆形、矛头形等），直径约1μm。根据细菌繁殖时分裂平面和分裂后排列方式的不同，可将球菌分为双球菌、链球菌、四联球菌、八叠球菌、葡萄球菌等。

1. 双球菌　细菌在一个平面分裂，分裂后两个菌体成双排列，如脑膜炎奈瑟菌。

2. 链球菌　细菌在一个平面分裂，分裂后多个菌体连成链状，如乙型溶血性链球菌。

3. 四联球菌　细菌在两个相互垂直的平面上分裂，分裂后四个菌体联合在一起呈正方形，如四联加夫基菌。

4. 八叠球菌　细菌在上下、左右、前后三个相互垂直的平面上分裂，分裂后八个菌体黏附成立方体，如藤黄八叠球菌。

5. 葡萄球菌　细菌在多个不规则的平面上分裂，分裂后菌体无规则地重叠在一起似葡萄状，如金黄色葡萄球菌。

（二）杆菌

菌体呈杆状或近似杆状。不同杆菌的大小、长短、弯度、粗细有较大差异。大的杆菌长3～10μm，如炭疽芽孢杆菌；中等大小杆菌长2～3μm，如大肠埃希菌；小的杆菌长0.6～1.5μm，如布鲁菌。大多数杆菌呈分散排列，少数可排列成链状，个别特殊的呈栅栏状或V、Y、L字母样排列。多数杆菌菌体两端呈钝圆形，少数两端平齐（如炭疽芽孢杆菌）或两端尖细（如梭杆菌）。根据形态杆菌可分为以下类型。

1. 棒状杆菌　菌体末端膨大呈棒状，如白喉棒状杆菌。

2. 分枝杆菌　菌体呈分枝状生长，如结核分枝杆菌。

3. 球杆菌　菌体短小，近似椭圆形，如流感嗜血杆菌。

4. 双歧杆菌　菌体末端常呈分叉状，如长双歧杆菌。

（三）螺形菌

菌体呈弯曲状，主要包括弧菌和螺菌两种。

1. 弧菌　菌体只有一个弯曲，呈弧状或逗点状，如霍乱弧菌。

2. 螺菌 菌体有数个弯曲，如鼠咬热螺菌。

细菌形态可受各种理化因素的影响。通常细菌在适宜的生长条件下培养 8～18 小时，形态较为典型。当培养温度、酸碱度、气体条件、培养时间不适宜，以及培养基的成分发生改变或受到抗生素等因素的影响时，细菌常表现出多形性，不易识别，临床实验室诊断应引起重视。

三、细菌的形态与结构检查

细菌形体微小，肉眼不能直接看到，需借助显微镜才能观察。显微镜种类很多，如电子显微镜不仅能看清细菌的外形，还能看清内部超微结构。实验室常用普通光学显微镜进行细菌形态的检查，根据检查目的和方法不同，细菌检查可分为不染色标本检查法和染色标本检查法。

1. 不染色标本检查法 细菌标本不经染色直接放在显微镜下，因细菌本身是无色透明或半透明的，其形态结构不清，主要目的是观察活菌的动力。常用的方法有压滴法和悬滴法。

2. 染色标本检查法 染色法有多种，最常用、最重要的细菌染色法是革兰染色法。该染色法是由革兰于 1884 年创建，至今仍在广泛应用。革兰染色的原理目前尚未完全阐明，但与细胞壁结构密切相关。染色分 4 个步骤：①标本固定后，用结晶紫初染；②加碘液媒染，使之生成结晶紫－碘复合物；③用 95% 乙醇脱色，有些细菌被脱色，有些不能脱色；④用稀释复红或沙黄复染。染色的结果有两种：凡不被乙醇脱色仍保留紫色的细菌为革兰阳性菌（G^+菌）；凡被乙醇脱色后复染成红色的细菌为革兰阴性菌（G^-菌）。革兰染色在鉴别细菌、选择抗菌药物和研究细菌致病性等方面有重要意义。细菌染色法中尚有单染色法、抗酸染色法和荚膜芽孢等特殊染色法。

第二节 细菌的结构

PPT

细菌的结构可分为基本结构和特殊结构。基本结构是指所有细菌都具有的结构，从外向内包括细胞壁、细胞膜、细胞质和核质四部分，是细菌生存不可缺少的。特殊结构是指某些细菌在一定条件下所形成的特有结构，包括荚膜、鞭毛、菌毛、芽孢等（图 1－2）。

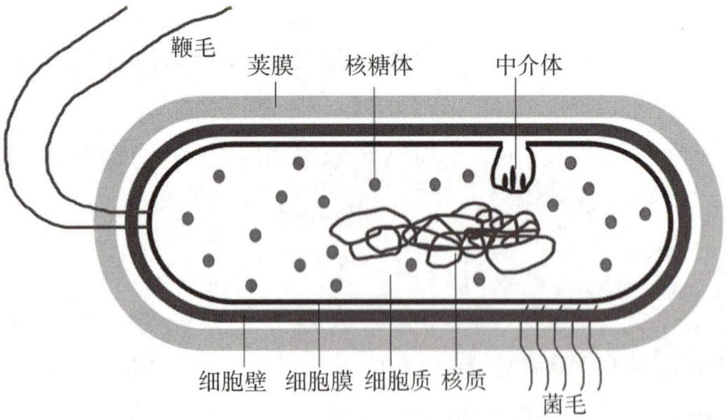

图 1－2 细菌结构模式图

一、细菌的基本结构

（一）细胞壁

细胞壁（cell wall）位于细菌细胞最外层，是紧贴在细胞膜外侧的一层质地坚韧而有弹性的膜状结构。其组成较为复杂，并随细菌种类不同而有所差异。

1. 化学组成 通过革兰染色法可将细菌分为革兰阳性菌（G^+菌）和革兰阴性菌（G^-菌）两大类，二者的细胞壁组成有较大差异，其共有成分为肽聚糖，此外还分别具有各自的特有组分。

（1）革兰阳性菌细胞壁 主要由肽聚糖和磷壁酸组成（图 1－3）。

1）肽聚糖 又称为黏肽、胞壁质，G^+菌细胞壁的肽聚糖可多达 15～50 层，占细胞壁干重的 50%～80%，是细胞壁中的主要组分。G^+菌的肽聚糖由聚糖骨架、四肽侧链和五肽交联桥组成。聚糖骨架是由 N－乙酰葡萄糖胺（G）和 N－乙酰胞壁酸（M）交替间隔排列，经 β－1,4 糖苷键连接而成。四肽侧链连接在聚糖骨架的 *N*－乙酰胞壁酸上，四肽侧链之间再由五个甘氨酸组成的五肽交联桥相连形成机械性很强的三维立体网状结构（图 1－4a）。不同种类细菌四肽侧链、五肽交联桥的组成和连接方式有异，如葡萄球菌细胞壁的四肽侧链依次由 L－丙氨酸、D－谷氨酸、L－赖氨酸、D－丙氨酸构成，五肽交联桥将四肽侧链上的第三位 L－赖氨酸与相邻聚糖骨架四肽侧链的第四位 D－丙氨酸连接。

2）磷壁酸　为 G^+ 菌细胞壁的特有成分，穿插于肽聚糖层中，一端与肽聚糖上的胞壁酸共价结合，另一端游离于细胞壁外。按其结合部位不同分为壁磷壁酸和膜磷壁酸，与细胞壁肽聚糖相连的 *N*－乙酰胞壁酸的为壁磷壁酸，与细胞膜相连的为膜磷壁酸。磷壁酸是 G^+ 菌的重要表面抗原，有黏附特性，与细菌的致病性有关。

3）其他成分　某些 G^+ 菌细胞壁表面含有一些特殊蛋白，如金黄色葡萄球菌的 A 蛋白及 A 群链球菌的 M 蛋白等，与致病性和抗原性有关。

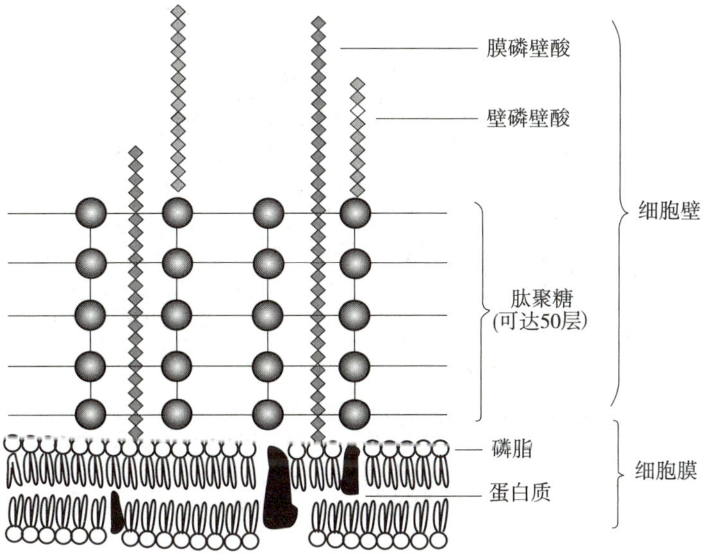

图 1－3　革兰阳性菌细胞壁结构示意图

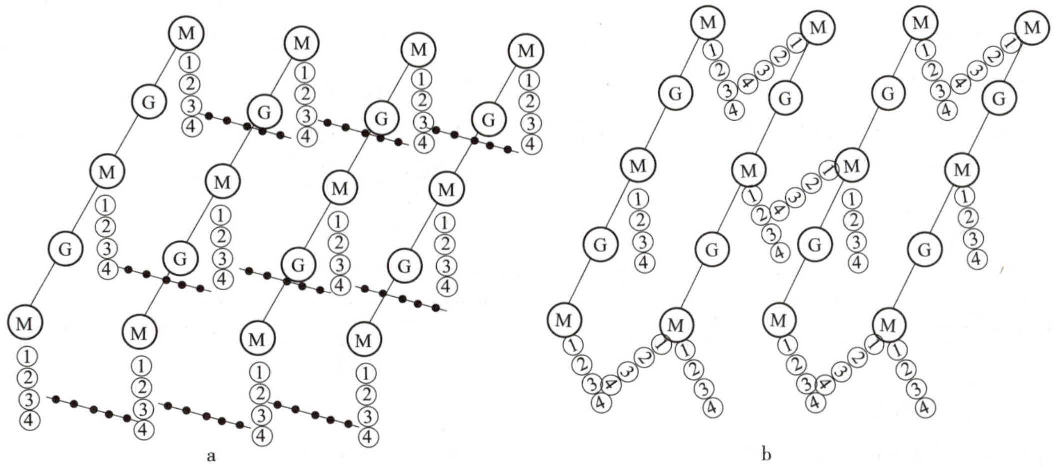

图 1－4　肽聚糖立体结构

M：*N*－乙酰胞壁酸；G：*N*－乙酰葡糖胺；①：L－丙氨酸；②：D－谷氨酸；③：DAP；④D－丙氨酸；“•”表示甘氨酸

（2）革兰阴性菌细胞壁　主要由肽聚糖和外膜组成（图1－5）。

1）肽聚糖　G^-菌细胞壁的肽聚糖仅有1～2层，占细胞壁干重的5%～20%。由聚糖骨架和四肽侧链两部分组成（图1－4b）。其基本成分类同于G^+菌，但G^-菌如大肠埃希菌的四肽侧链中第三位氨基酸是二氨基庚二酸（DAP），因无五肽交联桥，DAP直接与相邻四肽侧链末端的D－丙氨酸连接，构成较疏松的二维平面网状结构。

2）外膜　为G^-菌细胞壁的特有成分，位于细胞壁肽聚糖层的外侧。由脂蛋白、脂质双层和脂多糖三部分组成。最外层的脂多糖（LPS）是G^-菌内毒素的主要成分，由内向外依次是脂质A、核心多糖和特异性多糖。其中脂质A是内毒素的毒性主要组分且无种属特异性，故不同细菌产生的内毒素毒性相似。核心多糖具有属的特异性，特异性多糖即G^-菌的菌体抗原（O抗原）。

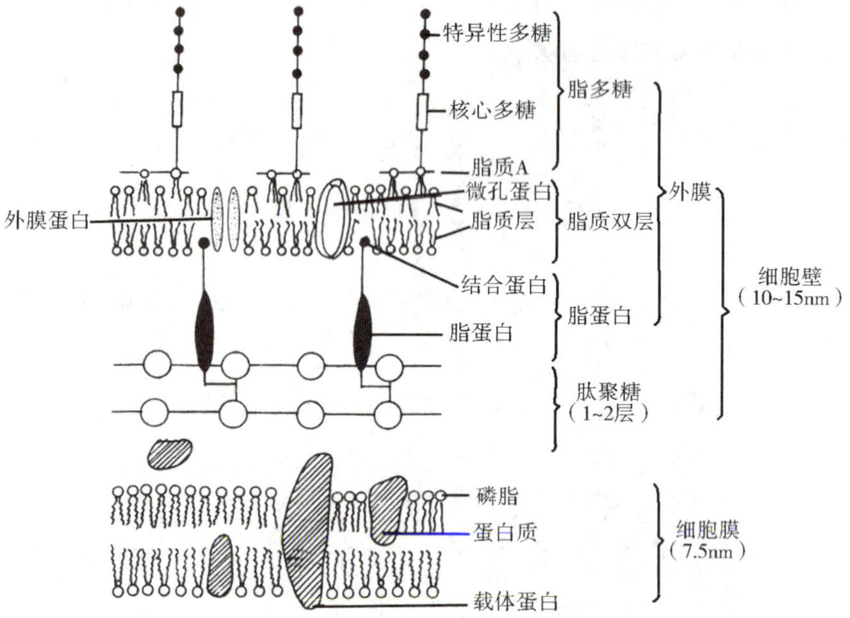

图1－5　革兰阴性菌细胞壁结构示意图

（3）革兰阳性菌和革兰阴性菌细胞壁的结构区别及其医学意义　G^+菌和G^-菌细胞壁化学结构显著不同（表1－1），故两类细菌在染色性、抗原性、致病性及对药物的敏感性等方面都存在差异。如溶菌酶能裂解聚糖骨架中的β－1,4糖苷键，破坏聚糖骨架，引起细菌裂解。青霉素能抑制四肽侧链上D－丙氨酸与五肽桥之间的连接，使细菌不能合成完整的肽聚糖而导致细菌死亡。G^+菌由于肽聚糖含量较多，对青霉素和溶菌酶作用敏感；G^-菌由于肽聚糖含量少，又有外膜的保护作用，故对青霉素和溶菌酶作用不敏感。

表1－1　革兰阳性菌与革兰阴性菌细胞壁结构比较

细胞壁	革兰阳性菌	革兰阴性菌
厚度	厚，20～80mm	薄，10～15mm
强度	较坚韧	较疏松
肽聚糖结构	由聚糖骨架、四肽侧链和五肽交联桥构成的三维立体结构	由聚糖骨架、四肽侧链构成的二维平面结构
肽聚糖层数	多，15～50层	少，1～2层
肽聚糖含量	多，占细胞壁干重的50%～80%	少，占细胞壁干重的5%～20%
特殊组分	磷壁酸	外膜

2. 主要功能　①维持菌体固有形态；②保护细菌抵抗低渗环境；③细胞壁上有许多小孔，参与

菌体内外的物质交换；④细胞壁上有多种抗原决定簇，决定菌体的抗原性；⑤细胞壁的某些组成成分如脂多糖等参与细菌的致病性。

3. 细菌细胞壁缺陷型　有些细菌细胞壁的肽聚糖结构受到理化或生物因素，特别是在青霉素、溶菌酶作用下直接破坏或合成被抑制，这种细胞壁受损的细菌在高渗环境下仍可存活，称为细胞壁缺陷型，又称L型细菌。L型细菌因缺乏完整细胞壁而呈高度多形性，如球状、杆状和丝状等，革兰染色大多为阴性，营养要求基本与原菌相似，但需在高渗低琼脂含血清的培养基中才能缓慢生长，菌落呈“荷包蛋”样。多数L型细菌在除去抑制因素后，仍可恢复为原菌。L型细菌可引起慢性感染，如尿路感染、心内膜炎、骨髓炎等。

（二）细胞膜

1. 化学组成　位于细胞壁内侧，是包绕在细胞质外的一层柔软有弹性的半透膜。主要化学成分为脂类、蛋白质及少量的多糖。其结构与真核细胞膜基本相同，由含磷脂的脂质双层中镶嵌多种蛋白质，不同的是细菌细胞膜不含胆固醇。

2. 主要功能

（1）选择性渗透和物质转运作用　与细胞壁共同完成细胞内外物质交换。

（2）呼吸作用　细胞膜上有多种呼吸酶参与细胞的呼吸和能量代谢。

（3）生物合成作用　细胞膜上含有多种合成酶，如肽聚糖、磷壁酸、磷脂、脂多糖等均在细胞膜上合成。

（4）形成中介体　细菌部分细胞膜内陷、折叠、卷曲形成囊状物，称为中介体，多见于G^+菌，参与细菌呼吸、生物合成及分裂繁殖。

（三）细胞质

细胞质是细胞膜包裹的无色透明溶胶状物质，由水、蛋白质、脂类、核酸、少量糖类和无机盐组成。细胞质内含有多种酶系统，是细菌新陈代谢的主要场所，细胞质中还含有多种重要结构。

1. 核糖体　是细菌仅有的细胞器，每个菌体内可达数万个，游离于细胞质中。化学成分为RNA和蛋白质，核糖体是细菌合成蛋白质的场所。细菌核糖体沉降系数为70S，由50S和30S两个亚基组成。有些抗生素如链霉素能与细菌核糖体的30S小亚基结合，红霉素能与50S大亚基结合，干扰菌体蛋白质合成，导致细菌死亡。由于人类细胞的核糖体与细菌的核糖体结构存在差异，这些药物对人类的核糖体无作用。

2. 质粒　是细菌染色体外的遗传物质，为闭合环状的双链DNA。带有遗传信息，决定细菌某些特定的遗传性状。常见的质粒有决定细菌耐药性的R质粒，决定性菌毛的F质粒等。质粒并非细菌生命活动所必需，失去质粒的细菌仍可正常存活。质粒具有自我复制、传给子代、在细菌之间转移等特性，与细菌的遗传变异有关。

3. 胞质颗粒　多数是细菌贮藏的营养物质，包括糖原、多糖、脂类、磷酸盐等。胞质颗粒不是细菌的恒定结构，随细菌的种类、菌龄及生长环境而不同。胞质颗粒中有一种主要成分是RNA和多偏磷酸盐的颗粒，嗜碱性强，用特殊染色法可染成与菌体颜色不同的颗粒，称为异染颗粒。异染颗粒常见于白喉棒状杆菌，其形态及位置可作为细菌鉴别依据。

（四）核质

核质是细菌的遗传物质，游离于细胞质中，是由一条闭合双股DNA反复折叠盘绕而成的松散网状结构，无核膜、核仁和有丝分裂器，故称为核质或拟核。核质具有细胞核的功能，控制细菌的生命活动，是细菌遗传变异的物质基础。

二、细菌的特殊结构 微课

（一）荚膜

1. 化学组成 荚膜（capsule）是某些细菌生长过程中合成分泌的包绕在细胞壁外的一层黏液性物质。根据其厚度的不同可将荚膜分为荚膜和微荚膜。厚度≥0.2μm者，边界明显，在光学显微镜下清晰可见，称为荚膜或大荚膜；厚度<0.2μm者，称为微荚膜，其作用与荚膜相似。荚膜对碱性染料亲和力低，不易着色，普通染色只能看见菌体周围未着色的透明圈，需用特殊染色法或用墨汁做负染色，可清楚看到与周围界限分明的荚膜。

荚膜的形成受遗传控制和周围环境影响。一般在动物体内或营养丰富（含有血清或糖）的培养基中容易形成荚膜，在普通培养基上生长或连续传代则易消失。荚膜的化学成分随细菌种类不同而有差异，大多数细菌的荚膜为多糖，如肺炎链球菌；少数为多肽，如炭疽芽孢杆菌。

2. 主要功能

（1）抗吞噬作用 荚膜具有保护细菌抵抗吞噬细胞的吞噬和消化作用，增强细菌的侵袭力。

（2）黏附作用 荚膜多糖可使细菌彼此粘连，也可黏附于组织细胞或无生命物体表面，形成生物被膜，是引起感染的重要因素。

（3）抗损伤作用 荚膜位于细菌细胞的最外层，保护菌体免受溶菌酶、补体、抗体、抗菌药物等物质的损伤作用。

（4）具有免疫原性 根据有无荚膜及荚膜组成、抗原性不同，可对细菌进行分型和鉴定。

（5）抗干燥作用 荚膜多糖为高度水合分子，含水量在95%以上，可帮助细菌抵抗干燥对生存的威胁。

（二）鞭毛

某些细菌菌体表面附着的细长呈波状弯曲的丝状物称为鞭毛（flagellum）（图1－6）。鞭毛是细菌的运动器官，所有弧菌、螺菌、多数杆菌和个别球菌均有鞭毛。鞭毛长5～20μm，直径12～30nm，需用电子显微镜观察，或用特殊染色法使鞭毛增粗后才能在普通光学显微镜下观察到。鞭毛的化学成分是蛋白质，具有很强的抗原性，称为鞭毛（H）抗原。

1. 类型 根据鞭毛的数目和位置不同，可将鞭毛菌分为以下四类（图1－7）。

（1）单毛菌 菌体一端有一根鞭毛，位于菌体一端，如霍乱弧菌。

（2）双毛菌 菌体两端各有一根鞭毛，如空肠弯曲菌。

（3）丛毛菌 菌体的一端或两端有一丛鞭毛，如铜绿假单孢菌。

（4）周毛菌 菌体周身遍布许多鞭毛，如伤寒沙门菌。

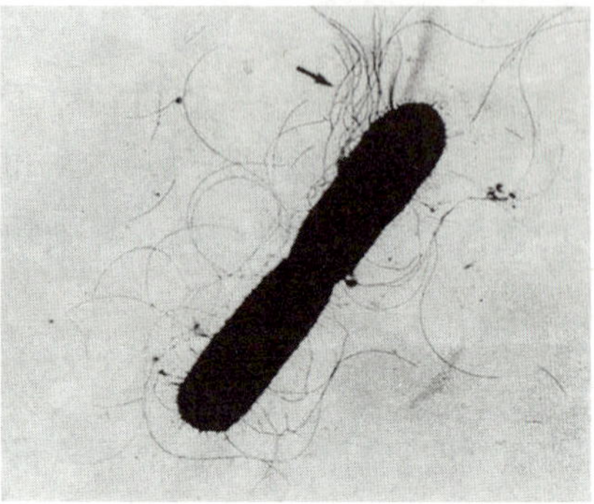

图1－6 破伤风梭菌的鞭毛

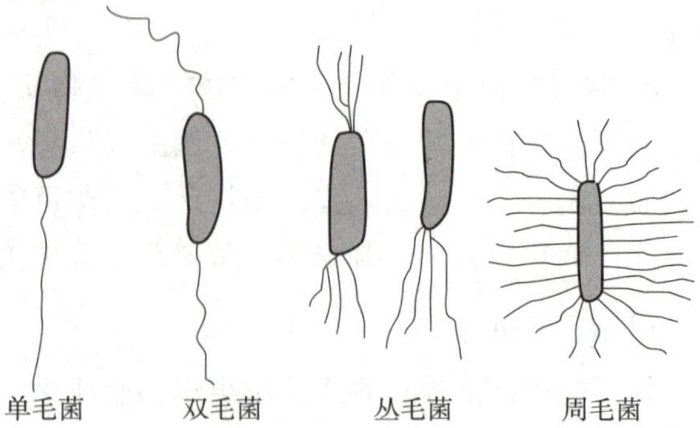

图1－7 鞭毛菌的类型

2. 主要功能 ①鞭毛是细菌的运动器官，细菌的运动有化学趋向性，常向营养物质处前进，而远离有害物质；②有些细菌的鞭毛与致病性有关，如霍乱弧菌借助鞭毛穿透小肠黏膜表面覆盖的黏液层，使菌体黏附于肠黏膜上皮细胞，产生毒性物质导致病变发生；③可鉴别细菌，根据细菌能否运动以及鞭毛的数量、部位和特异的抗原性，进行细菌的鉴定和分型。

（三）菌毛

多数 G^- 菌和少数 G^+ 菌菌体表面存在着一种比鞭毛更细、更短而直的丝状物，称为菌毛（pilus 或 fimbria）。菌毛必须在电子显微镜下才能观察到。其化学成分主要是菌毛蛋白，具有抗原性，与细菌的运动无关。根据功能不同，菌毛可分为普通菌毛和性菌毛两种。

1. 普通菌毛 数目多，遍布整个菌体，可达数百根。黏附能力强，可黏附易感细胞（如消化道、呼吸道、泌尿道的黏膜上皮细胞）表面的特异受体而利于细菌定植，决定了宿主感染的易感部位，与细菌的致病性有关。

2. 性菌毛 仅见于少数 G^- 菌，数目少，每个细菌仅有 1～4 根，比普通菌毛长而粗，为中空的管状结构，可传递遗传物质。性菌毛由 F 质粒编码，故又称为 F 菌毛。有性菌毛的细菌称为 F^+ 菌或雄性菌，无性菌毛的细菌称为 F^- 菌或雌性菌。当 F^+ 菌和 F^- 菌接触，F^+ 菌菌体内的质粒或核质片段可通过性菌毛进入 F^- 菌体内，使 F^- 菌获得某些遗传特性，如细菌的耐药性、毒力等性状。

（四）芽孢

某些 G^+ 菌在一定的环境条件下，细胞质脱水浓缩，在菌体内形成一个圆形或椭圆形小体，称为芽孢（spore）。细菌芽孢的形成受菌体内的芽孢基因决定和环境因素的影响，一般只在动物体外形成，其形成条件因菌种而异。如破伤风梭菌在无氧条件下形成，而炭疽芽孢杆菌则在有氧条件下形成。营养缺乏尤其是 C、N、P 元素不足时，细菌生长繁殖减速时易形成芽孢。

芽孢是细菌的休眠形式，芽孢带有完整的核质、酶系统和合成菌体组分的结构，能保存细菌的全部生命必需物质，但失去繁殖能力。在适宜的条件下，芽孢又可发芽形成具有繁殖能力的菌体，即细菌的繁殖体。一个细菌只能形成一个芽孢，一个芽孢发芽后也只能形成一个细菌的繁殖体，所以芽孢不是细菌的繁殖方式。芽孢的折光性强，壁厚，不易着色，染色时必须经媒染、加热等处理才能着色。芽孢的大小、形状、位置等随菌种而异，有助于细菌的鉴别（图 1－8）。如破伤风梭菌的芽孢正圆形，比菌体大，呈鼓槌状，位于顶端；肉毒梭菌芽孢比菌体大，呈网球拍状，位于次极端。

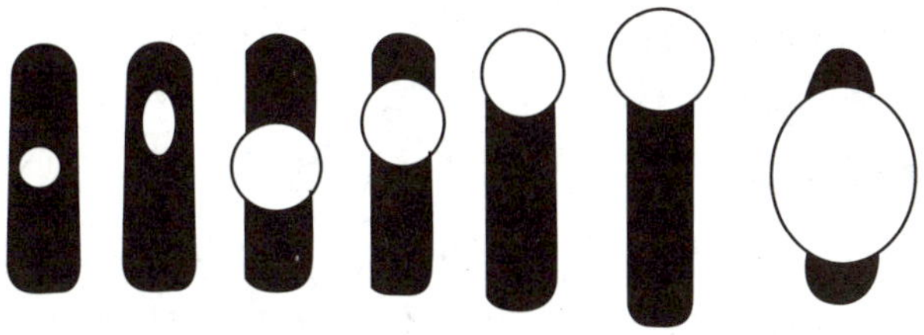

图 1－8　细菌芽孢的大小、形态和位置

芽孢抵抗力强，能帮助细菌抵抗不良环境。芽孢因其有多层厚而致密的膜结构，含水量少，并含有大量耐热物质，故对热力、干燥、辐射、化学消毒剂等理化因素有强大的抵抗力，在自然界能存活几年至几十年。杀灭芽孢最可靠的方法是高压蒸汽灭菌法。当进行消毒灭菌时，临床上应以是否杀灭芽孢作为判断灭菌效果的指标。

细菌芽孢并不直接引起疾病，只有在适宜条件下形成繁殖体后，才大量繁殖导致疾病。土壤中常有破伤风梭菌的芽孢，一旦外伤致深部创口被泥土污染，进入伤口的芽孢在适宜条件下即可发芽成繁殖体，产生毒素引起疾病。因此，要严防芽孢污染伤口和医疗器具。

第三节　细菌的生长繁殖与代谢

PPT

细菌虽然结构简单，但有其独特的生命活动规律。了解其生理活动如生长繁殖、新陈代谢等，对细菌的人工培养、致病性与免疫性的研究及细菌性疾病的诊断与防治均有重要意义。

一、细菌的生长繁殖

（一）细菌生长繁殖的条件

细菌种类繁多，所需的生长繁殖条件不完全相同，但必须具备以下条件。

1. 充足的营养物质　细菌的新陈代谢及生长繁殖需要有充足的营养来源，主要包括：水、碳源、氮源、无机盐和生长因子等。生长因子是某些细菌生长繁殖必需而自身又不能合成的物质，如B族维生素、某些氨基酸、嘌呤、嘧啶等。在一定条件下，菌体生长繁殖速度与其营养物质浓度有关。

2. 合适的酸碱度（pH）　多数病原菌生长繁殖的最适pH为7.2～7.6，人类血液、组织液pH为7.4，细菌极易生存。但不同细菌也有所差异，如结核分枝杆菌最适pH为6.5～6.8，霍乱弧菌最适pH为8.4～9.2。

3. 适宜的温度　各类细菌对温度要求不同，多数病原菌最适生长温度接近人体体温，为37℃左右。根据各类细菌对温度的要求不同，可将细菌分为嗜冷菌、嗜温菌和嗜热菌。嗜冷菌，最适生长温度为10～20℃；嗜温菌，最适生长温度为20～40℃；嗜热菌，最适生长温度为50～60℃。

4. 必要的气体环境　细菌生长繁殖需要的气体是氧气和二氧化碳。根据细菌代谢对氧的需求不同，可把细菌分为以下四类。

（1）专性需氧菌　细菌具有完善的呼吸酶系统，只能在有氧的环境下生长，如结核分枝杆菌。

（2）微需氧菌　细菌在低氧分压（5%～6%）环境下生长最好，如幽门螺杆菌，氧分压>10%对其有抑制作用。

（3）专性厌氧菌　细菌缺乏完善的呼吸酶系统，只在无氧环境中才能生长，如破伤风梭菌。

（4）兼性厌氧菌　细菌兼有需氧呼吸和无氧发酵两种功能，在有氧或无氧环境中都能生长，但有氧时生长更好，大多数病原菌属于此类。

多数细菌利用自身代谢过程中产生的二氧化碳，已能满足需要。某些细菌如脑膜炎奈瑟菌初次分离时，必须供给5%～10%二氧化碳才能生长。

（二）细菌繁殖的方式与规律

1. 细菌的繁殖方式　细菌一般以简单的二分裂法进行无性繁殖。通常球菌可从不同平面分裂，分裂后形成不同方式排列。杆菌则沿横轴分裂。细菌分裂数量倍增所需要的时间称为代时。在适宜条件下，多数细菌繁殖速度快，分裂一次需时仅20～30分钟；少数细菌繁殖较慢，如结核分枝杆菌代时可达18～20小时。

2. 细菌的繁殖规律　细菌繁殖速度快，如大肠埃希菌代时仅20分钟，10小时后细胞繁殖数量可超过10亿。但实际上，由于细菌繁殖中营养物质的消耗、毒性产物的积聚及环境pH的改变，细菌不可能始终保持高速无限增殖。在经过一定时间后，细菌活跃增殖的速度会逐渐减慢，死亡细菌逐增、活菌增长率逐减并趋于停滞。将一定数量的细菌接种于适当液体培养基中，连续定时取样检查活菌数，以培养时间为横坐标，培养物中活菌数的对数为纵坐标，可绘制出一条反映细菌繁殖规律的曲线，称为生长曲线（图1-9）。

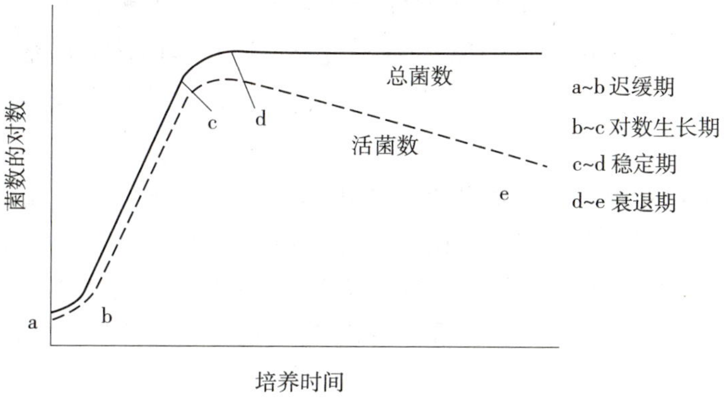

图 1-9　细菌的生长曲线图

根据生长曲线，细菌群体的生长繁殖可分以下四期。

（1）迟缓期（lag phase）　细菌接种至培养基后，对新环境有一个短暂适应过程。此期曲线平坦稳定，因为细菌分裂迟缓，数量几乎不变。迟缓期长短因菌种、接种菌量、菌龄以及营养物质等不同而异，一般为 1 ~4 小时。此期中细菌体积增大，代谢活跃，为细菌的分裂、增殖、合成等储备充足的酶、能量及中间代谢产物。

（2）对数生长期（logarithmic phase）　又称为指数期（exponential phage），细菌在此期生长迅速，活菌数以恒定的几何级数增长，生长曲线图上细菌数的对数呈直线上升。此期细菌形态、染色、生物活性都很典型，对外界环境因素的作用敏感，因此研究细菌性状及抗生素作用以此期细菌最好，时间一般在培养后的 8 ~18 小时。

（3）稳定期（stationary phase）　该期的生长菌群总数处于稳定阶段，主要由于培养基中营养物质消耗、有害代谢产物堆积、pH 下降等不利因素的影响，细菌繁殖速度逐渐减慢，细菌死亡数开始逐渐增加，此期细菌增殖数与死亡数渐趋平衡。细菌形态、染色、生物活性可出现改变，并产生相应的代谢产物，如外毒素、内毒素、抗生素以及芽孢等。

（4）衰退期（decline phase）　细菌繁殖越来越慢，死亡菌数明显增多并超过活菌数。此期细菌变长肿胀或畸形衰变，甚至菌体自溶。生理代谢活动趋于停滞。故在陈旧培养物上难以鉴别细菌。

体内及自然界细菌的生长繁殖受机体免疫因素和环境因素的多方面影响，不会出现像体外人工培养条件下那样典型的生长曲线。掌握细菌生长规律，对细菌的人工培养及生产实践具有重要指导作用。

二、细菌的代谢产物及意义

细菌的代谢包括分解代谢和合成代谢两方面。细菌将多糖、蛋白质等大分子营养物质分解为单糖、小肽或氨基酸，然后吸收进入菌体，再经氧化或胞内酶分解形成菌体可利用的成分，此为细菌的分解代谢。细菌以营养原料及生物氧化产生的能量，合成菌体及相应的代谢产物，此为合成代谢。细菌在两种代谢过程中可产生多种代谢产物，这些产物在细菌的鉴定及生化反应中有实际意义。

（一）分解代谢产物及其意义

因不同细菌具备的酶不完全相同，以致细菌对营养物质的分解能力不同，代谢产物也有所不同。利用生物化学方法来检测细菌代谢产物的试验称为细菌的生化反应试验，可作为鉴定细菌的重要手段。

1. 糖类的分解代谢产物及其意义

（1）糖发酵试验　不同细菌对各种糖的分解能力及代谢产物不同，可借以鉴别细菌。一般非致病菌能发酵多种单糖，如大肠埃希菌能分解葡萄糖和乳糖，产生甲酸，并由甲酸脱氢酶将其分解为CO_2和H_2，故生化反应结果为产酸产气，以“⊕”表示。伤寒沙门菌分解葡萄糖产生甲酸，但无甲酸脱氢酶，故生化反应结果为产酸不产气，以“+”表示。伤寒沙门菌及一般致病菌大都不能分解乳糖，以“-”表示。

（2）VP试验　产气肠杆菌能分解葡萄糖产生丙酮酸，在丙酮酸脱羧酶作用下生成乙酰甲基甲醇，在碱性环境下可进一步被氧化生成二乙酰，二乙酰可与含胍基的化合物反应，生成红色化合物，称为VP试验阳性。大肠埃希菌分解葡萄糖不能生成乙酰甲基甲醇，称为VP试验阴性。

（3）甲基红试验　产气肠杆菌使丙酮酸脱羧后形成中性的乙酰甲基甲醇，培养基$pH>5.4$，甲基红指示剂呈橘黄色，为甲基红试验阴性。大肠埃希菌分解葡萄糖产生丙酮酸，因其不含有丙酮酸脱羧酶，故培养液呈酸性$pH<5.4$，指示剂甲基红呈红色，称为甲基红试验阳性。

（4）枸橼酸盐利用试验　能利用枸橼酸盐作为唯一碳源的细菌如产气肠杆菌，可分解枸橼酸盐生成碳酸盐，同时分解培养基的铵盐生成氨，由此使培养基变为碱性，指示剂溴麝香草酚蓝（BTB）由淡绿转为深蓝，此为枸橼酸盐利用试验阳性。

2. 蛋白质的分解代谢产物及其意义

（1）吲哚试验　含有色氨酸酶的细菌（如大肠埃希菌、变形杆菌等）可分解色氨酸生成吲哚，若加入二甲基氨基苯甲醛，与吲哚结合，形成玫瑰吲哚，呈红色，称为吲哚试验阳性。

（2）硫化氢试验　变形杆菌、乙型副伤寒沙门菌等能分解含硫氨基酸（如胱氨酸、甲硫氨酸等），生成硫化氢。在有醋酸铅或硫酸亚铁存在时，则生成黑色硫化铅或硫化亚铁，此为硫化氢试验阳性。

吲哚（I）、甲基红（M）、VP（V）、枸橼酸盐利用（C）四种试验，常用于鉴定肠道杆菌，合称为IMViC试验。大肠埃希菌为“++--”，产气杆菌为“--++”。

（二）合成代谢产物及其意义

细菌通过新陈代谢不断合成菌体成分，如多糖、蛋白质、脂肪、核酸及各种辅酶等。此外，细菌还能合成很多在医学上具有重要意义的代谢产物。

1. 热原　是细菌合成的一种能引起人体或动物发热反应的物质。热原即菌体中的脂多糖，大多是G^-菌产生的。热原耐高热，高压蒸汽灭菌（121.3℃，20分钟）不能使其破坏，需加热（180℃，4小时）才能使热原失去作用。热原可通过一般细菌滤器，但没有挥发性，可以使用吸附剂和特殊石棉滤板除去液体中大部分热原，但最好的方法是蒸馏法。因此，在制备和使用生物制品过程中应严格无菌操作，防止细菌污染，确保无热原存在。

2. 毒素和侵袭性酶　毒素是病原菌合成的对机体有毒害作用的物质，分内毒素和外毒素两类。内毒素即G^-菌细胞壁的脂多糖，其毒性成分为类脂A，菌体死亡崩解后释放出来。外毒素是由G^+菌及少数G^-菌在生长代谢过程中释放至菌体外的蛋白质，具有抗原性强、毒性强、作用特异性强的特点。某些细菌可产生具有侵袭性的酶，能损伤机体组织，促进细菌的侵袭、扩散，是细菌重要的致病因素，如金黄色葡萄球菌产生的血浆凝固酶、链球菌产生的透明质酸酶。

3. 色素　有些细菌能产生色素，对细菌的鉴别有一定意义。细菌色素有两类。

（1）水溶性色素　能扩散至培养基或周围组织，如铜绿假单孢菌产生的水溶性绿色素使培养基或脓汁呈绿色。

（2）脂溶性色素　不溶于水，仅保持在菌落内使之呈色而培养基颜色不变，如金黄色葡萄球菌产生的金黄色色素。

细菌色素的产生需一定条件，如营养丰富、氧气充足、温度适宜等。

4. 抗生素　是指某些微生物代谢过程中可产生一种能抑制或杀死某些其他微生物或肿瘤细胞的物质。抗生素多由放线菌和真菌产生，细菌仅产生少数几种，如多黏菌素、杆菌肽等。

5. 细菌素　是指某些细菌能产生一种仅作用于有近缘关系细菌的抗菌物质。细菌素为蛋白类物质，抗菌范围很窄，无治疗意义，但可用于细菌分型和流行病学调查。细菌素以生产菌而命名。如大肠埃希菌产生的细菌素称为大肠菌素，霍乱弧菌产生的称为弧菌素。

6. 维生素　某些细菌能合成维生素，除供自身需要外，还可分泌到细菌体外。如人体肠道的大肠埃希菌能合成 B 族维生素和维生素 K，可被人体吸收利用。

三、细菌的人工培养

用人工方法提供细菌必需的营养物质和适宜的环境条件来培养细菌，可以更直观地了解细菌的生理特性及其生长繁殖的规律。

（一）培养基的概念及分类

培养基是人工配制的适合细菌生长繁殖需要的营养基质。培养基制成后，通常都要经灭菌处理。

1. 按培养基物理性状不同分类

（1）液体培养基　不加入琼脂，常用于纯种菌的增菌及生化反应。

（2）固体培养基　常用于细菌的分离、纯化和纯种菌的保存。

（3）半固体培养基　呈凝胶状态，用于细菌和生化反应动力的检查。

2. 按培养用途不同分类

（1）基础培养基　是由细菌所需要的最基本的营养物质配制而成，如普通平板、蛋白胨和肉膏汤等。

（2）营养培养基　是在基础培养基中再加入葡萄糖、血液、血清等特殊营养物质配制而成，如血平板。有些细菌营养要求较高，需加入特殊营养物质才能生长，如链球菌、脑膜炎奈瑟菌等。

（3）选择培养基　在培养基中加入某种化学物质，使之促进所选择的细菌生长，抑制其他细菌生长，从而使该种细菌分离出来，如 SS 琼脂培养基。

（4）鉴别培养基　在基础培养基中加入酶的底物和指示剂，因不同细菌对底物分解的能力不同，根据指示剂颜色变化来鉴别细菌的培养基。

（5）厌氧培养基　用于专性厌氧菌的培养，以物理、化学或生物方法造成无氧环境，如疱肉培养基。

（二）细菌在培养基中的生长现象

1. 在固体培养基中的生长现象　将细菌划线接种在固体培养基表面，一般经 37℃ 18～24 小时培养后，由单个细菌分裂繁殖成一堆肉眼可见的细菌集团，称为菌落，由多个菌落融合成片称为菌苔。不同的细菌菌落形态、大小、颜色、透明度、表面光滑与粗糙、边沿整齐与否均不同，可用于鉴别细菌。从某一菌落上挑取细菌移种到另一培养基中，生长出来的细菌均为纯种，称为纯培养。

2. 在液体培养基中的生长现象　大多数细菌在液体培养基中生长繁殖呈均匀浑浊生长，如葡萄球菌；专性厌氧菌及少数链状排列的细菌如链球菌、炭疽芽孢杆菌呈沉淀生长；专性需氧菌如枯草芽孢杆菌、结核分枝杆菌和铜绿假单孢菌呈表面生长，常形成菌膜。

3. 在半固体培养基中的生长现象　有鞭毛的细菌在半固体培养基中沿穿刺线呈羽毛状或云雾状生长，无鞭毛的细菌只沿穿刺线呈明显的线状生长。可用于鉴别细菌及判断有无动力。

（三）人工培养细菌的意义

细菌的人工培养应用广泛，可用于细菌的鉴定、研究其生物学性状、感染性疾病的病原学诊断等。人工分离培养所得的纯种细菌及其代谢产物，可制成疫苗、类毒素、诊断用标准菌液等。细菌的培养也广泛地用于工农业生产中，利用细菌的培养和发酵，可提纯精制出抗生素、维生素等产品。由于细菌繁殖快，容易培养，现已成为基因工程的模式生物和研究对象，为基因相关技术的研究提供工具酶和载体系统。

PPT

第四节　细菌的遗传变异

细菌与其他生物一样，遵循遗传（heredity）和变异（variation）的规律。细菌的遗传是指亲代细菌与子代细菌之间的生物学性状具有相似性，它使细菌的性状保持相对稳定。细菌的变异是指亲代细菌与子代细菌之间以及子代细菌之间不同个体的性状差异。细菌的变异又分为遗传性变异和非遗传性变异，前者是细菌的基因结构发生了改变，可稳定地遗传给后代；后者是细菌在一定的环境条件影响下产生的变异，其基因结构未发生改变，亦称为表型变异，不能遗传给子代。

一、细菌的遗传物质

（一）细菌染色体

细菌染色体是细菌遗传的主要物质基础。细菌染色体是由两条环状双螺旋 DNA 长链组成，在细胞质中缠绕成团，控制细菌的遗传与变异。细菌染色体 DNA 以半保留方式进行复制。

（二）质粒

质粒是某些细菌特有的染色体外的遗传物质，为闭合环状双链 DNA 分子。质粒的主要特性如下：①具有独立自我复制能力；②编码细菌的某些生物学性状，如 F 质粒编码细菌性菌毛，R 质粒可使细菌获得耐药性，Vi 质粒编码与细菌致病性有关的毒力因子等；③可自行失去或经人工消除，质粒不是细菌生命活动所必需的遗传物质；④可通过接合、转化和转导在细菌间转移；⑤分为相容性与不相容性质粒，能稳定共存于一个宿主菌内的质粒为相容性，反之为不相容性。

（三）转座因子

转座因子是细菌基因组中可移动的一段 DNA 序列，可在同一条染色体上、染色体之间、质粒之间或染色体与质粒之间自行移动位置。其类型主要如下。

1. 插入序列（IS）　是最小、最简单的转位因子，只编码转移位置时所需的转座酶。

2. 转座子（Tn）　除携带与转座有关的基因外，还常带有耐药基因、毒素基因等。转座行为导致 DNA 发生重排，是引起细菌染色体畸变的原因，在促使生物变异和进化上具有重大意义。

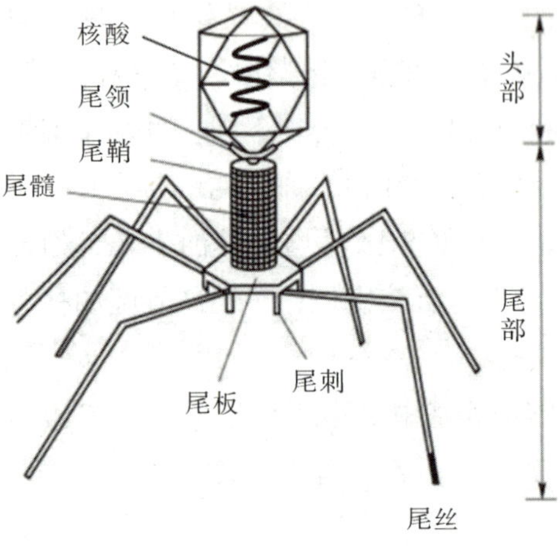

图 1－10　噬菌体形态结构模式图

（四）噬菌体

噬菌体是感染细菌、真菌、放线菌和螺旋体等微生物的病毒。分布极广，有严格的宿主特异性。噬菌体大多呈蝌蚪形（图 1－10），也有呈微球形和细杆形。蝌蚪形噬菌体分头部和尾部两部分，头部外壳和尾部由蛋白质组成，头部核心为核酸。

根据噬菌体与宿主菌的关系，噬菌体可分毒性噬菌体、温和噬菌体。

1. 毒性噬菌体　能在宿主菌内复制增殖，产生子代噬菌体并最终裂解细菌的噬菌体，称为毒性噬菌体。此感染过程称为溶菌周期。

2. 温和噬菌体　感染细菌后并不增殖，而是将其基因整合于细菌基因组中，随细菌染色体一起复制传至子代，不引起细菌裂解，这样的噬菌体称为温和噬菌体或溶原性噬菌体。带有温和噬菌体基因组的细菌称为溶原性细菌，整合在细菌染色体上的噬菌体基因组称为前噬菌体，前噬菌体可以从染色体上脱离进入溶菌周期（图 1－11）。溶原性细菌的基因可因噬菌体基因的整合而发生基因型改变，进而导致性状的变异，称为溶原性转换。如 β－棒状杆菌噬菌体感染无毒白喉棒状杆菌后，可发生溶原性转换，形成产生外毒素的白喉棒状杆菌。

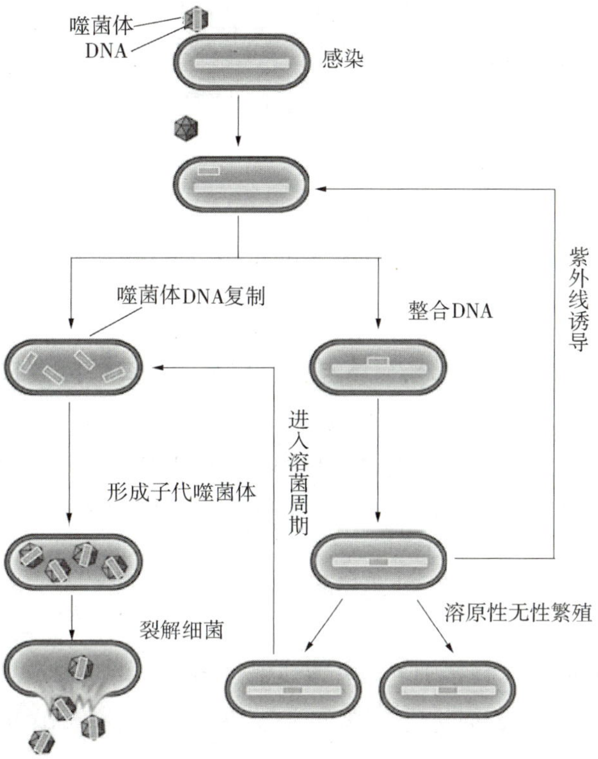

图 1－11　噬菌体溶菌性周期与溶原性周期示意图

二、细菌的变异现象

（一）形态结构变异

细菌的大小和形态以及结构在不同菌龄、不同环境下都可发生变异。如某些细菌在青霉素、胆汁、补体或溶菌酶等因素影响下，可抑制肽聚糖的合成失去细胞壁的结构，在高渗环境下，细菌仍可存活，成为细胞壁缺陷型细菌，称为 L 型细菌。有些细菌的特殊结构也可发生变异，如有鞭毛的伤寒沙门菌受环境影响后可失去鞭毛，称为 H－O 变异；肺炎链球菌经多次传代培养后失去荚膜，其致病性也降低。

（二）菌落变异

细菌的菌落主要分为两种类型：光滑型（smooth type，S 型）和粗糙型（rollzh type，R 型）。S 型菌落表面光滑、湿润、边缘整齐；R 型菌落表面粗糙、干皱、边缘不整齐。光滑型菌落经人工培养多次传代后，可变为粗糙型，称为 S－R 变异。S－R 变异，不仅是菌落形态的变异，还往往伴随着细菌的免疫性、毒力等多种性状的变异。如肺炎链球菌，编码多糖荚膜的基因发生突变后，菌落由 S

型转变为 R 型，并丧失荚膜形成能力和毒力。

（三）毒力变异

毒力变异包括毒力增强和减弱。无毒力的白喉棒状杆菌感染了 β – 棒状杆菌噬菌体后，经过溶原性转换获得产生外毒素的能力，增强其毒力引起白喉。卡米特和介林两人将有毒的牛分枝杆菌接种在含有胆汁的马铃薯培养基上，经过 13 年，连续传 230 代后获得了毒力减弱但仍然保持免疫原性的卡介苗（bacillus of Calmette – Guerin，BCG）。

（四）耐药性变异

细菌对某种抗菌药物可由敏感变成耐受，称为耐药性变异。由于抗生素的广泛运用甚至滥用，导致耐药菌株逐年增多，有的细菌同时对多种抗菌药物耐药，称为多重耐药菌株。有的细菌甚至依赖抗生素生长，如痢疾志贺菌依链菌株依赖链霉素生长。细菌耐药性变异给临床细菌感染性疾病的治疗带来了很大困难，因此应根据药敏结果选择用药，避免抗生素的滥用。

三、细菌遗传变异的机制

细菌的遗传性变异主要是通过基因突变和基因的转移与重组两种方式来实现的。

（一）基因突变

基因突变是指遗传物质 DNA 分子结构突然发生了稳定的可遗传的变化，可分为染色体畸变和点突变。染色体畸变是指染色体的一大段发生了变化，包括染色体结构上的缺失、重复、插入、易位和倒位等，染色体畸变往往导致细菌死亡。点突变是相应基因上的核苷酸序列中一个或少数几个碱基对的改变，包括置换、插入和丢失等，引起较少的性状改变。基因突变概率低，人工诱导突变率常高于自然突变率。

（二）基因转移与重组

两个不同性状细菌的基因可以转移到一起并发生基因重组，形成新的遗传型个体。在基因转移过程中提供 DNA 的细菌称为供体菌，而接受 DNA 的细菌称为受体菌。细菌的基因转移和重组的主要形式有转化、转导、溶原性转换、接合和原生质体融合。

1. 转化（transformation） 供体菌游离的 DNA 片段被受体菌直接摄取并整合到自身基因组中，使受体菌获得新的遗传性状，称为转化。供体菌的 DNA 可来自人工方式抽提或细菌死亡裂解后释放。如活的无毒株肺炎链球菌可摄取死的有毒株肺炎链球菌的 DNA 片段而转化为有毒菌株。

2. 转导（transduction） 以温和噬菌体为媒介，把供体菌的 DNA 小片段携带到受体菌中，通过交换与整合，使受体菌获得供体菌的部分遗传性状，称为转导。

3. 溶原性转换（lysogenic conversion） 是指温和噬菌体感染宿主菌，噬菌体基因整合于宿主菌基因组中，使宿主菌的性状发生变异。

4. 接合（conjugation） 供体菌通过性菌毛将质粒 DNA 转移给受体菌，使受体菌获得新的遗传性状的过程称为接合。这种方式转移的质粒称为接合性质粒，主要包括 F 质粒、R 质粒、Col 质粒和 Vi 质粒。

5. 原生质体融合（protoplast fusion） 通过人工的方法，使遗传性状不同的两个细菌细胞的原生质体发生融合，进而发生基因重组，以产生同时带有双亲性状的、遗传性稳定的融合子的过程，称为原生质体融合。

四、细菌遗传变异在医学上的应用

（一）疾病的诊断治疗和预防

在进行细菌学检查时，应注意细菌的变异现象。多数细菌变异后，其表型改变难以识别，可用分子杂交等方法测定细菌 DNA 以协助诊断。细菌的药物敏感试验对指导临床正确用药有一定帮助。利用细菌毒力减弱而保留免疫原性制备的卡介苗等减毒株在疾病的预防方面也取得了良好的效果。

（二）检测致癌物

某些化学物质可诱导细菌突变，而这些致变物质一般都有致癌的可能性，因此采用细菌作为模型来进行可疑致癌物的筛选是最经济快速的方法。

（三）基因工程

基因工程是用人工方法在生物体外将目的基因重组于质粒、噬菌体或其他载体上，通过载体将目的基因转入受体菌，使受体菌表达出目的基因的性状。此方法已经投入大规模工业化生产胰岛素、干扰素、乙肝疫苗等多种生物制品，对疾病的防治起到极大的推进作用。

知识链接

基因工程菌

基因工程菌是指将目的基因导入细菌体内使其表达人们所需蛋白的细菌。基因工程菌携带人工给予的新的遗传性状，并随着细菌的繁殖，目的基因也一代代地传了下去，后代的细菌也能生产表达产物。目前，基因工程菌已广泛应用于生物医药、工农业生产、新型生物技术发展等诸多领域，利用现代生物技术创新性改造传统工业是未来的发展趋势。

创新引领发展。作为护士要具有创新意识，不断推动医护服务质量提升，使患者获得良好的就医体验。

目标检测

答案解析

1. 下列不属于细菌基本形态的是（　）
   A. 球形　　B. 棒状　　C. 螺形　　D. 梨形　　E. 弧形
2. 关于革兰阳性菌细胞壁的叙述，下列正确的是（　）
   A. 肽聚糖含量较少　　B. 肽聚糖为三维立体结构　　C. 缺乏五肽交联桥　　D. 含脂类较多　　E. 有外膜
3. 革兰阴性菌细胞壁的特殊组分是（　）
   A. 肽聚糖　　B. 磷壁酸　　C. 外膜　　D. 脂质双层　　E. 脂多糖
4. 关于细菌芽孢的叙述，下列错误的是（　）
   A. 是某些细菌形成的一种特殊结构
   B. 对外界不良环境抵抗力强
   C. 是细菌的繁殖方式
   D. 在体外营养不良时易形成
   E. 杀灭芽孢是判断灭菌彻底的指标之一

5. 细菌L型是指（　）

A. 细菌的休眠状态　　B. 细胞壁缺陷型细菌　　C. 非致病菌

D. 不可逆性变异的细菌　　E. 光滑型－粗糙型菌落变异

6. 与细菌耐药性有关的遗传物质是（　）

A. 性菌毛　　B. 质粒　　C. 前噬菌体

D. 毒性噬菌体　　E. 异染颗粒

7. 细菌具有抗吞噬作用的特殊结构是（　）

A. 鞭毛　　B. 荚膜　　C. 菌毛

D. 细胞壁　　E. 芽孢

8. 临床上用于细菌分类鉴别的最重要、最常用的染色方法是（　）

A. 革兰染色法　　B. 抗酸染色法　　C. 负染色法

D. 单染色法　　E. DNA 染色法

9. 下列不属于细菌生长繁殖所需营养物质的是（　）

A. 水　　B. 碳源　　C. 氮源

D. 细菌素　　E. 无机盐

10. 以噬菌体为载体，将供体菌遗传物质转移到受体菌中的过程称为（　）

A. 接合　　B. 转导　　C. 转化

D. 溶原性转换　　E. 质粒转移

（刘　佳）

书网融合……

重点小结　　微课　　习题

第二章　细菌与环境

学习目标

知识目标：

通过本章的学习，掌握正常菌群、微生态平衡与失调、菌群失调、机会性感染及医院感染等相关概念；熟悉正常菌群的生理作用，微生态失调的主要类型及特点，机会性感染的诱因，医院感染的分类及危险因素、预防与控制；了解细菌在人体中的分布情况。

能力目标：

具备防控医院感染的能力。

素质目标：

通过本章的学习，树立医院感染的风险意识和精益求精的工作作风。

情境导入

情景：现代生活中，很多人喜欢旅游，但有些人到了外地，可能会出现头晕脑胀、腹泻、胃口不好等症状，即“水土不服”。引起水土不服的原因有很多，如心理不适、气候变化、生活规律打乱、旅途疲惫等，但最主要的原因在于身体内部肠道菌群。肠道菌群生活在人体肠道中，数量达100万亿之多，直接影响人体的消化、抗感染、免疫等能力。它们对食物十分敏感，当人旅行到其他地域，吃到平时没有吃过的食物，可能会造成肠道菌群的紊乱，从而出现水土不服的症状。

思考：1. 正常菌群分布在身体的哪些部位？

2. 人们应如何应对菌群紊乱？

PPT

第一节　正常菌群

一、细菌在自然界的分布

土壤中的细菌种类多、数量大，为天然生活的自养菌和腐物寄生菌，以及随动物排泄物及其尸体进入的细菌。它们绝大多数参与大自然的物质循环，是非致病菌，对人类有益。进入土壤的病原微生物容易死亡，但是一些能形成芽孢的细菌可在土壤中存活多年，如破伤风梭菌、产气荚膜梭菌、肉毒梭菌、炭疽芽孢杆菌等，人和动物的伤口如果污染了带菌的泥土就会引发感染。

水是细菌生存的天然环境，水中细菌种类及数量因水源不同而异，与接触的土壤有密切关系。水中的病原菌主要来自土壤、空气、人和动物的粪便及污染物，如伤寒沙门菌、痢疾志贺菌、霍乱弧菌、钩端螺旋体等，易引发水源污染。水源污染可引起消化道传染病的暴发流行，因此粪便管理和水源保护对控制和消灭消化道传染病有重要意义。

尽管空气中缺少细菌生长所需的营养和水分，并因日光照射，不适宜微生物生长繁殖，但空气中却含有相当数量的微生物。主要来源于人和动物体表、呼吸道及地面飞扬的尘埃。常见的微生物有细菌、霉菌孢子、酵母菌、放线菌等，其中一些病原菌如结核分枝杆菌、百日咳鲍特菌、金黄色葡萄球菌、化脓性链球菌等，可引起呼吸道或伤口感染。此外，空气中的非致病菌常造成医药制剂、生物制剂及培养基的污染。因此，医院的手术室、病房、制剂室、实验室等要经常进行空气消毒，以防止呼吸道传染、术后感染和制剂污染等医院感染。

二、细菌在正常人体的分布

在正常人体皮肤、黏膜及与外界相通的口腔、鼻咽、胃肠道等腔道中，寄居着不同种类、对人体无害而有益的微生物群，称为正常菌群（normal flora of bacteria）。在长期进化中，各正常菌群的内部及其与宿主和环境之间互相依存、互相制约，形成一个能进行物质、能量及基因交流的动态平衡的生态系统，构成了人体的微生态系统。微生态系统中的细菌种类和数量也处于不断变化的动态平衡中。人体各部位常见的正常菌群见表2-1。

表2-1　人体常见的正常菌群

部位	主要菌类
皮肤	葡萄球菌、类白喉棒杆菌、铜绿假单孢菌、非致病性分枝杆菌、丙酸杆菌、白假丝酵母菌、大肠埃希菌等
口腔	葡萄球菌、链球菌、肺炎链球菌、奈瑟菌、乳酸杆菌、类白喉棒杆菌、梭菌、螺旋体、白假丝酵母菌、放线菌等
鼻咽腔	葡萄球菌、甲型和丙型链球菌、肺炎链球菌、奈瑟菌、流感嗜血杆菌、铜绿假单胞菌等
外耳道	葡萄球菌、类白喉棒杆菌、铜绿假单孢菌、非致病性分枝杆菌、链球菌、眼结膜葡萄球菌、干燥棒杆菌、链球菌、奈瑟菌等
胃	一般无菌
肠道	大肠埃希菌、产气肠杆菌、变形杆菌、铜绿假单孢菌、葡萄球菌、肠球菌、类杆菌、产气荚膜芽孢梭菌、破伤风芽孢梭菌、双歧杆菌、乳酸杆菌、白假丝酵母菌、消化链球菌、棒状杆菌等
尿道	葡萄球菌、类白喉棒杆菌、非致病性分枝菌等
阴道	乳杆菌、大肠埃希菌、类白喉棒杆菌、白假丝酵母菌等

1. 皮肤微生态系　皮肤外露，其微生物往往随个人卫生及环境情况而有所差异。皮肤表面的正常微生物群落主要是革兰阳性菌，如葡萄球菌、类白喉棒状杆菌、铜绿假单孢菌、丙酸杆菌等，形成了人体的第一道屏障，参与皮肤细胞代谢，起到免疫自净的作用。

2. 口腔微生态系　口腔温度和湿度适宜，营养物质丰富，为细菌生长提供了有利条件，目前已从人口腔中分离鉴定了750多种细菌。口腔中最常见的菌群是甲型链球菌和厌氧链球菌，表皮葡萄球菌、奈瑟菌、螺旋体、乳杆菌、白假丝酵母菌等占比也较高。当某些因素使该平衡被破坏，会引起龋齿、牙周炎、口臭等口腔疾病。

3. 胃肠道微生态系　胃肠道包括食管、胃、小肠和大肠。人类食管中未发现菌群，健康人的空胃中只有极少数耐酸的细菌和真菌能存活停留。小肠从十二指肠到回肠末端，总菌数逐渐增加，回肠中以厌氧菌和肠杆菌为主。大肠积存有食物残渣，又有合适酸碱度，适于细菌繁殖，是肠道微生物最多的部分，菌量可占粪便干重的1/3。多数肠道菌群属益生菌，主要是厌氧菌，如双歧杆菌、类杆菌、消化球菌等，数量恒定存在，具有合成维生素、蛋白质、生物拮抗等生理作用。

4. 呼吸道微生态系　呼吸道的正常菌群主要存在于上呼吸道，分布有肺炎球菌、溶血性链球菌、流感杆菌、铜绿假单孢菌、金黄色葡萄球菌、白喉棒状杆菌等。下呼吸道气管、支气管在正常情况下仅有少量细菌，且不永久定植。鼻窦、细小支气管及以下部位、肺泡、胸腔等一般无菌。

5. 泌尿生殖道微生态系　泌尿生殖道微生态系中阴道存在完整的微生态系，其常驻菌有乳杆菌、表皮葡萄球菌、大肠埃希菌等。乳杆菌黏附在阴道黏膜上皮细胞上，可产生酸性生存环境，对大肠埃希菌、类杆菌、金黄色葡萄球菌有拮抗作用，对保护自身健康和胎儿在妊娠期的卫生有着重要的意义，是一道重要的生物屏障。女性尿道外部和外阴菌群相似；男性生殖器有耻垢杆菌，尿道口有葡萄球菌和革兰阴性球菌及杆菌。

正常机体的血液、内脏、骨骼、肌肉等处是无菌的，若有侵入的细菌未被消灭，则可引起感染。因而在医疗实践中，进行手术、注射、穿刺、导尿时，应严格执行无菌操作。

三、正常菌群的生理意义 微课

正常菌群不仅与人体保持平衡状态，还发挥其拮抗、营养和免疫等生理作用。

1. 生物拮抗作用　生物拮抗是指正常菌群通过占位、营养争夺、代谢产物影响等，抵御外来致病菌的入侵，对宿主起保护作用。正常菌群在生物体的特定部位生长后，通过与黏膜上皮细胞紧密结合，占领位置形成一层生物膜，可帮助宿主抵抗致病菌的侵袭及定植。正常菌群除与致病菌争夺营养物质和空间外，还通过自身代谢来改变环境的 pH 或释放抗生素、细菌素等，抑制外来菌的生长，如阴道内的乳杆菌可保持阴道内酸性环境，不利于其他微生物生长。

2. 营养作用　正常菌群参与机体的物质代谢、转化与合成，如乳杆菌和双歧杆菌可合成供人体使用的烟酸、叶酸，大肠埃希菌能合成人体必需的 B 族和 K 族维生素。

3. 免疫促进作用　正常菌群及其释放的毒素可作为抗原对宿主免疫刺激，使免疫系统产生具有一定保护作用的免疫应答，还可以促进宿主免疫系统的发育和成熟。

4. 抗衰老作用　研究发现，肠道正常菌群如双歧杆菌、乳杆菌、肠杆菌等产生的超氧化物歧化酶（SOD）能降解人体有害代谢产物，保护细胞免受损伤，发挥抗衰老作用。

5. 抗癌作用　正常菌群具有抑制致癌物质的形成或辅助致癌物质转化为非致癌物质的作用，还能促进巨噬细胞等免疫细胞的吞噬作用。

PPT

第二节　微生态平衡与失调

一、微生态平衡

在长期进化过程中正常微生物群与其宿主相互选择、共同进化，彼此依存又互相制约，形成了动态、生理性组合状态，即微生态平衡（microeubiosis）。自然条件下，微生态系统中各正常微生物之间、微生物与宿主、微生物与环境之间处于相对均衡、稳定的状态，此平衡在宿主营养、免疫、外界环境发生改变时会被打破，微生态系统通过内部自我调节建立新的平衡，所以这种平衡处于动态变化中。

确定微生态系统是否平衡必须考虑宿主、微生物、环境三方面的综合影响。宿主方面要考虑不同年龄阶段、生理功能变化、饮食习惯、身心健康等多个因素对平衡的影响；微生物方面应从定位、定性和定量三个指标进行综合判断；环境方面包括地理环境、气候条件等影响因素。

二、微生态失调

正常的微生物群之间和正常微生物群与宿主之间的微生态平衡，在受到大的干扰下，超过自身调节的限度，由生理性组合状态转变为病理性组合状态，称为微生态失调（microdysbiosis）。生理与环境的变化、宿主抵抗力降低、抗生素滥用等都会破坏微生态平衡，引起微生态失调。从生态学角度看，微生态失调可分为菌群失调、定位转移 、血行感染、易位病灶和宿主转换五种类型。

1. 菌群失调　是指由于某种原因导致宿主某部位的正常菌群发生了定量或者定性的异常变化，

使微生态失去平衡。菌群失调的程度通常分为三度。

（1）一度失调　又称为潜伏型菌群失调。在临床上往往没有表现或只有轻微表现，将失调的因素除去，便可恢复正常，其特点为可逆性，临床多见于急性疾病引起的肠道功能紊乱。

（2）二度失调　又称为局限型菌群失调，将失调诱发因素去除后，失调状态仍不能恢复，菌群内生理波动转变为病理波动，表现为不可逆性。临床上多表现为慢性疾病，如慢性肠炎、便秘、慢性肾盂肾炎、慢性口腔炎、咽喉炎、牙周炎、阴道炎等。

（3）三度失调　又称为菌群交替症或二重感染，多发生在长期大量使用抗生素、激素、免疫抑制剂或者本身患有恶性肿瘤、肝硬化等疾病的人群。体内正常菌群中的敏感菌株被抑制，条件致病菌或外籍致病菌的大量繁殖演变为优势菌，多见于金黄色葡萄球菌、革兰阴性杆菌、白色念珠菌、大肠埃希菌等，临床病情急性且重，表现为假膜性肠炎、医院获得性肺炎、败血症等。

2. 定位转移　又称为菌群易位。主要表现在正常微生物群离开了原籍生活环境转移到外籍生活环境或无菌部位，转移后可能会成为致病菌，引起临床疾病。

3. 血行感染　就是易位菌随血液运行而传播，是定位转移的一种形式。血行感染有菌血症与败血症之分。区别在于菌血症是致病菌进入血液后短暂出现，未生长繁殖，无毒血症状；败血症是指致病菌在血液中生长繁殖并产生毒性产物，通过血液扩散到其他组织或器官，引起全身性中毒症状的急性感染。

4. 易位病灶　是正常微生物群随血行转移到远隔的脏器形成病灶，如肝、肾、腹腔、盆腔等处的脓肿。易位病灶多与血行感染互相促进或互为因果。

5. 宿主转换　不同种属宿主都有各自的正常微生物群，一旦有微生物改变宿主，新宿主就有可能出现不适、引起疾病，甚至在新宿主中引起传染病大暴发，如霍乱、鼠疫、艾滋病等。

三、微生态失衡的防治原则

1. 保护好微生态环境，矫正微生态失调　宿主病理改变或疾病会引起微生态失调，故防治微生态失衡首先应积极治疗宿主原发疾病，保护好微生态环境。如巨结肠常伴有顽固性便秘（肠道菌群严重失调）。若仅仅调整菌群，只能暂时缓解便秘。调整措施一旦停止，便秘就又会出现。只有手术切除巨结肠，维护正常的肠蠕动，才能恢复正常菌群，消除便秘。

2. 提高宿主免疫力　增加营养、积极锻炼、使用疫苗等，可提高宿主特异性和非特异性免疫力，能有效避免微生态失调所致的感染。

3. 合理应用抗生素　在选用抗菌药物时，应本着“扶正祛邪”原则，充分考虑微生态系统的结构和功能，以微生态平衡的观点，进行合理科学的使用，尽量保护人体正常菌群，将药物的抗菌作用（“杀菌”）与微生态系统固有的自净作用（“促菌”）完美地统一起来，维护和保持微生态平衡。因此抗生素的使用原则如下：①选择合适的剂量和疗程；②尽量使用敏感谱窄的抗菌药物；③避免联合使用多种抗菌药物；④减少口服广谱抗菌药物；⑤严格控制预防用药。

4. 及时应用微生态调节剂　微生态调节剂又称为微生态制剂，是利用对宿主有益的益生菌及其代谢产物和生长促进因子制成的制剂，可促进正常微生物群与宿主构成的微生态系统由病理性组合转变成生理性组合，恢复生态平衡。常见类型有益生菌、益生元、合生元、促生元四种。

（1）益生菌　是能改善宿主肠道微生态平衡且含生理性活菌及代谢产物的微生物制剂。

（2）益生元　是能选择性刺激或促进一种或几种肠内常住菌在宿主肠黏膜定植、生长的物质。益生元通过刺激益生菌间接发挥作用。

（3）合生元　是益生菌与益生元的组合制剂，可通过发挥两者的协同作用，大大提高调节微生态的功效。

（4）促生元 是益生菌的代谢产物。

新近的研究表明，某些寡糖如乳糖、蔗糖等和某些中草药可以选择性地促进双歧杆菌、乳杆菌等有益的正常菌群生长而不被其他肠道菌群利用，应用这些寡糖和中草药作为微生态制剂比活菌制剂更具优势。微生态疗法有可能为感染性疾病的治疗提供新途径，解决抗生素后遗症的问题，推动医学由生物医学（抗生素时代）向生态医学（活菌时代）转变。

第三节 机会性感染

PPT

机会性感染（opportunistic infection）是指由正常菌群或机会致病菌在机体免疫功能下降、发生定位转移或菌群失调等特定条件下所致的感染。机会性感染主要发生在住院患者、免疫功能低下的人群中，治疗困难、疗效差、病死率高，对人类健康构成了严重的威胁。

一、常见的机会性致病菌

能引起机会性感染的微生物称为条件致病菌或机会性致病菌（opportunistic pathogens）。包括细菌、真菌、病毒和原虫等多种类型，有毒力弱、耐药性强的特点。在细菌中以革兰阴性杆菌为主，常见的有大肠埃希菌属、克雷伯菌属、假单孢菌属、变形杆菌属、肠杆菌属、沙雷菌属等；革兰阳性菌中葡萄球菌属也较为常见。真菌中以白假丝酵母菌最为常见，其次为新型隐球菌，也可见曲霉菌和毛霉菌。

二、机会致病菌的致病原因

1. 定位转移 正常菌群转移到外籍生活环境或无菌部位可能会致病，如大肠埃希菌离开肠道进入呼吸道、泌尿系统、腹腔或血液，会引起肺炎、尿道感染、腹膜炎或败血症。

2. 机体免疫功能低下 机体患有先天性或继发性免疫缺陷，如艾滋病、晚期肿瘤等；患有慢性消耗性疾病，如结核病、肿瘤、糖尿病等；大面积烧伤、烫伤；接受化疗与放疗，使用激素和免疫抑制剂等，会导致机体免疫功能降低，机会性致病菌乘虚而入，侵入人体，引发机会性感染。

3. 菌群失调 菌群失调二度和三度会引发机体一系列的机会性感染，详见本章第二节相关内容。

三、常见的机会性感染

1. 细菌性疾病 如细菌性肺炎、败血病等。

2. 原虫性疾病 如弓形虫病、隐孢子虫病等。

3. 真菌性疾病 如念珠菌病、隐球菌病等。

4. 病毒性疾病 如由巨细胞病毒、单纯疱疹病毒和水痘－带状疱疹病毒引起的疾病等。

第四节 医院感染

PPT

一、概述

医院感染又称为医院获得性感染或医院内感染，是指在医院内获得的感染，包括患者在住院期间发生的感染和在医院内获得出院后发生的感染，但不包括入院前已开始或者入院时已处于潜伏期的感染。

二、医院感染的分类

根据医院感染微生物的来源不同，将医院感染分为内源性感染和外源性感染两大类。

1. 内源性感染 又称为自身感染，是指患者在医院内由于某些原因造成自身的正常微生物群，或潜伏的致病性微生物大量繁殖而导致的感染。即患者本身的正常菌群是内源性感染的主要病原体，其毒力弱，一般不致病，但在机体免疫功能低下、发生定位转移或菌群失调时则会成为条件致病菌，引发感染。

2. 外源性感染 是指各种原因引起的患者在医院内遭受非自身固有的病原体侵袭而发生的感染。病原体来自患者身体以外的个体、环境等，包括从个体到个体的直接传播、空气飞沫等环境因素引起的间接感染，以及所用医护用品或设备消毒灭菌不严格引起的医源性感染。

三、医院感染的常见病原体

引起医院感染的病原体种类很多（表2－2），主要是细菌，此外还有真菌、病毒、衣原体、支原体和原虫等。医院感染的微生物特点如下。

（1）条件致病菌居多，通常毒力较弱或无毒，适应性强，多为内源性感染。

（2）常为耐药菌或多重耐药菌。

（3）种类随时间变迁，目前主要以革兰阴性杆菌为主，真菌感染呈上升趋势。

（4）具有特殊的适应性，细菌在医院特殊环境的“训练”下，获得特别的能力，抵抗力、毒力增强，更容易攻击免疫力低下的宿主。

表2－2 医院感染的常见病原体

种类	常见病原体
革兰阳性球菌	葡萄球菌、肠球菌等
厌氧杆菌	脆弱类杆菌、艰难梭菌、梭状芽孢杆菌等
革兰阴性杆菌	沙门菌、志贺菌、大肠埃希菌、变形杆菌、肺炎克雷伯菌、沙雷菌、肠杆菌、铜绿假单孢菌、黄杆菌、鲍曼不动杆菌等
其他细菌	结核分枝杆菌、百日咳鲍特菌等
病毒	肝炎病毒、流感病毒、单纯疱疹病毒、巨细胞病毒、人类免疫缺陷病毒等
真菌	白假丝酵母菌、隐球菌、曲霉菌等
寄生虫	卡氏肺孢子虫、弓形虫等

四、医药感染的危险因素

医院是病原微生物汇集的重要场所，患者、带菌者和健康人之间密切接触，很容易造成病原体在人群中扩散。医院感染发生有以下主要危险因素。

1. 易感人群 医院感染的主要对象是住院患者，尤其是老年人、婴幼儿以及患有基础疾病的人。随着年龄的增长，老年人器官老化、功能衰退，免疫功能也随之降低，且常伴有慢性疾病；婴幼儿免疫器官发育欠成熟，功能未健全，从母亲处获得的被动免疫力逐渐消失；患有基础疾病的人，如免疫缺陷性疾病、代谢性疾病、内分泌功能失调、器官移植、恶性肿瘤、尿毒症等，他们的免疫功能常常出现紊乱或低下，这些患者很容易发生医院感染。

2. 现代医疗手段的应用 住院患者因疾病、手术或使用激素、免疫抑制剂、化疗和放疗，以及侵入性诊疗技术，如各种插管、内镜、器官移植、血液透析、留置导尿和人工机械辅助通气等，可能会损害自身免疫力，增加感染病原体的概率。

3. 抗菌药物的不合理应用 广谱抗菌药物广泛、长期、大量应用以及不合理联合使用等因素，可能会导致患者体内菌群失调，从而引起二重感染。

五、医院感染的诊断依据

1. 属于医院感染的情形

（1）无明确潜伏期的感染，规定入院 48 小时后发生的感染为医院感染；有明确潜伏期的感染，自入院时起超过平均潜伏期后发生的感染为医院感染。

（2）本次感染直接与上次住院有关。

（3）在原有感染基础上出现其他部位新的感染（除脓毒血症迁徙灶），或在原感染已知病原体基础上 14 天后又分离出新的病原体（排除污染、定植和原来的混合感染）的感染。

（4）新生儿在分娩过程中和产后获得的感染。

（5）由于诊疗措施激活的潜在性感染，如疱疹病毒、结核分枝杆菌等的感染。

（6）医务人员在医院工作期间获得的感染。

2. 不属于医院感染的情形

（1）皮肤黏膜开放性伤口只有细菌定植而无炎症表现。

（2）由机械损伤或免疫异常等导致的非感染性炎症。

（3）新生儿经胎盘获得（出生后 48 小时内发病）的感染，如单纯疱疹、弓形虫病等。

（4）入院时已经存在的感染在医院内急性发作。

知识链接

医院感染相关法律法规

我国非常重视医院感染的预防和控制，制定颁布了一系列的法律法规，如《医院感染管理办法》《医疗机构管理条例》《医院消毒技术规范》《医疗废物管理条例》《一次性医疗用品使用管理规定》《合理使用抗生素管理办法》《护士条例》等，旨在明确医院感染防控的标准，全面提升感染控制水平。

《医院感染管理办法》中规定，医疗机构应对包括护士在内的全体工作人员进行医院感染相关法律法规、医院感染管理相关工作规范和标准、专业技术知识的培训，需具备医院感染预防与控制工作的专业知识，并能够承担医院感染管理和业务技术工作。

六、医院感染的预防和控制

控制和减少医院感染的危险因素是预防和控制医院感染的有效措施，我国在预防和控制医院感染方面制定了一系列法规，具体做法有消毒灭菌、隔离、合理使用抗生素等。

1. 严格消毒灭菌 在医院的诊疗过程中，必须严格执行无菌操作技术。严格按照消毒灭菌要求对医疗器械、环境、物体、医疗垃圾和污物等进行消毒灭菌；定期对消毒灭菌设备及灭菌效果进行检测；强调医务人员手部的清洁与消毒。

2. 做好隔离预防 切断感染的传播途径是进行医院感染隔离的重要措施，应根据病原微生物的种类、宿主特点、传播途径等，制定相应的隔离措施，包括将患者单独隔离、使用手术口罩等防护用品。

3. 注意合理使用抗生素 合理使用抗生素是降低医院感染的有效手段，根据患者病情、病原种类及抗菌药物特点制定合理的治疗方案，同时应加强检测，及时调整抗生素的使用方案。

4. 加强医院感染的管理 建立医院感染的管理机构，制定相应的规章制度，加强对医护人员的培训教育，开展医院感染的监测。具体实施中要加强重点部门、重点环节、高危人群与主要感染部位的医院感染管理；加强临床使用一次性无菌医疗用品的管理；严格探视与陪护制度；加强医院卫生学监测；对易感人群实行保护性隔离；及时总结与反馈临床上分离的病原体及其对抗菌药物的敏感性。

答案解析

目标检测

1. 关于正常菌群的概念是（ ）
   A. 存在于自然界的非致病细菌
   B. 恢复期时患者排泄的病原菌
   C. 存在于自然界，入侵人体才会致病的细菌
   D. 存在于正常人体，通常情况下不致病的微生物
   E. 外部侵入尚未引起疾病的病原菌
2. 正常菌群的生理意义在于（ ）
   A. 生物拮抗作用
   B. 营养作用
   C. 免疫促进作用
   D. 抗衰老作用
   E. 以上都是
3. 下列对微生态平衡的阐述，不正确的是（ ）
   A. 长期进化过程中形成
   B. 正常微生物群与宿主静态生理性组合
   C. 达到定量平衡
   D. 达到定位平衡
   E. 达到定性平衡
4. 菌群失调三度是指（ ）
   A. 菌群的结构比例失调呈相持状态
   B. 菌群由生理波动转变为病理波动
   C. 出现菌群交替症
   D. 临床多表现为慢性疾病
   E. 菌群失调具有可逆性
5. 下列不属于医院感染发生的危险因素的是（ ）
   A. 抗菌药物的不合理应用
   B. 侵入性诊疗技术
   C. 环境污染严重
   D. 易感人群
   E. 化疗等治疗手段的应用

（陈琳琳）

书网融合……

重点小结　　微课　　习题

第三章　消毒、灭菌与生物安全

学习目标

知识目标：

通过本章的学习，掌握消毒、灭菌、无菌操作和防腐等概念；熟悉常见消毒灭菌方法的应用范围及注意事项、病原微生物的分类及实验室感染控制要求；了解影响化学消毒剂效果的主要因素。

能力目标：

具备选择合适的消毒灭菌方法对物品、环境、医疗器械等进行消毒灭菌的能力。

素质目标：

通过本章的学习，树立无菌观念，培养严谨认真的工作态度，强化责任心和风险意识。

微生物在自然界不断受环境中各种因素的影响。当环境适宜时，其生长繁殖迅速；若环境条件不适时，其生长受到抑制，甚至死亡。因此利用理化因素抑制或杀灭微生物，可防止病原微生物感染，控制传染病的传播。常用消毒、灭菌、防腐等术语表示对微生物的杀灭程度。

1. 消毒（disinfection）　杀灭物体上病原微生物的方法。一般消毒剂只能杀死细菌繁殖体，对芽孢无效。

2. 灭菌（sterilization）　杀灭物体上所有微生物的方法。包括病原菌和非病原菌的繁殖体和芽孢，灭菌的结果是无菌。

3. 无菌操作（aseptic technique）　防止微生物进入机体或物体的操作技术。如外科手术或微生物学实验必须无菌操作。

4. 防腐（antisepsis）　防止或抑制微生物生长繁殖的方法。

情境导入

情景：居家消毒是保持家庭卫生、预防疾病的主要途径，常用的方法有以下几种。①空气消毒：定时开窗通风换气，每次不少于30分钟，以保持室内空气清新。②餐具消毒：餐具要全部浸入水中，煮沸10分钟。③手消毒：经常用流动水和肥皂（或洗手液）洗手，特别是在饭前、便后、接触污染物品后。④毛巾、衣物消毒：用5%漂白粉浸泡30分钟，或煮沸10～20分钟，清水冲净后在阳光下暴晒。

思考：1. 是否还有其他的消毒方法？

2. 消毒液和沸水消毒方法的原理是什么？

第一节　物理消毒灭菌法

PPT

物理消毒灭菌以热力、紫外线、电离辐射、过滤等方式达到消毒灭菌目的，效果可靠，且无残留，是消毒灭菌的首选。

一、热力灭菌法 微课

高温对微生物有明显的致死作用，是常用的消毒灭菌法，通过蛋白质变性、核酸降解、细胞膜损伤等杀菌机制使微生物死亡。主要有湿热灭菌法和干热灭菌法两类。

（一）湿热灭菌法

1. 煮沸法 将物品置于水中加热至煮沸，在一个大气压下100℃持续5分钟，能杀死一般细菌的繁殖体。而芽孢需煮沸1～2小时才死亡。水中加入2%碳酸氢钠可提高沸点至105℃，可促进杀灭芽孢，又能防止金属器械生锈。此法可用于饮水、食具、注射器和一般外科器械等物品的消毒。

2. 流通蒸汽灭菌法 把灭菌物品置于阿诺德灭菌器或蒸笼中，利用100℃的水蒸气15～30分钟可杀死细菌繁殖体，但不能杀死芽孢。

3. 间歇灭菌法 把流通蒸汽灭菌后物品放置37℃恒温培养箱中过夜，芽孢发育成繁殖体，再经流通蒸汽灭菌，如此重复3次，可达到灭菌目的。此法常用于不耐高温、营养丰富的培养基灭菌。

4. 巴氏消毒法 利用低温杀灭液体中的病原菌和特定微生物，又保持营养成分不变的方法，由微生物学家巴斯德创立而得名。液体加热到61.1～62.8℃，持续30分钟或加热到71.7℃，持续15～30秒。常用于疫苗、牛奶和酒类消毒。

5. 高压蒸汽灭菌法 常压下，水的沸点为100℃，压力升高，水的沸点也将升高，蒸汽温度升高，持续一定时间可达到彻底灭菌的目的，是目前最常用、最有效的灭菌方法。使用密闭的高压蒸汽灭菌器，压力为103.4kPa（1.05kg/cm^2），温度可达121.3℃，维持15～30分钟。适用于耐高温、耐潮湿物品的灭菌，如手术器械、敷料、传染性污染物、一般培养基等。

（二）干热灭菌法

1. 烧灼和焚烧 烧灼是直接用火焰灼烧杀灭微生物，又称为火焰灭菌法，适用于可直接加热的仪器，如接种环、手术刀、镊子等。焚烧将污染物用火烧毁，是最彻底的灭菌方法，适用于废弃物或人与动物尸体的处理。

2. 干烤法 将待灭菌物品放入恒温干烤箱加热，160～170℃下作用1～2小时，可杀死包括芽孢在内的所有微生物。此法适用于需保持干燥物品的灭菌等。

3. 红外线照射法 红外线是波长0.77～1000μm的电磁波，以1～10μm热效应最强，照射处能量转为热能以达到对物品表面消毒灭菌的目的。通常在红外线烤箱中进行，多用于医疗器械的灭菌。

4. 微波辐射法 微波为波长1～1000mm的电磁波，频率高，可以使被加热体内杂乱无章的极性分子高频往复运动摩擦产热，导致内外温度升高以杀灭微生物。微波可穿透玻璃、陶瓷、塑料等，但不能穿透金属，多用于食品、非金属器械等的灭菌。

在相同温度下，湿热灭菌以水或蒸汽为介质，更易使蛋白质凝固变性，比干热灭菌效果好。另外，湿热中蒸汽的穿透力大；蒸汽由气态变为液态时可释放热能，有潜热存在可迅速提高灭菌物体温度。

二、紫外线与电离辐射杀菌法

1. 紫外线照射法 波长为200～300nm的紫外线具有杀菌作用，尤其以波长265～266nm杀菌力最强。当波长与DNA吸收波峰一致，可通过干扰DNA的正常复制与转录，导致细菌变异或死亡。但紫外线的穿透能力弱，玻璃、尘埃、纸张和水蒸气等均能阻挡紫外线，故只用于手术室、无菌室及传染病房的空气及不耐热物品的表面消毒，照射距离1m以内，照射时间1～2小时。紫外线对人体皮肤、眼睛均有损伤作用，其照射产生的臭氧对人体有刺激作用，应注意防护。

2. 电离辐射灭菌法　包括高能电磁波、X射线、α射线、β射线和γ射线等，它们波长短、频率高，具有较高的能量与穿透力，可通过干扰DNA合成、破坏细胞膜等导致细菌死亡。电离辐射不使物品升温，又称为冷灭菌，适用于忌热物品的灭菌，如一次性医用塑料制品、生物制品、药品等。电离辐射具有放射性，使用时要严格执行操作规程，做好防护。

三、滤过除菌法

用滤菌器可以过滤除去液体或气体中的细菌。滤菌器上有微细小孔，液体和气体可以通过，大于孔径的细菌不能通过，但此法不能除去病毒、支原体和L型细菌等小于孔径的微生物。主要用于一些不耐热的血清、毒素、抗生素、药液等的除菌或细菌外毒素及病毒的分离。常用的细菌滤菌器有以下几种。

1. 蔡氏滤器　为金属滤器。以石棉为滤板，每次用后换一石棉滤板。石棉滤板按孔径大小分为K、EK和EK－S号。K号可供液体澄清，EK号能阻止细菌通过，EK－S号可阻止较大的病毒通过。

2. 玻璃滤器　滤板用玻璃粉制成，孔径大小0.15～250μm不等，一般分为G1～G6号，G5和G6号均可阻止细菌通过。

3. 薄膜滤器　滤膜由硝化纤维素酯或高分子聚合物制成，孔径大小不一，以0.22μm孔径最为常用。

物理消毒灭菌法除上述方法外还有超声波杀菌法、干燥与低温抑菌法等。

第二节　化学消毒灭菌法

PPT

化学消毒灭菌法是利用制剂杀灭或抑制微生物的消毒灭菌方法。用于消毒灭菌的制剂称为消毒剂。消毒剂能影响微生物的结构、组成和生理活性，从而发挥防腐、消毒，甚至灭菌的作用。

一、常用消毒剂的名称、性质与用途

常用消毒剂的名称、性质与用途见表3－1。

表3－1　常用消毒剂种类、性质与用途

类别	名称	主要性状	常用浓度	用途
重金属盐类	升汞	杀菌作用强，腐蚀金属器械	0.05%～0.1%	非金属器皿消毒
	红汞	抑菌力弱，无刺激性	2%	皮肤黏膜、小创伤消毒
	硫柳汞	杀菌力弱，抑菌力强	0.01%～0.1%	生物制品防腐
	硝酸银	有腐蚀性	1%	新生儿滴眼，预防淋病奈瑟球菌感染
醇类	乙醇	对芽孢无效	70%～75%	皮肤、体温计消毒
醛类	甲醛	挥发慢，刺激性强	10%	浸泡物品，空气熏蒸
	戊二醛	挥发慢，刺激性小	2%	内窥镜等医疗器械消毒
酚类	苯酚	杀菌力强，有特殊气味	3%～5%	物品表面消毒
	甲酚皂溶液	杀菌力强，有特殊气味	2%	物品表面消毒

续表

类别	名称	主要性状	常用浓度	用途
卤素及其化合物	碘酊（酒）	刺激皮肤，不能与红汞同用	2.50%	皮肤消毒
	碘附	无刺激性，有去污作用	2% ~2.5%	皮肤消毒
	氯	刺激性强，有毒	0.2 ~0.5ppm	饮水及游泳池消毒
	漂白粉	刺激皮肤，腐蚀金属	10% ~20%	地面、厕所、排泄物、分泌物消毒
氧化剂	高锰酸钾	强氧化剂，稳定	0.10%	皮肤、尿道及蔬菜、水果消毒
	过氧化氢	新生氧杀菌，不稳定	3%	创口、皮肤黏膜消毒
	过氧乙酸	原液对皮肤、金属有强烈腐蚀性	0.2% ~0.5%	塑料、玻璃、人造纤维消毒
表面活性剂	苯扎溴铵	刺激性小，稳定，对芽孢无效；遇肥皂等去垢剂效果减弱	0.05% ~0.1%	皮肤黏膜消毒，浸泡手术器械
	度米芬	稳定，遇肥皂等去垢剂效果减弱	0.05% ~0.1%	皮肤创伤冲洗，金属、塑料、橡皮类消毒
烷化剂	环氧乙烷	易燃、有毒	50mg/L	手术器械、敷料等消毒
	氯己定	不能与升汞配伍	0.01% ~0.05%	皮肤黏膜消毒，腹腔、膀胱、阴道冲洗
酸碱类	生石灰	杀菌力强，腐蚀性强	12.5% ~25%	地面、排泄物消毒

二、化学消毒剂的分类

不同消毒剂杀菌能力各不相同。依据消毒剂的杀菌效率，可分为高效、中效和低效消毒剂三大类。

1. 高效消毒剂 能杀灭一切细菌的繁殖体（包括结核分枝杆菌）、细菌芽孢、病毒、真菌及其孢子在内的各种微生物，也被称为灭菌剂，包括含氯消毒剂、过氧化物消毒剂、醛类消毒剂、环氧乙烷等。常用的含氯消毒剂有次氯酸钠、二氯异氰酸尿酸钠和漂白粉等，有强烈的刺激性气味，对金属有腐蚀性，可用于饮用水、地面、物体表面和排泄物的消毒；常用的过氧化物消毒剂有过氧化氢、过氧乙酸、二氧化氯等，靠强大的氧化能力进行灭菌，无残留毒性，但稳定性较差，适用于耐腐蚀物品、环境、室内空气等的消毒；常用的醛类消毒剂有戊二醛和甲醛，对皮肤黏膜有强烈刺激作用，适用于医疗器械消毒和医院消毒；环氧乙烷易燃易爆，对金属不腐蚀，无残留气味，且对多数物品无损害作用，广泛用于医疗用品的消毒，如绷带、缝线及手术器。

2. 中效消毒剂 不能杀灭芽孢，可杀灭除芽孢外的细菌繁殖体（包括结核分枝杆菌等抵抗力较强的细菌）、真菌、病毒，能达到消毒要求，包括含碘消毒剂、醇类消毒剂等。常用的含碘消毒剂有碘酊和碘伏，醇类消毒剂有乙醇或异丙醇，多用于皮肤黏膜、体温计及某些医疗器材（如喉镜、阴道窥器、麻醉器材等）的消毒。在对皮肤黏膜消毒时需注意碘酊和乙醇有一定的刺激性。

3. 低效消毒剂 可杀灭大多数细菌繁殖体、亲脂性病毒等，不能杀灭细菌芽孢、结核分枝杆菌等以及抵抗力强的病毒和真菌，但对它们起抑制作用，主要有季铵盐类消毒剂、氯己定、高锰酸钾等。低效消毒剂作用毒性、腐蚀性及刺激性均较小，常用于皮肤、黏膜、物品表面、地面、多种医疗器械、皮肤创口，以及口腔、尿道、阴道膀胱等黏膜组织的消毒。

三、化学消毒剂的作用机制

不同的化学消毒剂其作用机制不完全相同，大致归纳为四个方面：①损伤细胞膜或病毒包膜，改变通透性；②造成蛋白质变性或凝固；③改变核酸结构，抑制核酸合成；④干扰酶系统和代谢。

四、影响消毒剂效果的因素

1. 消毒剂的使用浓度与作用时间　绝大多数消毒剂的浓度越高，作用时间越长，杀菌效果越好。但70% ~75%乙醇消毒效果比95%乙醇好，因为高浓度醇类会使微生物表面蛋白质迅速凝固，阻碍其向内部渗透。

2. 微生物的种类与数量　不同的微生物对消毒剂的敏感性不同，要根据微生物种类选择合适的消毒剂。细菌芽孢、结核分枝杆菌的抵抗力较强，包膜病毒对脂溶性消毒剂更敏感。此外，微生物数量越大，所需消毒剂的浓度越高，作用时间越长。

3. 有机物　病原微生物常混在血液、尿液、痰或脓汁中，这些体液中含有大量的蛋白质、脂类等有机物，能阻碍或降低消毒剂的作用，影响消毒效果。消毒时应先进行清洁处理再消毒，且宜选择受有机物影响较小的消毒剂。

4. 环境条件　环境中的温度、湿度和pH也会影响消毒灭菌效果，温度越高越不利于形成微生物生存的湿度和pH，环境的杀菌效果越好。

五、化学防腐剂

许多化学制剂高浓度时为消毒剂，低浓度时可为防腐剂，常用的化学防腐剂有0.5%苯酚、0.01%硫柳汞和0.1% ~0.2%甲醛等。

第三节　消毒灭菌的运用

PPT

在医学实践中，针对不同微生物污染的对象，综合考虑所需消毒物品的性能，合理选用消毒灭菌方法，才能达到良好的灭菌效果。

一、室内空气的消毒灭菌

除常见的自然通风和机械通风净化空气外，对空气洁净要求较高时可采用物理消毒法或化学消毒法。

1. 物理消毒法　紫外线照射是最常用的空气消毒方法，紫外线灯采取悬吊式或移动式直接照射，1.5W/m^{3}照射30分钟以上，此法对人体有损伤，必须在无人状态下进行。滤过除菌将空气气流通过孔径小于0.2μm的高效过滤装置，可除去空气中99.9%的细菌及带菌尘埃，过滤器需要定期更换，成本较高，广泛用于无菌手术室、重症监护室、细胞培养室等环境的空气除菌。

2. 化学消毒法　采用不同浓度化学消毒剂进行喷雾或熏蒸。3%过氧化氢或0.5%过氧乙酸水溶液或100 ~200mg/L二氧化氯溶液加入低容量喷雾器，可进行喷雾消毒，剂量为20 ~30ml/m^3，喷后密闭1小时；熏蒸采用15%过氧乙酸水溶液按7ml/m^{3}熏2小时，或用500mg/L以上浓度的二氧化氯溶液置于较高位置熏蒸。

二、医疗器械物品的消毒灭菌

针对不同用途的医疗器械物品，应选用不同的消毒灭菌方法。

1. 高危器械物品　是指使用时需进入人体无菌组织的物品，如手术器械、穿刺针、腹腔镜、活检钳、植入物、静脉插管等。这些器械物品使用前都应该进行灭菌处理达到无菌状态。对于耐高温、耐潮湿的高危器械物品，常采用高压蒸汽灭菌法进行灭菌；不能耐受热力灭菌的高危器械物品，可使用高效消毒剂（如环氧乙烷、戊二醛等）进行灭菌；不耐潮湿的物品，可使用干热灭菌法；既不耐热、又不耐湿的可使用电离辐射灭菌法。

2. 中危器械物品 是指使用时不进入机体无菌组织，但需直接或间接接触黏膜的物品，如呼吸机、麻醉机管道、喷雾器、胃肠道内镜、支气管镜、阴道窥器、体温计等。这些器械物品应达到中水平消毒以上效果，可采用煮沸消毒、流通蒸汽消毒，以及过氧乙酸、醇类、戊二醛等浸泡。但浸泡的物品使用前必须彻底清洗，以免发生超敏反应等副作用。如果器械性能允许，最好采用高压蒸汽法灭菌或电离辐射灭菌。

3. 低危器械物品 是指只接触完整皮肤，不进入无菌组织也不接触黏膜的物品，如血压计袖带、听诊器、便器等。这些物品使用后一般先清洗，再采用中、低效消毒剂擦拭、喷雾处理即可。

4. 快速周转的医疗器械 对医疗工作中快速周转的关键性医疗器械，如纤维内镜、牙钻、牙科手术器械等，消毒灭菌难度较大。目前常用的方法有超高温瞬时灭菌、微波灭菌、高效消毒剂快速处理、中效或低效消毒剂与电离辐射灭菌法协同使用等。

三、手和皮肤的消毒

手和皮肤的细菌可分为常住菌和暂住菌。常住菌是持久固有的寄居菌，不易被机械摩擦清除，多数为“非致病菌”。而暂住菌是因接触而附着于皮肤表面的细菌，与宿主皮肤接触不紧密，易用机械方法清洁或化学方法清除，有时可以致病，为条件致病菌。流行病学调查资料显示，医护人员手上的污染菌以暂住菌为主，由此造成医院感染的约占30%。因此手和皮肤的日常消毒可有效降低医院感染的发生。

用肥皂和流动水经常并正确洗手是预防多种病原微生物感染的有效方法，洗净后根据需要进行消毒，可用0.5%碘伏溶液、0.5%氯己定醇溶液或安尔碘皮肤消毒剂涂擦2遍，作用1～3分钟；也可用75%乙醇或0.1%苯扎溴铵溶液浸泡1～3分钟，必要时用0.2%过氧乙酸或异丙醇浸泡5分钟，后用水冲洗。

四、黏膜的消毒

口腔和咽部黏膜的消毒多用1%过氧化氢或0.05%碘伏液含漱；尿道、阴道、膀胱等处黏膜的消毒可用0.1%～0.5%醋酸氯己定液或1g/L高锰酸钾液冲洗，也可用含有效碘0.025%的碘伏局部涂抹。

五、患者排泄物和分泌物的消毒灭菌

对于患者的粪便、尿液、脓液和痰液等排泄物及分泌物要及时处理，一般采用含50g/L有效氯的次氯酸钠或20%漂白粉乳剂2倍量作用1小时即可。也可用等量的200g/L漂白粉搅拌均匀，作用2小时后再处理。

六、患者污染物品的消毒灭菌

日常生活小用具可煮沸15～30分钟或流通蒸汽蒸30分钟，也可用0.5%过氧乙酸浸泡30分钟。家具可用0.2%～0.5%过氧乙酸擦洗或喷洒。污染的食品、果品禁止再食用，可用20%漂白粉乳剂消毒2小时或煮沸30分钟或焚烧处理。衣服、被褥用流通蒸汽消毒30分钟或15%过氧乙酸7ml/m³熏蒸1小时，也可用含有250mg/L有效氯的消毒液作用30分钟。运输工具可用0.5%过氧乙酸喷洒表面或用2%过氧乙酸8ml/m³进行气溶胶喷雾作用1小时。

七、患者居住环境的消毒灭菌

患者居住过的房间、地面、墙壁、门窗可在无人时用0.2%～0.5%过氧乙酸或1000mg/L含氯消毒液，200ml/m³喷洒作用30～60分钟。厕所用生石灰处理。垃圾可焚烧或用含10000mg/L有效氯的消毒液喷洒1小时后深埋。污水用有效氯消毒（总余氯量大于65mg/L）处理。

第四节　生物安全

PPT

生物安全是指防范、处理危险生物因子对人体危害的综合性措施，病原微生物实验室生物安全为其中一个重要方面。病原微生物实验室生物安全，是避免实验室中病原微生物对相关研究人员造成危害以及可能对环境及公众产生的伤害。建立实验室生物安全可提高实验室的检测能力，以预防和控制传染病的发生，防止病原体外泄所导致的生物安全事故，防范人为制造生物武器进行生物恐怖活动。

一、病原微生物危害程度分类

世界卫生组织（WHO）指出，各国（地区）应该按照病原微生物危害程度的等级，并根据当地具体情况，确定各国的病原微生物危害分类。我国根据病原微生物的传染性、感染后对个体或者群体的危害程度，在《病原微生物实验室安全管理条例》中将病原微生物分为四类。

第一类，指能引起人和动物非常严重疾病的微生物，以及我国尚未发现或者已经宣布消灭的微生物，如天花病毒、猴痘病毒、亨德拉病毒、埃博拉病毒等。

第二类，指能引起人类或者动物严重疾病，比较容易直接或者间接在人与人、动物与人、动物与动物间传播的微生物，如新型冠状病毒、高致病性禽流感病毒、汉坦病毒、人类免疫缺陷病毒、脊髓灰质炎病毒、狂犬病病毒等。

第三类，指能引起人和动物疾病，但一般情况下对人、动物或者环境不构成严重危害，传播风险有限，实验室感染后很少引起严重疾病，并且具备有效治疗和预防措施的微生物，如肠道病毒、肝炎病毒、流感病毒、诺如病毒、致病性大肠埃希菌、伤寒沙门菌、志贺菌、白假丝酵母菌等。

第四类，指在通常情况下不会引起人类或者动物疾病的微生物。

第一类、第二类病原微生物统称为高致病性病原微生物。

二、病原微生物实验室分级

为确保实验室的生物安全，我国根据病原微生物不同危害程度，在《实验室生物安全通用要求》（GB 19489）中规定了不同等级实验室研究所需设施、设备和安全管理的基本要求等。其中将实验室生物安全水平（biosafety level，BSL）分为BSL－1、BSL－2、BSL－3、BSL－4四个等级，其中BSL－1防护级别最低，BSL－4防护级别最高，与病原微生物的分类排序相反，即BSL－1防护水平对应第四类病原微生物防护。我国法律法规明确规定，在BSL－1、BSL－2实验室内不得从事高致病性病原微生物实验活动，在BSL－3、BSL－4实验室经上级有关主管部门批准后才能从事高致病性病原微生物实验活动。

三、实验室感染的控制

1. 完善实验室的建设和设备，并定期进行检查和维护 BSL－2 实验室要求配备高压灭菌设备及应急喷淋设备等，BSL－3、BSL－4 实验室要求设置清洁区、半污染区及污染区，还要有独立的负压保护通风系统等。

2. 配备符合要求的个人防护用品 如防护服、防护面罩、乳胶手套等，尽可能不使用刀剪等利器。

3. 制定严格细致的操作技术规范 应定期对工作人员进行生物安全培训、考核，在接触具有潜在危害的病原微生物时应按最高等级危害对待。

4. 建立健全严格的实验室规章制度 建立实时质量控制系统及报警机制，以确保生物实验室的安全。

5. 实施科学有效的应急措施 如高致病性病原微生物泄漏后要立即封闭污染的实验室及相关场所，或对无法封闭的场所进行现场消毒，同时要开展流行病学调查，对有关人员进行隔离治疗或医学检查，对染疫或疑似染疫的动物要采取隔离、扑杀等措施。

目标检测

答案解析

1. 杀灭包括芽孢在内的微生物的方法称为（　）

A. 防腐　B. 无菌　C. 消毒　D. 灭菌　E. 清洗

2. 湿热灭菌法中效果最好的是（　）

A. 高压蒸汽灭菌法　B. 流通蒸汽灭菌法　C. 煮沸法　D. 间歇灭菌法　E. 巴氏消毒法

3. 紫外线杀菌的最佳波长为（　）

A. 200nm　B. 265nm　C. 300nm　D. 560nm　E. 565nm

4. 影响化学消毒剂作用效果的因素中最不重要的是（　）

A. 消毒剂浓度　B. 有机物的存在　C. 盐的存在　D. 温度　E. 微生物的数量

5. 以下器械中需要灭菌的是（　）

A. 听诊器　B. 压舌板　C. 床单　D. 手术剪　E. 纤维内镜

（陈琳琳）

书网融合……

重点小结　微课　习题

第四章　细菌的致病作用与感染

学习目标

知识目标：

通过本章的学习，掌握细菌感染的方式与途径；熟悉细菌外毒素与内毒素的不同特点；了解细菌的致病因素和构成毒力的物质基础。

能力目标：

具备分析细菌感染的来源及类型的能力。

素质目标：

通过本章的学习，养成缜密的逻辑思维能力和认真负责的工作作风。

情境导入

情景：患者，女，20岁，以“反复右下腹疼痛1年半，再发伴加重7天”为主诉于11月12日住院，诊断为“慢性阑尾炎急性发作”，11月15日行“阑尾手术切除术”。11月21日患者切口拆线后出现手术切口渗液，呈淡黄色，无臭味，行切口引流。11月22日引流液培养结果：大肠埃希菌生长；11月24日二次送检培养，结果同前。

思考：1. 分析该患者术后感染的细菌来源和侵入途径。

2. 如何对该患者实施护理措施？

第一节　细菌的致病作用

微课

PPT

细菌侵入宿主体内后，在生长繁殖的过程中不仅释放出毒性产物，同时还与宿主细胞之间发生相互作用，引起宿主出现病理变化的过程称为细菌的感染。细菌在人体内寄生、增殖并引起疾病的特性称为细菌的致病性或病原性。细菌的致病性是相对特定宿主而言，有的只对人类有致病性，有的只对某些动物有致病性，有的则对人类和动物都有致病性。不同致病菌对宿主可引起不同的病理过程，如伤寒沙门菌对人类引起伤寒，结核分枝杆菌则引起结核病。因此，致病性是细菌的特征之一。具有致病性或病原性的细菌称为致病菌或病原菌，病原菌的致病作用与其毒力、侵入机体的数量、侵入途径及机体的免疫状态密切相关。

一、细菌的毒力

致病菌的致病性强弱程度称为细菌的毒力，即致病性的强度，是量的概念。各种致病菌的毒力常有所不同，并可随不同宿主而异；即使同种细菌也常因菌型、菌株的不同而有一定的毒力差异。

构成细菌毒力的物质基础是侵袭力和毒素，但有些致病菌的毒力物质迄今尚未探明。

（一）侵袭力

侵袭力是指细菌突破机体的防御机能，在体内定居、繁殖及扩散的能力。侵袭力包括黏附素、荚膜、侵袭性酶和细菌生物被膜等。

1. 黏附素 细菌引起感染一般需先黏附在宿主的呼吸道、消化道或泌尿生殖道等黏膜上皮细胞，以免被呼吸道的纤毛运动、肠蠕动、黏液分泌、尿液冲洗等活动清除。然后，细菌在局部定植、繁殖，产生毒性物质或继续侵入细胞、组织，直至形成感染。细菌表面存在一类与黏附相关的蛋白质，称为黏附素。根据其来源分为两类。

（1）菌毛黏附素 主要为 G^- 菌的菌毛。细菌通过菌毛与宿主细胞表面黏附素受体特异性结合，使细菌吸附在细胞表面而定居，故有些菌毛又称为定居因子，如大肠埃希菌的菌毛黏附素和淋病奈瑟菌的菌毛黏附素等。

（2）非菌毛黏附素 见于 G^+ 菌及其他微生物，来自菌体表面的其他成分，如金黄色葡萄球菌的脂磷壁酸和肺炎支原体的 P_1 蛋白等。

细菌的黏附作用与其致病性密切相关。如从临床标本分离出的肠产毒素性大肠埃希菌菌株大多具有菌毛，而口服无菌毛肠产毒素性大肠埃希菌菌株则不会引起腹泻。

2. 荚膜 具有抗吞噬和抵抗体液中杀菌物质的作用，使致病菌能在宿主体内大量繁殖，产生病变。如将无荚膜的肺炎链球菌注射至小鼠腹腔，细菌易被小鼠吞噬细胞吞噬、杀灭，但若接种有荚膜的菌株，则细菌大量繁殖，小鼠常于注射后 24 小时内死亡。A 群链球菌的 M 蛋白、伤寒沙门菌的 Vi 抗原，以及大肠埃希菌的 K 抗原等都是位于这些细菌细胞壁外层的结构，通称为微荚膜，其功能与荚膜相同。

3. 侵袭性酶 属于胞外酶。一般对机体无毒性作用，但在感染过程中可以协助致病菌抗吞噬或向周围扩散。如金黄色葡萄球菌产生的血浆凝固酶，能使血浆中的液态纤维蛋白原变成固态的纤维蛋白围绕在细菌表面，类似于荚膜的作用，保护菌体不被吞噬细胞吞噬和免受体液中抗菌物质的杀伤作用；A 群链球菌产生的透明质酸酶、链激酶和链道酶，能降解细胞间质透明质酸、溶解纤维蛋白、液化脓液中高黏度的 DNA 等，利于细菌在组织中扩散。

4. 细菌生物被膜 是细菌附着在有生命或无生命的材料表面后，由细菌及其所分泌的胞外多糖等共同组成的呈膜状的细菌群体。细菌生物被膜作为一种保护性屏障，不仅利于细菌附着在某些支持物表面，而且阻挡了抗生素的渗入和机体免疫系统的杀伤作用。此外，细菌生物被膜内的细菌彼此之间还容易发生信号传递、耐药基因和毒力基因的捕获及转移。

知识链接

细菌生物被膜相关感染

近年来，随着新型生物材料的应用日益增多，生物材料相关感染发生逐年上升。根据流行病学调查，与导尿管相关的泌尿系统感染发生率为 92% ~93%，约占医院感染的 40%；心脏外科生物材料植入术合并感染发生率为 33.13%；99% 的机械通气患者气管插管处有细菌定植并反复发生感染。据估计，65% 以上的人类细菌感染与细菌生物被膜有关。能够形成细菌生物被膜的细菌，主要包括 G^+ 菌的肠球菌、葡萄球菌、链球菌和 G^- 菌的大肠埃希菌、肺炎克雷伯菌、变形杆菌、铜绿假单胞菌等。

如何避免临床发生细菌生物被膜的相关感染，护士在医护工作中需树立整体护理观，增强无菌意识，严格无菌操作。

（二）毒素

毒素是细菌在代谢过程中合成的对机体组织细胞有损害作用的物质。一种细菌可同时产生、释放多种毒素，但某种疾病一般以一种或几种毒素为主。按其来源、性质和作用等不同，可分为外毒素和内毒素两种。

1. 外毒素　能产生外毒素的细菌主要是革兰阳性菌及少数革兰阴性菌。常见产生菌有革兰阳性菌中的破伤风梭菌、肉毒梭菌、白喉棒状杆菌、产气荚膜梭菌、A 群链球菌、金黄色葡萄球菌等；革兰阴性菌中的痢疾志贺菌、鼠疫耶尔森菌、霍乱弧菌、肠产毒素性大肠埃希菌、铜绿假单胞菌等也能产生外毒素。大多数外毒素是在细菌细胞内合成后分泌至细胞外；也有少数存在于菌体内，待细菌裂解后才释放出来，如痢疾志贺菌和肠产毒素性大肠埃希菌的外毒素。

外毒素的化学成分是蛋白质，性质不稳定，易被蛋白酶分解，不耐热。例如白喉外毒素在 58 ~ 60℃经 1 ~2 小时，破伤风外毒素在 60℃经 20 分钟可被破坏。但葡萄球菌肠毒素例外，能耐 100℃ 30 分钟。外毒素的毒性强，微量外毒素即可使易感动物死亡，如 1mg 肉毒毒素纯品能杀死 2 亿只小鼠，毒性比氰化钾（KCN）大 1 万倍。外毒素具有良好的免疫原性，在 0.3% ~0.4% 甲醛液作用下，脱去毒性制成类毒素。类毒素保留了外毒素的免疫原性，注入机体后，可刺激机体产生具有中和外毒素作用的抗毒素。类毒素和抗毒素在防治一些传染病中有实际意义，前者主要用于人工主动免疫，后者常用于治疗和紧急预防。

不同细菌产生的外毒素，对机体的组织器官具有选择作用，各自引起特殊的临床表现。如肉毒毒素能抑制神经末梢释放乙酰胆碱，引起肌肉松弛麻痹，导致眼睑下垂、复视、斜视、吞咽困难等，特别是呼吸肌麻痹，严重者可因呼吸肌麻痹而死亡；白喉毒素对外周神经末梢、心肌等有亲和性，通过抑制靶细胞蛋白质的合成而导致外周神经麻痹和心肌炎等。

多数外毒素的分子结构为 A－B 模式，即由 A 和 B 两种亚单位组成。A 亚单位是外毒素活性部分，决定其毒性效应。B 亚单位无毒，能与宿主靶细胞表面的特殊受体结合，介导 A 亚单位进入靶细胞。A 或 B 亚单位单独对宿主无致病作用，因而外毒素分子的完整性是致病的必要条件。B 亚单位抗原性强，可将 B 亚单位提纯制成疫苗。利用 B 亚单位与靶细胞受体结合从而阻止受体与完整外毒素分子结合，以此预防相关的外毒素性疾病。

根据外毒素对宿主细胞的亲嗜性及作用方式的不同，可分成神经毒素、细胞毒素和肠毒素三大类（表 4－1）。

表 4－1　外毒素的种类和作用

类型	产生细菌	毒素名称	作用机制	症状和体征
细胞毒素	白喉棒状杆菌	白喉毒素	抑制细胞蛋白质合成	肾上腺出血，心肌损伤，外周神经麻痹
	A 群链球菌	红疹毒素	血管扩张，破坏毛细血管内皮细胞	猩红热皮疹
神经毒素	破伤风梭菌	痉挛毒素	阻断神经元之间抑制性冲动传递	骨骼肌强直性痉挛
	肉毒梭菌	肉毒毒素	抑制胆碱能神经释放乙酰胆碱	肌肉松弛性麻痹
肠毒素	霍乱弧菌	肠毒素	激活腺苷酸环化酶，提高 cAMP 水平	小肠上皮细胞过度分泌，腹泻、呕吐
	产肠毒素大肠埃希菌	肠毒素	不耐热肠毒素同霍乱肠毒素，耐热肠毒素使细胞内 cAMP 升高	同霍乱肠毒素
	产气荚膜梭菌	肠毒素	同霍乱肠毒素	呕吐、腹泻

2. 内毒素　是革兰阴性菌细胞壁中的脂多糖组分，只有当细菌死亡裂解或用人工方法破坏菌体后才释放出来。螺旋体、衣原体、支原体、立克次体亦有类似的脂多糖，有内毒素活性。

内毒素耐热，加热 100℃经 1 小时不被破坏，需加热至 160℃经 2 ~4 小时，或用强碱、强酸或强氧化剂加热煮沸 30 分钟才灭活。内毒素免疫原性弱，虽可刺激机体产生特异性抗体，但抗体中和作用较弱。内毒素不能用甲醛液脱毒成类毒素。内毒素脂多糖分子结构由 O－特异性多糖、核心多糖和类脂 A 三部分组成（图 4－1）。

脂质 A 是内毒素的主要毒性组分。不同革兰阴性菌的脂质 A 结构虽有差异，但基本相似。因此，

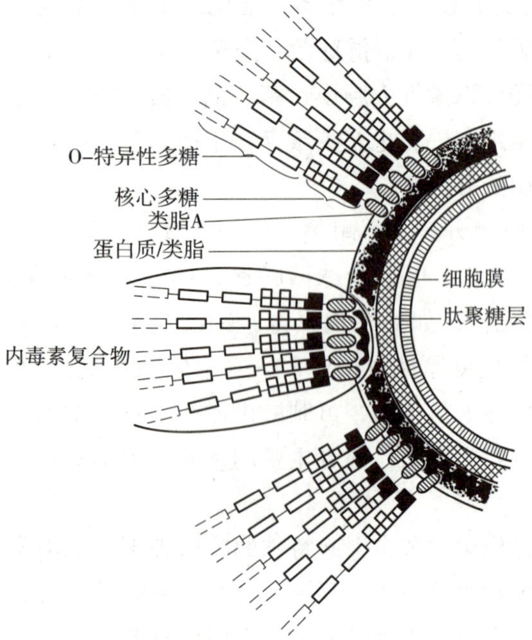

图4-1 内毒素结构模式图

不同革兰阴性菌感染时，由内毒素引起的毒性作用大致类同。这些毒性反应主要如下。

（1）发热反应 极微量（1~5ng/kg）内毒素就能引起人体体温上升，维持约4小时后恢复。其机制是内毒素作用于巨噬细胞等，使之产生IL-1、IL-6和TNF-α等具有内源性致热原的细胞因子。这些细胞因子再作用于宿主下丘脑体温调节中枢，促使体温升高发热。

（2）白细胞反应 注射内毒素后，血循环中的中性粒细胞数骤减，与其移动并黏附至组织毛细血管有关。1~2小时后，脂多糖诱生的中性粒细胞释放因子刺激骨髓释放中性粒细胞进入血流，使数量显著增多。但伤寒沙门菌内毒素是例外，始终使血循环中的白细胞总数减少，机制尚不清楚。

（3）内毒素血症与内毒素休克 当血液中细菌或病灶内细菌释放大量内毒素入血时，可导致内毒素血症。内毒素作用于巨噬细胞、中性粒细胞、内皮细胞、血小板、补体系统、凝血系统等并诱生TNF-α、IL-1、IL-6、IL-8、组胺、5-羟色胺、前列腺素、激肽等生物活性物质，使小血管功能紊乱而造成微循环障碍，表现为微循环衰竭和低血压、组织器官毛细血管灌注不足、缺氧、酸中毒等。严重时可导致以微循环衰竭和低血压为特征的内毒素休克。

（4）弥散性血管内凝血（DIC） 高浓度的内毒素可激活补体替代途径和凝血系统，引起微血栓和炎症反应，最后导致弥散性血管内凝血（DIC）。DIC还常引起出血、休克、器官功能障碍，严重者可导致死亡。

细菌外毒素与内毒素的主要区别见表4-2。

表4-2 外毒素与内毒素的主要区别

区别要点	外毒素	内毒素
来源	革兰阳性菌与部分革兰阴性菌	革兰阴性菌
存在部位	多由活菌合成分泌至菌体外，少数为细菌裂解后释出	细胞壁成分，菌体裂解后释出
化学成分	蛋白质	脂多糖
稳定性	不稳定，60~80℃ 30分钟被破坏	稳定，160℃ 2~4小时才被破坏
毒性作用	强，对组织器官有选择性毒害作用，引起特殊临床表现	较弱，各种细菌的毒性作用大致相同，引起发热、白细胞反应、微循环障碍、休克、DIC等
抗原性	强，刺激机体产生抗毒素；甲醛处理可脱毒形成类毒素	弱，刺激机体产生的抗体中和作用弱；甲醛处理不能形成类毒素

二、细菌的侵入数量

感染的发生，除致病菌必须具有一定的毒力物质外，还需有足够的数量。引起感染所需细菌的数量，一方面与致病菌毒力强弱有关，另一方面取决于宿主免疫力的高低。一般是细菌毒力愈强，引起感染所需的菌量愈小；反之则菌量愈大。如毒力强的鼠疫耶尔森菌，在无特异性免疫力的机体中，仅需数个菌侵入就可发生感染；而毒力弱的引起食物中毒的沙门菌，常需摄入数亿个菌才引起急性胃肠炎。

三、细菌的侵入途径

有了一定的毒力和足够数量的致病菌，若侵入易感机体的部位不适宜，仍不能引起感染。如伤寒沙门菌必须经口进入消化道才能引起感染；破伤风梭菌只有经伤口侵入，在厌氧环境中才能在局部组织生长繁殖，产生外毒素入血，引起毒血症。也有一些致病菌的合适侵入途径不止一个，如结核分枝杆菌，经呼吸道、消化道、皮肤创伤等均可引起感染。各种致病菌都有其特定的侵入途径，这与致病菌需要特定的生长繁殖微环境有关。

PPT

第二节　细菌感染的来源与传播途径

一、细菌感染的来源

细菌感染的来源分为三种：①感染来源于宿主体外的称为外源性感染；②感染来源于患者自身体内或体表的称为内源性感染；③医疗服务过程中，因病原体传播引起的医源性感染。

1. 外源性感染

（1）患者　是传染病的主要来源，大多数人类感染是通过人与人之间的传播。患者在疾病潜伏期一直到病后一段恢复期内，均可通过接触或受染的环境将致病菌传播给周围他人。对患者及早做出诊断并采取防治措施，是控制和消灭传染病的根本措施之一。

（2）带菌者　指的是携带某些病原菌，不产生临床症状，但不断向体外排菌者。一般可分为健康带菌者和恢复期带菌者。健康带菌者和恢复期带菌者是很重要的传染源，因其不出现临床症状，不易被人们察觉，故危害性甚于患者。脑膜炎奈瑟菌、白喉棒状杆菌常有健康带菌者，伤寒沙门菌、志贺菌等可有恢复期带菌者。

（3）病畜和带菌动物　有些细菌是人畜共患病的致病菌，因而病畜或带菌动物的致病菌也可传播给人类。如鼠疫耶尔森菌、炭疽芽孢杆菌、布鲁菌、牛分枝杆菌以及引起食物中毒的沙门菌等。

2. 内源性感染　这类感染的致病菌大多是体内的正常菌群，少数是以潜伏状态存在于体内的致病菌。当某些细菌因寄居部位改变，或大量使用广谱抗生素导致菌群失调，或长期应用免疫抑制剂类药物，使机体免疫功能降低时，正常菌群在特定条件下成为条件致病菌而致病。

3. 医源性感染　是医院内感染的一部分，是由在医院实施手术、治疗、诊断、预防等技术措施，如静脉内插管、导尿管、注射针剂、输血、吸入疗法、烧伤治疗等过程中，滥用抗生素以及应用免疫制剂等而引起的感染。引起此类感染常见的微生物有葡萄球菌、变形杆菌、铜绿假单胞菌等。

二、细菌感染的传播途径

各种致病菌都有其特定的侵入途径和部位，这与致病菌生长繁殖时需要一定的微环境有关。根据致病菌侵入门户的不同，可有下列传播方式和途径。

1. 呼吸道传播　致病菌从患者或带菌者的痰液、唾沫等散布到周围空气中，经呼吸道途径感染他人。如咳嗽、喷嚏、大声说话时喷出的飞沫，含有大量细菌。此外，亦可通过吸入附着有病菌的尘埃而引起。呼吸道感染的疾病有肺结核、流脑、白喉、百日咳、军团病等。

2. 消化道传播 伤寒、菌痢、霍乱、食物中毒等胃肠道传染病，大多是由宿主摄入被患者或者带菌者排泄物污染的食物、饮用水所致，又称为粪－口途径。这些病原菌都是能够抵抗胃酸和胆汁并在外界环境有一定存居能力的微生物。水、手和苍蝇等是消化道传染病传播的重要媒介。

3. 皮肤黏膜创伤传播 若皮肤黏膜有细小破损，致病性葡萄球菌、链球菌等常可侵入引起化脓性感染。泥土、人类和动物粪便中，可有破伤风梭菌、产气荚膜梭菌等的芽孢存在。这些芽孢若进入深部伤口，微环境适宜时就会发芽、繁殖，产生外毒素而致病。

4. 接触传播 麻风病等可通过直接或间接接触而感染，淋病可通过性接触传播。通过人类性行为传播的疾病称为性传播疾病，引起性传播疾病的微生物，除细菌外，还包括病毒、支原体、衣原体、螺旋体等。性传播疾病种类多、传播快，严重危害人类的健康和生命。淋病、梅毒、艾滋病等，是人类面临的重大公共卫生问题。

5. 节肢动物媒介传播 有些传染病是通过吸血昆虫传播的。如人类鼠疫由鼠蚤传播，流行性斑疹伤寒由体虱传播，恙虫病由恙螨幼虫传播等。

6. 多途径传播 有些致病菌如结核分枝杆菌的传播可有呼吸道、消化道、皮肤创伤等多种途径，可分别引起肺结核、肠结核、皮肤结核等。炭疽芽孢杆菌也可由多途径传播。

三、环境因素对感染的影响

感染程度除取决于致病菌和宿主两方外，自然因素和社会因素对感染的发生、发展亦有明显影响。

1. 自然因素 包括气候、季节、温度、湿度和地理条件等诸方面。如季节不同，流行的传染病种类就不同。冬季易发生呼吸系统传染病，因寒冷能降低呼吸道黏膜的抵抗力。如果室内活动较多，门窗经常关闭，空气流动少，就会增加与致病菌接触的机会。夏季易发生消化系统传染病，是因天热需大量饮水，将胃酸稀释，使其杀菌效率降低。夏季气温高，利于苍蝇等昆虫滋生，增多传播机会。有些传染病有地区性，如原始森林地区或未开垦地带存在着野生动物或吸血昆虫间流行的人畜（兽）共患传染病，一旦人类进入这些自然疫源地，就有可能传播给人，甚至在人群中造成流行。

2. 社会因素 对感染的发生和传染病的流行影响也很大。战争、灾荒、贫困等促使传染病的发生和流行。改善生活和劳动条件，开展预防疾病的卫生运动，则传染病的发病率将逐渐下降，人民的健康水平亦将随之明显提高。

知识链接

“伤寒玛丽”的故事

1906年夏天，在美国妇女玛丽做厨师的宾馆住宿的11个人中，先后有6人感染了伤寒。经调查发现，玛丽曾经换过7个工作地点，而每个工作地点都暴发过伤寒病，累计有22个病例，其中1例死亡。检验结果证实玛丽属于伤寒沙门菌的“健康带菌者”，玛丽说她在做饭时几乎不洗手，因为她觉得根本没必要。随后她被送入一个小岛上进行隔离。1915年，纽约一家妇产医院暴发了伤寒病，25人被感染，2人死亡。卫生部门很快在这家医院的厨房里找到了已经解除隔离的玛丽。

护生作为未来的护理工作者，除了应具备良好的职业形象和文明礼仪，还要加强手卫生意识的培养，严格遵守医护人员手卫生规范，确保医疗安全。

第三节　细菌的感染类型

PPT

感染的发生、发展和结局是宿主机体和致病菌相互作用的复杂过程。致病菌入侵后，在发生感染的同时，能激发宿主免疫系统产生一系列免疫应答与之对抗。其结局根据致病菌和宿主两者力量强弱而定，感染类型可以出现不感染、隐性感染、显性感染和带菌状态等不同临床表现。感染类型并非一成不变，随着双方力量的增减，可以移行、转化或交替出现动态变化。

一、不感染

当宿主机体具有高度免疫力，或侵入的病原菌毒力很弱或数量不足，或侵入的部位不适宜，则病原菌迅速被机体的免疫系统消灭，不发生感染。

二、隐性感染

当机体的抗感染免疫力较强，或侵入的病原菌数量不多、毒力较弱，感染后对机体损害较轻，不出现或出现不明显的临床症状，称为隐性感染，又称为亚临床感染。隐性感染后，机体常可获得足够的特异免疫力，能抵御相同病原菌的再次感染。在每次传染病流行中，隐性感染者一般约占人群的90%或更多。结核病、白喉、流脑、伤寒等常有隐性感染。

三、显性感染

当机体抗感染的免疫力较弱，或侵入的病原菌数量较多、毒力较强，以致机体的组织细胞受到不同程度的损害，生理功能也发生改变，并出现一系列的临床症状和体征，称为显性感染，统称为传染病。显性感染可分以下类型。

（一）按病情缓急分类

1. 急性感染　发病急，病程较短，一般是数日至数周。病愈后，病原菌从宿主体内消失。引起急性感染的病原菌有脑膜炎奈瑟菌、霍乱弧菌、肠产毒素性大肠埃希菌等。

2. 慢性感染　发病慢，病程较长，常持续数月至数年。引起慢性感染的病原菌多为细胞内寄生的病原菌，如结核分枝杆菌、麻风分枝杆菌等。

（二）按感染部位分类

1. 局部感染　病原菌侵入机体后，局限在一定部位生长繁殖并引起病变的一种感染类型。如金黄色葡萄球菌引起的疖、痈等。

2. 全身感染　感染发生后，病原菌或其毒性代谢产物向全身播散，引起全身性症状的一种感染类型。临床上常见的有下列情况。

（1）菌血症　病原菌由原发部位一过性或间断性侵入血流，但未在血流中生长繁殖，且无明显中毒症状。如伤寒早期有菌血症期。

（2）败血症　病原菌侵入血流后并在其中大量繁殖，产生毒性产物引起全身性中毒症状，如高热、皮肤和黏膜瘀斑、肝脾肿大等。鼠疫耶尔森菌、炭疽芽孢杆菌等可引起败血症。

（3）毒血症　病原菌在机体局部生长繁殖而不进入血循环，只有其产生的外毒素入血，外毒素经血到达易感的组织和细胞，引起特殊的毒性症状。如白喉、破伤风等。

（4）内毒素血症　革兰阴性菌感染时，由于细菌大量崩解死亡，释放的内毒素进入血循环，引起全身相应症状。如大肠埃希菌、肺炎克雷伯菌等可引起内毒素血症。

（5）脓毒血症　化脓性病菌侵入血流后在其中大量繁殖，并通过血流扩散至机体其他组织或器官，产生新的化脓性病灶。如金黄色葡萄球菌的脓毒血症，常导致多发性肝脓肿、皮下脓肿和肾脓肿等。

四、带菌状态

有时致病菌在显性或隐性感染后并未立即消失，在体内继续留存一定时间，与机体免疫力处于相对平衡状态，称为带菌状态，该宿主称为带菌者。如伤寒、白喉等病后常可出现带菌状态。带菌者经常或间歇排出病原菌，成为重要的传染源之一。因此，及时检出带菌者并进行隔离和治疗，对于控制传染病的流行和消灭传染病具有重要意义。

第四节　抗细菌免疫

PPT

根据病原菌与宿主细胞的关系，病原菌分为胞外菌和胞内菌两类。胞外菌是指可以在宿主细胞外的细胞间隙、血液、淋巴液、组织液等体液中生长繁殖的细菌，它们在体外可以在没有活细胞的人工培养基中生长。胞内菌又分两种，即兼性胞内菌和专性胞内菌。兼性胞内菌是指在宿主体内，主要寄居在细胞内生长繁殖，在体外无活细胞的培养基中亦可生长。专性胞内菌则不论在体内体外，都必须在活细胞内生长繁殖。抗细菌免疫分为抗胞外菌感染免疫和抗胞内菌感染免疫。

一、抗胞外菌感染免疫

人类的多数病原菌是胞外菌，其中主要有葡萄球菌、链球菌、奈瑟菌、志贺菌、霍乱弧菌、白喉棒状杆菌、破伤风梭菌等。

1. 中性粒细胞　发挥抗胞外菌感染免疫的主要是中性粒细胞。当胞外菌突破人体的皮肤和黏膜后，在组织中有中性粒细胞对其进行吞噬。若病菌毒力不强、数量不多，则会被消灭，不会形成感染。组织中的补体等体液因素对病菌也有一定作用，但作用不如吞噬细胞。

2. 抗体　如中性粒细胞不能完全阻挡病菌，则由病菌诱发的获得性免疫防御功能发挥作用。针对胞外菌，主要是特异性体液免疫发挥防御功能。抗体是体液免疫的产物，具有多种功能。IgG 类抗体有调理病菌减小其毒力，促进和加强中性粒细胞对病菌的吞噬、杀灭作用；IgM、IgG 类抗体与病菌结合后，可以激活补体系统，产生攻膜复合体，有杀死或溶解病菌作用；分泌型 IgA 类抗体存在于消化道、呼吸道等黏膜表面，在局部黏膜抗感染发挥重要作用，IgA 类抗体也可在初乳中出现，将母体的免疫力传递给婴儿；抗毒素是针对细菌外毒素的抗体，这种抗体具有中和外毒素的作用。

3. $CD4^+$ Th2 细胞　参与胞外菌特异性细胞免疫的 T 细胞主要是 $CD4^+$ Th2 细胞。它们除协同 B 细胞产生抗体外，尚能产生一些细胞因子，引起局部炎症，促进巨噬细胞吞噬和杀伤作用，指引和活化中性粒细胞等。胞外菌侵入人体后，在固有免疫和适应性免疫的作用下，大多数不形成感染，或形成感染后最终消失，患者康复；但有些胞外菌可以通过不同机制逃避机体的防御功能。如肺炎链球菌等在胞壁外形成抗吞噬的荚膜；淋病奈瑟菌的菌毛不断发生突变，使原有的抗菌毛抗体无效；流感嗜血杆菌等产生 IgA 蛋白酶，降解宿主黏膜表面的分泌型 IgA 抗体；福氏志贺菌能诱导巨噬细胞凋亡等，应引起人们的重视。

二、抗胞内菌感染免疫

对人类重要的兼性胞内菌有结核分枝杆菌、伤寒沙门菌、布鲁菌、嗜肺军团菌等，它们主要寄居在人体单核巨噬细胞中。专性胞内菌有引起沙眼、性病淋巴肉芽肿的衣原体，引起斑疹伤寒、恙虫病的立克次体等。它们主要寄居在人体的血管内皮细胞和上皮细胞内，有时亦可在单核巨噬细胞内发现。

1. 巨噬细胞　胞内菌突破人体皮肤和黏膜屏障后，在组织中首先遇到巨噬细胞的吞噬。巨噬细胞虽能吞噬胞内菌，但不能杀死它们，反而细菌能在细胞内生存甚至繁殖。只有当人体对某种胞内菌产生特异性免疫后才能真正对胞内菌发动攻击。

2. T 细胞　抗胞内菌的获得性免疫机制主要是以 T 细胞介导的细胞免疫，因特异性抗体分子量大，不能进入胞内菌寄居的宿主细胞内与之作用。特异性细胞免疫应答如下。

（1）$CD4^+$ Th1 细胞　其产生的细胞因子中，有一种称为 γ 干扰素，是巨噬细胞的强力激活剂，它可以使其吞噬胞内菌的强度增大，赋予巨噬细胞对胞内菌的杀伤力，有利于清除寄居在细胞内的病原菌。目前已经可以用生物技术大量生产这种 γ 干扰素，在治疗疾病中发挥增强宿主免疫力的作用。

（2）$CD8^+$ CTL 细胞　能直接释放穿孔素和颗粒酶等生物活性物质作用于被胞内菌感染的细胞，破坏其完整性，病菌释出后，再经过抗体调理作用进而被吞噬细胞吞噬杀灭。

目标检测

答案解析

1. 以下属于通过伤口感染的疾病是（　）
   A. 霍乱　　B. 伤寒　　C. 破伤风
   D. 白喉　　E. 淋病
2. 以下不属于侵袭力的因素是（　）
   A. 黏附素　　B. 荚膜　　C. 侵袭性酶
   D. 细菌的生物被膜　　E. 细菌的数量
3. 以下关于显性感染的叙述，错误的是（　）
   A. 也叫发病　　B. 侵入细菌数量多、毒力强　　C. 机体抵抗力强
   D. 有明显临床症状　　E. 可分为急性感染和慢性感染
4. 以下关于感染的叙述，正确的是（　）
   A. 感染一定具有传染性　　B. 只要细菌毒力强，就能引起感染
   C. 只要细菌数量多，就能引起感染　　D. 致病菌都可通过多途径造成感染
   E. 感染可以来自体外，也可以来自体内
5. 以下不会引起呕吐、腹泻消化道症状的是（　）
   A. 产气荚膜梭菌　　B. 霍乱弧菌　　C. 产毒素性大肠埃希菌
   D. 白喉棒状杆菌　　E. 葡萄球菌

（严家来）

书网融合……

重点小结　　微课　　习题

第五章　消化道感染细菌

学习目标

知识目标：

通过本章的学习，掌握消化道感染细菌的概念，常见消化道感染菌的致病特点和防治原则；熟悉常见消化道感染细菌的生物学性状；了解常见消化道感染细菌的实验室检查。

能力目标：

具备辨识常见消化道感染细菌类型的能力。

素质目标：

通过本章的学习，具备肠道传染病防护意识。

消化道感染细菌是一大类生物学特征相似的革兰阴性杆菌，有些是肠道的正常菌群，在一定条件下成为条件致病菌而致病；少数是致病菌，可引起肠道传染病。本章主要介绍埃希菌属、志贺菌属、沙门菌属、弧菌属、幽门螺杆菌。

情境导入

情景：患者，男，35 岁，急性腹泻 2 天，每天 10 次左右，有里急后重感，黏液脓血便，肠鸣音亢进。经检查，体温 38℃，白细胞 16×10^9/L，中性粒细胞 75%，淋巴细胞 15%，取黏液脓血便镜检可见红细胞 3 个，白细胞 7 个，未见阿米巴原虫。

思考：1. 该患者可能是何种病原菌感染？

2. 该种疾病典型临床表现有哪些？

第一节　埃希菌属

PPT

埃希菌属代表菌种是大肠埃希菌（*E. coli*），俗称大肠杆菌，一般不致病，是肠道中重要的正常菌群，在婴儿出生后数小时进入肠道，并伴随终身，在一定条件下可引起肠道外感染，是条件致病菌。某些血清型菌株有致病性，可引起腹泻，是致病性大肠埃希菌。

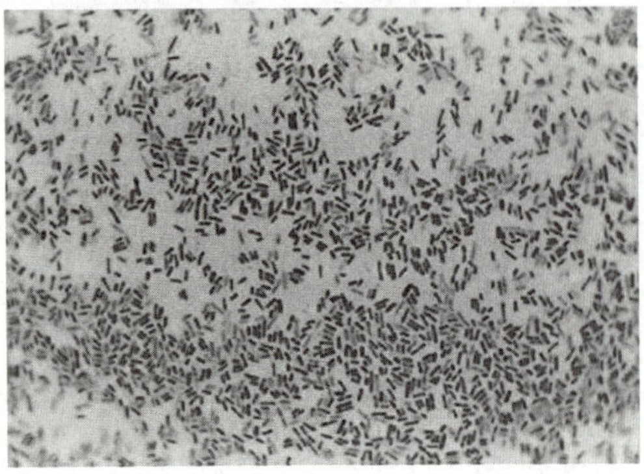

图 5－1　大肠埃希菌（×1000）

一、生物学性状

（一）形态与染色

革兰阴性短杆菌，多数有周鞭毛，有菌毛，引起肠道外感染的菌株有荚膜，无芽孢（图 5－1）。

（二）培养特性

在普通培养基上形成灰白色光滑型菌落，在中国蓝培养基上形成蓝色的菌落，在 SS（沙门－志贺）培养基上能发酵乳糖产酸而形成红色的菌落，易与沙门菌、志贺菌等致病菌区别。

（三）抗原构造与分型

主要有 O、K、H 三种抗原，是血清学分型主要依据。目前已知 O 抗原有 170 多种，H 抗原有 60 多种，K 抗原有 100 多种。

（四）生化反应

能发酵多种糖，产酸产气，多数能发酵乳糖。在克氏双糖培养基中，斜面和高层均产酸产气，动力试验阳性，借此可与致病性沙门菌、志贺菌等鉴别。

（五）抵抗力

耐热，经 60℃加热 15 分钟仍可存活。在自然界中可存活数周至数月。对化学消毒剂敏感，胆盐、煌绿等对大肠埃希菌有抑制作用。对磺胺类、链霉素、氯霉素等敏感。

二、致病性与免疫性

（一）致病物质

黏附素是一种特殊的菌毛，大肠埃希菌借其黏附于肠道和泌尿道的细胞上。黏附素被认为是尿路致病性大肠埃希菌最重要的毒力因子。肠毒素分为不耐热肠毒素（LT）和耐热肠毒素（ST），能激活肠黏膜上皮细胞的腺苷酸环化酶，使胞内 cAMP 含量升高，导致小肠液体过度分泌至肠腔而出现腹泻。此外，还有志贺样毒素Ⅰ型和Ⅱ型、溶血素 A、K 抗原等。

（二）所致疾病

1. 肠道外感染 多为内源性感染，当人体免疫力低下或细菌侵入肠外组织和器官时，可引起泌尿系统感染和化脓性感染，如尿道炎、膀胱炎、肾盂肾炎，也可引起胆囊炎、腹膜炎、阑尾炎、手术创口感染、败血症等。尿路致病性大肠埃希菌是易引起泌尿系统感染的特殊血清型。大肠埃希菌是引起泌尿系统感染的最常见细菌。

2. 肠道感染 多为外源性感染，某些血清型大肠埃希菌能引起人类腹泻，即胃肠炎，与细菌污染的食物、饮水有关，属于致病性大肠埃希菌。根据其致病机制不同，分为五种类型：肠产毒性大肠埃希菌（enterotoxigenic *E. coli*，ETEC）、肠致病性大肠埃希菌（enteropathogenic *E. coli*，EPEC）、肠侵袭性大肠埃希菌（enteroinvasive *E. coli*，EIEC）、肠出血性大肠埃希菌（enterohemorrhagic *E. coli*，EHEC）、肠集聚性大肠埃希菌（enteroaggregative *E. coli*，EAEC）。其中 EIEC 无动力，生化反应和抗原结构均与志贺菌近似，应注意鉴别。EHEC 可通过未消毒的牛奶、未煮熟的食品如牛排感染，部分患者会出现出血性结肠炎、血小板减少、溶血性尿毒综合征、肾功能衰竭等症状。

三、微生物学检查

（一）标本采集

肠道外感染取尿、血液、脓液、脑脊液等，肠道感染取粪便。

（二）分离培养与鉴定

1. 肠道外感染 除血液标本外，均做涂片染色镜检，分离培养后挑取可疑菌落鉴定。

2. 肠内感染 粪便接种于选择培养基，挑取可疑菌落鉴定。

（三）卫生细菌学检查

大肠埃希菌随粪便排出体外，污染周围环境、水源、食品等，故应对饮水、食品、饮料进行卫生细菌学检查。我国规定的饮用水卫生标准：每 100ml 饮用水中不得检出大肠菌群。

四、防治原则

加强食品卫生监督和饮用水消毒，防止致病性大肠埃希菌污染食物、水源。EHEC 可通过污染的牛肉、牛奶引起出血性结肠炎，充分的烹饪可降低 EHEC 感染的危险。大肠埃希菌的菌毛抗原制成的疫苗已在畜牧业领域应用。大肠埃希菌耐药性很普遍，应注意合理应用抗生素。

知识链接

超广谱β－内酰胺酶

大肠埃希菌、肺炎克雷伯菌等最易产生超广谱β－内酰胺酶（ESBLs），该酶能水解灭活青霉素类、头孢菌素和单环β－内酰胺类等抗生素，导致细菌对多种抗菌药物产生耐药。如果临床出现产ESBLs的菌株，该菌株会在患者之间以及不同菌株之间相互传播，导致耐药性传播。

护士在临床对患者进行医疗护理时，要严格隔离措施和无菌操作，以防细菌耐药性传播。

第二节　志贺菌属

PPT

志贺菌属（*Shigella*）又称为痢疾杆菌，是人类细菌性痢疾的病原菌。

一、生物学性状

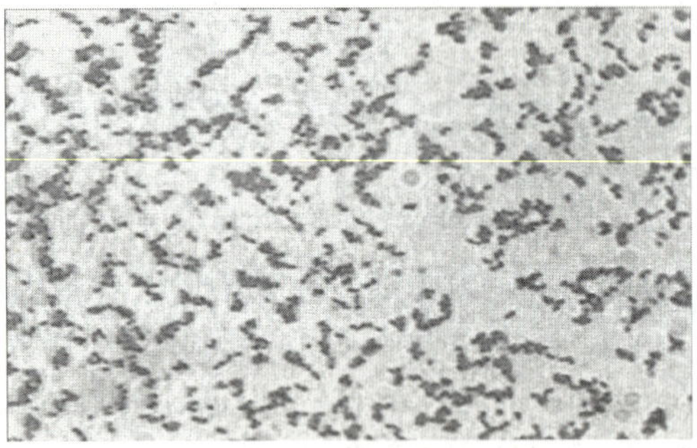

图 5－2　志贺菌（×1000）

（一）形态与染色

革兰阴性短杆菌，多数有菌毛，无鞭毛、芽孢和荚膜（图 5－2）。

（二）培养特性

兼性厌氧，营养要求不高。在普通培养基上形成中等大小、光滑型菌落。在 SS 等肠道选择培养基上，因不能发酵乳糖产酸而形成无色、半透明、较小的菌落。宋内氏志贺菌常形成扁平粗糙型菌落。因动力阴性，可与沙门菌属区别。

（三）抗原构造与分型

有 O、K 两种抗原，无 H 抗原。根据抗原构造和生化反应的不同，将志贺菌属分为 4 群：痢疾志贺菌（A 群）、福氏志贺菌（B 群）、鲍氏志贺菌（C 群）、宋内氏志贺菌（D 群）。又根据 O 抗原不同，分为 40 多个血清型。我国以福氏志贺菌多见，其次是宋内氏志贺菌。

（四）生化反应

分解葡萄糖产酸不产气，D 群迟缓发酵乳糖，其余均不发酵乳糖。A 群不发酵甘露醇，B、C、D 群发酵甘露醇。硫化氢试验阴性，尿素分解试验阴性。

（五）抵抗力

抵抗力较其他肠道杆菌弱，56℃ 10 分钟即被杀死。对酸和常用消毒剂敏感，粪便标本应快速送检，以免其他肠道杆菌产酸使志贺菌死亡。

二、致病性与免疫性

（一）致病物质

1. 侵袭力　志贺菌的菌毛能黏附于回肠末端和结肠的黏膜上皮细胞，引起细胞内吞。具有 K 抗原的志贺菌，一般致病力较强。

2. 内毒素　各型志贺菌都产生强烈的内毒素。内毒素使肠壁通透性增高，促进内毒素吸收，引起发热、神志障碍，甚至中毒性休克等症状。内毒素能破坏肠黏膜，形成炎症、溃疡，出现典型的黏液脓血便。内毒素还作用于肠壁自主神经系统，致肠功能紊乱、肠蠕动失调和痉挛，尤其直肠括约肌痉挛最为明显，出现腹痛、里急后重等症状。

3. 外毒素　A 群志贺菌Ⅰ型及Ⅱ型菌株能产生外毒素，称为志贺毒素。为蛋白质，不耐热，75～80℃ 1 小时被破坏。该毒素具有以下生物活性。

（1）神经毒性　可引起四肢麻痹、死亡。

（2）细胞毒性　对人肝细胞、猴肾细胞和 HeLa 细胞均有毒性。

（3）肠毒性　具有类似大肠埃希菌 EHEC 的活性，其作用主要表现为上皮细胞的损伤，还可导致溶血性尿毒综合征。

（二）所致疾病

志贺菌引起细菌性痢疾（简称菌痢），是常见的肠道传染病，以夏秋季节多见。传染源是患者和带菌者，通过污染的食物、饮水等经口感染，潜伏期一般 1～3 天。人类对志贺菌普遍易感，感染 10～150 个志贺菌即可引起痢疾。

1. 急性细菌性痢疾　发病急，表现为发热、腹痛、腹泻、里急后重、黏液脓血便，腹泻次数逐渐增多，由水样便转为黏液脓血便。多数患者预后良好，但儿童、老人及免疫力低下人群易致脱水、酸中毒、电解质紊乱，甚至死亡。

2. 中毒性菌痢　多见于小儿，各型志贺菌均可引起。发病急，无明显的消化道症状，出现严重的全身中毒症状，表现为高热、中毒性脑病、休克，引起呼吸、循环衰竭，死亡率高。

3. 慢性细菌性痢疾　急性菌痢治疗不彻底，或在机体免疫力低下、营养不良或伴有其他慢性病时，病程迁延 2 个月以上则属慢性。

4. 带菌者　部分患者细菌在体内定植并可排出体外而不表现出症状。作为重要的传染源，带菌者不能从事饮食业及保育工作。

（三）免疫性

病后免疫力不牢固，主要依靠肠道黏膜表面 sIgA 的作用，病后 3 天左右出现，但维持时间短，不能防止再次感染。

三、微生物学检查

（一）标本采集

取黏液脓血便并及时送检，否则将标本保存于 30% 甘油缓冲盐水中或专用运送培养基中。

（二）分离培养与鉴定

粪便接种于 SS 培养基，37℃ 18～24 小时后，观察菌落特征并做革兰染色镜检，菌落一般是无色、半透明、较小的菌落。

（三）生化反应

挑取可疑菌落接种于双糖铁培养基，并结合动力试验、IMViC 试验等系列生化反应确定菌种。

（四）血清学鉴定

用志贺菌 A～D 多价血清做玻片凝集或用快速诊断等方法进行血清学鉴定。

四、防治原则

加强食品卫生监督和饮水消毒，防止细菌污染食物、水源。养成良好的卫生习惯。早期诊断并及时治疗菌痢患者，对有传染性的污染物应及时消毒处理。器械检查应严格执行无菌操作，避免交叉感染，防止医院感染。

特异性预防可采用疫苗，能使机体产生 sIgA，具有保护作用。治疗用磺胺类药物、诺氟沙星、环丙沙星、氯霉素、小檗碱等。应根据药物敏感试验合理用药，避免耐药性产生。

PPT

第三节 沙门菌属

沙门菌属（*Salmonella*）是一群寄生于人类和动物肠道内，生化反应和抗原构造相似的革兰阴性杆菌，其血清型已达到2500多种。与人类关系密切的沙门菌有伤寒沙门菌、甲型副伤寒沙门菌、肖氏沙门菌（原称乙型副伤寒沙门菌）、希氏沙门菌（原称丙型副伤寒沙门菌）、鼠伤寒沙门菌、猪霍乱沙门菌、肠炎沙门菌等。

一、生物学性状

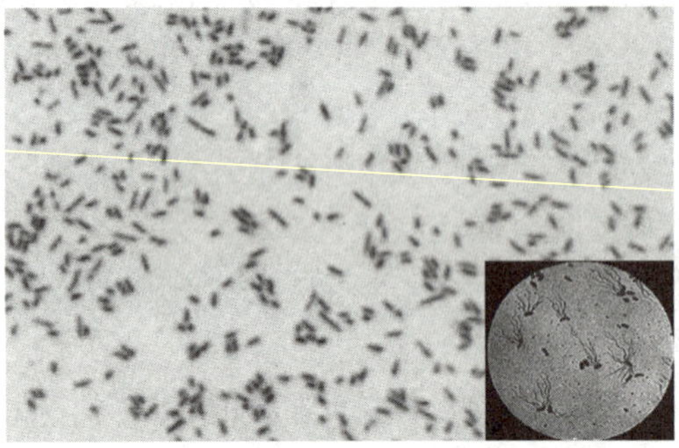

图 5－3　沙门菌属（×1000）

（一）形态与染色

革兰阴性杆菌，有周鞭毛，多数有菌毛，无芽孢和荚膜（图 5－3）。

（二）培养特性

兼性厌氧，营养要求不高。在普通培养基上形成中等大小、光滑型菌落。在 SS 培养基、麦康凯培养基等肠道选择培养基上因不能发酵乳糖产酸而形成无色、半透明、较小的菌落。产硫化氢菌株，在 SS 平板上形成中心黑褐色菌落。

（三）抗原构造与分型

沙门菌抗原构造复杂，主要有菌体抗原（O 抗原）、鞭毛（H 抗原）两种，少数菌株有毒力抗原（Vi 抗原）。O 抗原是存在于细菌细胞壁脂多糖中的特异性多糖，耐热 100℃不被破坏，是本属细菌分组的依据，可将本属分为 A、B、C 等 42 组，引起人类致病的沙门菌大多数在 A～F 组。H 抗原不耐热，60℃ 3 分钟即被破坏，特异性高，是本属细菌分型的依据。Vi 抗原不稳定，60℃加热易消失，可刺激机体产生 Vi 抗体，测定 Vi 抗体有助于检出伤寒和副伤寒的带菌者。

（四）生化反应

沙门菌生化反应活泼，分解葡萄糖、麦芽糖、甘露醇，但不分解乳糖，借此可与大肠埃希菌鉴别。动力试验阳性，借此可与志贺菌鉴别。不分解尿素，借此可与变形杆菌鉴别。

（五）抵抗力

抵抗力不强，60℃ 15～30 分钟即可被杀死。对常用消毒剂敏感，对胆盐、煌绿等的耐受性比其他肠道杆菌强，在水中能存活2~3周，粪便中存活1~2个月。对环丙沙星、复方新诺明等敏感。

二、致病性与免疫性

（一）致病物质

1. 侵袭力 菌毛帮助沙门菌吸附于小肠黏膜上皮细胞，穿过上皮细胞层到达上皮下组织。Vi抗原具有微荚膜功能，有抗吞噬作用。

2. 内毒素 是沙门菌的主要致病物质，沙门菌裂解后释放的内毒素，能引起发热、白细胞减少，大剂量时可导致中毒性休克和DIC。

3. 肠毒素 鼠伤寒沙门菌能产生肠毒素，其性质类似肠产毒性大肠埃希菌的肠毒素，可引起水样腹泻。

（二）所致疾病

沙门菌中对人类直接致病的主要是引起伤寒和副伤寒的沙门菌，部分沙门菌是人畜共患病的病原菌，人类通过食用病畜或带菌动物的肉、蛋、乳制品等患病，主要引起食物中毒或败血症。目前耐药菌株增加，与动物饲料中添加抗生素有关。

1. 伤寒和副伤寒 又称为肠热症，主要由伤寒沙门菌、甲型副伤寒沙门菌、肖氏沙门菌、希氏沙门菌引起。伤寒和副伤寒的致病过程和临床表现基本相似，只是副伤寒病程较短、病情较轻。

伤寒和副伤寒的传染源是患者及带菌者。病菌随食物、饮水经口进入消化道，部分细菌被胃酸杀死，部分到达小肠后，借助菌毛黏附小肠黏膜表面，继而穿过肠黏膜上皮细胞侵入肠壁淋巴组织，经淋巴液至肠系膜淋巴结中繁殖，经胸导管进入血流，引起第一次菌血症。此时相当于病程的第1周，称为前驱期。患者出现发热、全身不适、乏力等症状。细菌随血流至肝、脾、肾、胆囊、骨髓等器官大量繁殖，被脏器中吞噬细胞吞噬后再次进入血流，引起第二次菌血症。此期症状明显，相当于病程的第2~3周，患者出现持续高热（39~40℃）、相对缓脉、外周血白细胞数降低、肝脾肿大及全身中毒症状，皮肤出现玫瑰疹。胆囊中的细菌随胆汁排入肠道，一部分随粪便排出体外，另一部分可再次侵入肠壁淋巴组织，出现Ⅳ型超敏反应，导致局部坏死和溃疡，严重者发生肠出血或肠穿孔等并发症。肾脏中的细菌可随尿液排出。典型伤寒的病程3~4周，部分患者病愈后可自粪便或尿液继续排菌3周~3个月，称为恢复期带菌者。部分伤寒患者成为慢性带菌者。

2. 急性胃肠炎（食物中毒） 是最常见的沙门菌感染，约占70%。多为集体食物中毒。以鼠伤寒沙门菌、猪霍乱沙门菌、肠炎沙门菌、希氏沙门菌等常见，因食入未煮熟的肉类、蛋类、乳制品而发病。潜伏期短，一般6~24小时，主要症状为发热、恶心、呕吐、腹痛、水样腹泻，一般2~3天内可自愈。重者可出现肾功能衰竭、脱水、休克甚至死亡。粪便培养可检出细菌。

3. 败血症 由猪霍乱沙门菌、希氏沙门菌、鼠伤寒沙门菌、肠炎沙门菌等引起。病菌感染后迅速侵入血流，出现高热、寒战、厌食、贫血等症状。10%患者可导致组织器官化脓性感染，如脑膜炎、骨髓炎、胆囊炎、心内膜炎等。血培养阳性率高。

4. 无症状带菌者 指没有症状或症状消失后仍在粪便中检出沙门菌的人。细菌往往留在胆囊中，成为重要的传染源。

（三）免疫性

伤寒或副伤寒病后可获得牢固免疫力，很少发生再感染，主要依靠细胞免疫，表现为单核巨噬细胞系统对细菌的吞噬。体液免疫发挥辅助杀菌的作用，尤其是肠黏膜局部的sIgA防止细菌黏附于肠黏膜表面。抗O和抗Vi抗体能抵抗细胞外细菌的感染。

三、微生物学检查

（一）标本采集

伤寒或副伤寒根据病程采集不同标本，通常第 1 周取血液，第 2～3 周取粪便或尿液，整个病程可取骨髓。食物中毒取可疑食物、呕吐物或粪便，败血症取血液。伤寒或副伤寒患者第 1 周末可取血清测特异性抗体。

（二）分离培养与鉴定

血液和骨髓标本先接种革兰阴性（GN）肉汤增菌培养基，37℃孵育 48 小时后需再转种血琼脂平板或 SS 培养基。粪便标本直接接种于肠道选择培养基，观察菌落特征并做革兰染色涂片镜检。

（三）生化反应

挑取可疑菌落接种于双糖铁培养基，分解葡萄糖，不分解乳糖，并结合动力试验阳性、硫化氢试验阴性、尿素分解试验阴性等一系列生化反应确定菌种。

（四）血清学鉴定

1. 玻片凝集试验 用待测标本与沙门菌 A～F 多价血清混匀，观察有无凝集现象，如有凝集，再做沙门菌单价因子血清凝集试验予以定型。快速诊断多采用荧光抗体试验、SPA 协同凝集试验、酶联免疫吸附试验（ELISA）等。

2. 肥达试验 是用于伤寒或副伤寒辅助诊断的血清学试验。用已知伤寒沙门菌菌体（O）抗原、鞭毛（H）抗原，甲型副伤寒沙门菌、肖氏沙门菌和希氏沙门菌的 H 抗原与受检血清做微量反应板凝集试验，测定受检血清中有无相应抗体及其效价。

肥达试验的结果必须结合临床表现、病程、病史以及地区流行病学情况进行综合分析。

（1）正常值 预防接种或隐性感染，血清中可含一定量的有关抗体，且其效价随地区不同而异，通常伤寒沙门菌 O 凝集效价≥1∶80，H 凝集效价≥1∶160，副伤寒沙门菌 H 凝集效价≥1∶80 时，才有辅助诊断价值。若效价逐次递增或恢复期效价比初次≥4 倍者有诊断意义。

（2）O 及 H 抗体的诊断意义 患伤寒或副伤寒后，IgM 型 O 抗体出现较早，维持时间短，约半年，消失后不易重现。IgG 型 H 抗体则出现较晚，持续时间长，消失后易受非特异性病原刺激而短暂地重新出现。O 与 H 凝集效价均超过正常值，则伤寒或副伤寒的可能性较大；O 与 H 凝集效价均低于正常值，患病可能性小；O 效价不高而 H 效价高，可能是预防接种或非特异性回忆反应；O 效价高而与 H 效价不高，可能是感染早期或与伤寒沙门菌 O 抗原有交叉反应的其他沙门菌感染。

3. 带菌者的检查 检测血清中有无 Vi 抗体，若效价≥1∶10 时，再取粪便或尿液进行分离培养，才能确定。

四、防治原则

1. 一般性预防 加强食品卫生监督和饮水消毒，防止细菌污染食物、水源。养成良好的卫生习惯。定期检查饮食业从业人员，及时发现带菌者，带菌期间不能从事饮食行业工作。对有传染性的污染物应及时消毒处理，器械检查应严格执行无菌操作，避免交叉感染，防止医院感染。早期发现患者及带菌者，早期隔离，早期治疗。

2. 特异性预防 对易感人群接种疫苗。

3. 治疗 可用喹诺酮类药物，如氧氟沙星、环丙沙星等，也可用氯霉素、氨苄西林、头孢菌素类。对分离到的细菌进行药物敏感试验，是选择治疗药物的最佳方法。

第四节　弧菌属

PPT

弧菌属（*Vibrio*）是一大群革兰阴性菌，菌体短小，弯曲成弧形，有单鞭毛，运动活泼，与肠道杆菌的主要区别是氧化酶试验阳性和菌体一端有一根单鞭毛。弧菌属有119个种，其中至少有12个种与人类感染有关，主要致病菌为霍乱弧菌和副溶血性弧菌，前者主要引起霍乱，后者主要引起食物中毒。

一、霍乱弧菌

霍乱弧菌（*V. cholerae*）是人类霍乱的病原菌，霍乱是一种烈性肠道传染病，以发病急、传染性强、严重吐泻、脱水为特征，死亡率甚高，因而我国传染病法将其归为甲类传染病。1883年，科赫首先从埃及和印度腹泻患者中分离出霍乱弧菌。1905年，在埃及的西奈半岛El Tor检疫站分离出另一种致病弧菌，并命名为埃尔托（El Tor）弧菌。1966年，国际弧菌命名委员会将霍乱弧菌分为古典生物型和El Tor生物型。自1817年以来，发生了七次世界性霍乱大流行，前六次由古典生物型引起，1961年的第七次世界性大流行由El Tor生物型引起。1992年10月，在印度和孟加拉湾又发现了一个新的流行菌株（O139），并在亚洲很快传播，这是首次由非O1群霍乱弧菌引起的流行。

（一）生物学性状

1. 形态与染色　革兰阴性菌，从患者新分离出的细菌菌体弯曲呈弧形或逗点状（图5-4）。经人工培养后，易失去弧形而呈杆状，应注意与肠道杆菌区别。菌体首尾相接，排列如“鱼群状”。有菌毛，菌体一端有单鞭毛，无芽孢，某些菌株（如O139）有荚膜。取患者米泔水样粪便进行悬滴观察，可见细菌运动极为活泼，呈穿梭样或流星样运动。

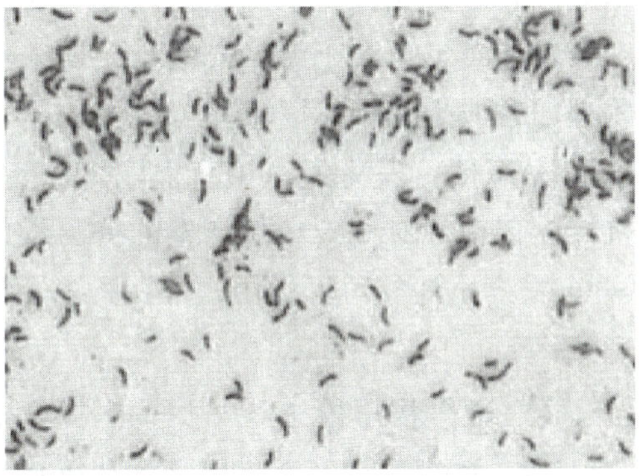

图5-4　霍乱弧菌的革兰染色（×1000）

2. 培养特性　兼性厌氧，营养要求不高，耐碱不耐酸，在pH 8.8～9.2的碱性蛋白胨水或碱性琼脂平板中生长良好。碱性蛋白胨水可作为霍乱弧菌的选择性增菌培养基。在碱性琼脂平板上经37℃ 12～18小时培养，可形成圆形、扁平、光滑、透明如露珠状的菌落，可用于鉴别。

3. 抗原构造与分型　有耐热的O抗原和不耐热的H抗原，O抗原特异性强，已发现200多个血清群，表示为O1、O2、O3……O200。其中O1群和O139群能产生霍乱肠毒素，非O1群和非O139群不能产生霍乱肠毒素。O1群又分为两个生物型：古典生物型和埃尔托生物型（EL Tor）。O1群根据O抗原的A、B、C三种抗原因子可将霍乱弧菌分为三个血清型：稻叶型、小川型、彦岛型。含AC者为稻叶型，含AB者为小川型，含ABC者为彦岛型。引起霍乱的是O1群和O139群，其余血清群引起胃肠炎。

4. 生化反应　在硫代硫酸盐-枸橼酸盐-胆盐-蔗糖琼脂培养基（TCBS）上培养，由于霍乱弧菌发酵蔗糖产酸，使菌落呈黄色。霍乱弧菌的动力阳性，氧化酶试验阳性，能还原硝酸盐为亚硝酸盐，发酵很多常见的单糖、双糖和醇糖，如葡萄糖、蔗糖和甘露醇，产酸产气，不分解阿拉伯胶糖，吲哚试验阳性。

5. 抵抗力 霍乱弧菌对热、干燥、日光、化学消毒剂和酸均很敏感。湿热55℃ 15分钟，100℃ 1～2分钟，水中加0.5mg/L氯15分钟可被杀死。0.1%高锰酸钾浸泡蔬菜、水果可杀死本菌。在正常胃酸中仅存活4分钟。霍乱弧菌古典生物型对外环境抵抗力较弱，EL Tor生物型抵抗力较强，在河水、海水中可存活1～3周，有时还可以越冬。患者的排泄物、呕吐物可用1∶4比例的漂白粉处理，1小时达消毒目的。霍乱弧菌对链霉素、氯霉素和四环素敏感，有些型对庆大霉素有耐受性。

（二）致病性与免疫性

1. 致病物质

（1）特殊结构 霍乱弧菌进入小肠后，依靠鞭毛的运动，穿过肠黏膜表面的黏液层，借助菌毛黏附于肠壁上皮细胞，迅速繁殖而致病。

（2）霍乱肠毒素 是目前已知的最强烈的致泻毒素，本质是蛋白质，不耐热，由1个A亚单位和5个B亚单位组成。A亚单位是霍乱肠毒素的毒性物质，又分A1和A2两个部分，A1是毒性部分，A2与B亚单位结合在一起，B亚单位是结合单位，可与小肠黏膜上皮细胞上的神经节苷脂受体结合，结合后的毒素分子结构改变，使A亚单位脱离B亚单位进入细胞膜。A1组分活化，激活腺苷酸环化酶，导致细胞内cAMP浓度增高，促使肠黏膜上皮细胞分泌功能亢进，造成肠液大量分泌，导致严重的上吐下泻。

2. 所致疾病 人类在自然情况下是霍乱弧菌的唯一易感者，感染方式主要通过污染的水源或食物经口感染。霍乱弧菌对胃酸敏感，若暴饮暴食或服用降低胃酸的药物可使人对本菌的易感性增加。霍乱弧菌经口感染黏附于肠黏膜表面，大量繁殖产生霍乱肠毒素，导致大量体液进入肠腔而发生剧烈的呕吐和腹泻，腹泻物呈米泔水样便，多无明显的腹痛，出现大量脱水、电解质紊乱、代谢性酸中毒、肾功能衰竭，甚至休克或死亡，若未经治疗，死亡率高达60%。O139群比O1群严重，EL Tor生物型较古典生物型病情轻。

3. 免疫性 霍乱病后可获得牢固免疫力，再感染者少见。发病数日后，患者血液中可出现特异性抗体，包括针对B亚单位产生的抗肠毒素抗体和针对O抗原产生的抗菌抗体。此外，肠黏膜表面的sIgA发挥重要的免疫作用，可在肠黏膜与细菌之间形成免疫屏障，阻断细菌黏附及肠毒素与受体的结合。

（三）微生物学检查

1. 标本采集 霍乱是烈性肠道传染病，对霍乱首例患者应快速、准确地做出诊断，并且报告疫情。标本应取米泔水样便或呕吐物，及时接种或用卡－布培养基运输。不能及时送检时应将标本放在保存液中保存。在护理工作中和采集标本时应注意防止自身感染和环境污染，严格隔离、严格消毒。

2. 分离培养与鉴定 标本接种于碱性蛋白胨水增菌培养，然后再接种于碱性琼脂培养基或TCBS培养，若发现可疑菌落，挑取进行生化反应和血清学试验鉴定。

3. 检查方法

（1）直接镜检 取标本做革兰染色，观察霍乱弧菌的形态特征，如发现革兰染色阴性，呈鱼群状排列的弧菌，可初步报告霍乱弧菌检出阳性。悬滴法镜下可见流星样运动或穿梭样运动，有助于诊断。

（2）快速诊断 霍乱弧菌快速诊断很重要，应用SPA协同凝集试验、免疫荧光菌球法，协助临床早期诊断。

（四）防治原则

1. 一般性预防 加强食品卫生监督和饮水消毒，防止细菌污染食物、水源。积极治疗患者和带菌者，对有传染性的污染物应及时消毒处理。霍乱为国际检疫性疾病，要加强检疫，发现疫情及时准确上报，并迅速采取措施，严格隔离治疗。及时采取严格消毒措施，必要时实行疫区封锁，防止疫情扩散。

2. 特异性预防　接种霍乱疫苗可增强人群免疫力，保护率可在 50% ~90%，维持时间 3 ~6 个月。

3. 治疗　霍乱的治疗措施主要是及时输液，补充电解质，纠正酸中毒，并应用氯霉素、多西环素、四环素、诺氟沙星等抗生素。

知识链接

传染病上报程序

根据《中华人民共和国传染病防治法》和《突发公共卫生事件应急条例》相关规定，在出现重大公共卫生事件时应严格按照程序进行处置并及时逐级上报，保护人民生命财产安全。国家制定的规定要求突发事件监测机构、医疗卫生机构和有关单位“发生或者发现不明原因的群体性疾病”“发生或者可能发生传染病暴发、流行的……”等情形的，应当在 2 小时内向所在地县级人民政府卫生行政主管部门报告；接到报告的卫生行政主管部门应当在 2 小时内向本级人民政府报告，并同时向上级人民政府卫生行政主管部门报告。省、自治区、直辖市人民政府应当在接到报告 1 小时内，向国务院卫生行政主管部门报告。

护士在临床服务中，如遇到传染病感染病例，应按照国家规定的要求及时处理和上报，以最大限度地防止疾病扩散，保障人民的健康。

二、副溶血性弧菌

副溶血性弧菌（*V. parahemolyticus*）是 1950 年在日本一次食物中毒中分离得到的弧菌，与霍乱弧菌的显著差别在于具有嗜盐性。本菌主要分布于海水、海产品（如海蜇、海鱼、海虾、海蟹及各种贝类等）及腌制食物中，主要引起食物中毒，以沿海地区多见，好发于夏秋季。

（一）生物学性状

革兰阴性菌，呈弧形、杆状、丝状及球形等多形态，一端有单鞭毛，运动活泼，无芽孢、荚膜。营养要求不高，在含 3.5% NaCl 的培养基中生长良好，无盐不能生长。最适 pH 7.5 ~8.5，在碱性蛋白胨水中呈菌膜生长，能分解葡萄糖、麦芽糖、甘露醇，产酸不产气，不发酵蔗糖、乳糖，吲哚试验阳性，甲基红试验阳性。在 TCBS 培养基上，副溶血性弧菌形成绿色菌落。致病副溶血性弧菌能产生溶血素，可使人或家兔的红细胞产生 β 溶血，称为神奈川现象。抵抗力弱，不耐热，56℃ 30 分钟即被杀死，对酸较敏感，50% 食醋中 1 分钟死亡，淡水中 2 天内死亡，而在海水中可存活 50 天。

（二）致病性与免疫性

因食入未煮熟的污染海产品或污染本菌的盐腌食物而感染，引起食物中毒。其确切致病机制尚未阐明，可能与溶血素有关。夏季多见，潜伏期 2 ~16 小时，主要临床表现有腹痛、腹泻、呕吐及发热，粪便多出现水样便，少数为血水样便。病程短，恢复快，病后免疫力不牢固，可重复感染。

（三）微生物学检查

腹泻患者可取粪便、呕吐物、剩余食物作为标本，用嗜盐菌选择培养基分离培养进行微生物学检查，在 TCBS 培养基上，副溶血性弧菌形成绿色菌落，可区别于致病性霍乱弧菌。

（四）防治原则

预防的关键是饮食卫生，加强食品卫生监督和饮水消毒，防止细菌污染食物、水源。海产品及盐腌食物应煮熟后食用，生熟案板操作应分开。养成良好的饮食习惯，不吃生食，能有效地预防副溶血性弧菌致病。治疗可用庆大霉素、复方新诺明、诺氟沙星等。

PPT

第五节　幽门螺杆菌 微课

幽门螺杆菌（*H. pylori*，*HP*）是螺杆菌属（*Helicobacter*）的代表菌种。该属是从弯曲菌属中划分出来的新菌属，1983 年从慢性活动性胃炎患者的胃黏膜活检标本中分离得到。大量研究资料表明，幽门螺杆菌与胃癌的发生有关。

一、生物学性状

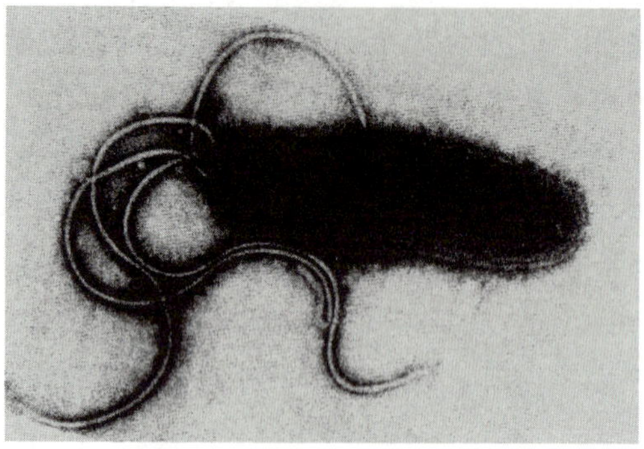

图 5－5　幽门螺杆菌电镜图

革兰阴性菌，形态弯曲呈弧形、螺旋状、S 形等，菌体一端或两端有 2～6 根鞭毛（图 5－5），运动活泼。微需氧菌，营养要求高。需在含血液或血清的培养基上生长，在 5% O_2、10% CO_2、85% N_2混合气体的环境中生长良好。最适生长温度为 37℃，而在 26℃和 42℃不能生长。最适 pH 为 6.0～8.0。生长缓慢，37℃培养 3～4 天后才见针尖状、圆形、光滑、无色半透明菌落。对多种抗生素不敏感，为抑制其他细菌生长，培养时常需加入万古霉素、多黏菌素 B 等。生化反应不活泼，不分解糖类。过氧化氢酶和氧化酶试验均阳性，尿素酶试验呈强阳性。抵抗力弱，在空气中 3 小时即死亡。对热、干燥、常用消毒剂敏感。对青霉素、头孢菌素和氨基糖苷类等抗生素敏感。

二、致病性与免疫性

幽门螺杆菌主要通过消化道传播，与慢性胃炎、胃及十二指肠溃疡关系密切。在胃炎和胃溃疡患者的胃黏膜活检标本中，本菌的检出率高达 80%～100%，也是胃癌的危险因子。其致病因素可能与黏附作用、尿素酶及蛋白酶作用有关。幽门螺杆菌感染可刺激机体产生 IgM、IgG 和 IgA，也可诱发一定程度的细菌免疫应答，但这些免疫应答难以有效清除该病原菌，机制还在进一步研究中。

三、微生物学检查

可用纤维胃镜采集胃、十二指肠处黏膜组织标本，革兰染色镜检，找到典型形态的细菌可初步诊断。微需氧培养，依据菌落的特点结合尿素酶分解试验进行鉴定。目前用于本菌感染的快速诊断方法有尿素酶分解试验、血清中抗幽门螺杆菌抗体与抗尿素酶抗体的检测、核酸检测。

四、防治原则

治疗大多采用抗生素与枸橼酸铋钾及抑酸剂的三联疗法。目前临床已有二联、三联甚至四联等联合用药方法。

第六节　其他消化道感染细菌

PPT

其他消化道感染细菌包括肉毒梭菌、空肠弯曲菌、变形杆菌等，它们的主要生物学性状、致病物质、所致疾病及标本采集见表5－1。

表5－1　其他消化道感染细菌

菌名	生物学性状	致病物质	所致疾病	标本采集
肉毒梭菌	G^+粗短杆菌，无荚膜，有鞭毛，有芽孢，菌体呈汤匙状或网球拍状，为厌氧菌	肉毒毒素	食物中毒、婴儿肉毒毒素中毒、创伤感染中毒	粪便、剩余食物、血液
空肠弯曲菌	G^-螺形菌，无芽孢，无荚膜，有鞭毛，为微需氧菌	侵袭力、毒素	散发性细菌性胃肠炎	粪便
变形杆菌	G^-杆菌，无荚膜，无芽孢，有菌毛及周鞭毛，固体培养基上呈现迁徙生长现象	侵袭力、毒素	泌尿系统感染、脑膜炎、腹膜炎、败血症和食物中毒等	尿液、脑脊液、腹水、血液、粪便、剩余食物等

目标检测

答案解析

1. 伤寒沙门菌引起的疾病是（　）
   A. 伤寒　B. 副伤寒　C. 流行性斑疹伤寒
   D. 地方性斑疹伤寒　E. 肠热症
2. 以下细菌中常用作水源的细菌学检查的是（　）
   A. 伤寒沙门菌　B. 普通变形杆菌　C. 肺炎克雷伯菌
   D. 大肠埃希菌　E. 福氏志贺菌
3. 目前常用于快速诊断幽门螺杆菌的实验是（　）
   A. 尿素酶检测　B. 培养　C. 显微镜检
   D. 胃黏膜活检　E. 粪便幽门螺杆菌抗原检测
4. 以下细菌中无动力的是（　）
   A. 大肠埃希菌　B. 伤寒沙门菌　C. 痢疾志贺菌
   D. 霍乱弧菌　E. 副伤寒沙门菌
5. 肥达反应有诊断价值的抗体效价通常是（　）
   A. O凝集价≥1：80，H凝集价≥1：160　B. O凝集价≥1：160，H凝集价≥1：80
   C. O凝集价≥1：80，H凝集价≥1：80　D. O凝集价≥1：40，H凝集价≥1：160
   E. O凝集价≥1：40，H凝集价≥1：40

（孙运芳）

书网融合……

重点小结　微课　习题

第六章　呼吸道感染细菌

学习目标

知识目标：

通过本章的学习，掌握呼吸道感染细菌的概念，常见呼吸道感染细菌的致病性与免疫性、防治原则；熟悉常见呼吸道感染细菌的生物学性状；了解常见呼吸道感染细菌的微生物学检查。

能力目标：

具备利用结核菌素实验结果协同防治结核病的能力。

素质目标：

通过本章的学习，树立传染病防治的社会责任感和生物安全意识。

呼吸道感染细菌是一类主要通过呼吸道传播的微生物，主要有结核分枝杆菌、白喉棒状杆菌、百日咳鲍特菌、军团菌、流感嗜血杆菌等。

情境导入

情景：患者，女，21 岁，因发热、咳嗽、血痰 1 周就诊。自诉近 3 个月来低热，午后体温增高，夜间盗汗，伴有咳嗽、厌食、消瘦、乏力，曾用治疗感冒的药物治疗无效。X 线平片显示双肺纹理增粗，右肺尖有片状阴影。

思考：1. 该患者最有可能患何种疾病？

2. 为进一步确诊应做哪些微生物学检查？

3. 该病如何传播？怎样进行预防和治疗？

第一节　分枝杆菌属

PPT

分枝杆菌属（*Mycobacterium*）是一类细长略弯曲的杆菌，因有分枝生长的趋势而得名。

一、结核分枝杆菌

结核分枝杆菌（*Mycobacterium tuberculosis*，MTB）是人类结核病的病原体。人是结核分枝杆菌唯一的宿主。该菌可侵犯全身各组织器官，但以肺部感染最多见。随着抗结核药物的不断研发和卫生状况的改善，世界各国结核病的发病率和死亡率曾大幅度下降。但自 20 世纪 90 年代以后，由于结核分枝杆菌耐药菌株特别是多重耐药株的出现，结核病的发病率不断上升。目前该病是全球尤其是发展中国家危害最为严重的慢性传染病之一。

（一）生物学性状

1. 形态与染色　菌体细长略弯曲，大小为（1～4）μm×0.4μm，呈单个或束状排列，无鞭毛、无芽孢。一般常用齐－尼（Ziehl－Neelsen）抗酸染色，结核分枝杆菌被染成红色，而其他非抗酸性细菌及细胞呈蓝色。

2. 培养特性 专性需氧，营养要求高。在含有蛋黄、马铃薯、甘油和天门冬酰胺的固体培养基上才能生长。最适 pH 6.5～6.8，最适温度 37℃，生长缓慢，12～24 小时繁殖一代。菌落干燥、坚硬，表面呈颗粒状，乳酪色或黄色，形似菜花样。

3. 主要菌体成分及其作用

（1）脂质 占菌体干重的 20%～40%，占胞壁干重的 60%，主要是磷脂、脂肪酸和蜡质 D、硫酸脑苷脂等，它们大多与蛋白质或多糖结合以复合物形式存在，是致病的重要成分。

（2）蛋白质 菌体内含有多种蛋白质，其中重要的是结核菌素。结核菌素与蜡质 D 结合，能引起较强的迟发性超敏反应。

4. 抵抗力 结核分枝杆菌的脂类含量高，对某些理化因子的抵抗力较强。在干燥的痰中可存活 6～8 个月，若黏附于尘埃上，可保持传染性 8～10 天。在 3% HCl、6% H_2SO_4或 4% NaOH 溶液中能耐受 30 分钟，因而常以酸碱处理严重污染的样本，杀死杂菌和消化黏稠物质，以提高检出率。但是其对湿热、紫外线、乙醇的抵抗力弱。在液体中加热 62～63℃ 15 分钟或煮沸、直射日光下 2～3 小时、75% 乙醇中数分钟即死亡。

5. 变异性 结核分枝杆菌可发生形态、菌落、毒力、免疫原性及耐药性等变异。卡介苗（BCG）就是牛结核分枝杆菌经 13 年 230 次传代而获得的减毒活疫苗，用来接种预防结核病。

（二）致病性与免疫性

结核分枝杆菌的致病作用主要靠菌体成分，特别是胞壁中所含的大量脂质。

结核分枝杆菌可通过呼吸道、消化道和破损皮肤黏膜进入机体，侵犯多种组织器官，引起相应器官的结核病，以肺结核最为常见。

1. 肺部感染 通过飞沫和尘埃，结核分枝杆菌经呼吸道易进入肺泡，肺部感染最为多见。肺结核可分为原发感染和原发后感染两大类。

（1）原发感染 是首次感染结核分枝杆菌，多见于儿童。结核分枝杆菌随同飞沫和尘埃通过呼吸道进入肺泡，被巨噬细胞吞噬后，由于细菌细胞壁的硫酸脑苷脂和其他脂质成分抑制吞噬体与溶酶体结合，不能发挥杀菌溶菌作用，致使结核分枝杆菌在细胞内大量生长繁殖，最终导致细胞死亡崩解。释放出的结核分枝杆菌在细胞外繁殖或再被细胞吞噬，重复上述过程，如此反复引起渗出性炎症病灶，称为原发灶。随着机体抗结核免疫力的建立，原发灶大多可纤维化和钙化而自愈。但原发灶内可长期潜伏少量结核分枝杆菌，不断刺激机体强化已建立起的抗结核免疫力，也可作为以后内源性感染的来源。只有极少数免疫力低下者，结核分枝杆菌可经淋巴、血流扩散至全身，导致全身粟粒性结核或结核性脑膜炎。

（2）原发后感染 多见于成年人。大多为内源性感染，极少由外源性感染所致。由于机体已形成对结核分枝杆菌的特异性细胞免疫，对再次侵入的结核分枝杆菌有较强的局限能力，故原发后感染的特点是病灶局限，一般不累及邻近的淋巴结，主要表现为慢性肉芽肿性炎症，形成结核结节，发生纤维化或干酪样坏死。

2. 肺外感染 部分肺结核患者体内的结核分枝杆菌可经血液、淋巴液扩散侵入肺外组织器官，引起相应的脏器结核，如脑、肾、骨、关节、生殖器官等。艾滋病等免疫力极度低下者，严重时可造成全身播散性结核。痰中的细菌被咽入消化道可引起肠结核、结核性腹膜炎等。通过破损皮肤感染结核分枝杆菌可导致皮肤结核。

3. 免疫性和超敏反应 人类对结核分枝杆菌的感染率很高，但发病率却很低，这表明人体对结核分枝杆菌有较强的免疫力。结核分枝杆菌的免疫性与致病性均与 T 细胞应答有关。

结核菌素试验是应用结核菌素来测定机体对结核分枝杆菌是否有细胞免疫力的一种皮肤试验。免疫应答表现为Ⅳ型超敏反应的机制。

（1）结核菌素试剂 ①旧结核菌素（old tuberculin，OT），是结核分枝杆菌培养物经加热、浓缩、过滤而成，其主要成分是结核分枝杆菌蛋白；②纯蛋白衍生物（purified protein derivative，PPD），是结核分枝杆菌培养物经三氯醋酸沉淀析出的纯结核分枝杆菌蛋白，分为人结核分枝杆菌制成的 PPD－C 和卡介苗制成的 BCG－PPD 两种。

（2）试验方法与结果分析 取 5 个单位 PPD 注入前臂掌侧皮内，48～72 小时后观察注射局部反应情况。若注射部位红肿硬结直径小于 0.5cm 或无反应者为阴性，0.5～1.5cm 为阳性，大于 1.5cm 或局部出现水肿、水疱、坏死及淋巴管炎者为强阳性。阴性结果表明机体未感染过结核分枝杆菌，机体对其无免疫力。阳性结果表明机体感染过结核分枝杆菌或接种过卡介苗，机体对结核分枝杆菌有一定免疫力。强阳性结果表明机体可能有活动性结核，应进一步追查病灶。但应注意以下情况：①感染早期，T 细胞尚未致敏；②患严重结核病或其他传染病、恶性肿瘤或使用免疫抑制剂等使机体免疫功能受抑制者，均可出现假阴性反应。

（3）临床应用 结核菌素试验主要用于以下方面：①选择卡介苗接种对象以及卡介苗接种后免疫效果的测定，结核菌素试验阴性者应补种；②作为婴幼儿（未接种过卡介苗）结核病的辅助诊断；③肿瘤患者等患者的细胞免疫功能测定；④在未接种过 BCG 的人群中调查结核病的流行情况。

（三）微生物学检查

根据结核分枝杆菌感染的类型，应采取病灶部位的适当样本。

1. 直接涂片染色 咳痰可直接涂片。用抗酸染色法进行染色镜检后进一步分离培养鉴定。

2. 分离培养 结核分枝杆菌生长缓慢，培养期长，一般不用此种方法进行检查。

3. 快速诊断 近年来已将聚合酶链反应（PCR）技术应用于结核杆菌 DNA 鉴定，标本中只含几个细菌即可获得阳性，但操作中需注意实验器材的污染问题，以免出现假阳性。其他还有抗体检测、干扰素检测等。

（四）防治原则

1. 特异性预防 广泛接种卡介苗能大大地降低结核病的发病率。

2. 治疗 抗结核治疗的原则是早期、联合、足量、规范、全程用药，尤以联合和规范用药为重要。常用的药物有异烟肼、链霉素、对氨基水杨酸钠、利福平、乙胺丁醇、喹诺酮类等。

知识链接

卡介苗的发现

卡介苗是我们熟知的用于预防结核病，提高机体细胞免疫功能的生物制剂。它的研制成功经过了漫长的实验过程。从 1906 年起，细菌学家卡米特和介林就开始了实验研究，经过 13 年 230 次左右传代培养，到 1921 年才得到一种无害而有效的稳定疫苗，疫苗以两位科学家的名字命名，称为卡介苗。卡介苗作为一种无毒且能有效预防结核病的疫苗，问世已逾百年，全世界的人们都受惠于它。

卡米特和介林 13 年如一日反复钻研、探究疫苗的精神值得护生学习。

二、麻风分枝杆菌

麻风分枝杆菌（*Mycobacterium leprae*）可引起麻风病。该病是一种慢性传染病，在世界各地均有流行。病菌侵犯皮肤、黏膜和外周神经组织，晚期还可侵入深部组织和脏器，形成肉芽肿病变。

（一）生物学性状

麻风分枝杆菌形态上与结核分枝杆菌相似，抗酸染色阳性，常在患者破溃皮肤渗出液的细胞中发现，呈束状排列，此种细胞被称为麻风细胞。该菌是典型的胞内寄生菌，不能在人工配制的培养基中生长。

（二）致病性与免疫性

自然状态下麻风分枝杆菌只侵害人，细菌由患者分泌物中排出，主要通过呼吸道、破损的皮肤黏膜和密切接触等方式传播，以家庭内传播多见。流行地区的人群多为隐性感染，幼年最为敏感。潜伏期长，平均2～5年，长者可达数十年。根据临床表现、免疫病理变化、细菌检查结果等可将大部分患者分为瘤型麻风和结核样型麻风。介于两型之间的少数患者又可再分为两类，即界限类与未定类。两类可向两型转化。

1. 瘤型麻风　为疾病的进行性和严重临床类型，而且传染性强。细菌主要侵犯皮肤、黏膜，严重时累及神经、眼及内脏，病理镜检可见大量麻风细胞和肉芽肿。常在皮肤或黏膜下见有红斑或结节形成，称为麻风结节，这是由机体产生的自身抗体与破损组织抗原形成的免疫复合物沉积而致。面部的结节可融合使患者呈狮面容，是麻风的典型病症。如不进行及时有效的治疗，患者往往发展至死亡。

2. 结核样型麻风　此型麻风常为自限性疾病，较稳定，损害可自行消退。细菌侵犯真皮浅层，病变主要在皮肤。早期病变为小血管周围淋巴细胞浸润，之后出现上皮样细胞和多核巨细胞浸润，可累及神经，使受累处皮肤丧失感觉。患者体内不易检出麻风分枝杆菌，故传染性小。

机体对麻风分枝杆菌感染的免疫主要是细胞免疫。

（三）微生物学检查

麻风病的临床表现和类型多，易与其他类似疾病相混淆，所以实验诊断有实际意义。主要检查方法有涂片染色镜检、麻风菌素试验等。

（四）防治原则

预防主要依靠早期发现、早期隔离及早期治疗患者，特别是对密切接触者要做定期检查。目前尚无特异性的疫苗。治疗麻风的药物主要是砜类，如氨苯砜等。利福平也有较强的抗麻风分枝杆菌作用。

第二节　白喉棒状杆菌

PPT

棒状杆菌属（*Corynebacterium*）是一类革兰染色阳性、菌体一端或两端膨大呈棒状的杆菌。能引起人类疾病的主要是白喉棒状杆菌（*C. diphtheriae*），俗称白喉杆菌，是人类白喉的病原菌。白喉是一种急性呼吸道传染病。

一、生物学性状

（一）形态与染色

菌体细长略弯曲的杆菌，一端或两端膨大呈棒状，排列不规则，呈L、V、Y形或栅栏状（图6－1）。无荚膜、无鞭毛，不产生芽孢。革兰阳性菌，用亚甲蓝或Albert染色后，可见着色较深的异染颗粒，是本菌的主要特征，有鉴定意义。

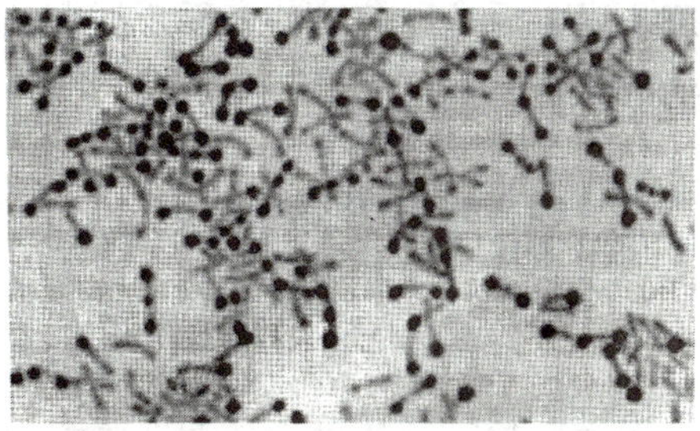

图6－1　白喉棒状杆菌

（二）培养特性

需氧或兼性厌氧。在含有凝固血清的吕氏培养基上生长迅速，培养 12～18 小时形成灰白色、光滑湿润的小菌落。在含有 0.03%～0.04% 亚碲酸钾血琼脂平板上，能使亚碲酸钾还原为元素碲，菌落呈黑色。

（三）抵抗力

对湿热及一般消毒剂抵抗力弱，煮沸 1 分钟死亡。5% 苯酚 1 分钟，3% 甲酚皂溶液（来苏水）10 分钟可被杀死。但对干燥、寒冷和日光抵抗力强。在衣服、玩具上可存活数天至数周。对青霉素、红霉素敏感。

二、致病性与免疫性

（一）致病物质

1. 白喉外毒素 由携带 β 棒状杆菌噬菌体的白喉棒状杆菌产生。毒素由 A、B 两个肽链构成，A 链是白喉外毒素的毒性功能区，能使细胞内肽链合成中必需的延长因子 2（EF－2）灭活，从而抑制细胞蛋白质的合成。B 链本身无毒性，但能与心肌细胞、神经细胞等表面受体结合，协助 A 链进入易感细胞内。

2. 索状因子 是菌体表面的一种毒性糖脂，能破坏细胞中的线粒体，影响细胞呼吸与磷酸化。

3. K 抗原 细胞壁外面的一种不耐热糖蛋白，具有抗吞噬作用。白喉棒状杆菌的 K 抗原有利于细菌在黏膜表面定植。

（二）所致疾病

传染源是患者和带菌者。主要经飞沫传播，也可经污染物品直接接触传播。白喉棒状杆菌随飞沫或污染物品经呼吸道进入人体后，通常在鼻、咽、喉部黏膜表面生长繁殖，产生白喉外毒素引起局部炎症，表现为黏膜上皮细胞坏死、血管扩张、炎性细胞浸润。由血管渗出的纤维蛋白将炎性细胞、黏膜坏死组织和细菌凝聚在一起，形成的灰白色膜状物称为假膜。此假膜与黏膜下组织紧密粘连不易拭去，如强行剥离可引起出血。若病变逐渐扩展到支气管黏膜，由于黏膜上具有纤毛，假膜容易脱落，可引起呼吸道阻塞，甚至窒息死亡。白喉棒状杆菌一般不侵入血流，但白喉外毒素易被吸收入血，迅速与易感组织如心肌、外周神经、肾上腺、肝、肾等结合，引起多种临床表现，导致心肌炎、周围神经麻痹、软腭麻痹及肾上腺功能障碍等。

（三）免疫性

隐性感染、患病或预防接种后，均可刺激机体产生白喉抗毒素而获得免疫力。抗毒素可阻止白喉外毒素 B 链与易感细胞结合，使 A 链不能进入细胞内发挥毒性作用。新生儿经胎盘自母体获得被动免疫，出生后这种被动免疫逐渐消失。近年来，由于婴幼儿及学龄前儿童普遍进行预防接种，故临床发病率较低。

三、微生物学检查

（一）直接涂片镜检

用无菌棉拭子从患者鼻咽部假膜边缘取材，直接涂片，用亚甲蓝、革兰染色法或 Albert 法染色后镜检。若发现典型的革兰阳性棒状杆菌，并有异染颗粒，结合临床表现可做初步诊断。

（二）分离培养与鉴定

将标本接种于吕氏血清斜面及亚碲酸钾血平板上，培养后依据菌落特点、生化反应、染色镜检等做出最后鉴定。

（三）毒力试验

毒力试验是鉴别白喉棒状杆菌与其他棒状杆菌的重要方法。体外法常用琼脂 Elek 平板毒力试验，也可用 SPA 协同凝集法、对流免疫电泳法。体内法可用豚鼠做体内中和试验。

四、防治原则

（一）人工主动免疫

采用白喉类毒素（常用百白破三联疫苗）进行人工主动免疫，效果良好。

（二）人工被动免疫

对密切接触白喉患者的易感儿童需肌内注射白喉抗毒素进行紧急预防，同时应注射白喉类毒素以延长免疫力。

对白喉患者应早期足量注射白喉抗毒素。在抗毒素治疗的同时还应进行抗菌治疗，常用青霉素、红霉素等。

第三节　百日咳鲍特菌

PPT

百日咳鲍特菌（*Bordetella pertussis*）俗称百日咳杆菌，是引起人类百日咳的病原菌。百日咳是儿童常见的急性呼吸道传染病。

一、生物学特性

（一）形态与染色

革兰阴性卵圆形短小杆菌，大小为（0.2～0.5）μm×（0.5～2.0）μm，有毒菌株有荚膜和菌毛，无鞭毛，不形成芽孢。

（二）培养特性

专性需氧，营养要求高，初次分离培养时需用含甘油、马铃薯、血液的鲍－金培养基。在鲍－金培养基上培养 2～3 天后，形成细小、光滑、不透明、银灰色、珍珠状菌落，周围有不明显的溶血环。

（三）抗原构造与分型

根据耐热性（100℃ 2 小时）的不同，百日咳鲍特菌有耐热的菌体（O）抗原和不耐热的荚膜（K）抗原。

（四）变异性

百日咳鲍特菌常发生光滑型菌落至粗糙型菌落变异。光滑型菌落时期形态典型，有荚膜和菌毛，毒力强；粗糙型菌落时期失去荚膜和菌毛，无毒力。

（五）抵抗力

抵抗力弱，对干燥、常用消毒剂敏感，56℃ 30 分钟，日光照射 1 小时可致死亡。对多种抗生素敏感。

二、致病性与免疫性

（一）致病物质

致病物质有荚膜、菌毛及产生的多种毒素。

1. 百日咳毒素 为外毒素，不耐热，加热56℃ 10分钟被破坏，此毒素能引起纤毛上皮细胞的炎症和坏死。

2. 腺苷酸环化酶毒素 能使巨噬细胞内的cAMP增加，抑制巨噬细胞功能，抑制白细胞的趋化、吞噬和杀伤功能。

3. 血凝素 有凝集红细胞的能力，并与黏附上皮细胞有关。

（二）所致疾病

传染源为早期患者和带菌者，主要通过飞沫经呼吸道传播。潜伏期7～14天，百日咳鲍特菌侵入呼吸道后，在气管、支气管黏膜上生长繁殖并产生毒素，引起局部炎症和发热反应，破坏上皮细胞纤毛的清除作用，影响黏性分泌物的排出，在局部刺激支气管黏膜神经末梢，反射性引起剧烈的、连续性的痉挛性咳嗽。病程分为三期。

1. 卡他期 从发病开始至出现痉咳，1～2周。此期症状类似感冒，传染性最大。

2. 痉咳期 2～5周。出现阵发性、痉挛性咳嗽，伴有特殊的高音调鸡鸣样吼声，呼吸道中有大量黏稠分泌物不易排出。

3. 恢复期 2～3周。痉挛性咳嗽减轻，次数减少，鸡鸣样吼声消失。

在整个病程中百日咳鲍特菌不侵入血流。临床上以痉挛性阵咳症状为主，病程较长，故名百日咳。

（三）免疫性

机体感染百日咳鲍特菌后能出现多种特异性抗体，有一定保护作用。但目前认为局部黏膜免疫起主要作用，局部sIgA具有抑制病菌黏附气管上皮细胞的作用。病后可获得持久免疫力，很少再次感染。

三、微生物学检查

微生物学检查主要依靠细菌的分离鉴定。取鼻咽拭子接种于鲍－金培养基进行分离培养，观察典型菌落并进行涂片染色镜检和生化反应进行鉴定。也可用免疫学方法进行快速诊断。

四、防治原则

预防百日咳主要依靠疫苗接种进行人工主动免疫。我国选用百日咳死疫苗与白喉类毒素、破伤风类毒素混合制成的“百白破”（DPT）三联疫苗进行免疫，效果较好。对患者早发现、早隔离。治疗首选红霉素、氨苄西林等。

第四节 其他呼吸道感染细菌

PPT

一、嗜肺军团菌

嗜肺军团菌（*Lpneumophila*）属军团菌属。军团菌在自然界普遍存在，易存在于各种天然水源及人工冷、热水管道系统中。

（一）生物学性状

1. 形态与染色　革兰阴性杆菌，但不易着色。菌体形态易变，在组织中呈短杆菌，人工培养基上呈多形性。常用 Giemsa 染色（呈红色）或 Dieterle 镀银染色（呈黑褐色）。有菌毛和鞭毛，有微荚膜，无芽孢。

2. 培养特性　专性需氧菌，2.5% ~5% CO_2 可促进生长。最适生长温度 35℃，最适 pH 6.4 ~ 7.2。营养要求较高，生长时需要半胱氨酸、铁离子等。在活性炭酵母浸出液琼脂（BCYE）培养基上，3 ~5 天可形成 1 ~2mm 灰白色有光泽的 S 型菌落。

3. 抗原构造与分型　主要有菌体（O）抗原和鞭毛（H）抗原。根据 O 抗原将本菌分为 14 个血清型。我国主要流行的是 1 型和 6 型。

4. 抵抗力　在适宜的环境中可长期存活。对常用化学消毒剂、干燥、紫外线较敏感。但对氯或酸有一定抵抗力。

（二）致病性与免疫性

1. 致病物质　嗜肺军团菌的致病机制目前尚不十分清楚。致病物质主要是产生多种酶类、毒素和溶血素，如蛋白水解酶、磷酸酶、核酸酶和细胞毒素等。这些物质可抑制吞噬体与溶酶体的融合，使嗜肺军团菌不仅不被吞噬细胞杀死，反而容易在吞噬细胞内生长繁殖而导致吞噬细胞死亡。此外，菌毛的黏附作用、微荚膜的抗吞噬作用及内毒素毒性作用也参与发病过程。

2. 所致疾病　主要引起军团菌病，也可引起医院内感染。多流行于夏秋季节。主要经飞沫传播，带菌飞沫、气溶胶被直接吸入下呼吸道引起以肺为主的全身性感染。军团菌病临床上有 3 种感染型，即流感样型、肺炎型和肺外感染型。流感样型临床症状较轻，仅有发热、头痛、肌痛等症状，一般经 3 ~5 天症状缓解，预后良好。肺炎型起病急骤，症状较重。经 2 ~10 天潜伏期后，患者出现轻度头痛、全身乏力，继而出现高热、寒战、干咳、胸痛，后期出现脓痰和咯血，常伴有中枢神经系统和消化道症状，不及时治疗可导致死亡，死亡率高达 15% ~20%。肺外感染型为继发感染，出现脑、肾、肝等多脏器感染症状。

3. 免疫性　嗜肺军团菌是胞内寄生菌。细胞免疫在抗菌感染过程中起重要作用。抗体及补体能促进中性粒细胞对胞外细菌的吞噬和杀伤作用。

（三）微生物学检查

一般取下呼吸道分泌物、肺活检组织或胸腔积液等标本进行细菌学检查。可直接涂片，镀银法染色或特异荧光抗体染色后镜检。培养常用 BCYE 培养基，根据培养特性、菌落特征、生化反应做出鉴定。

（四）防治原则

目前尚无嗜肺军团菌特异性疫苗。加强水源管理及人工输水管道和设施的消毒处理，防止嗜肺军团菌造成空气和水源的污染，是预防军团菌病扩散的重要措施。治疗可首选红霉素。

二、流感嗜血杆菌 微课

流感嗜血杆菌（*Haemophilus influenzae*）为嗜血杆菌属，俗称流感杆菌，曾被误认为是流感的病因，可引起原发感染，同时也是其他呼吸道疾病继发感染的常见细菌。

（一）生物学特性

革兰阴性短小杆菌，毒株有荚膜，无芽孢及鞭毛，多数菌株有菌毛。培养较为困难，营养要求高，需新鲜血液，故称为嗜血杆菌，抵抗力弱，需氧或者兼性厌氧。将流感嗜血杆菌与金黄色葡萄球菌在血琼脂培养基共同培养时，可出现“卫星现象”，即葡萄球菌菌落周围生长的流感嗜血杆菌菌落较大，远处的菌落较小。原因是金黄色葡萄球菌可合成V因子，V因子为流感嗜血杆菌生长所必需的营养元素，可促进流感嗜血杆菌生长，此现象有助于流感嗜血杆菌的鉴定。

（二）致病性与免疫性

致病物质为荚膜、菌毛及内毒素。主要经呼吸道传播，可引起原发感染和继发感染。原发性化脓性感染多见于婴幼儿，如化脓性脑膜炎、鼻咽炎、化脓性关节炎等。继发性感染多见于成人，常继发于流感、麻疹、肺结核、百日咳等。

（三）微生物学检查

标本有痰液、脑脊液、鼻咽分泌物、血液和脓液等。脑脊液和脓汁标本可直接亦可离心沉淀后涂片镜检，分离培养可将检材接种于巧克力色琼脂培养基上，通过35℃ 24～48小时培养出菌落，观察其形态、卫星现象及生化反应等特征，再做荚膜肿胀试验予以鉴定。

（四）防治原则

接种流感嗜血杆菌荚膜多糖疫苗具有良好的免疫效果，有效保护率可达90%左右。治疗可选用磺胺、青霉素、四环素等。

答案解析

目标检测

1. 与结核分枝杆菌致病性无关的是（　）
   A. 结核杆菌索状因子　B. 磷脂　C. 蜡质D
   D. 硫酸脑苷脂　E. 内毒素
2. 下列细菌中脂类最多的是（　）
   A. 霍乱弧菌　B. 白喉棒状杆菌　C. 大肠埃希菌
   D. 结核分枝杆菌　E. 幽门螺杆菌
3. 对于结核菌素试验阳性的解释正确的是（　）
   A. 成人可以确诊为结核病　B. 表示患者对结核分枝杆菌无免疫力
   C. 表示有传染性　D. 表示人体对结核分枝杆菌产生超敏反应
   E. 诊断婴幼儿感染的指征
4. 使机体感染后产生带菌免疫的细菌是（　）
   A. 结核杆菌　B. 脑膜炎球菌　C. 百日咳杆菌
   D. 白喉杆菌　E. 麻风杆菌
5. 结核菌素试验观察反应时间应为（　）
   A. 15分钟　B. 30分钟　C. 24小时
   D. 48～72小时　E. 1周以后

（孙运芳）

书网融合……

重点小结　微课　习题

第七章　化脓性球菌

学习目标

知识目标：

通过本章的学习，掌握化脓性球菌的概念，化脓性球菌的致病性和免疫性；熟悉化脓性球菌的生物学性状；了解化脓性球菌的微生物学检查和防治原则。

能力目标：

具备对患者进行卫生宣教的能力。

素质目标：

通过本章的学习，养成严谨细致的工作作风和临床思维。

球菌（coccus）是一大类通过创伤、消化道、呼吸道感染等方式，引起局部组织器官的病变，并可进一步扩散导致全身感染的细菌，种类繁多，对人类有致病性的球菌因主要能引起化脓性炎症，故又称化脓性球菌。根据革兰染色性的不同，可分为革兰阳性（G^+）球菌和革兰阴性（G^-）球菌。前者包括葡萄球菌、链球菌、肺炎链球菌等；后者包括脑膜炎奈瑟菌、淋病奈瑟菌等。

情境导入

情景：某工地多名工人在食堂进餐 3 小时后，先后出现恶心、腹泻、呕吐，伴有低热。经检查，患者白细胞升高，最高可达 40×10^9/L。取患者呕吐物和食堂剩余食物进行微生物学检查，镜下见革兰阳性球菌，葡萄串状排列，普通培养基培养可见圆形、中等大小、金黄色、光滑菌落。

思考：1. 根据以上信息可初步判断为何种疾病？

2. 该病可能由何种细菌感染引起？

3. 预防本病应采取哪些措施？

PPT

第一节　葡萄球菌属

葡萄球菌属（*Staphylococcus*）是一类革兰阳性球菌，因其常堆聚、排列成葡萄串状而得名。广泛分布于自然界的空气、水、土壤中，在人和动物的体表及其与外界相通的腔道中，也是常见的正常菌群，其中大部分是非致病菌，少数人皮肤和鼻咽部可带有致病菌，以医务人员带菌率最高，可达 80% 以上，是医院内感染的重要传染源。可引起皮肤、黏膜多种组织的化脓性炎症、败血症、脓毒血症等，是最常见的化脓性球菌。葡萄球菌属包括 30 多个种，其中金黄色葡萄球菌是临床上最常见的化脓性细菌。

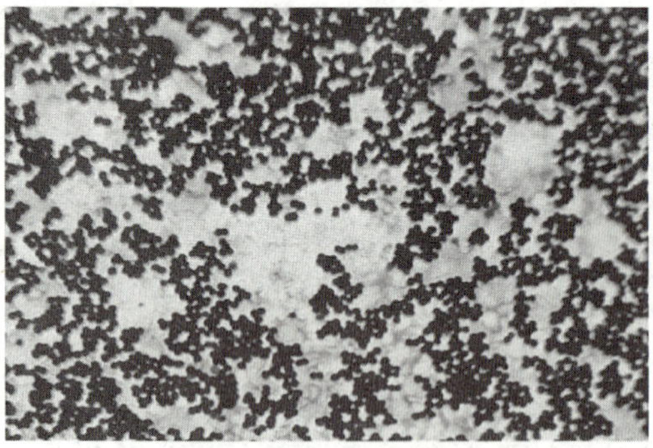

图 7－1 葡萄球菌（×1000）

一、生物学性状

（一）形态与染色

革兰阳性菌，球形或椭圆形，直径约 1μm，常呈葡萄串状排列（图 7－1），在脓汁中亦可见散在或短链状排列，无芽孢、鞭毛，体外培养一般不形成荚膜，体内有些菌株可形成荚膜。当其衰老、死亡时，在陈旧培养基中或被中性粒细胞吞噬后常转为革兰阴性。

（二）培养特性

营养要求不高，在普通培养基上生长良好，需氧或兼性厌氧，最适温度为 37℃，最适 pH 为 7.4。在液体培养基中经 37℃培养 24 小时，呈均匀浑浊生长，管底稍有沉淀。在普通琼脂平板上经 37℃培养 24 小时，形成中等大小、圆形、凸起、湿润的菌落，可产生脂溶性的金黄色、白色、柠檬色色素。常选用血液营养琼脂培养基培养。多数致病性葡萄球菌能产生溶血素，在血琼脂平板上，其菌落周围形成宽大透明的溶血环（β 溶血）。耐盐性强，在含有 10% ~15% NaCl 的培养基中生长良好，故可用高盐培养基分离该菌。

（三）抗原构造与分型

葡萄球菌有 30 多种抗原，其中较重要的有如下两种。

1. 葡萄球菌 A 蛋白（staphylococcus protein A，SPA） 是存在于细胞壁的一种表面蛋白，90%以上的金黄色葡萄球菌菌株具有此抗原。SPA 能与人和多种哺乳动物 IgG 的 Fc 段非特异性结合，因而可用含 SPA 的葡萄球菌作为载体，结合特异性抗体，进行简易、快速的协同凝集试验，检测多种微生物抗原。SPA 与 IgG 结合后形成的复合物具有抗吞噬作用、引起超敏反应、促进细胞分裂、损伤血小板等多种生物学活性。

2. 多糖抗原 为细胞壁上的磷壁酸，是半抗原。检测磷壁酸抗体有助于金黄色葡萄球菌感染的诊断和预后判断，表皮葡萄球菌等血浆凝固酶阴性菌的细胞壁多糖抗原为甘油磷壁酸。

（四）生化反应

触酶试验阳性。多数葡萄球菌能分解葡萄糖、麦芽糖和蔗糖，产酸不产气。致病性菌株能分解甘露醇，血浆凝固酶阴性的菌株不分解。

（五）分类

根据色素和生化反应不同分为金黄色葡萄球菌（*S.* aureas）、表皮葡萄球菌（*S.* epidermidis）、腐生葡萄球菌（*S.* saprophyticus）三种，其中金黄色葡萄球菌为致病菌，表皮葡萄球菌为条件致病菌，腐生葡萄球菌一般不致病，其主要生物学性状见表 7－1。根据是否产生血浆凝固酶，可将葡萄球菌分为血浆凝固酶阳性菌株和血浆凝固酶阴性菌株两大类。血浆凝固酶阳性菌株为致病菌，有些血浆凝固酶阴性菌株也可致病。

表 7－1 三种葡萄球菌的主要生物学性状

主要性状	金黄色葡萄球菌	表皮葡萄球菌	腐生葡萄球菌
菌落色素	金黄色	白色	白色或柠檬色
血浆凝固酶	+	－	－

续表

主要性状	金黄色葡萄球菌	表皮葡萄球菌	腐生葡萄球菌
A 蛋白（SPA）	+	-	-
分解甘露醇	+	-	-
溶血素	+	-	-
耐热核酸酶	+	-	-
致病性	强	弱或无	无

（六）抵抗力

葡萄球菌是抵抗力最强的无芽孢球菌，80℃ 30 分钟才被杀死。耐干燥可达数月，耐高盐。在 2% 苯酚中 15 分钟或 1% 升汞中 10 分钟死亡，1∶（10～20）万龙胆紫能抑制其生长。对青霉素、红霉素、庆大霉素较为敏感，近年来由于广泛应用抗生素，耐药菌株迅速增多，耐青霉素 G 的葡萄球菌高达 90% 以上，尤其是耐甲氧西林金黄色葡萄球菌（methicillin - resistant staphylococcus aureus，MRSA），已成为医院感染最常见的致病菌。

二、致病性与免疫性

（一）致病物质

1. 血浆凝固酶（coagulase） 能使含有抗凝剂的人或兔血浆发生凝固，是鉴别葡萄球菌有无致病性的重要指标，血浆凝固酶阳性的为金黄色葡萄球菌，有致病性。血浆凝固酶有两种。

（1）游离凝固酶 是一种分泌到菌体外的蛋白质。当被人或兔血浆中的协同因子激活后，形成葡萄球菌凝固酶，能使纤维蛋白原转变成纤维蛋白，导致血浆凝固。

（2）结合凝固酶 存在于菌体表面不释放，是该菌株的表面纤维蛋白原受体。当细菌混悬于人或兔血浆时，血浆中的纤维蛋白原与细菌的受体交联而使细菌凝集。血浆凝固酶与金黄色葡萄球菌的致病力有关，可使菌体周围血液或血浆中的纤维蛋白等沉积于菌体表面，阻碍体内吞噬细胞的吞噬作用。同时，亦能保护细菌不受血清中杀菌物质的作用。葡萄球菌引起的感染易于局限化和形成血栓，与该酶有关。

2. 葡萄球菌溶血素（staphylolysin） 是一种外毒素，致病性葡萄球菌能产生 α、β、γ、δ、ε 五型，对人类致病的主要是 α 溶血素，除对多种哺乳动物红细胞有溶血作用外，还能杀伤白细胞、血小板、肝细胞、成纤维细胞、血管平滑肌细胞等，导致局部组织缺血和坏死。α 溶血素具有良好的免疫原性，经甲醛脱毒后可制成类毒素。

3. 杀白细胞素（leucocidin） 大多数致病性葡萄球菌能产生杀白细胞素，损伤人和动物的中性粒细胞和巨噬细胞，导致机体免疫防御能力降低。

4. 肠毒素（enterotoxin） 从临床分离的金黄色葡萄球菌，约 1/3 产生肠毒素，有 9 个血清型，为可溶性蛋白质，耐热，100℃ 30 分钟不被破坏，也不受胃液中蛋白酶的影响。肉、蛋、奶等食品如被产毒菌株污染，在合适的温度下，8～10 小时即可产生大量的肠毒素，食用含有肠毒素的食品可引起急性胃肠炎，即食物中毒。发病率占食物中毒的首位，其作用机制可能是肠毒素到达中枢神经系统后，刺激呕吐中枢而导致以呕吐为主要症状的食物中毒。此外，肠毒素还具有超抗原作用。

5. 表皮剥脱毒素（exfoliative toxin or exfoliatin，ET） 又称为表皮溶解毒素（epidemolytic toxin），是一种蛋白质，具有抗原性，经甲醛处理后脱毒而成为类毒素。它能分离皮肤表层细胞，使表皮和真皮脱离，引起葡萄球菌烫伤样皮肤综合征（Staphylococcal scalded skin Syndrome，SSSS），即剥脱性皮炎。多见新生儿和免疫功能低下者。开始皮肤有弥漫性红斑，1～2 天后表皮起皱继而出现水疱，表皮上层脱落。

6. 毒性休克综合征毒素－1（toxic shock syndrome toxin－1，TSST1） 能增强宿主对内毒素的敏感性，可引起急性高热、低血压、毒性休克综合征，导致机体多个器官的功能紊乱。

（二）所致疾病

1. 侵袭性疾病 主要引起化脓性炎症。金黄色葡萄球菌可通过多种途径侵入机体，导致局部组织或器官的多种感染，甚至全身性感染。

（1）皮肤及软组织感染 如毛囊炎、疖、痈、睑腺炎、甲沟炎、伤口化脓、蜂窝织炎等。脓汁黄而黏稠，病灶多局限，与周围组织界限明显。

（2）内脏器官感染 如支气管炎、肺炎、中耳炎、胸膜炎、心内膜炎等。

（3）全身性感染 若外力挤压疖、痈，或早期切开未成熟的脓肿，可使细菌由淋巴和血流向全身扩散，引起败血症、脓毒血症等。

2. 毒素性疾病

（1）食物中毒 由进食含有葡萄球菌肠毒素污染的食物引起。一般潜伏期为1～6小时，患者出现头晕、恶心、呕吐、腹痛、腹泻等急性胃肠炎症状，大多数发病1～2天可自行恢复，预后良好，严重者可引起虚脱或休克。

（2）假膜性肠炎 是一种菌群失调性肠炎，肠黏膜被一层炎性假膜所覆盖，该假膜由炎性渗出物、肠黏膜坏死块和细菌组成。耐药的金黄色葡萄球菌繁殖而产生肠毒素，引起以腹泻为主的临床表现。

（3）烫伤样皮肤综合征 由表皮剥脱毒素引起，多见于婴幼儿和免疫功能低下的成人，初起有红斑，起皱，继而形成水疱，甚至表皮脱落。

（4）毒性休克综合征 由毒性休克综合征毒素－1引起，病死率高，主要表现为急性高热、低血压、皮疹伴脱屑，严重时出现休克等。

（三）免疫性

病后对金黄色葡萄球菌有一定的天然免疫力，当机体皮肤黏膜损伤、机体抵抗力下降或患慢性消耗性疾病时，才易引起葡萄球菌感染。但患病后所获免疫力不强，且不持久，难以防止再次感染。

三、微生物学检查

（一）标本采集

根据疾病的不同而采集不同的标本，如化脓性感染取脓汁、渗出物、穿刺液，败血症取血液，脑膜炎取脑脊液，食物中毒取呕吐物、可疑食物或粪便等。

（二）直接涂片镜检

取标本涂片革兰染色镜检，根据典型葡萄球菌的形态、排列和染色特性，可做出初步诊断。

（三）分离培养与鉴定

血液标本需要接种增菌培养基上，增菌后再转种到血液琼脂平板，37℃培养18～24小时后，选择典型菌落做鉴定。致病性葡萄球菌鉴定主要根据产生血浆凝固酶、耐热核酸酶、金黄色色素、发酵甘露醇及血平板上有β溶血环等。

（四）葡萄球菌肠毒素检查

目前主要采用免疫学方法检测葡萄球菌肠毒素，金标法和间接胶乳凝集试验较为常用，ELISA法可检出纳克（ng）水平的肠毒素，并可在30分钟内完成。还可用特异的DNA基因探针杂交技术检测产肠毒素菌株。

四、防治原则

注意个人卫生，消毒隔离及防止医源性感染，是主要的预防措施。对皮肤创伤感染应及时消毒、清创。医务人员在接触感染者后要充分消毒，防止医源性感染。根据食品卫生法的要求，加强饮食服务行业的卫生管理，皮肤化脓性感染者未治愈前不能从事食品加工及饮食服务工作，以防食物中毒发生。

治疗时应根据药物敏感性试验结果，选用敏感抗菌药物。对反复发作的顽固性疖疮，采用自身菌苗疗法有一定功效，或用葡萄球菌外毒素制成的类毒素治疗。

知识链接

耐甲氧西林金黄色葡萄球菌

1961年，甲氧西林问世2年后，杰文斯首次发现了第一株耐甲氧西林金黄色葡萄球菌（MRSA）。之后它以惊人的速度在全世界蔓延，随后的20年间MRSA逐渐成为医院感染的主要病原菌，称为医院相关MRSA。20世纪90年代初期出现社区相关MRSA，成为社区感染的重要病原菌之一。

MRSA毒性并不比普通的金黄色葡萄球菌更强，但由于它抗甲氧西林，对许多抗生素多重耐药，MRSA感染的治疗是临床十分棘手的难题之一。通常用万古霉素、去甲万古霉素、替考拉宁等治疗。为避免病菌的传播，MRSA患者最好能在单独的病房中隔离治疗，探视患者后要洗手。

为防止MRSA医院感染的发生，护士在工作中必须具有高度责任心，全面掌握患者的病情、护理和治疗过程。

第二节 链球菌属

PPT

链球菌属（*Streptococcus*）是化脓性球菌的另一类常见的细菌，为链状排列或个别成双排列的革兰阳性球菌。广泛存在于自然界、人和动物粪便和健康人鼻咽部，引起各种化脓性炎症、猩红热、丹毒、新生儿败血症、扁桃体炎以及链球菌超敏反应性疾病等。链球菌属中对人类致病的主要是A群链球菌和肺炎链球菌。

一、链球菌

（一）生物学性状

1. 形态与染色 革兰阳性菌，菌体呈球形或椭圆形，直径0.6～1.0μm，常呈链状排列，短者由4～8个细菌组成，长者由20～30个细菌组成（图7－2）。液体培养基中长链多见，临床标本以成对、短链多见。无鞭毛、芽孢。有菌毛样结构，含型特异性的M蛋白。多数菌株易在培养2～4小时形成透明质酸的荚膜，随着培养时间的延长，细菌的荚膜自溶消失。

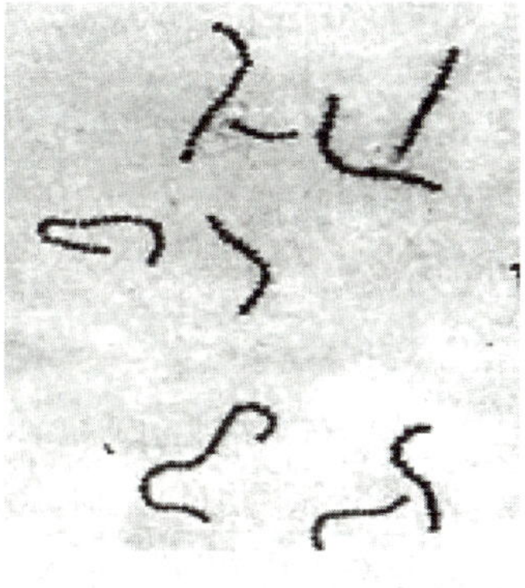

图7－2 链球菌（×1000）

2. 培养特性 多数兼性厌氧，少数为专性厌氧。营养要求较高，普通培养基中需加入血液、血清、葡萄糖等才能生长。在含血清的液体培养基里易形成长链，呈絮状沉淀生长。在血琼脂平板上形成灰白、光滑、针尖样细小菌落，不同菌株溶血现象不同。

3. 抗原构造

（1）蛋白质抗原　又称为表面抗原，位于C抗原外层细胞壁表面，有M、R、T、S等四种抗原组分，具有型特异性，与致病有关的是M抗原，是一种异嗜性抗原，与Ⅲ型超敏反应的发生有关。

（2）多糖抗原　又称为C抗原，系群特异性抗原，是细菌壁的多糖组成成分。

（3）核蛋白抗原　又称为P抗原，无特异性，是链球菌的共同抗原，与葡萄球菌有交叉反应。

4. 生化反应　触酶试验阴性，借此可区别于葡萄球菌。均能分解葡萄糖，产酸不产气，一般不分解菊糖，不被胆汁溶解，这两种特性用来鉴定甲型溶血性链球菌和肺炎链球菌。奥普托欣试验阳性。葡萄糖发酵试验和胆汁溶菌试验常用于甲型溶血性链球菌与肺炎链球菌的鉴别。

5. 分类

（1）根据溶血现象分类　根据链球菌在血琼脂平板上生长繁殖时，是否产生溶血素及其溶血现象可分为三类（表7-2）。

1）甲型溶血性链球菌（α-hemolytic streptococcus）　菌落周围有狭窄的草绿色溶血环，称为甲型溶血或α溶血。因此这类细菌又称为草绿色链球菌，多数为条件致病菌。

2）乙型溶血性链球菌（β-hemolytic streptococcus）　菌落周围有宽大透明的溶血环，直径2~4mm宽，界限分明，透明无色，称为乙型溶血或β溶血。因环内的红细胞完全溶解，因此这类细菌又称为溶血性链球菌。溶血性链球菌致病力最强，是引起人类和动物疾病的主要链球菌。

3）丙型链球菌（γ-hemolytic streptococcus）　不产生溶血素，菌落周围无溶血环，因而称为γ溶血，又称为不溶血性链球菌。一般不致病，是肠道的正常菌群，也常见于乳制品中。

表7-2　三种链球菌的溶血现象及致病性

类别	名称	溶血现象	致病性
甲型溶血性链球菌	α	草绿色溶血环	条件致病菌
乙型溶血性链球菌	β	宽大透明溶血环	致病性强
丙型链球菌	γ	无溶血环	无致病性

（2）根据抗原结构分类　按细胞壁中多糖抗原不同，可分为A~H、K~V共20群，对人致病的链球菌90%属于A群。

此外，根据对氧的需求不同，可分为需氧性、兼性厌氧性和厌氧性链球菌三类，对人致病的主要是前两类，厌氧性链球菌是口腔、消化道、泌尿生殖道的正常菌群，为条件致病菌。

6. 抵抗力　本菌抵抗力不强，加热60℃ 30分钟死亡，在干燥尘埃中可存活数月，对常用消毒剂敏感。乙型溶血性链球菌对青霉素、红霉素、氯霉素、磺胺、头孢霉素等均敏感，尤其对青霉素很少耐药。

（二）致病性与免疫性

1. 致病物质

（1）链球菌溶血素　有溶解红细胞，杀死白细胞、血小板及毒害心肌的作用，主要有溶血素O和溶血素S两种。

1）链球菌溶血素O（streptolysin O，SLO）　对氧气敏感，遇氧气易被氧化，失去溶血活性。溶血素O能破坏白细胞、血小板、心肌细胞、巨噬细胞和神经细胞。抗原性强，感染后2~3周，85%以上患者产生抗“O”抗体，效价一般在1：400以上，病愈后可持续数月甚至数年。SLO抗体含量的测定，可作为链球菌新近感染指标之一，或风湿热及其活动性的辅助诊断。

2）链球菌溶血素 S（streptolysin S，SLS）　对氧气不敏感，链球菌在血琼脂平板上菌落周围的 β 溶血是由 SLS 所致。SLS 是小分子糖肽，对氧气稳定，无免疫原性，对白细胞、血小板和多种组织细胞有毒性作用。

（2）致热外毒素　曾称为红疹毒素或猩红热毒素，是人类猩红热的主要致病物质，为外毒素，是蛋白质，对热稳定，该毒素能引起发热反应和皮疹。抗原性强，可刺激机体产生抗毒素，抗毒素能中和外毒素的毒性作用。

（3）M 蛋白　是链球菌细胞壁中的蛋白质组分，具有抗吞噬作用和杀菌作用，并能帮助链球菌黏附于上皮细胞进行繁殖。M 蛋白与人类心肌、肾小球基底膜有共同的抗原成分，刺激机体产生特异性抗体，通过交叉反应损伤心肌组织和肾小球，与某些超敏反应疾病有关。

（4）侵袭性酶

1）透明质酸酶　又名扩散因子，能分解细胞间质中的透明质酸，有利于病菌在组织中扩散。

2）链激酶　又称为链球菌溶纤维蛋白酶，是一种激酶，能激活血液中的纤维蛋白酶原成为纤维蛋白酶，可溶解血块或阻止血浆凝固，有利于细菌在组织中的扩散。耐热，100℃ 50 分钟仍保持活性。

3）链道酶　又称为 DNA 酶，主要由 A、C、G 族链球菌产生。此酶能分解黏稠脓液中具有高度黏性的 DNA，使脓汁稀薄，易于病原菌扩散。

2. 所致疾病　链球菌可引起人类多种疾病，其中 A 群占 90% 以上，致病性强。

（1）化脓性感染　按感染部位分类如下。

1）局部皮肤和皮下组织感染　经皮肤伤口侵入，引起皮肤及皮下组织的化脓性炎症，如疖、痈、蜂窝组织炎、丹毒等。

2）其他系统感染　沿淋巴管扩散，引起淋巴管炎、淋巴结炎等；经呼吸道侵入，引起急性扁桃体炎、咽峡炎，并蔓延周围致中耳炎、乳突炎、化脓性脑膜炎等；经产道感染，造成产褥热。

（2）毒素性疾病　猩红热，由致热外毒素引起，是一种小儿急性呼吸道传染病，是链球菌感染引起的中毒性疾病。经飞沫传播，主要临床特征为发热、咽炎、全身弥漫性鲜红皮疹，疹消退后出现明显脱屑。

（3）超敏反应性疾病　包括两种。

1）风湿热　临床表现以关节炎、心肌炎为主。链球菌细胞壁的 M 蛋白和心肌有共同抗原，导致Ⅱ型超敏反应。又因细菌的 M 蛋白和相应抗体形成的免疫复合物沉积于心瓣膜和关节滑膜腔上，造成Ⅲ型超敏反应。

2）急性肾小球肾炎　多见于儿童和青少年，临床表现为蛋白尿、浮肿和高血压。因链球菌的 M 蛋白与肾小球基底膜具有共同抗原，从而引起Ⅱ型和Ⅲ型超敏反应。

（4）其他链球菌所致疾病

1）甲型溶血性链球菌　人类鼻咽部、口腔、上呼吸道的正常菌群，在拔牙或摘除扁桃体时，细菌乘机侵入血流，可引起亚急性感染性心内膜炎。

2）变异链球菌　可引起龋齿。变异链球菌分解蔗糖产生葡聚糖，将口腔中细菌黏附于牙齿表面，其中乳杆菌发酵糖类产酸，导致牙釉质脱钙形成龋齿。

3）B 群链球菌　引起新生儿肺炎、心内膜炎、败血症和脑膜炎等，死亡率极高。

4）D 群链球菌　常寄居在皮肤、上呼吸道、消化道和泌尿生殖道，常可引起尿路感染、败血症和心内膜炎等。

3. 免疫性　A 群链球菌感染后，可获得一定的免疫力，主要是 M 蛋白的抗体和抗致热外毒素抗体发挥作用，可增强吞噬细胞的吞噬作用。由于型别多，无交叉免疫，常发生反复感染。猩红热患者对同型细菌有较牢固的免疫力。

（三）微生物学检查

1. 标本采集 根据不同疾病，采集不同标本。对化脓性感染取脓汁，呼吸道感染取鼻咽拭子，败血症取血液标本等。风湿热患者取血清做抗链球菌溶血素“O”的抗体测定。

2. 直接涂片染色镜检 脓汁、鼻咽拭子标本可直接涂片，进行革兰染色镜检，发现典型链球菌时，即可做初步诊断。

3. 分离培养与鉴定 取脓汁或鼻咽拭子直接接种在血液琼脂平板上分离培养，血液标本则先增菌后分离培养，37℃培养24小时后，挑取可疑菌落做鉴定试验。一般主要依据形态、染色、菌落特征、溶血情况、生化反应等进行鉴定。

4. 血清学试验 抗链球菌溶血素“O”试验（ASO），简称抗“O”试验，是毒素与抗毒素的中和试验。常用于风湿热或急性肾小球肾炎患者的辅助诊断，效价 >1∶400 单位时有意义。

（四）防治原则

预防感冒，避免链球菌感染。积极治疗患者及带菌者，以减少传染源。注意空气、牛乳、器械、敷料等的消毒灭菌。对急性咽炎和扁桃体炎患者，尤其是儿童，要早期、彻底治疗，以防止发生急性肾小球肾炎和风湿热等疾病。治疗化脓性链球菌感染的首选药物为青霉素，也可选头孢霉素。长效青霉素可预防链球菌感染，减少超敏反应性疾病的发生。

二、肺炎链球菌

肺炎链球菌（*S.* pneumoniae）又称为肺炎球菌，常寄居于正常人的鼻咽腔中，一般不致病或致病性弱，少数菌株有致病力，可以引起大叶性肺炎。

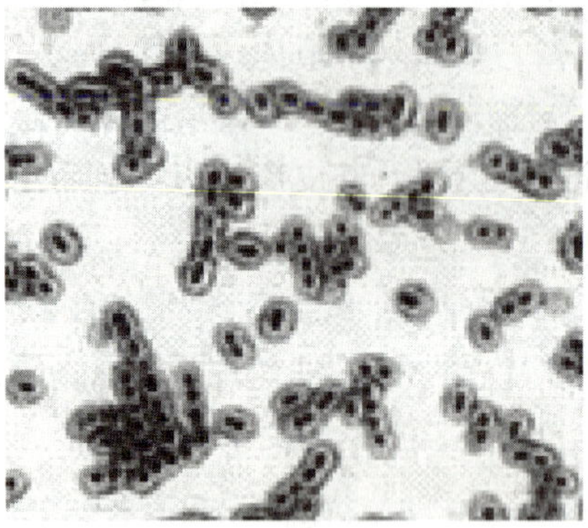

图7-3 肺炎链球菌的荚膜（×1000）

（一）生物学性状

1. 形态与染色 革兰阳性菌，球形，菌体呈矛头状，宽端相对，尖端向外，成双排列，直径0.5～1.25μm。在脓液、痰液中亦可呈短链排列，无鞭毛、芽孢，毒力菌株在机体内可形成较厚的荚膜，此为本菌的重要特征（图7-3），多次人工培养后荚膜容易消失。

2. 培养特性 营养要求高，在含血液或血清的培养基中生长。兼性厌氧，5%～10% CO_2中生长较好。在液体培养基中呈均匀浑浊生长，后期因自溶而变得澄清。在血平板上的菌落特征为圆形、边缘整齐、表面光滑、较扁平、灰白色、针尖样细小菌落，菌落周围有草绿色溶血环（α溶血）。该细菌可产生自溶酶，培养时间稍久，即出现自溶使菌落凹陷呈“脐形”。

3. 抗原构造与分型

（1）荚膜多糖抗原 存在于肺炎链球菌荚膜中，具有型特异性，根据其免疫原性不同，将其分为90个血清型，1～3型致病性较强。

（2）C物质 是存在于细胞壁中的一种磷壁酸，为各型菌株所共有，可与血清中称为C反应蛋白（C reactive protein，CRP）的蛋白质结合发生沉淀。急性炎症患者CRP含量增多，对活动性风湿热的诊断有一定意义。

4. 生化反应 分解多种糖，产酸不产气，大多数菌株分解菊糖，故常用菊糖分解试验、胆汁溶菌试验和奥普托欣（Optochin）敏感试验来鉴别肺炎链球菌和甲型溶血性链球菌，肺炎链球菌此三个生化试验均阳性，甲型溶血性链球菌均阴性。

5. 抵抗力 本菌抵抗力较弱，56℃ 20 分钟死亡，对一般消毒剂敏感，对干燥抵抗力较强，在干痰中可存活 1 ~2 月。对青霉素、红霉素、林可霉素等敏感。

（二）致病性与免疫性

1. 致病物质 荚膜是主要致病物质，具有很强的抵抗吞噬作用。无荚膜的菌株均为无毒株。此外，本菌产生的溶血素 O、神经氨酸酶等物质参与致病。

2. 所致疾病 肺炎链球菌寄居在于正常人体的上呼吸道，一般不致病，仅在机体抵抗力下降时才引起疾病。肺炎链球菌从上呼吸道侵入，经支气管到达肺组织，引起大叶性肺炎，也可引起支气管炎、中耳炎、脑膜炎等。患者突然发病，表现为高热、恶寒、咳嗽、胸痛、咳铁锈色痰。

3. 免疫力 病后可建立较牢固的型特异性免疫，其免疫机制是荚膜多糖抗体，参与调理作用，增强吞噬细胞的吞噬功能。

（三）微生物学检查

1. 标本采集 取痰液、脓汁或脑脊液等标本。

2. 直接涂片镜检 直接涂片进行革兰染色或荚膜染色，镜检发现典型的革兰阳性、有荚膜的双球菌，即可做初步诊断。

3. 分离培养与鉴定 将标本接种于血琼脂平板上，进行分离培养，挑取有草绿色（α 溶血）溶血环的可疑菌落，再做胆汁溶菌试验、菊糖发酵试验和奥普托欣试验，其鉴定结果均为阳性。必要时可做小鼠毒力试验加以鉴别。

（四）防治原则

加强锻炼，避免受寒。肺炎链球菌多价荚膜多糖疫苗预防接种儿童、老年人和慢性感染患者，有较好效果。治疗常选青霉素、头孢曲松、头孢唑林、林可霉素等。由于人群感染肺炎链球菌的耐药菌株日益增多，在治疗前应做药物敏感试验。

第三节　奈瑟菌属 微课

PPT

奈瑟菌属（*Neisseria*）是一群革兰阴性球菌，常呈双排列。无鞭毛、无芽孢，有菌毛。需氧，氧化酶和触酶试验阳性。人类是奈瑟菌属细菌的自然宿主，对人致病的只有脑膜炎奈瑟菌和淋病奈瑟菌，除淋病奈瑟菌寄居于泌尿道黏膜外，其他奈瑟菌均存在于鼻咽腔黏膜。

一、脑膜炎奈瑟菌

脑膜炎奈瑟菌（*N.* meningitidis）俗称脑膜炎球菌（meningococcus），是流行性脑脊髓膜炎（流脑）的病原体。

（一）生物学性状

1. 形态与染色 革兰阴性菌，球形，成双排列，呈肾形或豆形，凹面相对，直径 0.6 ~0.8μm，无鞭毛、无芽孢，新分离菌株多有荚膜和菌毛。在患者脑脊髓液或脓汁中，大多数位于中性粒细胞内（图 7 -4）。

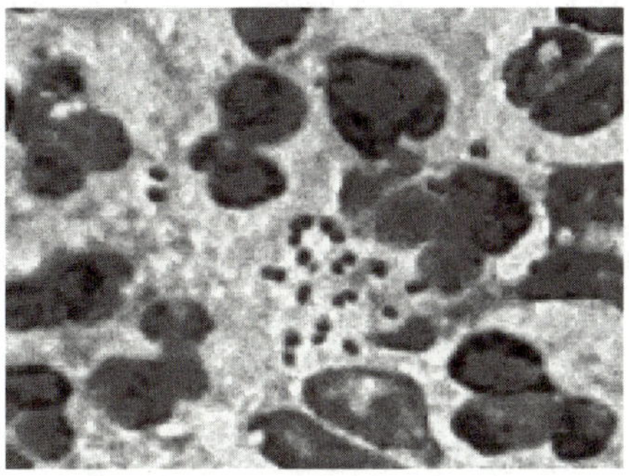

图 7 -4　脑膜炎奈瑟菌（×1000）

2. 培养特性 营养要求高，必须在含血液、血清等培养基中才能生长，常用培养基为巧克力（色）培养基，经37℃ 24小时培养后，形成圆形、光滑、半透明、湿润、似露珠状菌落。在血清肉汤中呈均匀生长。专性需氧菌，初次培养时，必须补充5%～10% CO_2。可产生自溶酶，易自溶，不易保存，人工培养物应及时转种，超过48小时易死亡。

3. 抗原构造与分型 主要抗原有荚膜多糖抗原、外膜蛋白抗原、脂多糖抗原和核蛋白抗原4种，其中荚膜多糖抗原有群特异性，将脑膜炎奈瑟菌分为13个血清群，对人类致病的多属于A、B、C群，我国流行的菌株以A群为主。

4. 生化反应 一般能分解葡萄糖和麦芽糖，产酸不产气，氧化酶和触酶试验阳性。

5. 抵抗力 抵抗力很弱，对寒冷、日光、热、干燥、紫外线及一般消毒剂均敏感，室温中3小时即死亡，55℃ 5分钟被破坏。对磺胺、青霉素、链霉素等敏感，但对磺胺易产生耐药性。标本应注意保温、保湿，最好床边接种。

（二）致病性与免疫性

1. 致病物质 有内毒素、菌毛、荚膜。内毒素是脑膜炎奈瑟菌的主要致病物质，可引起发热、小血管和毛细血管内皮细胞损伤，造成局部血管栓塞及出血，使患者皮肤出现瘀斑和微循环障碍。严重败血症时，因大量内毒素释放可引起DIC及中毒性休克。荚膜有抗吞噬作用，有利于细菌在体内定植和繁殖。菌毛可黏附在鼻咽部黏膜上皮细胞表面，有利于细菌侵入，使上皮细胞损伤。

2. 所致疾病 流行性脑脊髓膜炎，简称流脑，主要通过飞沫传播或接触污染的物品传播。带菌者和患者是传染源。细菌侵入易感者机体，依靠菌毛黏附于鼻咽部上皮细胞表面，潜伏期一般2～4天，出现上呼吸道炎症症状，继而入血，引起菌血症或败血症，患者表现为高热、畏寒、恶心、呕吐、皮肤黏膜出现出血性皮疹或瘀斑。少数患者细菌侵犯脑脊髓膜，引起化脓性脑脊髓膜炎，出现剧烈头痛、喷射性呕吐、颈项强直等脑膜刺激征。重者为暴发性脑膜炎，大量内毒素释放，出现中毒性休克、DIC，预后不良，死亡率高。

3. 免疫性 机体对该菌的免疫以体液免疫为主，主要包括荚膜多糖抗体、抗外膜蛋白抗体、sIgA。sIgA可以阻止脑膜炎奈瑟菌对上呼吸道黏膜细胞的侵袭。

（三）微生物学检查

1. 标本采集 脑膜炎患者应采集脑脊液、血液、瘀斑渗出液。带菌者检查可用鼻咽拭子。脑膜炎奈瑟菌标本应注意保温、保湿，最好床边接种，立即送检，以免病菌死亡，影响检出率。

2. 直接涂片镜检 脑脊液标本经离心沉淀后，取沉淀物直接涂片。瘀斑渗出液制成印片，革兰染色或亚甲蓝染色后镜检，如在中性粒细胞内、外查到革兰阴性球菌，肾形，呈双排列，可做出初步诊断。

3. 分离培养与鉴定 血液、脑脊液先用血清肉汤培养基增菌后，再接种至预温后的巧克力色培养基进行分离培养。平板置于5%～10% CO_2的环境中37℃培养24小时后，挑选可疑菌落进行涂片、染色、镜检，做生化反应和血清凝集试验鉴定。

4. 快速诊断法 常用胶乳凝集试验、SPA协同凝集试验、对流免疫电泳、聚合酶链反应等。

（四）防治原则

早期发现患者，及时隔离和治疗，切断传染途径，是重要的预防措施之一。特异性预防可注射脑膜炎荚膜多糖疫苗。治疗首选药物为青霉素G、磺胺类药物，剂量要大，对过敏者可选用头孢霉素、红霉素、氯霉素等药物。

二、淋病奈瑟菌

淋病奈瑟菌（*N. gonorrhoeae*）俗称淋球菌（gonococcus），是人类淋病的病原菌。淋病是一种性传播疾病（sexually transmitted disease，STD），主要引起人类泌尿生殖道黏膜的急性或慢性化脓性感染，是我国发病率最高的性传染病。人是淋病奈瑟菌的唯一宿主。

（一）生物学性状

1. 形态与染色 革兰阴性菌，肾形，成对排列，与脑膜炎奈瑟菌相似，多有菌毛，无芽孢和鞭毛，新分离的菌株有荚膜。在急性淋病患者脓汁标本中该菌常位于中性粒细胞内，而慢性淋病患者则细菌多位于细胞外。

2. 培养特性 需氧菌，营养要求高，初次分离需加入5%～10% CO_2，在巧克力培养基上经37℃ 18～24小时培养后，形成圆形、湿润、光滑、透明的光滑型菌落。

3. 生化反应 氧化酶试验阳性，只分解葡萄糖，产酸不产气，不分解乳糖、麦芽糖。

4. 抵抗力 对外界抵抗力弱，对湿热、干燥、寒冷及一般消毒剂均敏感。对磺胺、青霉素等多种抗生素敏感，但近年来报告耐药菌株日益增多。

（二）致病性

1. 致病物质 包括菌毛、荚膜、内毒素、IgA蛋白酶。菌毛具有黏附作用。荚膜具有抗吞噬作用。内毒素能引起黏膜损伤。该菌产生的IgA蛋白酶能破坏黏膜表面的sIgA。

2. 所致疾病 淋病是世界上发病率最高的性传播疾病。本菌主要经性接触传播，也可通过患者分泌物污染的衣物、毛巾、浴盆等传染。淋病奈瑟菌侵入泌尿生殖道，潜伏期2～5天，引起泌尿生殖道感染。男性发生尿道炎，尿道口有脓性分泌物自行溢出，出现尿频、尿急、尿痛、排尿困难等症状；女性则发生阴道炎、宫颈炎或尿道炎，尿道或宫颈可见脓性分泌物。若未及时治疗，则可上行蔓延，男性发展为前列腺炎、输精管炎、附睾炎等；女性发展为子宫颈炎、子宫内膜炎、输卵管炎、卵巢炎，甚至腹膜炎。慢性淋病，会导致不孕不育。患淋病的孕妇可引起胎儿宫内感染，导致流产、早产等；新生儿经产道时，可由母体产道分泌物感染，引起淋球菌性眼结膜炎，眼内有大量脓性分泌物，因有脓液流出故称“脓漏眼”。

（三）微生物学检查

1. 标本采集 用无菌棉拭子蘸取泌尿生殖道脓性分泌物或子宫颈口表面分泌物。因本菌对体外环境抵抗力低且易自溶，故采集标本后应立即送检。

2. 直接涂片镜检 涂片经革兰染色后镜检，如在中性粒细胞内查到革兰阴性，肾形、双球菌，可做出初步诊断。

3. 分离培养与鉴定 为抑制杂菌生长，可在培养基中加入抗生素如多黏菌素B和万古霉素，接种至巧克力（色）培养基进行分离培养。挑选可凝菌落进一步做氧化酶试验、麦芽糖发酵试验或直接免疫荧光抗体试验等鉴定。

（四）防治原则

淋病是一种性传播疾病，成人淋病主要通过性行为传播，污染的毛巾、衣裤、被褥等也起一定传播作用，因此应加强卫生宣传教育，取缔娼妓，杜绝不正当的两性关系。早期发现患者合理治疗，避免和他人共用脸盆、毛巾、衣物、床单等物品，防止传染。婴儿出生时，不论母亲有无淋病，均应以1%硝酸银滴眼，预防新生儿淋球菌性眼结膜炎的发生。

治疗可选用青霉素、新青霉素、红霉素、头孢曲松钠等药物。做药物敏感试验以指导合理选择药物。

答案解析

目标检测

1. 能产生 SPA 的细菌是（　）

A. 肺炎链球菌　B. 霍乱弧菌　C. 金黄色葡萄球菌
D. 肉毒梭菌　E. 白喉杆菌

2. 治疗链球菌引起的感染应首选的抗生素是（　）

A. 链霉素　B. 青霉素　C. 甲硝唑
D. 红霉素　E. 克林霉素

3. 乙型溶血性链球菌的致病物质不包括（　）

A. 肠毒素　B. M 蛋白　C. 溶血素 O
D. 透明质酸酶　E. 致热外毒素

4. 链球菌的分类依据是（　）

A. 能否产生血浆凝固酶　B. 产生色素颜色的不同
C. 鞭毛抗原的不同　D. 在血琼脂培养基中溶血现象的不同
E. 传播途径的不同

5. 下列可引起性病的病原体是（　）

A. 金黄色葡萄球菌　B. 淋病奈瑟菌　C. 脑膜炎奈瑟菌
D. 链球菌　E. 表皮葡萄球菌

（严家来）

书网融合……

重点小结　微课　习题

第八章　厌氧性细菌

学习目标

知识目标：

通过本章的学习，掌握厌氧性细菌的概念，破伤风梭菌的生物学性状、致病条件和防治原则；熟悉产气荚膜梭菌、肉毒梭菌的生物学性状、致病性和防治原则；了解无芽孢厌氧菌的致病性和防治原则。

能力目标：

具备正确处理伤口预防厌氧性细菌感染的能力。

素质目标：

通过本章的学习，树立敏锐的观察能力和严谨细致的工作作风。

厌氧性细菌（anaerobic bacteria），简称厌氧菌，是指一大群只能在无氧或低氧环境下才能生长繁殖的细菌。根据能否形成芽孢，可分为有芽孢的厌氧芽孢梭菌属和无芽孢厌氧菌两大类。

情境导入

情景：患者，男，40岁，因牙关紧闭、吞咽困难3天而入院。患者自诉3周前在施工工地上被生锈铁钉刺伤过左脚。入院后该患者出现苦笑面容、颈部僵硬以及持续性背部肌肉痉挛、角弓反张等症状，并进行性加重。

思考：1. 该患者可能患的是什么疾病？

2. 该疾病由何种病原菌引起？

3. 我们应如何防治该病原菌的感染？

第一节　厌氧芽孢梭菌属

PPT

厌氧芽孢梭菌属（*Clostridium*）是一群革兰染色阳性、能形成芽孢的大杆菌。芽孢直径大多宽于菌体，使菌体膨大呈梭形，故此得名。梭菌属已报道有227个种和亚种，主要分布于土壤、人及动物肠道中。多数为腐生菌，少数为致病菌。在适宜条件下，芽孢发芽形成繁殖体，产生强烈的外毒素，使人和动物致病。临床上常见的厌氧芽孢梭菌有破伤风梭菌、产气荚膜梭菌和肉毒梭菌，主要引起破伤风、气性坏疽和食物中毒等严重疾病。

一、破伤风梭菌

微课

破伤风梭菌（*C. tetani*）是引起破伤风的病原体。当机体受到外伤、创口被污染，或分娩时使用不洁器械剪断脐带或脐带消毒不严格等，该菌可侵入局部创面发芽繁殖，释放毒素，引起机体强直性痉挛、抽搐，可因窒息或呼吸衰竭死亡。在发展中国家，新生儿破伤风最为常见和严重，已成为重要的公共卫生问题之一。

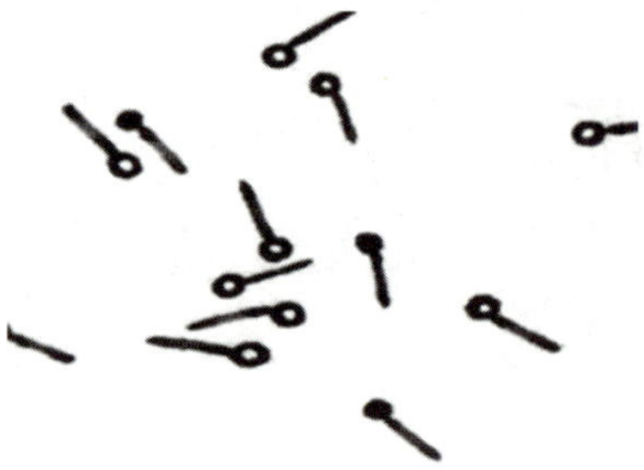

图 8－1　破伤风梭菌

（一）生物学性状

革兰阳性细长杆菌，大小（0.5～1.7）μm×（2.1～18.1）μm，有周鞭毛、无荚膜。芽孢呈圆形，位于菌体顶端，直径宽于菌体，使细菌呈鼓槌状，是该菌典型的形态特征（图 8－1）。专性厌氧。在血琼脂平板上 37℃培养 48 小时后可见薄膜状爬行生长物，伴 β 溶血。不发酵糖类，不分解蛋白质。繁殖体抵抗力与一般细菌相似，但芽孢抵抗力强，能耐煮沸 1 小时，在干燥的土壤中可存活数年，对青霉素敏感。

（二）致病性与免疫性

1. 致病条件　破伤风梭菌及其芽孢广泛存在于土壤中，主要经伤口感染。伤口的厌氧微环境是细菌繁殖和致病的重要条件，如伤口窄而深（如刺伤），有泥土或异物污染；局部坏死组织多，组织缺血；伤口伴有需氧菌或兼性厌氧菌的混合感染等，均易造成厌氧环境有利于破伤风梭菌的生长繁殖。

2. 致病物质　破伤风梭菌能产生两种外毒素：①破伤风溶血毒素；②破伤风痉挛毒素。破伤风痉挛毒素属于神经毒素，是引起破伤风的主要致病物质，毒性极强，仅次于肉毒毒素。

3. 致病机制　破伤风痉挛毒素的化学成分为蛋白质，不耐热，可被肠道中蛋白酶破坏，故在肠道内无致病性。破伤风梭菌只在局部组织中生长繁殖，一般不扩散入血，但产生的破伤风痉挛毒素是一种嗜神经毒素，毒素经伤口吸收入血后，与运动神经末梢结合，沿神经鞘膜逆向运输进入脊髓前角，并可上行至脑干。当毒素与抑制性神经细胞突触末端结合，可阻止抑制性神经递质的释放，干扰抑制性神经元的协调作用，使肌肉活动的兴奋与抑制失调，导致屈肌和伸肌同时强烈收缩，骨骼肌强直痉挛。

4. 所致疾病　破伤风，其潜伏期平均为 7～14 天，潜伏期越短，病死率越高。发病早期有发热、头痛、肌肉酸痛、流涎、出汗等前驱症状，局部肌肉抽搐出现张口困难、咀嚼肌痉挛、牙关紧闭，苦笑面容；继而颈部、躯干和四肢肌肉发生强直收缩，身体呈角弓反张，面部发绀，呼吸困难，最后可因窒息死亡。新生儿可通过脐带断端感染，引起新生儿破伤风，潜伏期一般是 7 天，俗称“脐带风”或“七日风”。

5. 免疫性　机体对破伤风的免疫为体液免疫，主要是抗毒素发挥中和作用。因破伤风痉挛毒素产生后迅速与神经细胞结合，血液中含量极低，不能有效刺激机体产生抗毒素，故愈后不易获得牢固免疫力。

（三）微生物学检查

伤口直接涂片镜检和病菌分离培养的检查阳性率很低，故一般不采用。临床上根据典型的症状和外伤史即可做出诊断。

（四）防治原则

1. 非特异性防治　正确处理伤口，及时清创扩创，防止伤口处形成厌氧微环境。

2. 特异性免疫

（1）人工主动免疫　3～6 个月的儿童可接种百白破混合疫苗；对军人和其他易受伤的人群进行破伤风类毒素的预防接种。

（2）人工被动免疫　伤口深且较重者注射破伤风抗毒素（tetanus antitoxin，TAT）进行紧急预防。

3. 特异性治疗　对已发病者应早期、足量使用 TAT，以中和游离的外毒素，一旦毒素与神经细胞受体结合，TAT 即失去中和作用。TAT 使用前必须做皮肤过敏试验，测试有无超敏反应。抗菌治疗首选青霉素和甲硝唑。

二、产气荚膜梭菌

产气荚膜梭菌（*C. perfringens*）以芽孢形式存在于人和动物肠道以及自然界中，能引起人和动物多种疾病，其中最常见的是引起人类气性坏疽和食物中毒。

（一）生物学性状

1. 形态与染色 革兰阳性粗大杆菌，大小（0.6～2.4）μm×（1.3～19.0）μm，两端钝圆。芽孢呈椭圆形，位于菌体次极端，直径小于菌体横径，使细菌形似汤匙状。有荚膜、无鞭毛。专性厌氧菌。

2. 培养特性 经培养在血琼脂平板上可形成扁平、中等大小的光滑型菌落，多数菌株有双层溶血环。

3. 生化反应 在牛乳培养基中因分解乳糖产酸，使牛乳中的酪蛋白凝固，并产生大量气体将凝固的酪蛋白冲成蜂窝状，气势凶猛，此现象称为“汹涌发酵”，是该菌的特点。

（二）致病性

1. 致病物质 荚膜以及菌体产生的多种外毒素和侵袭性酶类。外毒素有α、β、γ等12种，在气性坏疽的形成中起主要作用的是α毒素。

（1）α毒素（卵磷脂酶） 是最重要的毒素，能分解细胞膜上的磷脂，溶解红细胞或组织细胞等，引起溶血、组织坏死、血管内皮损伤，使血管通透性增加，导致出血、水肿和局部组织坏死等。

（2）侵袭性酶类 有κ毒素（胶原酶）、μ毒素（透明质酸酶）和 DNA 酶等，这些酶有利于细菌在机体内扩散。

根据产生的外毒素不同，可将产气荚膜梭菌分为 A、B、C、D、E 五个血清型，对人致病的主要是 A 型。

2. 所致疾病

（1）气性坏疽 多见于创伤感染，其致病条件与破伤风梭菌相似。60%～80%的病例由 A 型菌株引起，常见于战伤、地震灾害以及因工伤、车祸等所致的大面积创伤。病菌在伤口局部繁殖，产生多种毒素和侵袭性酶，造成局部组织进行性坏死、恶臭，临床表现为局部气肿、水肿、剧烈胀痛，触摸有捻发音，严重者可引起毒血症、休克、死亡。

（2）食物中毒 A 型菌株和少数 C 型、D 型菌株能产生肠毒素，人食入后引起食物中毒，临床表现为腹痛、腹胀、水样腹泻等中毒症状，一般无发热和呕吐，1～2 天可自愈。

（3）坏死性肠炎 由 C 型菌株污染的食物引起，累及空肠，临床表现为急性腹痛、腹泻、血便、肠壁溃疡，可并发肠穿孔。

（三）微生物学检查

主要针对气性坏疽。从深部创口取创伤分泌物或坏死组织，进行涂片镜检。镜检见到革兰阳性粗大杆菌、白细胞数量少且形态不典型、伴有其他杂菌等三个特点可做出初步诊断。如需要，可进一步分离培养鉴定。

（四）防治原则

对局部感染应尽早实施外科清创手术，切除坏死组织，合并使用大剂量青霉素等抗生素。早期可使用多价气性坏疽抗毒素血清，有条件的可采用高压氧舱疗法。

三、肉毒梭菌

肉毒梭菌（C. botulinum）主要存在于土壤中。食入被该菌污染的食物后，在消化道厌氧环境中，可产生毒性极强的肉毒毒素，引起食物中毒，死亡率极高。

（一）生物学性状

1. 形态与染色 革兰阳性粗大杆菌，大小为（1.0～1.2）μm ×（4.0～6.0）μm。无荚膜，有周鞭毛。芽孢为椭圆形，大于菌体，位于次极端，使菌体呈网球拍状。专性厌氧菌。

2. 培养特性 在血琼脂平板上形成较大且不规则菌落，有 β 溶血环。在疱肉培养基中可消化肉渣，使之变黑，有腐败恶臭。

3. 抵抗力 肉毒梭菌芽孢抵抗力强，干热 180℃ 5～15 分钟或高压蒸汽灭菌 121℃ 30 分钟才能被杀死。肉毒毒素不耐热，煮沸 1 分钟即可被破坏。

（二）致病性

1. 致病物质 肉毒毒素是主要的致病物质，也是已知毒性最强的物质，其毒性比氰化钾强一万倍，对人的致死量为 0.1μg。该毒素为嗜神经毒素，主要作用于外周胆碱能神经，抑制神经肌肉接点处神经递质乙酰胆碱的释放，导致肌肉松弛性麻痹。

2. 所致疾病 主要引起食物中毒。食物（如罐头、火腿、发酵豆制品、发酵面制品等）在制作过程中被肉毒梭菌污染，芽孢在厌氧环境中发芽繁殖，产生肉毒毒素，食入后引起食源性肉毒中毒。其特点是很少引起消化道症状，而是以神经症状为主，如出现斜视及眼睑下垂、眼球肌肉麻痹、舌肌麻痹，吞咽、语言、呼吸障碍，严重者可因呼吸肌及心肌麻痹而死亡。肉毒梭菌还可引起婴儿肉毒中毒以及创伤性或医源性肉毒中毒等。

（三）微生物学检查

从患者粪便、呕吐物或可疑食物中取标本，煮沸 1 小时后接种于庖肉培养基，进行病原菌分离。同时检测患者粪便、血液、食物残留物中毒素活性。

（四）防治原则

加强食品卫生管理和监督，注意对食品的加热消毒以及低温贮存，尤其加强发酵制品、罐头食品、肠制品的卫生检疫工作。治疗应尽早注射多价肉毒毒素抗血清，同时加强护理和对症治疗，以降低病死率。

知识链接

A 型肉毒毒素的临床应用

1980 年，斯科特首次将肉毒毒素注射入人眼肌，治疗斜视。1989 年，A 型肉毒毒素作为新药在美国投产，用以治疗 12 岁以上人的肌肉紊乱性斜视、偏侧面肌痉挛和眼睑痉挛。1993 年，我国同类产品 BTX－A 问世，1997 年正式被批准进入市场，极大地推动了 A 型肉毒毒素在临床的应用。A 型肉毒毒素局部注射是目前治疗痉挛性发音困难最有效的方法之一，其他如因脊髓损伤引起的神经性直肠括约肌痉挛、中风后的肢体肌肉痉挛等也可用肉毒毒素治疗。2008 年，我国将 A 型肉毒毒素及其制剂列入毒性药品管理范畴，按照《医疗用毒性药品管理办法》进行监督管理。

作为医护人员，要严格遵守《医疗用毒性药品管理办法》，规范职业行为，忠于职守，依法行医。

第二节　无芽孢厌氧菌

PPT

无芽孢厌氧菌是一大类寄生于人和动物体内的正常菌群，在人体正常菌种中厌氧菌占绝对优势，主要分布在皮肤、口腔、上呼吸道、泌尿生殖道，可作为条件致病菌引起内源性感染。近年来发现无芽孢厌氧菌引起的感染逐年增加，引起临床广泛重视。

一、生物学特性

无芽孢厌氧菌包括革兰阳性球菌和杆菌、革兰阴性球菌和杆菌。种类繁多，常见的无芽孢厌氧菌种类及在人体分布见表 8－1。在无芽孢厌氧菌感染中，以类杆菌属中脆弱类杆菌最为常见，临床分离的厌氧菌 25% 是脆弱类杆菌，其次为消化链球菌属。

表 8－1　人体正常菌群无芽孢厌氧菌的种类和分布

部位	杆菌							球菌		
	革兰阳性					革兰阴性		革兰阳性		革兰阴性
	放线菌属	双歧杆菌属	真杆菌属	乳酸杆菌属	丙酸杆菌属	类杆菌属	梭形杆菌属	消化球菌属	消化链球菌属	韦荣菌属
皮肤	0	0	?	0	＋＋	0	0	＋	＋	0
上呼吸道	＋	0	±	0	＋	＋	＋	＋	＋	＋
口腔	＋	＋	＋	＋	±	＋＋	＋＋	＋＋	＋＋	＋＋
肠道	±	＋＋	＋＋	＋	±	＋＋	＋＋	＋＋	＋＋	＋
外生殖道	0	0	?	0	?	＋	＋	＋	＋	0
尿道	0	0	?	±	±	＋	＋	±	±	＋
阴道	＋	0	±	±	＋＋	±	＋	±	＋＋	＋＋

注：0 表示无或很少；± 表示不规则；＋表示常有；＋＋表示大量；? 表示不详。

二、致病性

（一）致病条件

无芽孢厌氧菌多为人体正常菌群，在一定条件下可引起内源性感染。

1. 寄居部位改变　因手术、拔牙、肠穿孔等原因，屏障作用受损，导致细菌侵入非正常寄居部位。

2. 菌群失调　长期使用抗生素治疗使正常菌群失调，拮抗厌氧菌的菌群减少或消失，使得对抗生素不敏感的无芽孢厌氧菌趁机得以繁殖。

3. 机体免疫功能下降　大剂量使用皮质激素、抗肿瘤药物或放疗化疗等，可造成患者免疫功能降低。

4. 局部厌氧微环境改变　局部组织坏死或有异物压迫使局部组织供血不足及需氧菌混合感染，形成局部组织厌氧微环境。

（二）致病物质

主要有菌毛、荚膜以及透明质酸酶、胶原酶等侵袭性酶类和内毒素。通过菌毛、荚膜等细菌表面结构吸附和侵入组织上皮细胞及各种组织。产生的多种毒素、胞外酶和可溶性代谢物，如脆弱类杆菌某些菌株能产生肠毒素，产黑色素类杆菌能产生胶原酶、蛋白酶、纤溶酶、溶血素、DNA 酶、透明质酸酶等，可对抗局部免疫力，破坏组织结构，有利于细菌扩散。改变细菌对氧的耐受性，如类杆菌属中很多菌种能够产生超氧化物歧化酶，以适应新的致病生态环境。能够与混合感染的需氧菌或兼性厌氧菌协同作用，产生有利于无芽孢厌氧菌生长的环境以及降低对抗生素的敏感性。

（三）感染特性与所致疾病

无芽孢厌氧菌感染的主要特征：①多为内源性感染，无特定病型，以化脓性感染常见，可形成局部脓肿或组织坏死，也可引起败血症；②分泌物或脓液黏稠，乳白色、血色或棕黑色，有恶臭，分泌物等标本直接涂片镜检可见细菌，但常规培养无菌生长；③长期使用氨基糖苷类抗生素，如链霉素、庆大霉素、卡那霉素治疗无效；④多呈慢性过程。符合上述特征之一时，往往提示有无芽孢厌氧菌的感染，应结合厌氧培养以确诊。

无芽孢厌氧菌感染一般没有特定临床病型，以局部感染为主，也可遍及全身。临床常见感染有脑脓肿、肺脓肿、腹腔脓肿、盆腔脓肿、牙龈脓肿以及引起败血症等。

三、微生物学检查

无芽孢厌氧菌多为人体正常菌群，采取标本时注意严格执行无菌操作，避免污染，标本采取后立刻放入厌氧标本瓶中，迅速送检。标本直接涂片染色后观察细菌的形态、染色性及菌量，可做初步诊断。也可将标本在厌氧环境中接种于牛心脑浸液为基础的血琼脂平板上，37℃厌氧培养 2 ~ 3 天，获得纯培养后进行生化鉴定。此外，核酸杂交、PCR 等分子生物学方法也可做出迅速而特性的诊断。

四、防治原则

目前尚无特异的预防方法，清创引流是预防无芽孢厌氧菌感染的重要措施。合理使用抗生素，大多数无芽孢厌氧菌对青霉素、氯霉素、头孢菌素敏感，可用于临床治疗。

目标检测

答案解析

1. 破伤风梭菌侵入（　）的伤口不易造成破伤风
   A. 深而窄　B. 合并有兼性厌氧菌感染　C. 坏死组织多
   D. 浅而宽　E. 合并有需氧菌感染
2. 破伤风梭菌的致病因素主要是（　）
   A. 溶血毒素　B. 肠毒素　C. 红疹毒素
   D. 痉挛毒素　E. 内毒素
3. 以下细菌在培养时能产生“汹涌发酵”现象的是（　）
   A. 破伤风梭菌　B. 产气荚膜梭菌　C. 肉毒梭菌
   D. 大肠埃希菌　E. 乳酸杆菌
4. 以下不属于肉毒梭菌特点的是（　）
   A. 肉毒毒素是毒性最强的物质
   B. 肉毒毒素主要作用于外周胆碱能神经，抑制乙酰胆碱的释放
   C. 食入含有肉毒毒素的食物可致病
   D. 革兰阳性杆菌，有芽孢，有荚膜
   E. 肉毒毒素不耐热

5. 下列疾病一般不由无芽孢厌氧菌引起的是（　）

A. 局部炎症　　B. 脑脓肿　　C. 组织坏死

D. 食物中毒　　E. 败血症

（王　宁）

书网融合……

重点小结　　微课　　习题

第九章　动物源性细菌

学习目标

知识目标：

通过本章的学习，掌握动物源性细菌的概念，重要的动物源性细菌的形态和所致疾病；熟悉重要的动物源性细菌的培养特性和防治原则；了解重要的动物源性细菌的微生物学检查。

能力目标：

具备对患者及家属进行动物源性细菌相关防范意识的宣传教育的能力。

素质目标：

通过本章的学习，树立生物安全意识。

动物源性细菌是以动物作为传染源，能引起人和动物发生某些传染病的病原菌。该类传染病被称为人畜（兽）共患病（zoonosis），主要发生在畜牧区或自然疫源地，人类因接触病畜或其污染物以及媒介昆虫叮咬等途径感染而引发疾病。动物源性细菌主要有布鲁菌、炭疽芽孢杆菌和鼠疫耶尔森菌等。

情境导入

情景：患者，女，59 岁，因发作性头晕、加重 1 天而入院。自诉近 2 个月来腰部持续性疼痛，伴有反复发热、乏力、盗汗，曾局部封闭治疗，腰痛一度缓解，3 周前腰痛再次加重，伴下肢放射痛。CT 显示脾大。患者家中饲养牛和羊。

思考：1. 该患者可能患的是什么疾病？

2. 为进一步确诊应做哪些微生物学检查？

3. 该病如何传播？怎样进行预防和治疗？

PPT

第一节　布鲁菌属

布鲁菌属（*Brucellae*）是一类革兰染色阴性短小杆菌，有 6 个生物种、19 个生物型，哺乳动物中牛、羊、猪等家畜最易感，常引起母畜流产。人类接触病畜或食用含病菌的肉及乳制品等引起感染，称为布鲁菌病。我国流行的主要是羊布鲁菌病，其次为牛布鲁菌病。布鲁菌病是《中华人民共和国传染病防治法》规定的乙类传染病。

一、生物学性状

革兰阴性短小杆菌，大小为（0.5～1.5）μm×（0.4～0.8）μm，无芽孢，无鞭毛，光滑型菌株有微荚膜。专性需氧菌，初次分离培养时需添加 5%～10% CO_2。该菌对营养要求较高，在普通培养基上生长缓慢，加入血清或肝浸液可促进生长。最适生长温度为 35～37℃，最适 pH 为 6.6～6.8。血琼脂平板上无溶血现象。生化反应大多能分解尿素和产生 H_2S，根据产生 H_2S 的多少和在含碱性染料培养基中的生长情况，可鉴别羊、牛、猪等三种布鲁菌。布鲁菌含有两种抗原物质，即 A 抗原（牛布鲁菌菌体抗原）和 M 抗原（羊布鲁菌菌体抗原）。两种抗原在不同的布鲁菌中含量不同。抵抗力较强，在土壤、皮毛、病畜的脏器和分泌物、肉和乳制品中可生存数周至数月。但对日光、热、常用消毒剂等均很敏感，日光照射 10～20 分钟、湿热 60℃ 10～20 分钟、普通浓度的甲酚皂溶液中数分钟即被杀死。对广谱抗生素较敏感。牛奶中的布鲁菌可用巴氏消毒法灭菌。

二、致病性与免疫性

（一）致病物质

主要致病物质是内毒素。此外，荚膜与侵袭性酶（透明质酸酶、过氧化氢酶等）可增强该菌的侵袭力，使细菌能突破完整皮肤、黏膜进入宿主体内，并在机体脏器内大量繁殖和快速扩散入血。

（二）所致疾病

布鲁菌感染家畜引起母畜流产，病原体可随流产的胎畜和羊水大量排出，隐性感染动物也可经乳汁、粪、尿等长期排菌。人类感染主要通过接触病畜及其分泌物或接触被污染的畜产品，经皮肤、黏膜、眼结膜、消化道和呼吸道等多种途径感染。

布鲁菌侵入机体后，即被吞噬细胞吞噬，成为胞内寄生菌，并经淋巴管到达局部淋巴结，生长繁殖形成感染灶，此为潜伏期（为 1～6 周）。当布鲁菌在淋巴结中繁殖到一定数量后，突破淋巴结屏障侵入血流，出现发热等菌血症症状，此为发热期（为 2～3 周）。此后，布鲁菌随血流侵入肝、脾、淋巴结及骨髓等处，形成新的感染灶。血液中的布鲁菌逐渐消失，体温也逐渐正常。细菌在新的感染灶内繁殖到一定数量时，再次入血，又出现菌血症而致体温升高。如此反复使患者出现不规则的波浪状热型，临床上称为波浪热。急性期病例以发热、乏力、多汗、肌肉痛、关节痛和肝、脾、淋巴结肿大为主要表现。男性病例可伴有睾丸炎，女性病例可见卵巢炎。急性期病例经规范治疗多可治愈，部分因治疗不及时等可转为慢性，多表现为关节损害等。感染布鲁菌后，患者布鲁菌素皮肤试验常呈阳性。因此，布鲁菌的致病与迟发型超敏反应有关。

（三）免疫性

由于布鲁菌为细胞内寄生，故其免疫以细胞免疫为主，病后机体产生 IgM、IgG 型抗体，可发挥免疫调理作用。对再感染有较强的免疫力。此外，细胞免疫和Ⅳ型超敏反应所导致的免疫保护和病理损伤，在慢性与反复发作的病程中往往交织存在。

三、微生物学检查

（一）标本采集

血液是最常用的标本，急性期血培养阳性率达 70%。在急性期、亚急性期患者可取骨髓分离。病畜的子宫内分泌物、羊水，流产动物的肝、脾、骨髓等也可作为分离培养的标本。

（二）分离培养与鉴定

将标本接种于双相肝浸液培养基，置于 37℃、含 5%～10% CO_2 孵箱中培养，一般在 4～7 天形成菌落。可通过菌落特点、涂片染色镜检、生化试验等确定型别。

（三）血清学检查

发病 1～7 天后，可用凝集试验测定血清 IgM 抗体，抗体效价≥1∶200 有诊断意义。发病 3 周后出现 IgG 抗体，此抗体维持时间较长，对慢性患者可进行补体结合试验，一般以 1∶10 为阳性诊断标准。

（四）皮肤试验

将布鲁菌素或布鲁菌蛋白提取物 0.1ml 做皮内注射，24～48 小时后观察结果。皮肤局部红肿浸润直径 1～2cm 为弱阳性，直径 2～3cm 为阳性，直径 3～6cm 为强阳性。皮试阳性可诊断慢性或曾患过布鲁菌病。

四、防治原则

预防本病的根本措施是控制和消灭畜间布鲁菌的流行，切断传播途径和预防接种。免疫接种以畜群为主。对疫区人群特别是牧场、屠宰场工作人员及有关职业人群（如兽医等）接种减毒活疫苗。治疗原则为早期、联合、足量、足疗程用药，必要时延长疗程，以防止复发和慢性化。急性期患者以抗生素治疗为主。慢性患者除适当延长抗生素治疗外，还需进行脱敏和对症治疗。

PPT

第二节　炭疽芽孢杆菌

炭疽芽孢杆菌（*B. anthracis*）简称炭疽杆菌，是动物和人类炭疽病的病原菌。

一、生物学性状

是致病菌中最大的革兰阳性杆菌，长 3～5μm，宽 1～2μm，两端平切，呈链状排列，形似竹节状（图 9－1）。无鞭毛。有氧条件下易形成芽孢，呈椭圆形，位于菌体中央。有毒菌株在人和动物体内或含血清的培养基中可形成荚膜。需氧菌，最适生长温度为 37℃，最适 pH 为 7.2～7.4。对营养要求不高，在普通琼脂平板上培养 24 小时，形成灰白色粗糙型菌落，边缘不整齐，在低倍镜下观察边缘呈卷发状。繁殖体抵抗力不强，易被一般消毒剂杀灭，而芽孢抵抗力强，在干燥的室温环境中可存活 20 年以上，在皮毛中可存活数年。牧场一旦被芽孢污染，其传染性可保持 20～30 年。芽孢对碘特别敏感，对青霉素、先锋霉素、链霉素、卡那霉素和多西环素高度敏感。受低浓度青霉素作用，菌体可肿大成圆珠状，称为“串珠反应”，这也是炭疽芽孢杆菌特有的反应，对本菌有鉴别意义。

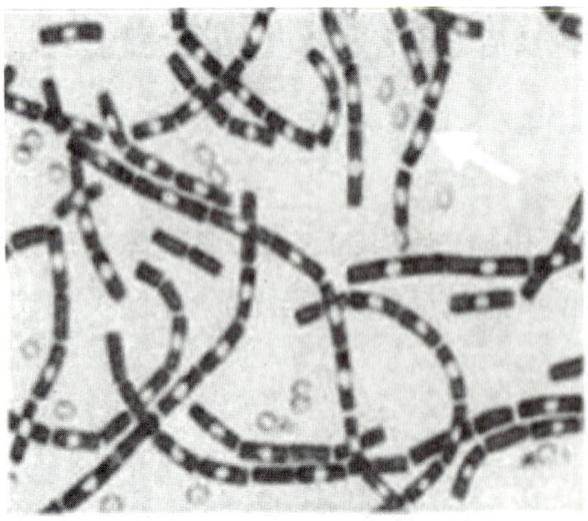

图 9－1　炭疽芽孢杆菌

二、致病性与免疫性

（一）致病物质

主要致病物质为荚膜和炭疽毒素。荚膜具有抗吞噬作用，有利于炭疽芽孢杆菌在机体内生存、繁殖和扩散。炭疽毒素为外毒素，由水肿因子、保护性抗原因子和致死因子构成，是造成感染者致病和死亡的主要原因。

（二）所致疾病

炭疽芽孢杆菌主要为食草动物（牛、羊、马等）炭疽病的病原菌，人因接触病畜或进食病畜肉类，细菌经皮肤、呼吸道或消化道侵入机体，引起炭疽病。临床类型主要为以下三种。

1. 皮肤炭疽　最常见，占炭疽病的98%。细菌由体表破损处进入体内，起初在局部形成小疖、水疱，继而成为脓疱，中心形成黑色坏死焦痂，故名炭疽。患者常伴有高热、寒战等全身症状，如不及时治疗可发展成败血症而死亡。

2. 肠炭疽　因食入未煮熟的病畜肉而感染，以全身中毒症状为主，伴有呕吐、血便、腹痛等，2～3日内发展为毒血症而死亡。

3. 肺炭疽　吸入大量芽孢所致，多发生于从事皮毛加工的工人。患者常表现为寒战、高热、呼吸困难、胸痛及全身中毒症状。病情危重，死亡率高。

（三）免疫性

病后机体可获得持久免疫力，再次感染者甚少，主要与机体产生特异性抗体和吞噬细胞作用的增强有关。

三、微生物学检查

（一）标本采集

根据炭疽病型分别采取渗出液、脓液、痰、粪便及血液送检。炭疽动物尸体严禁剖检，以防形成芽孢污染环境，必要时可割取耳朵或舌尖组织送检。

（二）直接涂片镜检

将标本直接涂片、干燥、固定后，用1∶1000升汞再次固定5分钟以杀死芽孢。革兰染色、镜检，发现有荚膜、呈竹节状排列的革兰阳性粗大杆菌，结合临床症状可做初步诊断。

（三）分离培养与鉴定

将标本接种于普通琼脂平板、血琼脂平板和碳酸氢钠平板上，37℃培养24小时后，挑取可疑菌落做青霉素串珠试验，必要时进行动物实验鉴定。

四、防治原则

防治重点是控制家畜感染和牧场污染。病畜应严格隔离或处死深埋，杜绝在无防护条件下现场剖检取材，死畜严禁剥皮或煮食，必须焚毁或深埋2m以下。对易感家畜应进行预防接种。对易感人群（如牧民、屠宰工人、皮毛加工工人等）进行特异性预防，可接种炭疽芽孢杆菌减毒活疫苗，免疫力可持续1年。治疗首选青霉素，也可选用其他广谱抗生素，如环丙沙星、红霉素等。

PPT

第三节　鼠疫耶尔森菌 微课

鼠疫耶尔森菌（*Y. pestis*）俗称鼠疫杆菌，是鼠疫的病原菌。鼠疫是一种人兽共患的自然疫源性烈性传染病，历史上曾发生过三次世界性大流行。人类鼠疫多为疫鼠的跳蚤叮咬而感染，是我国法定的甲类传染病。近数十年来鼠疫的发病率已明显下降，但仍有局部散发，因此，鼠疫仍是我国重点监控的自然疫源性传染病。

一、生物学性状

革兰阴性短小杆菌，呈两端钝圆、两极浓染的卵圆形。有荚膜，无鞭毛、无芽孢。兼性厌氧，最适生长温度为27～30℃，最适pH为6.9～7.2。初次分离需在培养基中加入动物血液、亚硫酸钠等以促进生长。在血平板上，28℃培养48小时后，可形成不透明的、中央隆起、不溶血、边缘呈花边样的菌落，这种菌落形态为本菌的特征。在液体培养基中24小时孵育逐渐形成絮状沉淀，48小时在液体表面形成薄菌膜，从菌膜向管底生长出垂状菌丝，呈钟乳石状。本菌对理化因素抵抗力较弱，对一般消毒剂、杀菌剂抵抗力不强。湿热70～80℃ 10分钟或100℃ 1分钟可被杀灭；10g/L苯酚20分钟可杀死痰中病原菌。在寒冷、潮湿条件下不易死亡，在干燥痰液和蚤粪中可存活数周，对链霉素、卡那霉素及四环素敏感。

二、致病性与免疫性

（一）致病物质

鼠疫耶尔森菌的毒力很强，其致病性主要与F1抗原、V－W抗原、外膜抗原及鼠毒素等相关。鼠毒素主要对鼠类致病，当细菌裂解后才释放。鼠疫耶尔森菌主要寄生于啮齿类动物，鼠蚤为其主要传播媒介。

（二）所致疾病

鼠疫是自然疫源性传染病，一般先在鼠类间发病和流行，通过鼠蚤的叮咬而传染人类，人患鼠疫后，又可通过人蚤或呼吸道等途径在人群间流行。临床有腺鼠疫、肺鼠疫和败血症型鼠疫三种类型。

1. 腺鼠疫 菌体侵入人体，被吞噬细胞吞噬后在细胞内生长繁殖，通过淋巴流到局部淋巴结，引起严重的淋巴结炎，造成局部淋巴结肿胀、出血和坏死，称为腺鼠疫。

2. 肺鼠疫 吸入染菌的尘埃则引起原发性肺鼠疫，或由腺鼠疫蔓延可继发肺鼠疫。患者出现高热寒战、咳嗽、胸痛、咯血，多因呼吸困难或心力衰竭而死亡。死亡患者的皮肤常呈黑紫色，故肺鼠疫有“黑死病”之称。

3. 败血症型鼠疫 重症腺鼠疫或肺鼠疫患者的病原菌可侵入血流，导致败血症型鼠疫，患者体温升高至39～40℃，发生休克和DIC，皮肤黏膜见出血点和瘀斑，常并发支气管肺炎和脑膜炎等症状，多迅速恶化而死亡。

（三）免疫性

感染鼠疫耶尔森菌后能获得牢固免疫力，主要是体液免疫，极少发生再感染。

三、微生物学检查

鼠疫为法定甲类传染病，除标本采集时要严格无菌操作和控制外，标本必须送指定的具有严格防护措施的生物安全实验室，并按严格操作规程进行检测。免疫荧光试验可用于快速诊断。也可采用PCR技术检测鼠疫耶尔森菌核酸，具有快速、敏感的特点。

四、防治原则

灭鼠灭蚤是切断鼠疫传播环节，消灭传染源的根本措施。一旦发现患者应尽快隔离，以阻止鼠疫在人与人之间的传播。对疫区人群可用无毒株EV活菌苗做特异性预防接种，免疫力可持续8～10个月。此外，应加强国境、海关检疫。治疗必须早期、足量使用抗生素，腺鼠疫可采用链霉素加磺胺类药物治疗；肺鼠疫和败血症型鼠疫可采用链霉素或阿米卡星联合四环素治疗。

知识链接

鼠疫的“前世今生”

历史上，鼠疫曾出现过三次世界范围内大流行，造成数以亿计的人口死亡。暴发于14世纪中叶的第二次鼠疫大流行最为著名，也是影响最大的一次。这场鼠疫催生了现代医学在欧洲的萌芽和欧洲公共卫生制度的建立，产生了传染病隔离制度。从19世纪下半叶开始的第三次鼠疫大流行波及亚洲、欧洲、美洲和非洲的六十多个国家，死亡达千万人以上，远超过前两次大流行。1894年，生物学家耶尔森成功发现了鼠疫的病原体——鼠疫耶尔森菌，并于第二年研制出抗鼠疫的血清。随着现代医学的发展，病原学检测和医疗技术的进步帮助人类建立了有效的鼠疫防治系统。

目标检测

答案解析

1. 关于炭疽芽孢杆菌，下列说法错误的是（　）
   A. 革兰阴性大杆菌，有芽孢　B. 有荚膜，与致病性有关　C. 人畜共患病病原菌
   D. 炭疽毒素为外毒素　E. 可引起皮肤炭疽、肺炭疽和肠炭疽
2. 下列可通过媒介节肢动物感染的细菌是（　）
   A. 布鲁菌　B. 鼠疫耶尔森菌　C. 炭疽芽孢杆菌
   D. 铜绿假单胞菌　E. 弯曲菌
3. 布鲁菌感染时，细菌可反复入侵血流形成（　）
   A. 菌血症　B. 败血症　C. 毒血症
   D. 脓毒血症　E. 病毒血症
4. 波浪热的病原体是（　）
   A. 布鲁菌　B. 炭疽芽孢杆菌　C. 肺炎链球菌
   D. 鼠疫耶尔森菌　E. 伤寒沙门菌
5. 黑死病的病原菌是（　）
   A. 鼠疫耶尔森菌　B. 结核分枝杆菌　C. 破伤风梭菌
   D. 炭疽芽孢杆菌　E. 军团菌

（王　宁）

书网融合……

重点小结　微课　习题

第十章　其他原核细胞型病原体

学习目标

知识目标：

通过本章的学习，掌握支原体、衣原体的概念及主要生物学性状，梅毒螺旋体的致病性、传播途径和防治原则；熟悉支原体、衣原体、钩端螺旋体的致病性和防治原则；了解立克次体的致病性及防治原则。

能力目标：

具备辨别常见支原体、衣原体、螺旋体所致疾病的能力。

素质目标：

通过本章的学习，树立民族自信，培育爱国情怀；养成医者仁心、杜绝歧视的职业素养。

情境导入

情景： 患儿，男，8岁，因近期视力下降、畏光流泪、眼部不适就诊。体格检查发现患儿眼结膜充血伴滤泡增生，结膜刮片镜检查见包涵体。

思考： 1. 初步判断该患者可能患有何种疾病？

2. 该疾病的病原体是什么？

3. 该疾病的主要传播途径是什么？

PPT

第一节　螺旋体

一、概述

螺旋体（spirochete）是一类细长、柔软、弯曲呈螺旋状、运动活泼的原核细胞型微生物。其基本结构与细菌相似，但在细胞壁与细胞膜之间有轴丝，轴丝的屈曲与收缩，使螺旋体能自由活泼地运动。螺旋体种类繁多，广泛分布于自然界和动物体内。对人和动物致病的有以下三个属。

1. 钩端螺旋体属（*Leptospira*）　螺旋细密、规则，菌体一端或两端弯曲呈钩状。对人和动物致病的主要是问号钩端螺旋体。

2. 密螺旋体属（*Treponema*）　螺旋较为细密、规则，两端尖细。对人致病的有苍白密螺旋体和品他螺旋体。

3. 疏螺旋体属（*Borrelia*）　螺旋稀疏、不规则，波纹状。对人致病的有回归热螺旋体和伯氏疏螺旋体等。

二、主要病原性螺旋体

（一）钩端螺旋体

问号钩端螺旋体是主要的致病性钩端螺旋体。钩端螺旋体病全球性分布，人兽共患，我国多个地区均有流行，尤以南方各省最为严重，对人民健康危害很大，是我国重点防治的传染病之一。

1. 生物学特性

（1）形态与染色　钩端螺旋体长 6～12μm，宽 0.1～0.2μm，一端或两端弯曲呈钩状，使钩端螺旋体呈“S”“C”或“8”字形。革兰染色阴性，但难以着色，常用丰塔纳（Fontana）镀银染色，钩端螺旋体被染成棕褐色，暗视野显微镜观察可见形似微细珠粒，运动活泼（图 10－1）。

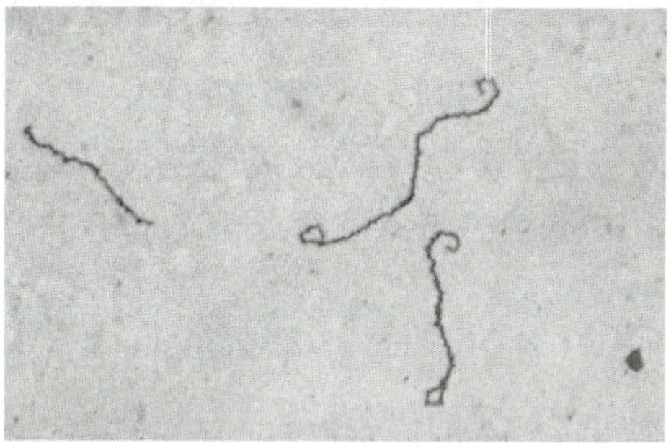

图 10－1　钩端螺旋体

（2）培养特性　钩端螺旋体可人工培养，但营养需求高，常用柯索夫（Korthof）培养基培养，需氧，最适生长温度为 28～30℃，最适 pH 为 7.2～7.4。生长缓慢，接种后 3～4 天开始繁殖，1～2 周后，液体培养基呈半透明云雾状浑浊生长，固体培养基上培养 2 周，可见半透明扁平菌落。

（3）抵抗力　对理化因素的抵抗力比其他致病螺旋体强，在湿土和水中能存活数月，对疾病的传播具有重要意义。对干燥、热及日光直射的抵抗力较弱，56℃ 10 分钟即可被杀死，常用消毒剂如 1% 苯酚、1% 漂白粉等能将其杀灭，对青霉素、多西环素等抗生素敏感。

2. 致病性与免疫性

（1）致病物质　主要致病物质如下。

1）溶血素　体外能溶解人、羊的红细胞，注入体内时，可引起贫血、肝大、出血、黄疸与血尿。

2）细胞毒因子　注射进入小鼠脑内 1～2 小时后，导致动物出现肌肉痉挛、呼吸困难而死亡。

3）内毒素样物质　作用类似于革兰阴性菌的脂多糖，但毒性较内毒素弱。

（2）所致疾病　钩端螺旋体病是典型的人兽共患病。在野生动物及家畜中广泛流行，主要传染源和储存宿主是鼠类和猪，动物感染后大多表现为隐性或轻症感染。钩端螺旋体在动物的肾小管中生长繁殖，随尿液排出体外而污染水源和土壤，形成疫源地。由于钩端螺旋体有较强的侵袭力，人体接触疫水或疫土时，钩端螺旋体可穿过完整或破损的皮肤、黏膜进入机体造成感染。钩端螺旋体侵入人体后，经淋巴系统或直接进入血流造成钩端螺旋体血症，出现高热、头痛、肌痛（腓肠肌疼痛明显）、眼结膜充血、浅表淋巴结肿大等败血症症状。还可随血流继续侵犯肝、肺、肾及中枢神经系统，引起相关组织的损害。也可经胎盘感染胎儿引起流产。钩端螺旋体病患者病程发展和症状轻重差异很大，轻者类似感冒，重者可导致死亡。

（3）免疫性　人群普遍对钩端螺旋体易感，抗感染免疫主要依赖特异性体液免疫。隐性感染或痊愈后，可获得对同型钩体的持久免疫力，但各血清群、型间交叉保护作用不明显。感染早期依赖机体非特异性免疫杀灭钩端螺旋体，但作用不强。常在感染 1～2 周后血中出现特异性抗体，特异性抗体的出现可迅速清除血液中钩端螺旋体，但肾脏中钩端螺旋体受抗体影响较小，故尿中可排菌长达数周至数年。

（二）梅毒螺旋体 微课

梅毒螺旋体（Treponema pallidun，TP）是人类梅毒的病原体。梅毒是一种危害较严重的性传播疾病（sexually transmitted diseases，STD）。

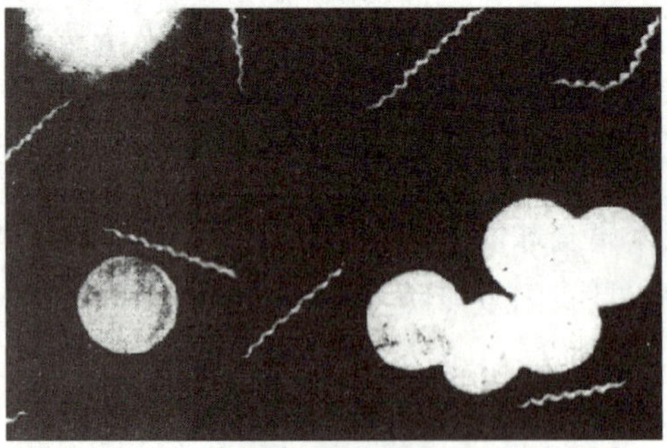

图 10－2 梅毒螺旋体

1. 生物学特性

(1) 形态与染色 菌体细长，平均 8～14 个致密规则的螺旋，长 5～15μm，宽约 0.2μm。两端尖直，运动活泼。普通染色不易着色，一般采用镀银染色，菌体被染成棕褐色（图 10－2）。

(2) 培养特性 不能在无生命培养基中人工培养。有些菌株能在家兔睾丸、眼前房内缓慢生长。

(3) 抵抗力 极弱，对干燥、冷、热特别敏感。血液中的梅毒螺旋体在 4℃ 条件下冷藏 3 天以上即可死亡。对一般化学消毒剂敏感，对青霉素、红霉素或砷剂敏感。

2. 致病性与免疫性 目前，梅毒螺旋体的致病因素不明，未证实有内毒素和外毒素，可能与以下物质有关：①荚膜样物质，是菌体表面的黏多糖和唾液酸，利于梅毒螺旋体的存活和扩散；②外膜蛋白，为黏附因子，利于其黏附易感细胞；③透明质酸酶，分解组织、血管基底膜中的透明质酸，利于梅毒螺旋体的侵袭扩散。

梅毒螺旋体只感染人类，唯一传染源是梅毒患者。分为先天性和后天性（获得性）梅毒两种类型，前者经胎盘垂直传播，后者经性接触传播。

临床上将后天性梅毒分为三期。

(1) Ⅰ期梅毒 梅毒螺旋体感染后 3 周左右，患者局部出现无痛性硬下疳，常见于外生殖器，也可见于直肠、肛门和口腔。溃疡渗出物内含有大量活的梅毒螺旋体，传染性极强，1～2 个月后，硬下疳常自然愈合，潜伏体内经 2～3 个月后进入第Ⅱ期。

(2) Ⅱ期梅毒 全身皮肤、黏膜常出现梅毒疹，多见于躯干和四肢。全身淋巴结肿大，也可累及关节、眼、骨和神经系统。在梅毒疹和淋巴结内含有大量活的梅毒螺旋体。如不加治疗，症状多在 3 周～3 个月内消退，但常复发，有传染性。

(3) Ⅲ期梅毒 也称为晚期梅毒，常表现为慢性肉芽肿，波及全身组织器官。此期梅毒病灶中梅毒螺旋体少、传染性小，但破坏性大，甚至危及生命。

先天性梅毒是孕妇感染梅毒后经胎盘垂直传给胎儿，造成胎儿全身感染。可导致流产、早产或死胎，或出生后表现为锯齿形牙、鞍形鼻、间质性角膜炎、先天性耳聋等，俗称“梅毒儿”。

梅毒抗感染免疫是传染性免疫，细胞免疫和体液免疫均有参与。梅毒感染个体对梅毒再次感染有抵抗力，但免疫力随梅毒螺旋体的清除而消失。

三、微生物学检查

（一）钩端螺旋体

1. 病原学检查 根据病程及症状，取患者血液、尿液或脑脊液标本，快速离心富集，用丰塔纳镀银法染色镜检或者做暗视野检查，也可将标本接种于柯索夫培养基分离培养鉴定。对于有杂菌污染的标本，可接种豚鼠或金地鼠做动物实验。

2. 血清学诊断 一般在病初及发病后 2～4 周各采血一次，以钩端螺旋体标准株或者当地常见株的活钩端螺旋体作抗原，与不同稀释度的患者血清混合孵育，单份血清标本凝集效价 >1∶300，或者第二次比第一次血清标本的凝集效价增长 4 倍以上则有诊断意义。

3. 分子生物学方法 PCR 法或标记 DNA 探针法可检测标本中钩端螺旋体 DNA，此方法比培养法快速、敏感。

（二）梅毒螺旋体

1. 病原学检查　取Ⅰ期梅毒硬下疳渗出液、Ⅱ期梅毒疹渗出液或者局部淋巴结抽出液，暗视野显微镜见到运动活泼的梅毒螺旋体有助诊断。

2. 血清学试验　分为非梅毒螺旋体抗原试验和梅毒螺旋体抗原试验两种。前者以正常牛心肌的心脂质作为抗原，测定患者血清中的反应素（抗脂质抗体），但类风湿关节炎、红斑狼疮等非梅毒疾病患者血清也可出现假阳性反应，因此，多应用于大量初筛时。后者以梅毒螺旋体为抗原，检测患者血清中特异性抗体，特异性高，可用于确诊梅毒感染。

3. 分子生物学检查　对于血清学检查阴性的疑似梅毒患者，可采用荧光定量 PCR 法直接检测特异基因片段。

四、防治原则

钩端螺旋体病是一种人兽共患病。预防措施主要是消灭传染源、切断传播途径和保护易感人群。做好防鼠、灭鼠工作，规范带菌家畜的管理。钩端螺旋体病流行季节（夏秋季）尽量避免与污染的水和土壤接触。选用当地流行的血清型疫苗对疫区易感人群进行接种，可产生一定的保护作用，但副作用很大。治疗首选青霉素，青霉素过敏者可改用庆大霉素或多西环素。

梅毒的预防目前无有效疫苗，预防措施在于严格社会管理和加强性卫生宣传教育，注意性卫生。早期确诊、彻底治疗，首选青霉素，要足剂量、足疗程（3 个月至 1 年），以非螺旋体抗原试验检测血清中反应素转阴为治愈标准。

第二节　支原体

PPT

支原体是一类缺乏细胞壁、高度多形性、能通过滤菌器、可在无生命培养基中生长繁殖的最小原核细胞型微生物。

一、概述

支原体广泛分布于自然界，于 1898 年首次分离出来，隶属于柔膜体纲支原体目，下属支原体科。支原体科又分支原体（*Mycoplasma*）和脲原体（*Ureaplasma*）2 个属。已知支原体属有 132 个种，脲原体属仅 7 个种。其中对人致病的支原体主要有肺炎支原体（*M. pneumoniae*）、解脲脲原体（*U. urealyticum*）、人型支原体（*M. hominis*）和穿透支原体（*M. Penetrans*，Mpe）。

（一）生物学性状

1. 形态与结构　直径 0.3～0.5μm。因缺乏细胞壁，呈球形、杆状、丝状、分枝状等多种形态。革兰染色阴性，但难以着色，常用吉姆萨（Giemsa）染色，被染成淡紫色。电镜下见支原体细胞膜由 3 层组成，内、外层为蛋白质和糖类，中间层为脂质层，脂质层含有较高的胆固醇，其作用类似于细胞壁，对维持细胞膜完整性具有一定作用。某些支原体的细胞膜外有一层由多聚糖组成的荚膜，与支原体的致病性有关。肺炎支原体、穿透支原体等有特殊的顶端结构，介导支原体黏附于宿主上皮细胞表面，与菌体的定植和致病有关。

2. 培养特性　对营养要求高，在培养基中需加入 10%～20% 人或动物血清以提供胆固醇与长链脂肪酸。大多数兼性厌氧，最适生长环境为 37℃ 的微氧环境。最适 pH 为 7.6～8.0（解脲脲原体最适 pH 为 6.0～6.5），低于 7.0 则易死亡。以二分裂方式繁殖，也可见分节、断裂、分枝或出芽的方式，繁殖速度缓慢，在琼脂含量较低的固体培养基上，培养 2～7 天形成典型中间厚而隆起、边缘薄而扁平的油煎蛋样菌落。

3. 抵抗力 对干燥、热等理化因素抵抗力弱，50℃ 30 分钟或 55℃ 5～15 分钟可致死，对常用化学消毒剂敏感。对作用于细胞壁的抗生素如青霉素、头孢菌素不敏感，对干扰蛋白质合成的抗生素（红霉素、多西环素、氯霉素）敏感。

（二）致病性与免疫性

支原体一般寄生在细胞外，较少侵入血流及细胞内。利用其特殊的顶端结构黏附于宿主呼吸道或泌尿生殖道上皮细胞膜表面，通过摄取宿主细胞营养成分、产生外毒素、释放毒性代谢产物等机制引起组织细胞损伤。

支原体感染机体后，刺激人体产生特异性体液免疫和细胞免疫。分泌型 IgA（sIgA）在黏膜局部产生重要抗感染作用。细胞免疫主要依赖特异性 $CD4^+$ Th1 细胞产生细胞因子，活化巨噬细胞进而清除支原体感染，但同时也会造成自身组织细胞损伤。

二、主要病原性支原体

（一）肺炎支原体

肺炎支原体主要通过呼吸道传播，引发原发性非典型肺炎。该病好发于夏末秋初，多发生在 5～15 岁青少年。病理改变主要为间质性肺炎，临床症状一般较轻，以发热、头痛、咳嗽、肌肉痛和咽喉痛为主。个别严重病例可出现呼吸道外并发症，如皮疹、神经系统和心血管系统症状。

（二）解脲脲原体

解脲脲原体又称为溶脲脲原体，因生长需要尿素而得名。经性接触传播，引起非淋菌性尿道炎，典型表现为尿急、尿道内痒，伴排尿不畅不尽等症状。也可引起盆腔炎、阴道炎、前列腺炎、附睾炎等，孕妇感染还可导致早产、流产、死产和新生儿呼吸道感染，也与男性不育有关。

（三）人型支原体

人型支原体主要寄居于泌尿生殖道，通过性接触传播。可引起输卵管炎、盆腔炎、肾盂肾炎、慢性前列腺炎等。经受损产道侵入血流可引发产妇菌血症。

（四）穿透支原体

1991 年，首次从艾滋病患者尿液中分离出来，命名为穿透支原体。该支原体借助其表面特殊的黏附结构，附着于人的红细胞、$CD4^+$ T 细胞、单核细胞、尿道上皮细胞，并穿入细胞内繁殖，使细胞受损和死亡。研究表明，穿透支原体是无症状 HIV 感染者发病的协同因素。

三、微生物学检查

（一）分离培养

肺炎支原体的培养可取疑似患者的痰或咽拭子，接种于含血清或酵母浸膏的琼脂培养基，以青霉素、醋酸铊抑制杂菌的生长，多次传代后出现典型的“油煎蛋”样菌落，分离的支原体经形态、血细胞吸附实验、溶血与生化反应做初步鉴定。解脲脲原体可采取患者中段尿、宫颈分泌物、前列腺液等标本，接种于含尿素的鉴别培养基，解脲脲原体分解尿素产生氨气，能使培养基中的酚红变红，再取培养物接种于固体培养基培养，低倍镜观察微小“油煎蛋”样菌落。

（二）血清学试验

生长抑制试验（growth inhibition test，GIT）和代谢抑制试验（metabolic inhibition test，MIT）具有

较高的敏感性和特异性。GIT 是将含有特异性抗体的滤纸片贴在已接种有支原体的琼脂平板表面，若纸片周围出现抑菌环，则两者相对应。MIT 是将支原体接种在含特异性抗体、葡萄糖和酚红的液体培养基中，若抗体与支原体相对应，则支原体的生长代谢将受到抑制。

此外，将患者的血清与人 O 型血红细胞或自身红细胞混合后，4℃过夜可产生非特异性凝集，37℃时凝集又分散开，称为“冷凝集试验”，在患病 1 周时达到高峰，该反应为非特异性，故只能做辅助诊断。

（三）聚合酶链式反应

采用聚合酶链式反应（PCR）检测患者痰标本中肺炎支原体 DNA、从患者的泌尿生殖道标本中检测解脲脲原体的尿素酶基因。此方法具有较高的特异性和诊断价值。

四、防治原则

预防支原体肺炎应早期发现、及时隔离。预防泌尿生殖道支原体的感染，应加强性卫生宣传教育，切断传播途径。支原体对青霉素、头孢菌素类抗生素不敏感，治疗可选用四环素、红霉素、多西环素等高度敏感的抗生素。

第三节　立克次体

PPT

立克次体（rickettsia）是一类严格细胞内寄生、以节肢动物为传播媒介的原核细胞型微生物。

一、概述

立克次体是引发斑疹伤寒、恙虫病等疾病的病原体。1909 年，霍华德·泰勒·立克次首次发现该病原体，在研究斑疹伤寒时不幸感染而身亡，为纪念他将此类微生物命名为立克次体。立克次体的共同特点：①多数为人兽共患病原体；②以节肢动物作为储存宿主或传播媒介；③革兰染色阴性，多形态性，但有细胞壁；④专性细胞内寄生；⑤对多种抗生素敏感。

（一）生物学性状

1. 形态与结构　大小为（0.25～0.6）×（0.8～2）μm，球杆状或呈现多形态性。革兰染色阴性，但难以着色，常用吉姆萨染色，菌体被染成紫色或蓝色，常可见两端浓染。立克次体有细胞壁与细胞膜，结构与革兰阴性菌类似。多数立克次体能产生微荚膜样黏液层结构，与致病性有关。

2. 培养特性　立克次体缺乏细胞器，专性细胞内寄生，只能在活的宿主细胞内以二分裂方式繁殖。常用细胞培养和鸡胚卵黄囊接种，也可接种于小鼠、大鼠、家兔等动物培养。

3. 抵抗力　对理化因素的抵抗力较弱，与细菌繁殖体相似。对干燥、低温的抵抗力较强，在节肢动物干燥粪便中可保持传染性半年以上。对氯霉素、四环素敏感，但磺胺类药物却有促进其生长繁殖的作用。

（二）致病性与免疫性

立克次体以节肢动物作为传播媒介，多数引起人兽共患病。致病物质主要有内毒素和磷脂酶 A，此外，立克次体表面的黏液层结构能产生介导黏附和抗吞噬作用。立克次体侵犯的靶细胞主要是血管内皮细胞，侵入人体后，首先在小血管内皮细胞内大量生长繁殖，造成局部血管病变，入血后引起第一次菌血症。通过血流进入全身脏器小血管内皮细胞中增殖，再次释放入血引起第二次菌血症。同时，其产生的毒性物质进入血液后引起毒血症，出现多种临床症状。主要病变为入侵细胞肿胀破裂、凝血功能障碍、组织坏死、DIC 等。晚期可带来免疫病理损害。

我国较常见的致病性立克次体有普氏立克次体、莫氏立克次体和恙虫病东方体等。立克次体感染后，可刺激机体产生相应体液免疫和细胞免疫，但以细胞免疫为主，病愈后可获得较强免疫力。

二、主要病原性立克次体

（一）普氏立克次体

普氏立克次体（R. prowazekii）引起流行性斑疹伤寒（虱传斑疹伤寒）。患者是普氏立克次体的传染源和储存宿主，人虱为传播媒介。人虱叮咬患者吸血时，立克次体进入虱肠管上皮细胞内繁殖，当受染虱再次叮咬健康个体时，立克次体随虱粪便排泄于人的皮肤上，因抓痒而从皮肤破损处进入机体，造成传播感染。普氏立克次体感染后，表现为高热、皮疹、剧烈头痛，可伴发神经系统、心血管及其他实质性器官的损害。

（二）莫氏立克次体

莫氏立克次体（R. mooseri）是地方性斑疹伤寒（鼠型斑疹伤寒）的病原体。鼠是主要储存宿主和传染源，通过鼠虱、鼠蚤在鼠群中传播。莫氏立克次体可通过以下方式侵入人体：①鼠蚤粪便中的立克次体经破损的皮肤进入；②干燥蚤粪中的立克次体随尘埃由口、鼻、眼结膜等进入人体；③受染鼠蚤在叮吮人血过程中进入人体。人虱使莫氏立克次体在人群中播散。地方性斑疹伤寒发病缓慢、病情轻，较少累及心肌和神经系统。

（三）恙虫病东方体

恙虫病东方体（O. tsutsugamushi）引起恙虫病或丛林斑疹伤寒。野鼠和家鼠是主要传染源，恙螨既是储存宿主，又是传播媒介，寄居在恙螨体内的恙虫病东方体可经卵传代，在恙螨叮咬人体过程中侵入人体，造成感染。恙螨幼虫叮咬处继红色丘疹、水疱破裂后形成溃疡，溃疡面覆盖黑色焦痂，是该病的特征之一。

常见立克次体致病性见表 10－1。

表 10－1　常见立克次体致病性

病原体	储存宿主	传播媒介	所致疾病	主要临床表现
普氏立克次体	人	人虱	流行性斑疹伤寒	发热、头痛、皮疹、心、脑等器官病变
莫氏立克次体	啮齿类	鼠虱鼠蚤	地方性斑疹伤寒	发热、头痛、皮疹
恙虫病东方体	啮齿类	恙螨	恙虫病	发热、皮疹、淋巴结肿大、叮咬处黑色焦痂

三、微生物学检查法

采集发病急性期、未使用抗生素之前的患者血液标本，接种到易感动物（小鼠或雄性豚鼠）腹腔，若接种动物出现厌食、腹胀、腹水、体温高于 40℃或阴囊红肿，即可能是立克次体感染。可进一步取肝、脾等部位标本做涂片染色、免疫荧光染色等检查鉴定。

斑疹伤寒患者血清中的抗体能与变形杆菌相关抗原发生凝集反应，取患者血清进行外斐反应，若抗体效价高于 1∶160 或恢复期抗体效价比急性期增高 4 倍或以上，在排除变形杆菌感染后，有诊断意义。也可用补体结合试验、间接凝集试验、免疫荧光试验和 ELISA 等方法检测血清抗体。

四、防治原则

预防重点应放在控制和消灭储存宿主及传播媒介。灭虱灭蚤，讲究个人卫生，注意个人防护。治疗可选用四环素、氯霉素等，禁用磺胺类药物。

第四节　衣原体

PPT

衣原体（Chlamydia）是一类有独特发育周期、能通过细菌滤器、严格真核细胞内寄生的原核细胞型微生物。

一、概述

衣原体广泛寄生于人类、哺乳动物和禽类。有以下共同特征：①革兰阴性，有细胞壁，形态呈圆形或椭圆形；②有独特的发育周期，在活细胞内以二分裂方式繁殖；③能进行多种代谢，但缺乏能量来源，必须依靠宿主细胞提供；④对多种抗生素敏感。

（一）生物学性状

1. 形态与染色　与发育周期镜下观察衣原体可见两种不同的形态。小而致密的结构称为原体（elementary body，EB），呈圆形、卵圆形或梨形，已发育成熟，为细胞外形式，有感染性，马基阿韦洛（Macchiavello）染色呈红色，吉姆萨染色呈紫色。大而疏松的称为网状体（reticulate body，RB），也称为始体，呈圆形或卵圆形，在宿主细胞内以二分裂方式繁殖子代原体，是衣原体的繁殖体，无感染性，马基阿韦洛染色呈蓝色。成熟的子代原体从感染的宿主细胞中释放，再感染邻近易感细胞，开始新的发育周期，每个发育周期为48～72小时。

2. 培养特性　专性细胞内寄生，将衣原体接种至6～8日龄鸡胚卵黄囊中增殖培养，观察包涵体、原体和始体颗粒。动物寄生的衣原体可接种在易感动物体内分离培养，如小鼠腹腔或小鼠脑内。

3. 抵抗力　耐低温不耐热，对热、常用化学消毒剂敏感。60℃条件下仅能存活5～10分钟。-70℃以下保存衣原体，感染性可保持5年以上。

（二）致病性与免疫性

不同种的衣原体致病性不同，衣原体引发的疾病常见的有沙眼、非淋菌性尿道炎、性病淋巴肉芽肿、肺炎、鹦鹉热等。衣原体产生的内毒素样物质能够吸附易感细胞，主要外膜蛋白（major outer membrane protein，MOMP）有助于衣原体在吞噬体内繁殖。此外，沙眼衣原体可促进单核细胞产生细胞因子，介导局部炎症和瘢痕的形成。

衣原体感染后，诱导机体产生特异性体液免疫和细胞免疫，但保护力不强，易发生反复感染。

知识链接

沙眼衣原体的发现

20世纪50年代，中国人口沙眼感染率约50%，偏远地区甚有“十眼九沙”一说。国内外学者多次尝试分离该病原体，均以失败告终。为证明其致病性，我国微生物学家汤飞凡将病原体接种进自己眼睛，观察典型沙眼的全部病程。1956年，汤飞凡采用鸡胚卵黄囊接种法，首次成功分离培养出沙眼衣原体。

汤飞凡为沙眼的治疗和预防做出了巨大的贡献，被国际专业组织誉为“衣原体之父”，他严谨治学、勇于为医学献身的精神，值得每位医护人员敬仰。

二、主要病原性衣原体

（一）沙眼衣原体

沙眼衣原体不仅引起沙眼，还可以导致呼吸道、生殖系统及其他器官感染。根据侵袭力和所致疾病部位的不同，沙眼衣原体分为3个生物型：沙眼生物型、生殖生物型和性病淋巴肉芽肿生物型。根据特异性抗原的不同，又分为19个血清型。沙眼生物型包含A、B、Ba、C血清型；生殖生物型包含D、Da、E、F、G、H、I、Ia、J、Ja、K血清型；性病淋巴肉芽肿生物型包含L1、L2、L2a和L3血清型。主要引起以下疾病。

1. 沙眼 由沙眼衣原体沙眼生物型的A、B、Ba、C血清型感染所引起，通过眼—眼及眼—手—眼途径传播。沙眼衣原体感染结膜上皮细胞后，在细胞内繁殖形成包涵体，引发局部炎症。早期表现为流泪、眼部黏性分泌物、结膜充血，后期出现眼睑内翻、血管翳、倒睫和瘢痕形成，累及角膜损伤，严重者甚至失明。

2. 包涵体结膜炎 由沙眼衣原体沙眼生物型B、Ba和生殖生物型的D～K血清型引起。包括婴儿及成人两种，前者是婴儿经产道垂直感染，导致急性化脓性结膜炎（也称为包涵体"脓漏眼"），一般不侵犯角膜可自愈。成人感染经性接触、手—眼或因接触污染的游泳池水而感染，引起滤泡性结膜炎。症状与沙眼类似，但不形成血管翳和瘢痕，数周或数月可痊愈。

3. 泌尿生殖道感染 与引起包涵体结膜炎的血清型相同。经性接触传播，50%以上非淋菌性尿道炎的病原体是沙眼衣原体，未治疗者易转为慢性，周期性加重，合并前列腺炎、直肠炎、附睾炎等。女性患者能引起宫颈炎、尿道炎、盆腔炎、输卵管炎等，反复发作可导致不孕症或宫外孕。淋病奈瑟菌能促进沙眼衣原体的增殖，两者常混合感染。

4. 婴幼儿肺炎 沙眼衣原体生殖生物型的D～K血清型均可引发婴幼儿肺炎。

5. 性病淋巴肉芽肿 由沙眼衣原体性病淋巴肉芽肿生物型的L1、L2、L2a、L3四个血清型引起。通过性接触传播。男性主要侵犯腹股沟淋巴结，引起化脓性淋巴结炎和慢性淋巴肉芽肿。女性多侵犯会阴、肛门、直肠，严重者出现会阴—肛门—直肠组织狭窄或梗阻。

（二）肺炎衣原体

人类是肺炎衣原体唯一宿主，经飞沫或呼吸道分泌物在人与人之间传播。感染后绝大多数表现为亚临床感染，发病缓慢，潜伏期30天左右，主要引起青少年尤其儿童的急性呼吸道感染，如咽炎、鼻窦炎、支气管炎和肺炎等。

三、微生物学检查法

根据感染部位不同采集相应标本进行微生物学检查。沙眼患者取结膜分泌物或结膜刮片；泌尿生殖道感染可取泌尿生殖道拭子或宫颈刮片；性病淋巴肉芽肿可抽取淋巴结脓液；呼吸道感染者取痰液或咽拭子。采集的标本应快速送检，提高检出率。涂片后采用吉姆萨、碘液或荧光抗体染色镜检，观察有无衣原体或包涵体。也可将标本接种于传代细胞或者鸡胚卵黄囊分离培养，再用免疫学方法鉴定不同的衣原体和血清型。此外，核酸扩增技术如PCR、连接酶链式反应（ligase chain reaction，LCR）可显著提高特异性和敏感性。

四、防治原则

目前无特异性预防方法，沙眼的预防以注意个人卫生、不使用公共毛巾和脸盆、避免直接或间接接触为主。预防生殖道衣原体感染应加强性卫生宣教。治疗应早期选用红霉素及四环素类药物。

第五节　放线菌属与诺卡菌属

PPT

放线菌（actinomycetes）是一类丝状或链状、与细菌相似、呈分枝生长的原核细胞型微生物。自然界分布广泛，是抗生素的重要产生菌。大多数为非致病菌，对人体致病的主要是放线菌属与诺卡菌属中的菌群。

一、放线菌属

放线菌属种类繁多，属于人体正常菌群，常寄居在人和动物的口腔、上呼吸道等与外界相通的体腔中。对人致病的主要是衣氏放线菌。

（一）生物学特性

革兰染色阳性，厌氧或微需氧，菌体常呈分枝状。在放线菌病患者病灶组织及脓样物质中，肉眼可见黄色硫黄状小颗粒，称为硫黄样颗粒。将颗粒做压片镜检呈菊花状，核心致密，周围放射状排列。

（二）致病性

衣氏放线菌是人体正常菌群，在抵抗力下降或口腔卫生不良等情况下可引起内源性感染，导致软组织化脓性炎症，若无继发感染多呈慢性肉芽肿，常伴有多发性瘘管的形成，脓汁中可见特征性硫黄样颗粒，称为放线菌病。该病以面颈部最常见，也可累及胸腹部、盆腔、中枢神经系统等。

（三）防治原则

预防放线菌病的主要措施是注意口腔卫生、及早治疗口腔炎症。治疗首选青霉素。已形成脓肿或瘘管者应及时行外科清创处理，同时大剂量使用抗生素治疗。

二、诺卡菌属

诺卡菌属为非人体正常菌群，广泛分布于土壤，属于外源性感染，我国以星形诺卡菌感染最为常见。

（一）生物学性状

形态与放线菌相似，革兰染色阳性，部分抗酸染色阳性，但延长脱色时间却呈阴性，可区别于结核分枝杆菌。严格需氧，普通培养基上生长缓慢，约1周始见菌落。液体培养基中呈表面生长，形成菌膜。

（二）致病性

星形诺卡菌主要通过呼吸道或者破损创口侵入机体，尤其是免疫力低下者，如艾滋病、白血病、肿瘤及器官移植患者，易造成化脓性感染。经肺部感染者，与结核病症状类似，可经血流播散引起脑膜炎与脑脓肿。在热带地区，经足部破损感染引起慢性化脓性肉芽肿，称为足分枝菌病。

（三）防治原则

健康个体具有较强天然免疫力可预防诺卡菌感染，发病少见。局部脓肿或瘘管可进行手术清创、切除坏死组织，治疗可选用磺胺类药物，疗程一般不少于6周。

答案解析

目标检测

1. 检查梅毒螺旋体常采用的染色方法是（　）

A. 革兰染色　B. 吉姆萨染色法　C. 抗酸染色

D. 墨汁负染色　E. 镀银染色

2. 能引发原发性非典型肺炎的病原体是（　）

A. 肺炎支原体　B. 肺炎衣原体　C. 肺炎链球菌

D. 立克次体　E. 解脲脲原体

3. 下列关于支原体的描述，错误的是（　）

A. 无细胞壁　B. 有独特发育周期　C. 革兰染色阴性

D. 可通过细菌滤器　E. 多形态性

4. 能在无生命培养基中生长繁殖的最小的原核细胞型微生物是（　）

A. 梅毒螺旋体　B. 立克次体　C. 衣原体

D. 支原体　E. 钩端螺旋体

5. 沙眼的主要传播途径是（　）

A. 手—眼　B. 消化道　C. 呼吸道

D. 性传播　E. 血液途径

6. 立克次体的主要传播途径是（　）

A. 消化道　B. 性传播　C. 呼吸道

D. 节肢动物叮咬　E. 血液途径

7. 下列病原体中抵抗力最弱的是（　）

A. 支原体　B. 衣原体　C. 立克次体

D. 梅毒螺旋体　E. 钩端螺旋体

8. 下列属于机体条件致病菌的是（　）

A. 衣原体　B. 立克次体　C. 衣氏放线菌

D. 梅毒螺旋体　E. 支原体

9. 解脲脲原体的主要传播途径是（　）

A. 呼吸道　B. 性接触　C. 消化道

D. 血液途径　E. 破损伤口

10. 后天梅毒的主要传播途径是（　）

A. 破损伤口　B. 呼吸道　C. 消化道

D. 性接触　E. 节肢动物叮咬

（姚　玲）

书网融合……

重点小结　微课　习题

第十一章 病毒学概述

学习目标

知识目标：

通过本章的学习，掌握病毒、干扰现象、顿挫感染、缺陷病毒、垂直传播的概念；熟悉病毒的大小、结构组成、增殖方式及过程、感染方式及类型；了解病毒的致病机制及防治原则。

能力目标：

具备正确认识病毒与人类健康辩证关系的能力。

素质目标：

通过本章的学习，树立时代责任感和职业自豪感，立志投身我国护理事业。

病毒（virus）是一类个体微小、结构简单、只含一种核酸类型（DNA 或 RNA）、必须在活的易感细胞内以复制的方式进行增殖的非细胞型微生物。病毒对抗生素不敏感，但对干扰素敏感。

病毒在自然界分布广泛，并与人类疾病的关系密切。病毒在医学微生物中占有非常重要的地位。在微生物引起的疾病中，由病毒引起的约占 75%，且具有传染性强、传播迅速、传播途径广泛、并发症复杂、后遗症严重、诊治困难、尚无有效药物、死亡率高等特点。除急性感染外，有的病毒可引起持续性感染，有的病毒也与肿瘤、阿尔茨海默病和自身免疫性疾病的发生有密切关系。由于缺乏特效的治疗药物，预防接种是目前人类控制病毒性疾病的最有效措施。

第一节 病毒的生物学特性

PPT

情境导入

情景： 患儿，男，6 岁，低热、头痛、咳嗽一天，头面部有斑疹。查体可见面部较多斑丘疹、水疱，胸、腹、背部也可见散在斑丘疹。经初步诊断该患儿可能感染的是水痘－带状疱疹病毒。

思考： 1. 病毒的基本结构是什么？

2. 病毒感染具有哪些类型？

3. 如何预防病毒性感染？

一、病毒的大小与形态

病毒个体微小，能通过滤菌器，通常需借助电子显微镜观察，其大小以纳米（nm）作为测量单位。不同的病毒大小差距较大，范围在 20～300nm。最大的病毒是天花病毒（现已消灭）和痘病毒，大小为 250～300nm；最小的病毒是口蹄疫病毒，只有 18～30nm。病毒的形态有球形或近似球形、砖形、杆状、子弹状和蝌蚪状等。其中引起人和动物疾病的病毒多为球形或近似球形，如脊髓灰质炎病毒。植物病毒多为杆状、丝状，如烟草花叶病毒。感染细菌的病毒，多呈蝌蚪状，如细菌噬菌体（图 11－1）。

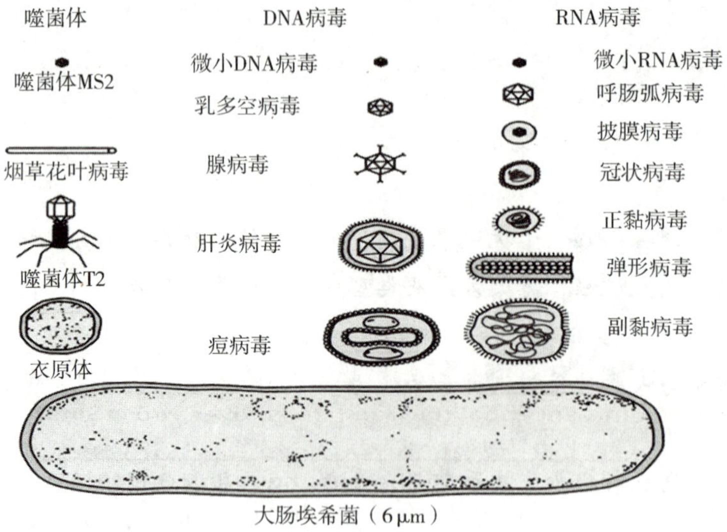

图 11－1　常见病毒的形态与大小比较

二、病毒的结构

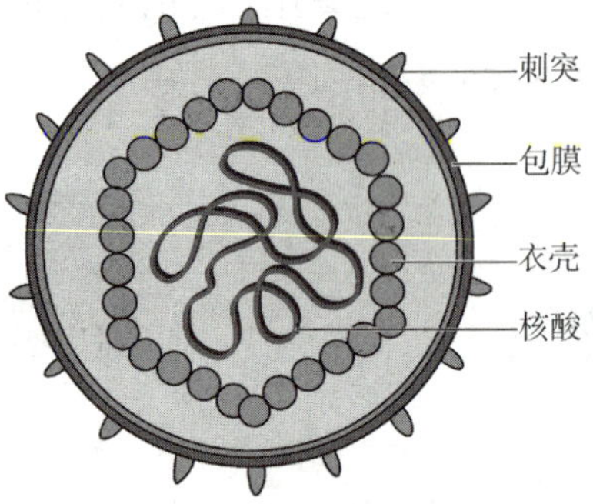

图 11－2　病毒体结构示意图

完整成熟的病毒颗粒称为病毒体（virion），是病毒在细胞外的存在形式，具有典型的形态结构和传染性。病毒的基本结构由核心和衣壳构成，称为核衣壳（nucleocapsid），即裸病毒。有些病毒在核衣壳外面有包膜和刺突，这类病毒称为包膜病毒。核衣壳和包膜病毒都是结构完整的具有传染性的病毒体（图 11－2）。

（一）病毒核心

病毒核心位于病毒体的中心，主要成分为核酸。病毒只有一种类型的核酸（DNA 或 RNA），构成病毒的基因组，据此可将病毒分为 DNA 病毒和 RNA 病毒两大类。大多数病毒的核酸可为线形或环状，可分单链或双链，有的病毒核酸是分节段的，如流感病毒。病毒核酸决定了病毒的遗传变异、复制增殖和传染等特性。有些病毒除去蛋白质衣壳后，裸露的核酸仍具有感染性，进入宿主细胞后能进行增殖，称为感染性核酸。感染性核酸不受宿主细胞表面受体的限制，因而感染范围更广。但由于裸露的核酸没有衣壳保护，易被体液中的核酸酶破坏，其感染性比完整的病毒体要低。此外，病毒核心尚有少量功能蛋白，如某些病毒在早期复制时所需的核酸多聚酶、转录酶和反转录酶等。

（二）病毒衣壳

病毒衣壳是包裹在核心外的一层蛋白质结构，由一定数量的壳粒组成。由于病毒核酸的螺旋构型不同，衣壳的壳粒数量及排列方式也不同。按壳粒的排列方式不同，衣壳分为三种对称类型：二十面体对称型，如脊髓灰质炎病毒；螺旋对称型，如烟草花叶病毒；复合对称型，如痘类病毒和噬菌体等（图 11－3）。

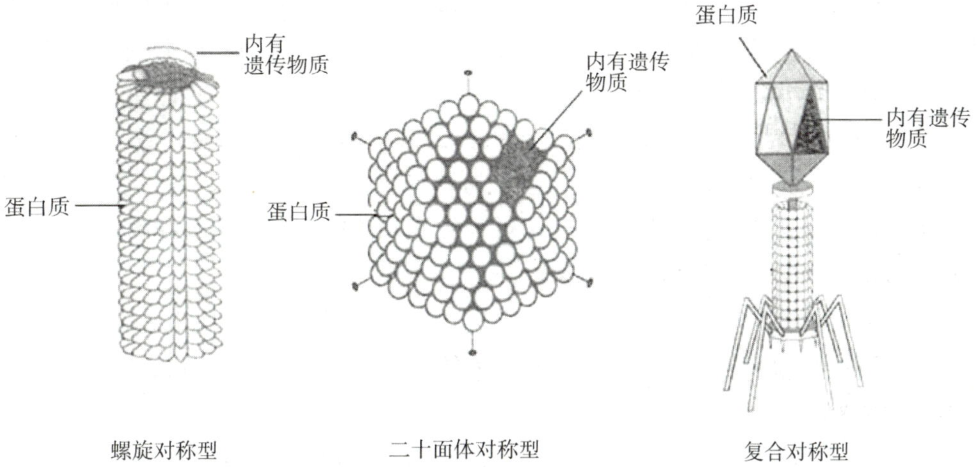

图 11-3 病毒衣壳对称结构

衣壳的主要功能：①具有抗原性，能刺激机体产生相应抗体；②保护核酸，防止病毒被核酸酶水解及被理化因子破坏；③介导病毒与宿主细胞结合，决定病毒感染的特异性，与易感染细胞表面存在的受体有特异亲和力。

（三）病毒包膜

包膜是包裹在病毒核衣壳外面的脂质双层膜，是病毒成熟时以出芽方式向宿主细胞外释放时获得。病毒的包膜来源于宿主细胞膜或核膜，含有宿主细胞的脂质、多糖成分，还可含有病毒基因组编码的糖蛋白。后者在包膜表面形成不同形状的突起，成为刺突或包膜子粒。由于包膜的主要成分是脂类，对脂溶剂敏感，乙醚因能破坏包膜而灭活病毒，故常用乙醚来鉴定病毒有无包膜。

包膜的主要功能：①保护核衣壳；②参与感染过程，引导病毒吸附感染易感细胞；③具有抗原性，诱发机体的免疫应答，与病毒的致病性和免疫性相关。

三、病毒的增殖

（一）病毒的复制周期

病毒缺乏增殖所需的酶系统，必须侵入易感的宿主细胞，以自我复制的方式进行增殖。即以病毒基因组为模板，在 DNA 聚合酶或 RNA 聚合酶作用下，利用宿主细胞的酶系统、原料、能量和场所等复制病毒的核酸，借助宿主细胞的核糖体翻译病毒的蛋白质，然后组装成完整的病毒颗粒，最后释放出子代病毒，这个过程称为一个病毒复制周期。病毒的复制周期主要包括吸附、穿入、脱壳、生物合成、组装成熟和释放六个阶段（图 11-4）。

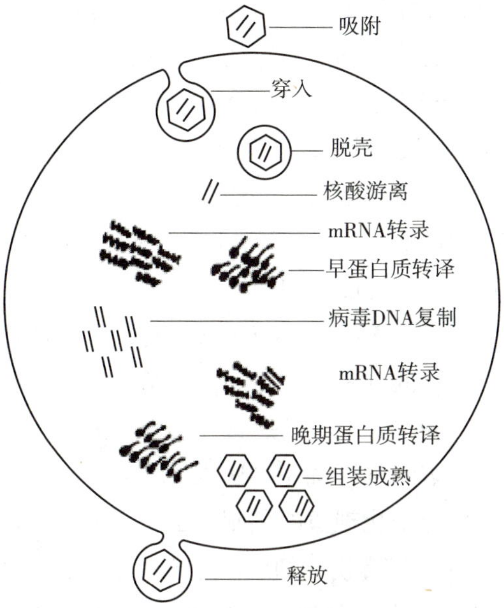

图 11-4 病毒复制周期示意图

1. 吸附 病毒通过扩散和分子运动与细胞接触并附着在细胞表面的过程称为吸附。吸附分两个阶段：①病毒与细胞的静电结合，这种结合是非特异的，是可逆的；②宿主细胞表面受体与病毒表面结构成分的特异结合，是决定病毒感染的真正开始，吸附是特异的，是不可逆的，吸附过程可在几分钟到几十分钟内完成。如流感病毒包膜上的血凝素蛋白只能与宿主呼吸道黏膜细胞表面唾液酸寡糖支链结合。因此，人们利用消除细胞表面的病毒受体或利用受体类似物阻止病毒与受体的结合，以开发抗病毒药物的研究。

2. 穿入 吸附在易感细胞上的病毒通过一定的方式使核衣壳进入细胞内的过程称为穿入。穿入方式随病毒不同而异，裸露病毒多以吞饮形式进入易感细胞内；包膜病毒则通过包膜与细胞膜融合，使病毒核衣壳进入胞质内；有的包膜病毒表面位点与细胞受体结合后，由细胞表面的酶类协助病毒脱壳，使病毒核酸直接进入宿主细胞内，如噬菌体。

3. 脱壳 穿入胞质中的核衣壳脱去衣壳蛋白使核酸裸露的过程称为脱壳。这是病毒能否在细胞内复制的关键。病毒体必须脱去蛋白质衣壳，核酸才能发挥作用。不同的病毒脱壳方式不同，多数病毒脱壳靠细胞溶酶体酶的作用。

4. 生物合成 病毒基因组利用宿主细胞提供的低分子物质和能量合成大量的病毒核酸和结构蛋白等过程为生物合成。此阶段用血清学方法和电镜检查宿主细胞，在生物合成阶段找不到有感染性的病毒颗粒，故称其为隐蔽期。多数DNA病毒在细胞核内合成DNA，在细胞质内合成蛋白质；绝大多数RNA病毒的全部组分均在细胞质内合成。

5. 组装成熟 是新合成的子代病毒核酸和病毒蛋白在宿主细胞内组合成新的病毒体的过程。DNA病毒除痘类病毒外，均在细胞核内组装；RNA病毒与痘类病毒则在细胞质内组装。裸病毒组装成核衣壳即为成熟的病毒体；包膜病毒组装则为核衣壳以出芽方式释放时附着上宿主细胞的核膜或细胞膜后才成为成熟病毒。

6. 释放 成熟病毒从宿主细胞游离出来的过程称为释放。病毒释放的方式有两种。

（1）破胞释放 裸病毒常随着宿主细胞破裂而把病毒全部释放到周围环境中。

（2）出芽释放 包膜病毒以出芽方式释放到细胞外，宿主细胞通常不死亡，仍照常分裂繁殖。

（二）病毒的异常增殖与干扰现象

病毒在细胞内复制时，可因为病毒本身的基因组不完整或发生改变，不能在细胞内完成增殖的过程并复制出感染性的病毒体而出现异常增殖现象。

1. 顿挫感染（abortive infection） 若病毒进入非容纳宿主细胞，因宿主细胞缺乏病毒复制所需要的酶或能量等必需条件，致使病毒在其中不能合成本身成分，或者虽合成病毒核酸和蛋白质成分却不能组装成完整的病毒体，这种感染即顿挫感染。

2. 缺陷病毒（defective virus） 是指因病毒基因组不完整或者因某一基因位点改变，致使病毒不能进行正常增殖，不能复制出完整的有感染性的病毒颗粒，此病毒称为缺陷病毒。但当缺陷病毒与另一种病毒共存时，缺陷病毒的不足可能被弥补，从而增殖出完整的病毒体，这种有辅助作用的病毒称为辅助病毒（helper virus）。如缺陷病毒丁型肝炎病毒（HDV）与乙型肝炎病毒（HBV）共存时，HDV就能复制，HBV是HDV的辅助病毒。

3. 干扰现象（interference） 两种病毒先后或同时感染同一细胞时，可发生一种病毒抑制另一种病毒增殖的现象，称为干扰现象。干扰现象可发生在不同种病毒之间，也可发生在同种、同型、同株病毒之间，甚至灭活病毒也能干扰活病毒。通常先进入的病毒干扰后进入的病毒，死病毒干扰活病毒，缺陷病毒干扰完整病毒。

病毒干扰现象的机制尚不完全清楚，可能与以下因素有关。

（1）病毒诱导细胞产生干扰素 抑制被干扰病毒的生物合成。

（2）竞争干扰 病毒破坏宿主细胞的表面受体，阻止另一种病毒的吸附或穿入，或两种病毒竞争同一作用底物。

（3）改变宿主细胞的代谢途径　一种病毒感染可能改变宿主细胞代谢，从而阻止另一种病毒mRNA的翻译，或消耗宿主细胞的生物合成原料、酶等，抑制被干扰病毒的生物合成。

干扰现象是机体非特异性免疫的重要组成部分，能够干扰病毒的感染。在预防接种时应避免同时使用有干扰现象的两种病毒疫苗，防止降低免疫效果。有时病毒疫苗会被宿主体内的病毒干扰，因此患病毒性疾病者应暂停接种病毒疫苗。

四、病毒的抵抗力

病毒受到外界理化因素作用后失去感染性称为病毒的灭活。理化因素主要通过破坏病毒包膜、使病毒蛋白变性或损伤病毒核酸以灭活病毒。灭活的病毒仍可保留其抗原性、红细胞吸附、血凝及细胞融合等特性。不同的病毒对理化因素的敏感性各有不同。

（一）病毒对物理因素的抵抗力

1. 温度　大多数病毒（肝炎病毒例外）耐冷不耐热，加热50～60℃ 30分钟或100℃几秒钟内即被灭活。病毒对低温的抵抗力较强，通常在－196～－20℃仍不失去活性，但对反复冻融则敏感。

2. 酸碱度　大多数病毒一般在pH 5.0～9.0范围内稳定，强酸或强碱可灭活病毒。病毒种类不同对pH的稳定性不同，如呼肠孤病毒能抗pH 3.0；口蹄疫病毒在pH 6.0～6.5及pH 8.0～9.0可迅速灭活。

3. 射线　紫外线、X射线和高能量粒子可灭活病毒。射线可使病毒核酸链发生断裂或使核苷酸结构形式发生改变，从而影响核酸的复制。

（二）病毒对化学因素的抵抗力

1. 脂溶剂　有包膜病毒可迅速被脂溶剂破坏，如乙醚、三氯甲烷、去氧胆酸钠。这类病毒通常不能在含有胆汁的肠道中引起感染。病毒对脂溶剂的敏感性可作为病毒分类的依据之一。

2. 化学消毒剂　大多数病毒对高锰酸钾、次氯酸盐等氧化剂敏感，升汞、乙醇、碘及碘化物均能迅速杀灭病毒，β－丙内脂和环氧乙烷可杀灭各种病毒，但0.5%～1%苯酚仅对少数病毒有灭活作用。

3. 盐类　一定浓度的盐可提高病毒对热的抵抗力。$MgCl_2$对脊液灰质炎病毒、$MgSO_4$对正黏病毒和副黏病毒、Na_2SO_4对疱疹病毒具有稳定作用。因此在减毒活疫苗中必须加这类稳定剂。有包膜病毒即使在－90℃也不能长期保存，但加入保护剂如二甲基亚砜可使之稳定。

4. 抗生素与中草药　现有的抗生素对病毒无抑制作用。近年来的研究发现，一些中草药如大青叶、板蓝根、大黄等对病毒有一定的抑制作用。

五、病毒的变异

病毒的变异与其他微生物一样，可自然发生，亦可人工诱导。病毒基因组发生改变（突变）或基因重组时，病毒则表现为变异。外界环境发生一定的改变（如宿主种类和细胞变化）或理化因素的作用（如温度、紫外线、γ射线、亚硝酸盐）等，可增加病毒的突变率。病毒的变异可表现在多方面，在医学实践中重要的有以下三种。

（一）抗原性变异

在自然界中，有些病毒可发生抗原性变异，如甲型流感病毒包膜表面的血凝素和神经氨酸酶均较容易发生变异，每一次大的变异都引起一次流感大流行。而有些病毒如麻疹病毒和腮腺炎病毒等则较稳定，迄今尚未发现其抗原性有明显变异。

（二）毒力变异

病毒从强毒株变为弱毒株或无毒株，或从无毒株、弱毒株变为强毒株为病毒的毒力变异。在自然条件下或用人工方法将某种病毒通过一定的动物体或组织培养后，可使其毒力下降。如从自然感染动物中新分离出的狂犬病病毒（野毒株），对人和犬致病力较强，经在家兔脑内连续传代后，其致病力减弱，不再引起人和犬发病。预防狂犬病所用的疫苗就是根据此种原理制备而成的。有的病毒在人群中传播引起流行病时，其毒力往往由弱变强，逐渐升高，以致广泛流行。

（三）耐药性变异

在人类运用各种药物治疗病毒感染时，病毒会发生耐药性变异，从而产生对抗病毒药物及干扰素的耐受，如长期使用拉米夫定治疗，使乙肝病毒对其产生耐药。

知识链接

中国科研团队在病毒学科技史研究领域中取得进展

2024 年，中国科研团队系统研究了病毒学演化及其在科学技术史上的重要成果与科技成就，首次提出了病毒学发展的历史分为微生物学时期、生物化学时期、遗传学时期和分子生物学时期，以通史的视野全景呈现了不同历史时期和不同认知环境中的病毒学发展历程。

通过研究病毒学历史，以通史研究视角探究病毒发现、疫苗研制、药物开发和诊断技术演进，能够清晰地呈现病毒学演变和发展轨迹，这对护生树立整体生命观，形成辩证发展思维和哲学素养大有裨益。

第二节　病毒的感染与免疫

PPT

病毒侵入机体并在易感细胞内复制增殖，与机体发生相互作用的过程称为病毒感染。病毒与宿主相互作用的结果，直接关系到疾病的发生与发展。

一、病毒感染的途径与类型

（一）病毒感染的传播方式

病毒传播方式有水平传播（horizontal transmission）和垂直传播（vertical transmission ）两类。

1. 水平传播　病毒在人群中不同个体间的传播方式称为水平传播。病毒通过水平传播而侵入机体的途径有以下方式。

（1）呼吸道传播　如流感病毒、麻疹病毒、风疹病毒等。

（2）消化道传播　如甲型肝炎病毒、脊髓灰质炎病毒、肠道病毒等。

（3）动物咬伤传播　如狂犬病病毒等。

（4）节肢动物叮咬传播　如流行性乙型脑炎病毒、登革病毒等。

（5）性传播　如人类免疫缺陷病毒等。

（6）接触传播　如埃博拉病毒、疱疹病毒、人乳头瘤病毒等。

（7）输血、注射或器官移植传播　如乙型肝炎病毒、丙肝病毒等。

2. 垂直传播　病毒通过胎盘或产道，由亲代直接传给子代的方式称为垂直传播，又称为母婴传播。这种传播方式是病毒感染的特点之一，其他微生物少见。现已知十余种病毒可经胎盘传播，其中以乙型肝炎病毒、风疹病毒、巨细胞病毒以及人类免疫缺陷病毒为常见，可引起死胎、早产、先天畸形或先天性感染。因此，应注意预防，尤其是妊娠3个月内。

（二）病毒感染的类型

病毒入侵机体后，因病毒种类、毒力和机体免疫力不同，可表现出不同的临床类型。依据有无临床症状，分为隐性感染和显性感染。

1. 隐性感染 是指病毒侵入机体后，不引起临床症状。这可能是因为病毒毒力弱、病毒数量少、机体免疫力强，使得病毒不能大量增殖，不能对组织细胞造成明显的损伤；也可能是病毒并没有入侵靶细胞，所以不表现出明显的临床症状。

隐性感染者虽然不表现出临床症状，但仍然可获得特异性的免疫力而终止感染。部分隐性感染者不产生免疫力，病毒在其体内增殖并向外界播散，这种隐性感染者称为病毒携带者，是重要的传染源。

2. 显性感染 病毒在宿主细胞内大量增殖引起细胞破坏、死亡，使机体出现临床症状即显性感染。显性感染可以是局部感染，也可以是全身感染。根据发病缓急及病毒持续时间又可分为急性感染和持续性感染。

（1）急性感染 病毒侵入机体后，在细胞内增殖，经数日乃至数周的潜伏期后发病，潜伏期短、发病急，病程数日至数周，恢复后机体内不再存在病毒。病后常获得特异性免疫力。如流行性感冒、甲型肝炎等。

（2）持续性感染 病毒可在机体持续存在数月至数年，甚至数十年，潜伏期长、发病慢，恢复也慢。可出现症状，也可不出现症状而长期带毒，成为重要的传染源，如HIV、HBV等。持续性病毒感染的致病机制不同，且临床表现各异，根据患者的疾病过程可分为以下三类。

1）慢性感染：病毒可持续存在于血液或组织中并不断排出体外，或经输血、注射而传播。病程长达数月至数十年，病毒在整个持续存在的过程中可被检出，一般在机体免疫功能低下时发病，患者表现轻微或无临床症状，如乙型肝炎。

2）潜伏感染：急性感染或隐性感染后，病毒基因存在于一定组织或细胞内，但并不增殖产生感染性病毒。在某些条件下病毒被激活发生增殖而引起临床症状，称为急性发作，病毒仅在临床出现间歇性急性发作时才能被检出，如水痘－带状疱疹病毒、单纯疱疹病毒等。

3）慢发感染：为慢性发展的进行性加重的病毒感染，病毒感染后，有很长的潜伏期，达数月、数年甚至数十年之久。一旦出现临床症状，多呈进行性发展，最终导致死亡。如麻疹病毒引起的亚急性硬化性全脑炎，是儿童期感染麻疹病毒而到成年期才出现的中枢神经系统症状。

二、病毒的致病机制

（一）病毒对宿主细胞的直接作用

1. 杀细胞效应 病毒在宿主细胞内复制后，在短时间内一次性释放大量子代病毒，导致细胞裂解死亡，称为杀细胞效应，主要见于无包膜病毒，如脊髓灰质炎病毒、腺病毒等。杀细胞效应发生的主要机制：①病毒蛋白的毒性使细胞死亡；②阻断细胞核酸和蛋白质合成；③病毒感染使细胞溶酶体遭到破坏，释放溶酶体酶引起细胞自溶；④病毒核酸指导合成的抗原表达在细胞膜上，引起宿主细胞膜抗原成分的改变，发生自身免疫性细胞损伤；⑤病毒感染对宿主细胞的细胞核、内质网、线粒体等均可造成损伤。

2. 包涵体形成 用普通光学显微镜可看到在某些受病毒感染的细胞的细胞质或细胞核内有与正

常细胞结构和着色不同的圆形或椭圆形斑块，称为包涵体。它是细胞被病毒感染的标志。因为不同病毒在宿主细胞内形成的包涵体形状、位置和染色性不同，可用于某些病毒性疾病的诊断。

3. 稳定状态感染 包膜病毒感染细胞后，其子代病毒以出芽方式释放，短时间内宿主细胞不裂解，宿主病变较轻，这种感染方式称为稳定状态感染。稳定状态感染引起的细胞变化表现在一方面可导致感染细胞与邻近正常细胞相互融合，形成多核巨细胞，并借此使病毒扩散；另一方面病毒在细胞内复制，可导致宿主细胞膜组分的改变，形成自身抗原，或者由病毒基因编码的抗原在宿主细胞膜上表达，构成新的抗原。细胞膜上新抗原的出现，可诱发免疫应答，使宿主细胞受到损伤或破坏。

4. 细胞转化 有些病毒DNA或其片段整合到宿主细胞DNA中，使宿主细胞遗传性状发生改变，引起细胞转化。宿主细胞可被激活出现恶性增殖，因此转化与病毒的致肿瘤性常有密切关系，但转化并非都能引起肿瘤。

5. 细胞凋亡 病毒侵入易感细胞后，病毒本身或病毒编码的蛋白可以激活宿主细胞的凋亡基因，引起细胞进入基因控制的程序化死亡。

（二）病毒对宿主细胞的免疫病理作用

病毒具有较强的免疫原性，能诱导机体产生免疫应答，其结局既可表现为抗病毒的保护作用，但也可导致对机体的免疫病理损伤，这也是病毒的致病机制之一。

1. 体液免疫损伤 许多病毒如狂犬病病毒、单纯疱疹病毒、流感病毒等侵入细胞后，能诱发细胞表面出现新抗原，其诱导机体产生相应的抗体，与细胞表面的新抗原特异性结合，在补体参与下可引起Ⅱ型超敏反应，使细胞溶解。有些病毒感染后（如乙型肝炎病毒），病毒抗原与相应抗体结合形成的免疫复合物沉积在肾小球基底膜，激活补体后可引起Ⅲ型超敏反应，出现蛋白尿、血尿等症状，若沉积在关节滑膜部位则形成关节炎。

2. 细胞免疫损伤 CTL细胞可以损伤受病毒感染出现新抗原的靶细胞，致敏Th1细胞释放多种淋巴因子，也能造成组织细胞的损伤。病毒蛋白亦可因与宿主细胞的某些蛋白间存在共同抗原而导致自身成分的破坏。

3. 免疫抑制 某些病毒感染可抑制免疫功能，甚至使整个免疫系统全部缺陷，如人类免疫缺陷病毒（HIV）感染。艾滋病患者因免疫功能缺陷，最终因多种机会性感染和恶性肿瘤而死亡。许多病毒如麻疹病毒、风疹病毒、巨细胞病毒的感染均能引起免疫功能的抑制，从而激活体内潜伏的病毒或促进某些肿瘤的生长，使疾病复杂化，亦可能成为病毒持续性感染的原因之一。

当机体在胚胎期或初生期感染某些病毒，可以诱导机体对此病毒抗原产生免疫耐受性，即不产生抗体和（或）细胞免疫，使机体终身携带该病毒，如乙型肝炎病毒、巨细胞病毒等。

三、抗病毒免疫

机体的抗病毒免疫包括固有免疫（又称为非特异性免疫）和适应性免疫（又称为特异性免疫）两部分。

（一）固有免疫

屏障结构、吞噬细胞、NK细胞、补体、某些细胞因子、干扰素均参与机体的抗病毒免疫。干扰素和NK细胞在抗病毒免疫中起着重要作用。

1. 干扰素 是机体受病毒感染后或在干扰素诱导剂作用下，由宿主细胞（主要是巨噬细胞、单核细胞、淋巴细胞）产生的一组具有高度活性及多种功能的糖蛋白，主要功能是抗病毒、抗肿瘤和免疫调节等。目前干扰素的类型有α、β、γ三种，抗病毒作用主要由α、β干扰素承担。受染细胞产生并释放的干扰素不能直接杀伤病毒，而是通过作用于邻近的细胞产生多种抗病毒蛋白阻断病毒的增殖。

2. NK 细胞 可以通过直接与受病毒感染的细胞接触，释放穿孔素导致受染细胞死亡，也可以通过 ADCC 作用间接杀伤受染细胞。NK 细胞还可通过释放肿瘤坏死因子，引起细胞凋亡。

（二）适应性免疫

适应性免疫包括细胞免疫和体液免疫。病毒感染后，机体通过体液免疫应答产生具有保护作用的中和抗体 IgG 和 IgM。中和抗体与病毒结合后，能阻止病毒的吸附、穿入和扩散，因此在杀细胞外的游离病毒起主要作用。病毒与抗体形成的免疫复合物易被吞噬细胞吞噬或通过激活补体导致病毒感染的靶细胞裂解。当病毒侵入细胞后，机体通过细胞免疫应答产生的特异性 CTL 细胞释放的细胞因子（如γ-干扰素、肿瘤坏死因子、巨噬细胞活化因子等）和 NK 细胞发挥的 ADCC 作用来杀伤受病毒感染的细胞。

总之，在机体的抗病毒感染免疫过程中，机体的固有免疫和适应性协同作用，共同发挥抗病毒作用。不同病毒感染机体所获得免疫力维持时间不同，一般认为，病毒结构单纯且稳定或引起病毒血症的病毒，感染后机体可获得持久或终身免疫，如麻疹病毒。反之，如果病毒仅在细胞间扩散而不侵入血流，或抗原易变异的病毒，机体感染后能获得短暂的免疫力，如流感病毒。

第三节 病毒感染的检查方法与防治原则

PPT

一、病毒感染的检查方法

病毒感染的实验室检查包括病毒分离与鉴定、病毒核酸与抗原的直接检出以及特异性抗体的检测。

（一）标本的采集与送检

病毒感染临床标本的采集与送检对检查结果有直接影响，因此应引起特别重视。在标本的采集与送检中应注意以下原则。

1. 采集急性期标本 用于分离病毒或检测病毒及其核酸的标本应采集患者急性期标本，以提高阳性检出率。标本采集时必须严格无菌操作，避免杂菌污染标本。

2. 采集部位 根据不同病毒的感染采集不同部位的标本。如呼吸道感染采集鼻咽洗漱液、咽拭子、鼻拭子等；肠道感染采集粪便标本；脑内感染采集脑脊液；皮肤感染采取病灶组织，如疱疹液体；有病毒血症时采集血液；对某些病毒尿液标本的分离率也比较高。

3. 标本的送检 由于病毒在室温下很易被灭活，应在采集和运送标本中注意冷藏并及时送检。不能立即送检的标本可置于含抗生素 50% 甘油氯化钠溶液中，低温保存送检。暂时不能检查或分离培养时，应将标本置于 -70℃ 冰箱内保存。

4. 采集双份血清 如欲检测抗体，早期单份血清可用于检测 IgM 抗体，而欲检测早期与恢复期的抗体效价的变化，则需采集早期与恢复期双份血清。

（二）病毒的分离与鉴定

由于病毒具有严格细胞内寄生的特性，因此根据病毒的种类选用相应的活体细胞内进行病毒的分离与鉴定，这是病毒病原学诊断的金标准。实验室分离培养病毒主要有动物接种、鸡胚培养、组织培养三种方法。目前最常用的是组织培养法。

（三）病毒核酸的检测

主要有核酸杂交和聚合酶链反应。由于多数病毒的基因已成功地被克隆及进行了核苷酸序列测定，因此利用核酸在体外一定条件下可发生双链解离和重组的特性，把已经被同位素或非放射性物质标记的单链核酸作为探针，可与标本中相应的单链核酸配对，形成核酸杂交体，然后通过测定标记物来检查标本中待测的病毒核酸。聚合酶链反应是一种体外基因扩增方法来检测标本中的病毒基因。它在短时间内就可将目的基因扩增数百万倍，用这种方法可检测出标本中极微量的病毒核酸，具有灵敏度高、特异性强、简便快速的特点，目前已广泛应用于病毒基因的检查。

需要注意的是，病毒核酸阳性并不等于标本中存在有感染性的活病毒。此外，对于未知病毒及可能出现的新病毒则因不了解病毒核苷酸序列不能采用这些方法。

（四）病毒抗原与抗体的检测

根据抗原与抗体特异性结合的原理，可用已知抗体来鉴定未知抗原，也可用已知抗原检测患者血清中有无相应抗体。免疫荧光法、酶联免疫吸附试验、放射免疫法、免疫印迹法、血凝抑制试验、补体结合试验、中和试验目前在临床上广泛使用，对病毒感染的早期诊断具有重要意义。因 IgM 抗体出现早、消失快，故检测特异性 IgM 抗体，可辅助诊断急性病毒感染。而 IgG 抗体出现晚、持续时间久，检测 IgG 抗体可作为曾经感染过某种病毒的指标。

二、病毒感染的防治原则

（一）病毒感染的预防

1. 人工主动免疫 目前对大多数病毒感染尚无特效药物，因此对病毒感染的预防显得尤为重要，接种疫苗使机体产生主动免疫，是预防和控制病毒性疾病的有效措施。用作预防病毒感染的人工主动免疫生物制品主要有减毒活疫苗、灭活疫苗、亚单位疫苗、多肽疫苗、基因工程疫苗和核酸疫苗等。

2. 人工被动免疫 是指注射含有抗病毒成分的免疫血清、丙种球蛋白和白细胞介素以及与细胞免疫有关的转移因子等，使机体立即获得特异性免疫力。人工被动免疫的生物制剂注入机体后可立即生效，但免疫力维持时间短，约 1 个月。常用于甲型肝炎、麻疹、脊髓灰质炎、狂犬病等紧急预防和治疗，可减轻症状，与人工主动免疫制剂、抗病毒药物联合使用，效果更佳。

（二）病毒感染的治疗

1. 药物治疗 由于病毒必须进入宿主细胞内复制方显示其生命活性，因此阻断病毒复制周期，例如抑制病毒基因复制、转录及蛋白质翻译的药物和制剂是开发抗病毒药物的热点，并已取得较好的效果。目前主要有下列抗病毒药物。

（1）核苷类药物 此类药是最早应用于临床的抗病毒药物。主要抑制病毒复制或复制出失去感染性的病毒达到抗病毒的作用。

（2）蛋白酶抑制剂 抑制或阻断病毒编码的特定基因产物的抗病毒药物是设计的另一热点。将病毒的酶蛋白作为靶分子，有利于减少药物的副作用，同时增加药物的特异性和效力。

（3）中草药 大量研究表明，板蓝根、大青叶等中草药能抑制多种病毒的增殖。

2. 免疫治疗 一些免疫制剂，如干扰素、干扰素诱生剂、胸腺肽以及白细胞介素－2、肿瘤坏死因子等细胞因子对病毒都具有抑制作用。我国已用针对乙型脑炎病毒包膜抗原的单克隆抗体治疗乙型脑炎患者，有较好疗效。

3. 基因治疗　针对病毒基因组中的靶基因而设计的抗病毒基因治疗目前尚处于研究阶段。

目标检测

答案解析

1. 病毒增殖的方式是（　）

A. 二分裂方式　　B. 出芽方式　　C. 减数分裂
D. 复制方式　　E. 裂殖方式

2. 决定病毒感染性的关键物质是（　）

A. 衣壳　　B. 刺突　　C. 核酸
D. 蛋白质　　E. 包膜

3. 病毒严格细胞内寄生的原因是（　）

A. 体积小
B. 缺乏完整的酶系统及细胞器，不能独立进行代谢
C. 单一核酸
D. 抵抗力弱
E. 结构简单

4. 病毒的灭活是指病毒在理化因素作用下失去（　）

A. 血凝特性　　B. 抗原性　　C. 感染性
D. 细胞融合特性　　E. 诱生干扰素能力

5. 下列属于病毒特有的感染是（　）

A. 慢性感染　　B. 急性感染　　C. 显性感染
D. 隐性感染　　E. 慢发病毒感染

（李青霖）

书网融合……

重点小结　　微课　　习题

第十二章　呼吸道感染病毒

学习目标

知识目标：

通过本章的学习，掌握呼吸道感染病毒的概念，常见呼吸道感染病毒的致病性；熟悉流感病毒的抗原分型、变异与流行性的关系；了解常见呼吸道感染病毒的传播途径与防治原则。

能力目标：

具有正确预防呼吸道感染病毒感染的能力。

素质目标：

通过本章的学习，正确理解因呼吸道感染病毒感染引发流行的防控必要性和重要性。

呼吸道感染病毒是指一大类以呼吸道为侵入门户引起呼吸道或呼吸道以外组织器官病变的病毒。临床上的急性呼吸道感染中有90%以上是由这类病毒引起的。呼吸道感染病毒的传染源为患者及病毒携带者，以飞沫传播，传播速度快，传染性强，所致疾病潜伏期短、发病急，病后免疫力不牢固。常见的呼吸道感染病毒有流行性感冒病毒、冠状病毒、麻疹病毒、腮腺炎病毒、风疹病毒、腺病毒、呼吸道合胞病毒等。

第一节　流行性感冒病毒

PPT

情境导入

情景：患者，男，26岁，自诉咽痒、发热1天，伴咳嗽、咳淡黄色痰、量少。查体：体温37.5℃，神志清，双肺闻及干、湿性啰音；心、肝、肾功能均正常；流感病毒RT－PCR阳性。

思考：1. 该患者感染了何种病毒？

2. 该病毒的结构有哪些特点？

3. 如何预防该病毒的感染？

流行性感冒病毒（influenza virus）简称流感病毒，是流行性感冒（简称流感）的病原体，分为甲（A）、乙（B）、丙（C）三型，引起人类流感和动物（猪、马、禽类等）的感染，是人类流感最重要的病原体。其中甲型流感病毒多次引起世界性大流行。如1918—1919年的“西班牙流感”是人类历史上危害最严重的流感疫情，全世界人口的50%被感染，至少有2000万人死亡，高于第一次世界大战死亡总人数。乙型流感病毒对人类致病性较低，一般呈局部流行或小流行。丙型流感病毒只引起人类不明显的或轻微的上呼吸道感染，很少造成流行。

一、生物学性状

（一）形态与结构

单链RNA包膜球形病毒，核衣壳呈螺旋对称，直径80～120nm，新分离的毒株则多呈丝状，长度可达400nm（图12－1）。流感病毒结构主要包括病毒核衣壳和包膜（图12－2）。

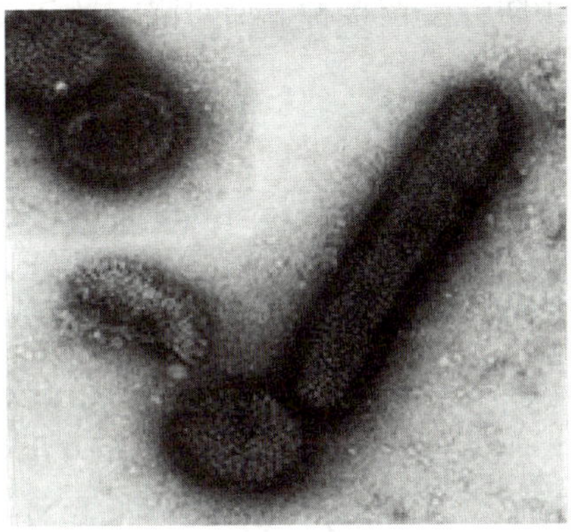

图12－1　流感病毒形态电镜图

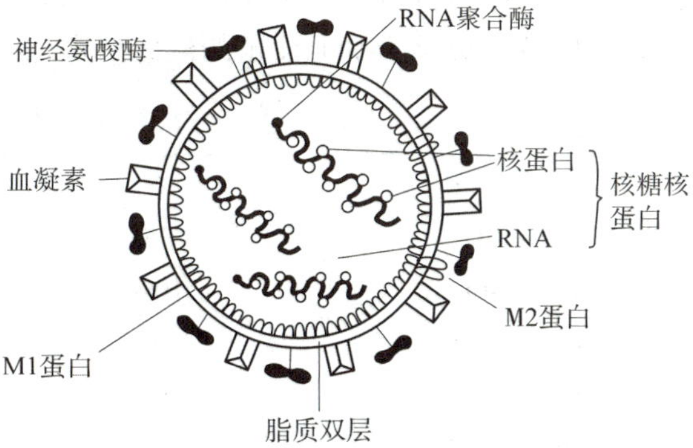

图12－2　流感病毒结构模式图

1. 核衣壳　由RNA、核蛋白和RNA多聚酶组成，病毒的核酸为单股负链分节段RNA，有7～8个节段，每一个节段为一个基因组，能编码一种结构或功能蛋白，这一特点使病毒在复制中易发生基因重组，导致基因编码的蛋白抗原发生变异而出现新的亚型。病毒RNA与一个或几个含有RNA依赖的聚合酶结合，并被核蛋白（NP）覆盖，形成核糖核蛋白体（RNP），即核衣壳，呈螺旋对称排列。

2. 包膜　流感病毒包膜由内层基质蛋白M和外层脂蛋白组成。内层基质蛋白M抗原性稳定，具有型特异性，常为流感病毒的分型依据。外层是包裹在基质蛋白之外的一层磷脂双分子层膜，这层膜来源于宿主的细胞膜。包膜上还有两种刺突血凝素（HA）和神经氨酸酶（NA）。HA和NA的抗原结构极不稳定，易发生变异，是划分甲型流感病毒亚型的主要依据。

（1）血凝素（HA）　呈柱状，成分为糖蛋白。能引起红细胞凝集，可辅助检测和鉴定流感病毒等。HA与细胞表面特异性受体结合从而促进流感病毒与宿主细胞的吸附，与病毒进入细胞的过程有关。HA具有免疫原性，由HA刺激机体产生的特异性抗体可以中和流感病毒和抑制凝血作用，为保护性抗体。

（2）神经氨酸酶（NA）　是呈蘑菇状的四聚体糖蛋白，具有酶活性，有利于成熟病毒的出芽释放和促进病毒的扩散。NA具有免疫原性，可刺激机体产生特异性抗体，能中和NA的酶活性，但不能中和病毒感染。

（二）分型与变异 微课

1. 分型　根据核蛋白（NP）和基质蛋白（M）抗原性的不同，可将流感病毒分为甲（A）、乙（B）、丙（C）三型，各型之间无交叉免疫。甲型根据HA和NA的抗原性不同，再分为若干亚型。至今发现HA有16种（1～16）抗原，NA有9种（1～9）抗原。目前，在人群中流行的有H1、H2、H3及N1、N2等抗原构成的亚型。乙型、丙型流感病毒至今尚未发现亚型。1997年以来发现H5N1、H7N2、H7N7、H7N9、H9N2等禽流感病毒也可引起人类感染。

2. 变异　流感病毒变异有抗原性变异、温度敏感性变异、宿主范围以及对非特异性抑制物敏感性等方面的变异，抗原性变异是流感病毒变异的主要形式，表面抗原HA和NA是主要的变异成分。流感病毒的抗原性变异有两种形式，即抗原性漂移和抗原性转变（表12－1）。

（1）抗原性漂移（antigenic drift）　是由病毒基因点突变引起，变异幅度小或连续变异，属于量变，引起的流行是局部小规模的。

（2）抗原性转变（antigenic shift）　由基因组重组产生引起，变异幅度大，属于质变，即病毒株表面抗原结构一种或两种发生变异，形成新亚型（H1N1→H2N2、H2N2→H3N2），因人群缺少对变异毒株的免疫力从而引起流感大流行。甲型流感病毒的高变异性增大了应对流行性感冒的难度，人们无法准确预测即将流行的病毒亚型，便不能有针对性地进行预防性疫苗接种。而每隔十数年便会发生的抗原性转变，更会产生无疫苗的流感新毒株。

表 12-1 甲型流感病毒抗原变异情况

亚型名称	抗原结构	流行年代	代表病毒株
原甲型（A0）	H0N1	1930—1946 年	A/PR/8/34（H0N1）
亚甲型（A1）	H1N1	1946—1957 年	A/FM/1/4（H1N1）
亚洲甲型（A2）	H2N2	1957—1968 年	A/Singapore/1/57（H2N2）
香港甲型	H3N2	1968—1977 年	A/HongKong/1/68（H3N2）
香港甲型与新甲型	H3N2 H1N1	1977 年—	A/USSR/90/77（H1N1）

*代表病毒株命名法：型别/分离地点/毒株序号/分离年代（亚型）。

（三）培养特性

流感病毒可在鸡胚的羊膜腔和尿囊腔中增殖，不引起鸡胚出现病变。可取羊水或尿囊液做血凝试验和血凝抑制试验证实病毒的存在以及进行种的鉴定。细胞培养一般用原代猴肾或狗肾传代细胞，也不引起明显的细胞明显病变，可用红细胞吸附试验判定有无病毒增殖。

（四）抵抗力

抵抗力较弱，不耐热，56℃ 30 分钟即可使病毒灭活。室温下传染性很快丧失，但在 0～4℃能存活数周，-70℃以下或冻干后能长期存活。病毒对干燥、日光、紫外线以及乙醚、甲醛、乳酸等敏感。

二、致病性与免疫性

（一）致病性

传染源主要是患者和隐性感染者。主要传播途径是带有流感病毒的飞沫，经呼吸道进入体内，冬春季为流行季节。流感病毒感染呼吸道上皮细胞后，在上皮细胞内增殖，细胞变性、坏死乃至脱落，造成黏膜充血、水肿和分泌物增加，从而产生鼻塞、流涕、咽喉疼痛、干咳以及其他上呼吸道感染症状。当病毒蔓延至下呼吸道，则可能引起毛细支气管炎和间质性肺炎。人群普遍易感，潜伏期长短取决于侵入的病毒量和机体的免疫状态，一般为 1～4 天。起病后患者有畏寒、头痛、发热、浑身酸痛、乏力、鼻塞、流涕、咽痛及咳嗽等症状。在症状出现的 1～2 天内，随分泌物排出的病毒量较多，以后则迅速减少。无并发症的患者发病后第 3～4 天就开始恢复；如有并发症，则恢复期延长。流感的特点是发病率高、病死率低，死亡通常由并发细菌性感染所致。并发症多见于婴幼儿、老人和慢性病（如心血管疾病、慢性气管炎和糖尿病等）患者。

（二）免疫性

机体在感染流感病毒后或疫苗接种后可产生特异性的细胞免疫和体液免疫。体液免疫应答主要是抗 HA 抗体和抗 NA 抗体。不同型别流感病毒感染不能诱导交叉性保护抗体的产生。细胞免疫应答主要是特异性 $CD4^+$ T 淋巴细胞能帮助 B 淋巴细胞产生抗体、$CD8^+$ T 细胞能溶解感染细胞，减少病灶内的病毒量，有助于疾病的恢复。

三、微生物学检查

在流行期结合临床症状诊断流感并不困难，但要确诊或流行监测时必须进行实验室检查，主要包括病毒分离培养、血清学诊断和快速诊断方法。

1. 分离与鉴定　通常采取发病3日内患者的咽洗液或咽拭子，经抗生素处理后接种于9～11日龄鸡胚羊膜腔和尿囊腔中培养，可收集羊水和尿囊液进行血凝试验。

2. 血清学诊断　采取患者急性期（发病5天内）和恢复期（病程2～4周）双份血清，检测抗体效价，如抗体效价增高4倍或4倍以上，有诊断意义。

3. 快速诊断　对患者进行快速诊断主要采用间接或直接免疫荧光法、ELISA法检测病毒抗原。PCR、核酸杂交或序列分析等方法也被用于检测流感病毒核酸或进行分型。

四、防治原则

流感病毒传染性强，传播非常迅速。流行期间尽量避免人群聚集，公共场所应通风换气，必要时可用乳酸溶于水中，加热熏蒸进行空气消毒。接种流感疫苗可获得对同一亚型病毒的免疫力。流感的治疗以对症治疗和预防继发细菌感染为主，对于流感患者，可以使用干扰素、金刚烷胺、奥司他韦等药物进行治疗。

知识链接

冬季预防幼儿流感的方法

接种流感疫苗对人体的保护可达70%～90%，即使在接种后患上流感，也能减轻症状并降低并发症概率。

保持室内通风及湿度，可以有效抑制细菌、病毒的繁殖，降低流感等疾病的发生和传播。定时开窗通风是预防流感的重要一环。

流感高发期外出戴口罩无疑是隔离病毒的有效防范措施之一。

幼儿防寒能力差，需根据气候的冷暖及儿童的身体状况添衣加被，注意保暖，不要着凉。

要勤洗手，流感病毒在手上能存活70个小时。幼儿应养成饭前便后洗手的习惯。

平衡饮食是保障健康的基础。每日应摄入谷类、蔬菜与水果类、奶制品类、禽畜肉鱼及蛋类、豆及豆制品类等食物，做到食物多样、食效互补。

第二节　新型冠状病毒

PPT

冠状病毒（Coronavirus）是一类正单链RNA有包膜病毒，衣壳呈螺旋对称型。电镜下，包膜上有排列间隔较宽的突起，因形如花冠而得名（图12－3）。目前从人体分离的冠状病毒主要有呼吸道冠状病毒229E和OC43、SARS冠状病毒（SARS－Cov）、中东呼吸综合征冠状病毒（MERS－Cov）、新型冠状病毒（COVID－19）等。

冠状病毒对理化因素的抵抗力弱，对乙醚、三氯甲烷、酯类、紫外线、甲酚皂溶液以及0.1%过氧乙酸较敏感，56℃ 30分钟或37℃数小时便丧失感染性。

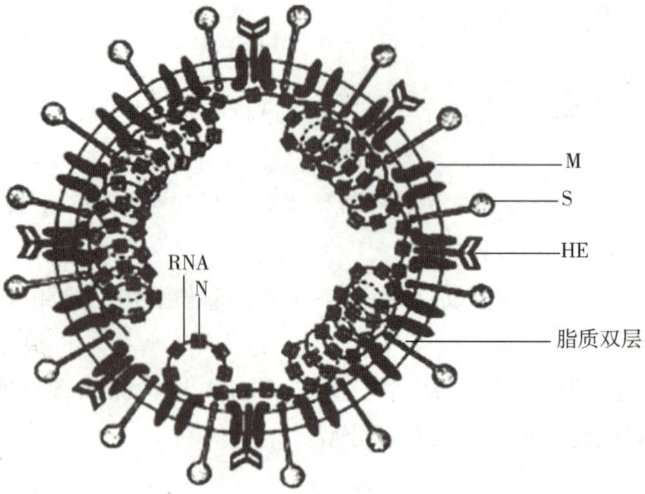

图 12-3　冠状病毒形态与结构

冠状病毒通过空气飞沫传播，感染高峰在秋冬和早春。冠状病毒是成人普通感冒的主要病原体之一，儿童感染率较高，主要是上呼吸道感染，一般很少波及下呼吸道。某些毒株可引起婴儿和新生儿急性肠胃炎，SARS 冠状病毒（SARS-CoV）可引起严重急性呼吸综合征（SARS）。冠状病毒感染的潜伏期一般为 2~5 天，平均为 3 天。典型的冠状病毒感染表现出流涕、不适等感冒症状。

结合临床症状及实验室检验可辅助诊断。一般用细胞培养、器官培养，自鼻分泌物、咽漱液等标本进行病毒分离，用双份血清做中和试验、ELISA 等进行血清学诊断。快速诊断可用免疫荧光技术、酶免疫技术和 RT-PCR 技术检测病毒抗原或核酸。尚无特异性治疗药物和预防疫苗。

一、生物学形状

新型冠状病毒（COVID-19）属 β 亚类的单股正链 RNA 病毒，常为球性，直径 60~140nm，有包膜，其上镶嵌着形似花瓣的放射状排列棘突，是人类迄今为止已知的 6 种冠状病毒以外的另一种冠状病毒，因此称为新型冠状病毒。棘突 S 蛋白是新型冠状病毒与宿主细胞结合的重要结构，S 蛋白的基因突变可改变病毒传染性和致病性，影响机体的免疫应答、抗体中和作用。

二、致病性与免疫性

新型冠状病毒具有传染性强，潜伏期短，病情发展快，会引起广泛流行等特点，可经飞沫、密切接触及气溶胶传播。感染潜伏期一般为 1~14 天，多为 3~7 天，感染后引起患者呼吸道炎症，常表现为干咳、发热、乏力等症状，部分以味觉、嗅觉减退或丧失为首发症状，少数老人、有慢性基础疾病者可能引起呼吸衰竭以及肺部不可逆性损伤。

三、微生物学检查

实验室检查包括一般检查、病原学及血清学检查，结合影像学检查可分析病程、辅助诊断。新型冠状病毒对紫外线和热敏感，在体外 2 小时活性就会下降，对高温、乙醇、含氯消毒剂等不耐受，可据此有效灭活。

四、用法原则

目前尚缺乏针对新型冠状病毒的有效抗病毒药物，以隔离治疗、对症支持治疗为主。预防除接种疫苗外，应做好个人防护，如减少人群聚集，勤洗手，保持良好个人和环境卫生，适当运动，充足休息，增强体质等。

第三节 麻疹病毒

PPT

麻疹病毒（measles virus）是引起麻疹的病原体。麻疹是儿童常见的一种急性呼吸道传染病，易感年龄为6个月~5岁。该病毒传染性极强，感染后发病率100%，以皮丘疹、发热及呼吸道症状为特征，易并发肺炎。若无并发症，预后良好。自应用减毒活疫苗以来，儿童的发病率显著下降。

一、生物学性状

球形有包膜的RNA病毒。抗原性强且稳定，只有一个血清型。抵抗力较弱，加热56℃ 30分钟可被灭活，对紫外线、一般消毒剂以及脂溶剂等敏感。病毒可在许多原代或传代细胞（如人胚肾、猴肾细胞）中增殖，并产生细胞融合或形成多核巨细胞病变等。

二、致病性与免疫性

人是麻疹病毒唯一的自然宿主，传染源是急性期患者，主要通过飞沫传播，也可通过环境中被污染物品传播，易感者接触后几乎全部发病，冬春季发病率最高。在出疹前6天和出疹后3天都有传染性。感染早期，患者表现为中度以上发热、咳嗽、流涕、流泪、咽部充血等类似上呼吸道感染症状和眼结膜充血症状。大多数患者口腔颊黏膜上形成特征性的中间灰白、周围红色的柯氏斑（Koplik斑），对麻疹的早期诊断具有意义。发热3~4天后，体温可突然升高至40~40.5℃，并出现皮疹，红色斑丘疹始见于耳后、颈部，24小时内向下发展，遍及面部、躯干及上肢，第3天皮疹累及下肢及足部。出疹期病情最严重。4天后疹块消退，脱屑。麻疹一般可自愈，部分年幼体弱的患儿，易并发细菌性感染，是麻疹患儿死亡的主要原因。极少数麻疹患者疾病恢复后数年内可发生亚急性硬化性全脑炎（SSPE），表现为大脑功能渐进性衰退，病程6~9个月，最后导致昏迷死亡。麻疹愈后可获得终身免疫力。出生后6个月内的婴儿从母体获得IgG抗体，故不易感染。细胞免疫有很强的保护作用，在麻疹恢复中起主导作用，细胞免疫缺陷者可出现麻疹病毒持续感染，导致死亡。

三、防治原则

预防麻疹的主要措施是隔离患者，对易感人群进行人工主动免疫。对6个月以上未患麻疹的儿童应接种麻疹减毒活疫苗（初次接种在8个月龄），免疫力可维持10~15年。在麻疹流行期间，对没有接种过疫苗的年幼、体弱易感者，在接触患者5天以内，肌内注射丙种球蛋白或胎盘球蛋白，可免于患病或减轻病情。

第四节 腮腺炎病毒

PPT

腮腺炎病毒（mumps virus）是流行性腮腺炎的病原体，易感者为学龄期儿童。

一、生物学性状

为单负链RNA有包膜的球形颗粒，核衣壳呈螺旋对称型，仅有一个血清型。抵抗力较弱，对紫外线、脂溶剂及热敏感，56℃ 30 分钟可被灭活。

二、致病性与免疫性

人是腮腺炎病毒唯一宿主，病毒经飞沫传播，好发于冬春季节。本病潜伏期 2～3 周，病毒侵入呼吸道上皮细胞和面部局部淋巴结内增殖后，进入血流，引起病毒血症，经血流侵犯靶器官，引起一侧或两侧腮腺发炎、肿胀，伴发热、乏力、肌肉疼痛等，约 30% 的感染无症状。一般经 1～2 周消肿而痊愈。青春期感染者易并发睾丸炎、卵巢炎和病毒性脑膜炎，并发睾丸炎者可导致男性不育症。腮腺炎也是导致儿童期获得性耳聋的常见病因。病后获终身免疫。婴儿可从母体（胎盘和母乳）获得被动免疫，故 6 个月以内婴儿很少患腮腺炎。

三、防治原则

预防腮腺炎以隔离患者，防止传播和接种疫苗为主。接种疫苗是有效的预防措施，目前我国使用的麻疹 - 腮腺炎 - 风疹联合减毒活疫苗（MMR）进行接种，实施 8 月龄和 18 月龄两次免疫接种法，免疫效果良好。尚无有效药物治疗，中草药有一定治疗效果。

第五节　风疹病毒

PPT

风疹病毒（rubella virus）是风疹的病原体，该病毒的唯一自然宿主是人，可垂直传播导致死胎、流产、早产或先天畸形，是重要的致畸病毒之一。

一、生物学性状

具有包膜的球形单股 RNA 病毒。包膜上的短刺突具有血凝素样活性，能凝集人类 O 型和某些禽类的红细胞，能在多种细胞中增殖，一般不引起细胞病变。只有一个血清型，抵抗力弱，对热、紫外线及消毒剂敏感。

二、致病性与免疫性

经呼吸道传播，在局部淋巴结中增殖后，经血液播散全身。主要引起风疹和先天性风疹综合征。儿童是主要易感者，表现为发热、麻疹样出疹，但较轻，伴耳后和枕下淋巴结肿大等，预后良好。妊娠 5 个月内风疹病毒经胎盘垂直传播感染胎儿可引起先天性风疹综合征（congenital rubella syndrome，CRS），表现为新生儿先天性白内障、先天性心脏病、先天性耳聋、视网膜病、先天性青光眼、出生低体重、身体和智力发育滞后等。风疹病毒自然感染后可获得终身免疫。

三、防治原则

风疹减毒活疫苗接种是预防风疹的有效措施，常与麻疹疫苗、腮腺炎疫苗组合成三联疫苗（MMR）使用。

第六节　其他呼吸道感染病毒

PPT

其他呼吸道感染病毒包括副流感病毒、腺病毒、鼻病毒（表 12－2）。

表 12－2　其他呼吸道感染病毒

病毒名称	主要致病性	防治原则
副流感病毒	引起轻型流感样症状，婴幼儿可引起严重的下呼吸道感染，引起细支气管炎和肺炎	目前尚无理想疫苗
腺病毒	引起多种疾病，如急性呼吸道感染、眼结膜感染、婴幼儿肠炎、急性出血性膀胱炎等	目前尚无理想疫苗
鼻病毒	普通感冒、急性咽炎、支气管炎等	干扰素有一定作用

目标检测

答案解析

1. 最易发生变异的流感病毒是（　）
   A. 甲型流感病毒　B. 乙型流感病毒　C. 丙型流感病毒
   D. 甲、乙、丙型流感病毒　E. 乙、丙型流感病毒
2. 儿童预防麻疹最有效的措施是（　）
   A. 接种麻疹病毒减毒活疫苗　B. 接种麻疹病毒死疫苗　C. 注射干扰素
   D. 注射抗生素　E. 隔离
3. 青春期患腮腺炎常见的并发症是（　）
   A. 脑炎　B. 肝炎　C. 肺炎
   D. 肾炎　E. 睾丸炎或卵巢炎
4. 导致胎儿畸形、流产、死胎的病毒是（　）
   A. 风疹病毒　B. 流感病毒　C. 冠状病毒
   D. 麻疹病毒　E. 腮腺炎病毒
5. 甲型流感病毒分型的依据是（　）
   A. 血凝素　B. 神经氨酸酶　C. 核蛋白
   D. 血凝素和神经氨酸酶　E. 多聚 RNA 酶

（李青霖）

书网融合……

重点小结　微课　习题

第十三章 消化道感染病毒

微课

学习目标

知识目标：

通过本章的学习，掌握消化道感染病毒的概念，肠道病毒的共同特征，脊髓灰质炎病毒的致病特点和防治原则；熟悉脊髓灰质炎病毒的生物学性状，轮状病毒的生物学性状、致病性和防治原则；了解肠道病毒的种类，柯萨奇病毒、埃可病毒和新型肠道病毒的致病性和防治原则。

能力目标：

具备运用所学知识防治消化道传染病的能力。

素质目标：

通过本章的学习，树立严谨的科学探索精神和实事求是的工作作风。

消化道感染病毒指经消化道感染和传播、能在肠道中复制并引起人类相关疾病的胃肠道感染病毒（gastrointestinal infection virus）。病毒种类繁多，主要包括人肠道病毒（human enterovirus，HEV）和急性胃肠炎病毒（acute gastroenteritis virus）。

人肠道病毒属于肠道病毒（enterovirus），归属于小 RNA 病毒科（*Picornaviridae*），是一类生物学性状相似、无包膜的单正链 RNA 病毒。主要包括脊髓灰质炎病毒（poliovirus）、柯萨奇病毒（coxsachievirus）、埃可病毒（echovirus）和新型肠道病毒（new enteroviruses）68～71 型等。肠道病毒具有以下的共同特征：①衣壳呈二十面体立体对称，直径 24～30nm，无包膜。②多数在易感细胞内增殖，并迅速产生细胞病变。③对理化因素的抵抗力较强，在污水、粪便中能存活数月；耐乙醚和其他脂溶剂，耐酸；对热和去污剂有一定抵抗作用。④主要经粪－口途径传播，多为隐性感染；虽然病毒在肠道中增殖，却引起多种肠道外疾病，如脊髓灰质炎、无菌性脑膜炎、心肌炎、急性出血性结膜炎、手足口病等。

急性胃肠炎病毒主要包括轮状病毒、杯状病毒、星状病毒和肠道腺病毒，是一类经消化道感染和传播、主要引起急性肠道内感染性疾病的胃肠道感染病毒。其临床表现相似，均以腹泻和呕吐症状为主。不同的急性胃肠炎病毒感染的流行方式明显不同，大致包括两类：一类引起 5 岁以下的小儿腹泻；另一类引起与年龄无关的暴发流行。

情境导入

情景：患儿，男，3 岁，因“发热 3 天，肢体运动障碍 20 余天”入院。患儿在 20 余天前无明显诱因出现发热，体温高达 40.2℃，以“上呼吸道感染”在当地诊所治疗 3 天后体温恢复正常，但出现抬头困难，四肢运动障碍。转入当地医院治疗 5 天后，病情未见明显好转。3 天前又出现无明显诱因发热，体温达到 41℃，继而转诊至上一级医院，经营养神经和抗病毒治疗后，体温降至正常，上肢运动较前有所好转，但仍有抬头困难，下肢运动欠佳。病毒培养提示：脊髓灰质炎病毒（野生株）阳性。

思考：1. 试判断该患儿得的是什么病。

2. 该疾病是由何种病原体引起的？

2. 如何预防该疾病的发生？

第一节　脊髓灰质炎病毒

PPT

脊髓灰质炎病毒（poliovirus，PV）是引起脊髓灰质炎（poliomyelitis）的病原体。脊髓灰质炎病毒主要侵犯中枢神经系统，损害脊髓前角运动神经元，导致肢体弛缓性麻痹，因多见于儿童，故又称为小儿麻痹症。脊髓灰质炎病毒分为Ⅰ、Ⅱ、Ⅲ三个血清型，各型间无交叉免疫，临床上85%的脊髓灰质炎患者由Ⅰ型病毒引起。接种疫苗可有效地预防脊髓灰质炎的发生，WHO已将脊髓灰质炎列为继天花之后第二个被消灭的传染病。

一、生物学性状

1. 形态与结构　病毒体呈球形（图13-1），直径27nm，无包膜，衣壳呈二十面体立体对称，核心为不分节段的单股正链RNA。病毒衣壳由VP1、VP2、VP3和VP4组成，VP1、VP2、VP3均暴露在病毒衣壳表面，可诱生中和抗体，其中VP1为主要衣壳蛋白，与病毒吸附有关。VP4在VP1与敏感细胞表面的受体结合后释放出来，衣壳松动、脱壳，病毒基因组进入宿主细胞，在细胞质内完成生物合成和组装，并通过细胞裂解方式释放。

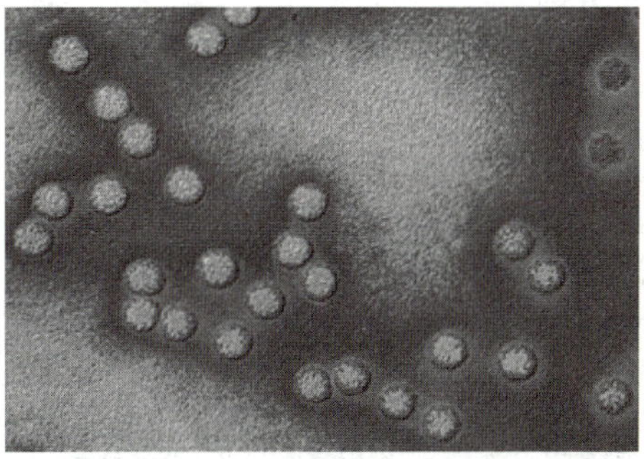

图13-1　脊髓灰质炎病毒电镜图

2. 培养特性　人是脊髓灰质炎病毒的唯一天然宿主，实验感染发现猩猩和猴对其易感。组织培养以人胚肾、人胚肺、人羊膜及猴肾细胞最为敏感，在Hela细胞中也易培养，病毒可引起细胞圆缩、脱落等病变。

3. 抵抗力　对理化因素的抵抗力较强。可抵抗乙醚、乙醇和胆盐，在pH 3~9时稳定，对胃酸、蛋白酶和胆汁具有抵抗力。病毒在人体外存活力很强，污水及粪便中可存活4~6个月，低温下可长期存活，但对高温及干燥较敏感，55℃ 30分钟可灭活，对紫外线、氧化剂等消毒剂敏感。

二、致病性与免疫性

传染源为患者或无症状带毒者。主要经粪-口途径传播，也可通过患者的鼻咽部飞沫传播。夏秋季是主要流行季节，1~5岁儿童为主要易感者。

脊髓灰质炎病毒自上呼吸道、口咽或肠道黏膜侵入人体后，到达局部黏膜和扁桃体、咽壁淋巴组织、肠壁集合淋巴组织等处增殖，此时如有局部抗体产生，可形成隐性感染；若病毒释放入血，形成第一次病毒血症，扩散至带有受体的靶组织，在淋巴结、肝、脾的网状内皮细胞中再次增殖后入血，可引起第二次病毒血症。此时血循环中如有中和抗体，则形成顿挫感染，但有少数感染者可因病毒毒力强或血中抗体不足，病毒可突破血-脑屏障侵犯中枢神经系统，感染脊髓前角运动神经元、脑干和脑膜组织等，损伤运动神经元导致弛缓型肌肉麻痹。

脊髓灰质炎病毒感染人体后，机体免疫力的强弱明显影响感染的转归和结局。至少90%的感染者表现为隐性感染；约5%的感染者表现为顿挫感染，只出现发热、头痛、乏力等非特异性症状，并迅速恢复；1%~2%的感染者病毒侵入中枢神经系统和脑膜，产生非麻痹型脊髓灰质炎或无菌性脑膜炎；只有0.1%~2.0%的患者产生最严重的结局，包括暂时性肢体麻痹或永久性弛缓型肢体麻痹，其中下肢麻痹较为多见。极少数患者发展为延髓麻痹，导致呼吸、心力衰竭而死。

人体感染脊髓灰质炎病毒后，患者可获得长期而牢固的型特异性免疫，主要以体液免疫的中和抗体为主。黏膜局部 sIgA 可阻止病毒在咽喉部、肠道内的吸附，阻断病毒从粪便中排出。血清中和抗体可阻止病毒向神经系统的扩散。母体血液中特异性抗体 IgG 可经胎盘传给胎儿，故出生 6 个月内的婴儿较少发病。

三、微生物学检查

1. 分离与鉴定 取粪便标本经抗生素处理后，接种于原代猴肾细胞或人源性传代细胞，培养 7～10 天后，可出现典型的细胞病变，再用中和试验进一步鉴定病毒的血清型别。

2. 血清学试验 取患者发病早期和恢复期双份血清做中和试验，检测血清中的抗体效价，若恢复期血清特异性抗体效价增高 4 倍以上，有诊断意义。也可检测血清中特异性 IgM 抗体，作为早期诊断的依据。

3. 快速检测法 采集患者咽拭子、粪便等标本，使用核酸杂交、PCR 等方法进行快速诊断，并可测定病毒基因组序列。

四、防治原则

目前尚无特异的治疗方法，对该病的控制主要依赖于疫苗的使用。疫苗分为两种：一种是口服脊髓灰质炎减毒活疫苗（live oral polio vaccine，OPV，），又称为沙宾疫苗（Sabin vaccine）；另一种为肌内注射脊髓灰质炎灭活疫苗（inactivated polio vaccine，IPV），又称为索尔克疫苗（Salk vaccine），二者均为三型脊髓灰质炎病毒的混合疫苗，免疫后可产生针对 3 个血清型病毒的保护性抗体。2001 年 10 月，WHO 宣布我国为亚太地区消灭脊髓灰质炎的第二批国家之一。紧急预防可采用人免疫球蛋白来保护脊髓灰质炎病毒的接触者，免疫效果可持续 3～5 周。

知识链接

糖丸疫苗的诞生

脊髓灰质炎曾经是危害我国儿童的严重传染病。1955 年，29 岁的顾方舟从前苏联病毒研究所博士毕业回国，恰逢我国多地暴发了大面积的脊髓灰质炎疫情。顾方舟临危受命，带领团队在 1960 年成功研制出我国第一批脊髓灰质炎减毒活疫苗。由于疫苗必须通过临床人体实验，顾方舟率先喝下疫苗溶液，而且给家人服下。顾方舟说：“疫苗是我研制的，若不敢给自己的家人吃，凭什么给别人吃?”最终，顾方舟及其团队成功研制出香甜可口的糖丸疫苗，并在全国范围内推广接种。2000 年，我国宣布成功消灭本土脊髓灰质炎病例，顾方舟也被人们亲切地称呼为“糖丸爷爷”。

顾方舟热爱医学事业，具有为人类健康服务的奉献精神，是医护人员学习的楷模。

第二节　其他消化道感染病毒

PPT

一、柯萨奇病毒和埃可病毒

柯萨奇病毒（Coxsackie virus，CV）是 1948 年在美国纽约州 Coxsackie 镇从诊断为脊髓灰质炎的患儿粪便中分离得到的一组病毒，包括 A、B 两组。A 组柯萨奇病毒（CVA）有 1～22 和 24 血清型，感染乳鼠后可引起广泛性骨骼肌炎，导致肌肉松弛性麻痹，部分型别不能在培养细胞内增殖；B 组柯萨奇病毒（CVB）有 1～6 个血清型，感染乳鼠后可引起局灶性肌炎，导致痉挛性麻痹，常伴有心肌炎、脑炎和棕色脂肪坏死等，能在多种培养细胞内增殖。

柯萨奇病毒主要经粪－口途径传播，也可经呼吸道和眼部黏膜感染。患者和带毒者是主要传染源，以幼儿发病多见。由于其病毒受体广泛分布在中枢神经系统、心、肺、胰、皮肤、黏膜等处，可以导致多种类型疾病，如中枢神经系统感染、轻型上呼吸道感染、心肌疾病等。

埃可病毒又称为人肠道致细胞病变孤儿病毒（enteric cytopathic human orphan virus，ECHO virus），包括 1～9、11～27、29～33 等 31 个血清型，其生物学性状、传播途径和致病机制与脊髓灰质炎病毒相似。

柯萨奇病毒和埃可病毒的致病特点是病毒在肠道中增殖，但很少引起肠道疾病。不同的肠道病毒可引起相同的临床症状，而同一种病毒也可引起几种不同的临床疾病。

由于柯萨奇病毒和埃可病毒引起的临床症状具有多样性，因此确诊必须依赖于微生物学检查。两种病毒目前均无特异性疫苗用于预防，也没有特效的治疗药物。下面介绍两种病毒所导致的常见疾病特点。

1. 无菌性脑膜炎　几乎所有的肠道病毒都与无菌性脑膜炎、脑炎和轻瘫有关。表现为发热、头痛、呕吐和颈项强直。肠道病毒性脑膜炎几乎每年夏天都会发生。有些型别（如埃可病毒 3、11、18、19 型）所致病毒性脑膜炎曾引起暴发性流行。

2. 疱疹性咽峡炎　主要由柯萨奇 A 组病毒某些血清型引起的以急性发热和咽峡部疱疹溃疡为特征的疾病，夏秋季多见，患者主要为 1～7 岁儿童。

3. 手足口病（hand－foot－mouth disease，HFMD）　以柯萨奇病毒 A16 型（CVA16）和肠道病毒 71 型（EV 71）最为常见。多发生于 5 岁以下儿童，夏秋季多见，表现为手、足、臀部皮肤的皮疹和口腔黏膜的水疱疹，可伴有发热。

4. 流行性胸痛　通常由柯萨奇病毒 B 组引起，本病的突出症状为突发性发热和单侧胸痛，胸部 X 线检查多无异常。

5. 心肌炎和心包炎　主要由柯萨奇 B 组病毒引起，散发流行于成人和儿童，但新生儿死亡率最高。多数患者出现短暂的发热、感冒症状，继而出现心脏病的相应症状。

6. 眼病　包括柯萨奇病毒 A24 型引起的急性结膜炎和肠道病毒 70 型（EV70）引起的急性出血性结膜炎，表现为结膜充血和水肿，分泌物增多，结膜下出血等。

此外，肠道病毒感染可能还与病毒感染后疲劳综合征、糖尿病有关。

知识链接

新型肠道病毒

新型肠道病毒（neotypeenteroviruses）是指 1969 年以后陆续分离到的肠道病毒，包括 68、69、70 和 71 等多种型别。此类病毒主要经粪－口途径传播，可引起多种疾病。肠道病毒 68 型（EV68）主要引起儿童毛细支气管炎和肺炎；肠道病毒 70 型（EV70）是人类急性出血性结膜炎（俗称“红眼病”）主要的病原体；肠道病毒 71 型（EV71）可引起手足口病、疱疹性咽峡炎和无菌性脑膜炎等。1981 年我国首次报道手足口病，1991 年分离出的 EV71 是目前我国手足口病最常见的病原体，常导致重症、危重症和死亡病例。该病在我国呈持续流行趋势，是目前严重的公共卫生问题之一，2008 年 5 月被列入法定丙类传染病。

二、轮状病毒

轮状病毒（Rotavirus）是双链 RNA 病毒，分类学上归属于呼肠病毒科，是引起人类、哺乳动物和鸟类腹泻的重要病原体。因其电镜下病毒颗粒双层衣壳的内衣壳呈放射状排列，形态酷似“车轮状”而被命名。轮状病毒是引起我国婴幼儿严重腹泻的最主要病原体。

1. 生物学性状 病毒体呈球形，直径60～80nm。衣壳呈二十面立体对称型，具有内外两层衣壳，无包膜。壳粒从内向外呈放射状排列，犹如车轮的辐条结构，负染后在电镜下观察外形呈“车轮状”。核心为双链RNA，由11个基因片段组成，可编码6种结构蛋白（VP1～VP4、VP6、VP7）和6种非结构蛋白（NSP1～NSP6）。结构蛋白决定病毒的复制、转录与感染；非结构蛋白为功能性酶或调节蛋白，在病毒复制和致病性中发挥着重要作用。根据主要内衣壳蛋白VP6的抗原性不同，轮状病毒分为A～G七个组，其中A、B、C三个组与人腹泻有关。

体外培养轮状病毒可选用非洲绿猴肾细胞MA－104，但培养较困难。

轮状病毒对理化因素抵抗力较强，耐热、耐乙醚、耐酸碱，能在pH 3.5～10的环境中存活。室温下相对稳定，在粪便中可存活数天到数周，55℃ 30分钟可被灭活。

2. 致病性与免疫性 轮状病毒A～C组可引起人类和动物腹泻，D～G组只引起动物腹泻，其中A组轮状病毒最为常见，是引起6个月～2岁婴幼儿严重胃肠炎的主要病原体。传染源为患者和无症状带毒者，传播途径为粪－口途径，也可通过呼吸道传播。好发于深秋和初冬季节，因此，在我国常称为“秋季腹泻”。轮状病毒经胃肠道入侵人体后，在小肠黏膜绒毛细胞内增殖，并释放感染肠腔内其他的细胞，造成小肠上皮细胞微绒毛萎缩、脱落和细胞溶解死亡，肠道吸收功能受损。病毒NSP4有肠毒素样作用，可引起肠液过度分泌，重吸收减少，出现严重腹泻。疾病潜伏期为1～2天，典型症状为水样腹泻，可伴有发热、腹痛、呕吐，每日腹泻次数多达5～10次。多数患者具有自限性，3～5天可完全恢复，重症可出现脱水和酸中毒，甚至导致死亡。

B组轮状病毒主要引起成人病毒性腹泻，可出现暴发流行。潜伏期约为2天，表现为黄水样腹泻，伴腹胀、恶心和呕吐，大多为自限性，病死率低。C组轮状病毒可发生散发性儿童腹泻，但发病率很低。

病毒感染后可刺激机体产生型特异性抗体IgM、IgG和sIgA，对同型病毒感染具有保护作用，其中sIgA最为重要。6个月～2岁的婴幼儿由于免疫系统发育不完善，sIgA含量低，病愈后可发生再次感染。

3. 微生物学检查 在腹泻高峰时可直接取粪便做电镜或免疫电镜检测，容易检出轮状病毒颗粒。放射免疫技术、ELISA法检测粪便上清液中的轮状病毒抗原，具有较高的敏感性和特异性，还可对病毒进行分型。聚丙烯酰胺凝胶电泳和RT－PCR方法检测病毒核酸，敏感度高，可用于临床诊断和流行组别的判断。

4. 防治原则 预防以控制传染源和切断传播途径为主，消毒污染物和加强洗手是重要措施。减毒活疫苗已经进入临床试验阶段。治疗上无特异性治疗手段，以对症治疗为主，包括及时输液、补充血容量、纠正电解质紊乱和代谢性酸中毒，以减少婴幼儿病死率。益生菌制剂和肠黏膜保护剂的使用可以促进患者康复。

目标检测

答案解析

1. 脊髓灰质炎最常见的感染类型是（　）

A. 隐性感染　　B. 潜伏感染　　C. 急性感染

D. 慢发病毒感染　　E. 慢性感染

2. 下列关于肠道病毒的共同特征，说法错误的是（ ）

A. 属于无包膜的小 RNA 病毒　B. 在细胞内增殖能迅速产生病变

C. 耐乙醚，对酸有一定抵抗力　D. 主要经粪－口途径传播

E. 主要引起肠道感染

3. 手足口病的病原体是（ ）

A. CVA11 和 EV70　B. CV16 和 CVA7　C. CV16 和 EV71

D. CVA7 和 CVB2　E. CVA4 和 CVB1

4. 小儿“秋季腹泻”的病原体是（ ）

A. 脊髓灰质炎病毒　B. 埃可病毒　C. 轮状病毒

D. 诺如病毒　E. 鼻病毒

5. 预防脊髓灰质炎最好的方法是（ ）

A. 加强食品卫生　B. 注意个人卫生　C. 口服减毒活疫苗

D. 提高机体免疫力　E. 预防使用抗病毒药物

（阳　莉）

书网融合……

重点小结　微课　习题

第十四章　肝炎病毒

学习目标

知识目标：

通过本章的学习，掌握肝炎病毒的概念，5 种肝炎病毒的传播途径和致病特点，乙型肝炎病毒生物学性状和微生物学检查法；熟悉 5 种肝炎病毒的防治原则；了解甲、丙、丁、戊型肝炎病毒的生物学性状。

能力目标：

具备正确分析乙肝五项检测结果的能力。

素质目标：

通过本章的学习，具有社会责任感，积极参与健康中国建设。

肝炎病毒是一类主要侵犯肝脏并引起病毒性肝炎的病原体。我国是病毒性肝炎的高发区，2022 年患者数约为 110.59 万例。目前确认的人类肝炎病毒有 5 种，即甲型肝炎病毒（HAV）、乙型肝炎病毒（HBV）、丙型肝炎病毒（HCV）、丁型肝炎病毒（HDV）和戊型肝炎病毒（HEV）。5 种肝炎病毒在分类学上分属于不同病毒科的不同病毒属，其生物学性状、传播途径和致病特点也不尽相同。甲型肝炎病毒与戊型肝炎病毒主要经消化道传播，常引起急性肝炎，一般不转为慢性肝炎或慢性病毒携带者；乙型肝炎病毒与丙型肝炎病毒主要经输血和血制品、母婴、性接触等非消化道途径传播，除引起急性肝炎外，多呈慢性感染，并与肝硬化和肝癌的发生密切相关；丁型肝炎病毒是缺陷病毒，必须在乙型肝炎病毒等嗜肝 DNA 病毒辅助下才能复制，故其传播途径和致病特点与乙型肝炎病毒相似。

目前临床仍有 10% ~20% 的肝炎病因不明，统称为非甲 ~ 戊型肝炎，提示可能存在尚未发现的新型肝炎病毒。此外，巨细胞病毒、EB 病毒、单纯疱疹病毒、黄热病病毒等也可引起肝炎，但因其不专一嗜肝细胞，肝脏不作为其主要靶器官，故不列入肝炎病毒范畴。

情境导入

情景： 患者，女，50 岁。乏力、厌食、恶心，伴尿色深黄 5 天。2 周前无明显诱因出现乏力，食欲不佳，厌油腻，偶有恶心呕吐，进食后明显，尿色逐渐加深至深黄色。患者既往体健，3 个月前因外伤手术曾接受过输血。体格检查：肋弓下 4cm 处可触及肝脏边缘，且有触痛。实验室检查：WBC 4.2×10^{9}/L，嗜中性粒细胞 50%，淋巴细胞 45%，单核细胞 5%，丙氨酸氨基转移酶（ALT）1100 IU/L，天冬氨酸氨基转移酶（AST）815 IU/L，总胆红素（TBIL）98.5μmol/L。乙肝五项：HBsAg（+），HBeAg（+），抗 - HBc IgM（+），抗 - HBs（-），抗 HBe（-），HBV - DNA（+）。

思考： 1. 该患者可能的疾病诊断是什么？病原体是什么？

2. 感染此种病原体的途径主要有哪些？

3. 如何护理此类患者？

第一节　甲型肝炎病毒

PPT

甲型肝炎病毒（hepatitis A virus，HAV）是甲型肝炎的病原体。1973 年弗瑞斯特应用免疫电镜技术首先在急性肝炎患者的粪便中发现 HAV 颗粒，因其大小形态与肠道病毒相似，1983 年国际病毒分类委员会将其归类于小 RNA 病毒科肠道病毒属 72 型。后研究发现，HAV 基因组序列、生物学性状、致病性等与肠道病毒明显不同，故 1993 年将其重新归类于小 RNA 病毒科嗜肝病毒属（Hepatovirus）。甲型肝炎病毒主要感染青少年，一般引起急性自限性疾病，预后良好。

一、生物学性状

（一）形态与结构

呈球形，直径 27～32nm。病毒的基因组为单正链 RNA，长约 7500 个核苷酸，衣壳呈二十面体立体对称，无包膜（图 14－1）。HAV 抗原性稳定，仅有 1 个血清型。

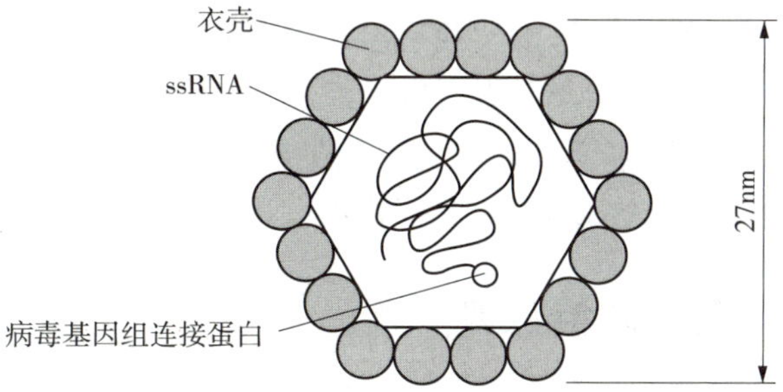

图 14－1　甲型肝炎病毒结构模式图

（二）培养特性

HAV 的主要宿主为人类和灵长类动物。我国学者毛江森最早建立了短尾猴 HAV 感染动物模型，黑猩猩、狨猴、猕猴、恒河猴等灵长类动物对 HAV 易感，经口或静脉注射可使动物发生急性肝炎，并可在粪便中检出病毒颗粒，在恢复期血清中检出特异性抗体。病毒在培养细胞内增殖非常缓慢且不引起细胞病变，因此从标本中分离 HAV 常需数周甚至数月，并很难获得大量病毒。

（三）抵抗力

对理化因素有较强抵抗力，耐热、耐酸、耐碱、耐乙醚，可耐受 60℃ 4 小时，在 pH 3～10 的环境中稳定，在淡水、海水、泥沙和毛蚶等水生贝类中可存活数天至数月。100℃ 5 分钟可使之灭活，对紫外线、甲醛和含氯消毒剂等敏感。

二、致病性与免疫性

（一）传染源

传染源是急性期患者和隐性感染者。甲型肝炎的潜伏期为 15～50 天，平均 30 天，潜伏期末即有大量病毒随粪便排出体外，传染性强。发病 2 周后，随着肠道和血清中特异性抗体的产生，粪便中的病毒逐渐消失。HAV 感染后大多表现为隐性感染，虽无明显的症状和体征，但粪便中有病毒排出，是非常重要的传染源。

（二）传播途径

甲型肝炎病毒主要通过粪－口途径传播。病毒通过污染水源、食物、海产品、食具等传播可造成散发流行或暴发流行。

（三）致病性与免疫性

HAV 经口进入人体后，先在口咽部或唾液腺中初步增殖，而后到达肠黏膜及肠道局部淋巴结中大量增殖并侵入血流引起病毒血症，最终侵犯肝脏，在肝细胞内增殖后通过胆汁进入肠道随粪便排出。甲型肝炎病毒可引起明显的肝脏炎症和肝细胞损伤，临床表现为发热、乏力、食欲减退、恶心、厌油、肝区痛、肝脾肿大、血清转氨酶升高等，分为黄疸型和无黄疸型两类，病程持续 3 ~4 周。甲型肝炎一般为自限性疾病，预后较好。HAV 引起肝细胞损伤的机制尚不清楚，目前认为，病毒不直接造成肝细胞损害，其致病机制主要与免疫病理反应有关。感染早期，主要通过自然杀伤细胞（NK 细胞）杀伤受感染的肝细胞，特异性细胞免疫被激活后，杀伤性 T 淋巴细胞（CTL）在 MHC - Ⅰ类分子介导下杀伤肝细胞。此外，IFN - γ 通过促进肝细胞表达 MHC - Ⅰ类分子，增强 CTL 细胞对肝细胞的杀伤作用，在甲型肝炎病毒感染和免疫损伤机制中发挥重要作用。

HAV 感染后可诱导机体产生持久免疫力。感染早期出现抗 - HAV IgM 型抗体，发病 1 周后达高峰，维持约 2 个月。急性期末和恢复期出现抗 - HAV IgG 型抗体，可维持多年，对 HAV 的再感染有免疫保护作用。成人多因隐性感染获得免疫力，我国成人血清 HAV 抗体阳性率高达 70% ~90% 。

三、微生物学检查

目前，HAV 的实验室诊断以血清学检查和病原学检查为主，一般不做病原体的分离培养。血清学检查常用 ELISA 法检测患者血清中抗 - HAV IgM，可作为甲型肝炎早期诊断的指标；检测抗 - HAV IgG 主要用于了解既往感染史或流行病学调查。病原学检查可采用粪便标本，用 RT - PCR 检测 HAV RNA，ELISA 法检查 HAV 抗原，也可用免疫电镜观察患者粪便中的病毒颗粒。

四、防治原则

HAV 主要通过粪便污染水源和食物经口传播，所以一般性预防应做好卫生宣教工作，加强食品、水源和粪便管理。特异性预防可接种甲型肝炎病毒减毒活疫苗和灭活疫苗。2008 年，我国已将甲型肝炎疫苗纳入国家免疫规划，对满 18 月龄儿童接种 1 剂次甲型肝炎减毒活疫苗。

目前尚无有效的抗病毒药用于甲型肝炎的治疗，临床以对症治疗和支持疗法为主。

第二节　乙型肝炎病毒

PPT

乙型肝炎病毒（hepatitis B virus，HBV）是乙型肝炎的病原体，是一种双链 DNA 病毒，分类上归属于嗜肝 DNA 病毒科（Hepadnavividae）正嗜肝 DNA 病毒属（Orthohepadnavirus）。1963 年，布卢姆伯格在澳大利亚土著人血清中发现一种与肝炎相关的抗原成分，称为澳大利亚抗原（简称“澳抗”），之后发现此种抗原为 HBV 表面抗原。1970 年，戴恩在电镜下发现具有传染性的病毒颗粒，即 Dane 颗粒，进而将其确定为乙型肝炎的病原体。HBV 感染是全球性公共卫生问题，临床表现呈多样性，可发展为重症肝炎、急性肝炎、慢性肝炎或无症状携带者，部分慢性肝炎可发展为肝硬化或肝细胞癌。WHO 统计数据显示，2022 年全球约有 2. 54 亿人感染乙型肝炎，包括 120 万例新感染病例，导致约 110 万人死亡，主要死于肝硬化和原发性肝癌。我国是乙型肝炎的高发区，目前人群中乙肝表面抗原流行率 6% ~7% ，HBV 携带者约有 8600 万。

一、生物学性状

（一）形态与结构

电镜下观察在乙型肝炎患者的血清中存在 3 种不同形态的颗粒，即大球形颗粒、小球形颗粒和管形颗粒（图 14－2）。

1. 大球形颗粒　又称为 Dane 颗粒，是具有感染性的完整 HBV 颗粒，呈球形，直径约 42nm，具有双层结构。外层即病毒的包膜，由脂质双层和包膜蛋白组成。包膜蛋白包括小蛋白（small protein，S 蛋白）、中蛋白（middle protein，M 蛋白）、大蛋白（Large protein，L 蛋白）三种，小蛋白是乙肝病毒表面抗原（HBsAg）。内层是病毒的核衣壳，直径约 27nm，呈二十面立体对称，衣壳蛋白为乙肝病毒核心抗原（HBcAg），病毒核心为双股未闭合的环状 DNA 和 DNA 聚合酶等（图 14－3）。

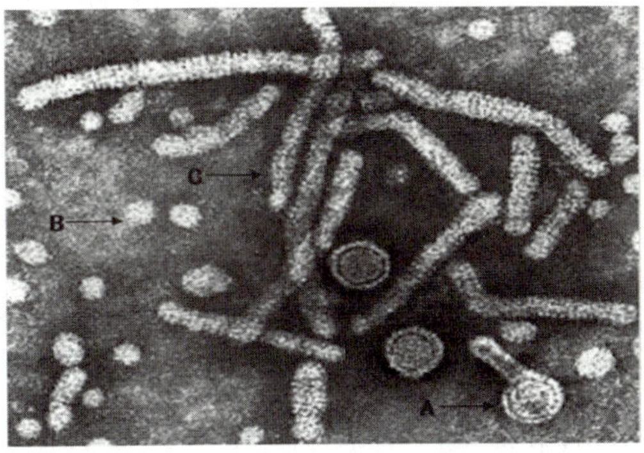

图 14－2　HBV 感染者血清电镜图

A. 大球形颗粒；B. 小球形颗粒；C. 管形颗粒

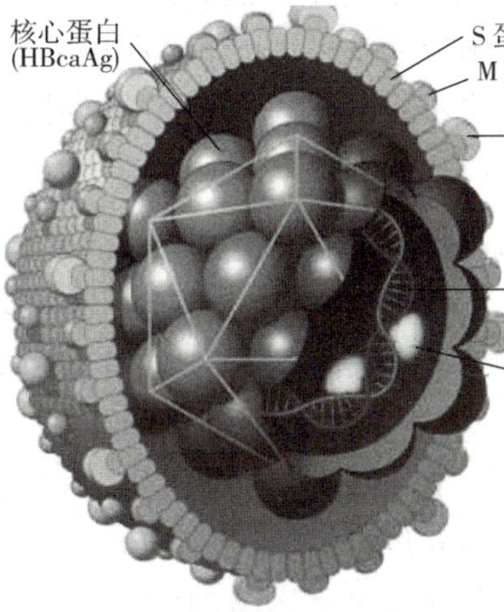

图 14－3　乙型肝炎病毒结构示意图

2. 小球形颗粒　是中空颗粒，直径约 22nm，大量存在于感染者血液中，主要成分为 HBsAg，是由病毒在肝细胞内复制时产生过剩的 HBsAg 装配而成，不含 DNA 和 DNA 聚合酶，无传染性。

3. 管形颗粒　由小球形颗粒聚合而成，直径与小球形颗粒相同，长 100～500nm，无传染性。

（二）抗原组成

1. HBsAg　大量存在于感染者血液中，是 HBV 感染的主要标志。HBsAg 具有免疫原性，可刺激机体产生抗－HBs，抗－HBs 是有保护作用的中和抗体，可使 HBV 失去感染性。因此 HBsAg 是制备疫苗的主要成分，抗－HBs 被认为是乙型肝炎恢复的标志。

2. HBcAg　是 HBV 的衣壳蛋白，其外被 HBsAg 覆盖，一般不游离于血液中，故在外周血中很难检出。HBcAg 可在受感染的肝细胞表面表达，是 CTL 细胞识别和清除被 HBV 感染肝细胞的靶抗原之一。HBcAg 可刺激机体产生抗－HBc，此抗体为非保护性抗体。抗－HBc IgM 出现提示 HBV 正在肝细胞内增殖，是 HBV 感染的标志；抗－HBc IgG 在血清中维持时间较长，是既往感染的指标。

3. HBeAg　是一种可溶性抗原，游离于感染者血液中。由于 HBeAg 在血液中的消长与病毒体及 DNA 聚合酶基本一致，故 HBeAg 可作为 HBV 复制及血液具有强传染性的指标之一。HBeAg 可刺激机体产生抗－HBe，该抗体与受染肝细胞表面的 HBeAg 结合，通过补体介导的细胞毒作用破坏受染的肝细胞，有助于清除病毒。抗－HBe 对机体有一定保护作用，是预后良好的征象。

（三）培养特性

HBV 具有严格的种属特异性，只感染人类和少数灵长类动物，黑猩猩是对 HBV 最敏感的动物，常用其进行 HBV 的致病机制研究和疫苗效果评价。HBV 的体外培养迄今尚未成功。

（四）抵抗力

HBV 对外界的抵抗力较强，能耐受低温、干燥、紫外线及一般化学消毒剂，不被 70% 的乙醇灭活。100℃加热 10 分钟、高压蒸汽灭菌可使其灭活。0.5% 过氧乙酸、5% 次氯酸钠和环氧乙烷等可使 HBV 失去传染性，但仍保留抗原性。

二、致病性与免疫性

（一）传染源

主要传染源包括患者和无症状携带者。乙型肝炎的潜伏期为 30～160 天，在潜伏期、急性期、慢性活动期患者的血液、唾液、乳汁、阴道分泌物、精液等多种体液中均可检测到病毒，且具有传染性。无症状携带者不易被发现，血液中长期携带 HBV，是重要的传染源。

（二）传播途径

1. 血液、血制品等传播 HBV 在感染者的血液中大量存在，血液中的病毒含量高达 10^{10}/ml，故极微量的污染血进入机体即可导致感染。输血或血制品、输液、注射、采血、外科或牙科手术、器官移植、血液透析、内镜等诊疗过程均可导致感染。此外，针刺（文身）、共用剃刀或牙刷、皮肤黏膜的微小损伤也可造成感染。

2. 母婴传播 HBsAg 和 HBeAg 双阳性的母亲 HBV 传播率高达 95%，包括宫内感染、围产期传播、哺乳或密切接触传播，其中围产期传播是母婴传播的主要途径，即在分娩过程中，新生儿破损的皮肤黏膜经产道接触母体含 HBV 的血液、羊水、阴道分泌物而感染。

3. 性传播及密切接触传播 HBV 感染者的唾液、精液、阴道分泌物等体液中均有病毒，因此，HBV 可通过性接触或日常密切接触传播。在我国性传播不是主要传播途径，但在低流行区，HBV 主要发生在性乱者和静脉药瘾者中，故西方国家将乙型肝炎列入性传播疾病。

（三）致病性与免疫机制

HBV 感染的临床表现复杂多样，可表现为无症状病毒携带者、急性肝炎、慢性肝炎及重症肝炎等，并与肝硬化和肝细胞癌的发生密切相关。病毒感染机体后可诱导机体产生特异性细胞免疫和体液免疫，被激活的 $CD4^+$ Th1 细胞和 $CD8^+$ CTL 细胞在清除 HBV 过程中起重要作用，体液免疫产生的中和抗体可阻止 HBV 的吸附和穿入。机体对 HBV 的免疫效应具有双重性，既可清除病毒，又可造成肝细胞损伤。因此，免疫应答的强弱决定了疾病的临床过程和转归。一般认为，当免疫功能正常时，感染 HBV 后可产生特异性免疫保护作用，受感染的肝细胞不多，可彻底清除病毒而痊愈，临床表现为急性肝炎。若被感染的肝细胞较多，机体产生强烈的免疫反应导致大量肝细胞死亡，临床表现为重症肝炎。若机体免疫功能低下、免疫耐受或者病毒变异发生免疫逃逸时，免疫系统不足以完全清除 HBV，病毒不断复制，对肝细胞的损害持续存在，表现为慢性肝炎。对 HBV 形成免疫耐受，不诱发免疫应答，表现为无应答状态，成为 HBV 无症状携带者。慢性肝炎促进成纤维细胞增生引起肝硬化，部分患者可因 HBV 的 DNA 与肝细胞的 DNA 整合，导致细胞转化而发展成原发性肝细胞癌。

HBV 的致病机制至今尚未完全明了，一般认为 HBV 不会对肝细胞造成直接损伤，免疫病理反应以及病毒与肝细胞之间的相互作用是肝细胞损伤的主要原因。

1. 细胞免疫及其介导的免疫病理损害 被病毒活化的 $CD4^+$ Th1 细胞和 $CD8^+$ CTL 细胞在清除 HBV 过程中起关键作用。细胞免疫清除 HBV 的机制包括：①$CD8^+$ CTL 识别肝细胞表面的病毒抗原继而分泌穿孔素、颗粒酶等直接杀死靶细胞；②$CD4^+$ Th1 通过分泌 TNF-β、IL-2 等细胞因子激活巨噬细胞、NK 细胞等发挥抗病毒效应；③被 HBV 感染的肝细胞表面表达高水平 Fas 抗原，$CD8^+$ CTL 细胞通过识别 Fas 抗原诱导肝细胞凋亡。然而，特异性细胞免疫在清除病毒的同时又可对肝细胞造成损伤，过度的细胞免疫反应可引起大面积肝细胞破坏，导致重症肝炎。若特异性细胞免疫功能低下，则不能有效清除病毒，病毒在体内持续存在易形成慢性乙型肝炎。

2. 体液免疫及其介导的免疫病理损害　HBV 感染可诱导机体产生抗 - HBs 等特异性抗体，这些抗体可通过直接清除血液中游离的病毒或阻断病毒对肝细胞的吸附作用而发挥免疫保护作用。如免疫复合物随血液循环沉积在肾小球基底膜、关节滑液囊等处，可激活补体诱发Ⅲ型超敏反应，故乙型肝炎患者可伴有肾小球肾炎、关节炎等肝外损害。如果免疫复合物大量沉积于肝内，可使肝毛细血管栓塞，导致暴发性肝衰竭，临床表现为重症肝炎。

3. 自身免疫反应引起的免疫病理损害　HBV 感染肝细胞后，可引起肝细胞表面自身抗原发生改变，暴露出肝特异性脂蛋白抗原（liver specific protein，LSP）。LSP 可诱导机体产生自身抗体，通过 ADCC 作用、CTL 细胞的杀伤作用或释放淋巴因子等作用直接或间接损伤肝细胞。

三、微生物学检查

HBV 感染的实验室诊断方法是检测血清标志物，包括抗原、抗体检测和病毒核酸检测等。

（一）HBV 抗原、抗体检测 微课

用 ELISA 检测患者血清中 HBV 的抗原和抗体是目前临床诊断乙型肝炎最常用的方法。主要检测 HBsAg、抗 - HBs、HBeAg、抗 - HBe 和抗 - HBc，俗称乙肝五项检查或“两对半”检查。

1. HBsAg 和抗 - HBs　HBsAg 是机体感染 HBV 后最先出现的血清学指标，HBsAg 阳性见于急性肝炎、慢性肝炎或无症状携带者，是 HBV 感染的指标之一，也是筛选献血员的必检指标。抗 - HBs 是 HBV 特异性中和抗体，见于乙型肝炎恢复期、既往感染者或接种 HBV 疫苗后，抗 - HBs 出现意味着机体对 HBV 有一定的免疫力。

2. HBeAg 和抗 - HBe　HBeAg 的消长与 HBV DNA 聚合酶的消长基本一致，所以 HBeAg 阳性提示 HBV 在体内复制，有较强传染性，如转为阴性，表示病毒复制减弱或者停止。抗 - HBe 阳性表示机体已获得一定免疫力，HBV 复制减弱，传染性降低。

3. 抗 - HBc　HBcAg 是病毒的衣壳蛋白，外有包膜包裹，且仅存在于病毒颗粒和感染的肝细胞中，不易在患者血清中检出，故不用于常规检测。抗 - HBc 无中和作用。抗 - HBc 产生早，滴度高，持续时间长，几乎所有急性期病例均可检出。抗 - HBc IgM 阳性表示 HBV 处于复制状态，具有强传染性；抗 - HBc IgG 在血中持续时间长，是感染过 HBV 的标志，低滴度的抗 - HBc IgG 提示既往感染，高滴度提示急性感染。

HBV 抗原、抗体的检测结果与临床关系较为复杂，必须结合临床症状和肝功能情况对几项指标同时分析，才能做出正确的诊断，常见结果分析见表 14 - 1。

表 14 - 1　HBV 抗原、抗体检测结果及临床意义

HBsAg	抗 - HBs	HBeAg	抗 - HBe	抗 - HBc IgM	抗 - HBc IgG	结果分析
+	-	+	-	+	-	急性或慢性乙型肝炎，传染性强（大三阳）
+	-	-	+	-	+	急性感染趋向恢复（小三阳）
+	-	+	-	+	+	急性肝炎、慢性肝炎或无症状携带者，传染性强
-	+	-	+	-	+	乙型肝炎恢复期
-	-	-	-	-	+	既往感染
-	+	-	-	-	-	既往感染或接种过疫苗
+	-	-	-	-	-	HBV 感染者或无症状携带者

（二）血清 HBV DNA 检测

应用核酸杂交技术、常规 PCR 技术或荧光定量 PCR 技术可直接检测 HBV DNA，此类方法特异性强，灵敏度高，可测出极微量的病毒核酸。检出 HBV DNA 是病毒存在和复制的最可靠指标，因此已被广泛应用于临床诊断和药物效果评价。

四、防治原则

乙型肝炎尚无特效疗法，主要依靠一般性预防和特异性预防进行预防控制。

（一）一般性预防

包括严格管理传染源和切断传播途径。①加强血液和血液制品管理，严格筛选献血员，禁止静脉吸毒，防止意外受伤，注意个人卫生，避免共用牙刷、剃刀等可能污染血液的个人用品，防止血液途径传播；②防止医源性传播，及时发现并管理患者及 HBV 携带者，对其血液、分泌物、使用的医疗器械均需严格灭菌，规范医疗操作，避免医务人员感染；③加强婚前检查和性教育，阻断母婴传播和性传播。

（二）特异性预防

1. 人工主动免疫 接种乙型肝炎疫苗是预防 HBV 感染的最有效方法。第一代疫苗是从无症状携带者血清中提纯的 HBsAg，是血源性疫苗，因来源和安全性原因，现已停止使用。目前世界各国普遍使用的是第二代疫苗——基因工程疫苗，即将编码 HBsAg 的基因转入酵母菌或哺乳动物中高效表达并纯化而成，具有安全性高、免疫效果好、可大量制备等优点。疫苗接种对象主要是新生儿，其次是医务人员、接触血液的人员、经常接受输血或血液制品等高危人群。1992 年，我国已将乙肝疫苗接种纳入计划免疫，新生儿分别于出生时、出生后 1 个月、6 个月各注射 1 次。

2. 人工被动免疫 含高效价抗 - HBs 的人血清免疫球蛋白（HBIg）可用于紧急预防。意外感染者应在 7 日内注射 HBIg，1 个月后重复注射一次，可获得免疫保护。母亲为 HBsAg 阳性的新生儿，在出生后 24 小时内注射 HBIg，然后再全程接种疫苗，可有效阻断母婴传播。

（三）抗病毒治疗

乙型肝炎的治疗无特效药物。主要以抗病毒、免疫调节、抗炎症、抗肝细胞纤维化和对症治疗为主。目前被批准用于临床的抗 HBV 药物有干扰素和核苷类似物两大类，常用的干扰素制剂有 IFN - α、聚乙二醇干扰素（PEG - IFNα），核苷类似物包括拉米夫啶（LAM）、阿德福韦酯（ADV）、恩替卡韦（ETV）等。清热解毒、活血化瘀的中草药对 HBV 感染有一定疗效，但均不能完全清除病毒实现临床治愈。

第三节　丙型肝炎病毒

PPT

丙型肝炎病毒（hepatitis C virus，HCV）是丙型肝炎的病原体，归属于黄病毒科（flaviviridae）丙型肝炎病毒属（hepacivirus）。HCV 感染呈全球性分布，感染率约 3%，主要经血或血制品传播。HCV 感染的重要特征是易慢性化，急性期后易发展成慢性肝炎，部分患者可进一步发展为肝硬化或肝癌。

一、生物学性状

HCV 呈球形，直径 55 ~ 65nm，有包膜，基因组为单股正链 RNA。包膜上有高度糖基化的两种蛋白 E1 和 E2（图 14 – 4），编码这两种蛋白的基因具有高度变异性，导致包膜蛋白的抗原性发生快速变异，变异引起的免疫逃逸作用是 HCV 在体内持续存在、感染易于慢性化的主要原因，也是 HCV 疫苗研制的一大障碍。

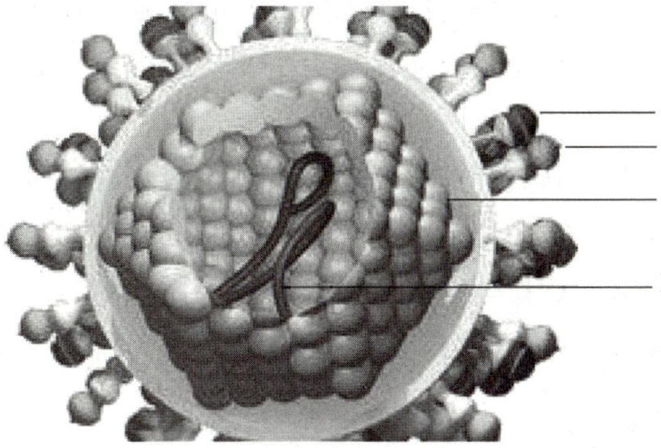

图 14 – 4　丙型肝炎病毒结构模式图

人类是 HCV 的天然宿主，黑猩猩对 HCV 敏感，病毒可在其体内连续传代，是目前常用的动物模型。HCV 体外培养困难，缺乏稳定高效的细胞培养模型。

HCV 对理化因素抵抗力不强，对三氯甲烷、乙醚等脂溶剂敏感，100℃ 加热 5 分钟、紫外线照射、20% 次氯酸、2% 戊二醛等处理均可灭活病毒。

二、致病性与免疫性

传染源为患者和 HCV 携带者。传播途径与 HBV 相似，主要通过输血或血制品、注射、血液透析、器官移植、手术等血源性途径传播，也可经性传播和母婴垂直传播。丙型肝炎常发生于输血后 5 ~ 12 周，多无黄疸。50% ~ 85% 的急性丙型肝炎患者发展为慢性肝炎，临床表现不明显，10% ~ 30% 的慢性肝炎可发展为肝硬化。HCV 感染与肝癌的发生密切相关，我国肝癌患者血中 10% 存在 HCV 感染。

丙型肝炎发病机制尚未阐明，目前认为 HCV 的致病机制与病毒的直接致病作用、免疫病理反应及细胞凋亡有关。HCV 在肝细胞内复制引起肝细胞结构和功能改变或干扰肝细胞蛋白合成，直接导致肝细胞损伤。HCV 诱导机体产生的 $CD8^+$ CTL 细胞可直接杀伤被病毒感染的肝细胞。此外，CTL 细胞膜上的 FasL 与肝细胞表面的 Fas 抗原结合诱导肝细胞凋亡，在 HCV 致病中也起一定作用。

HCV 感染后不能诱导机体产生有效的免疫保护反应。体内虽出现特异性 IgG、IgM 抗体，但由于病毒易于变异，不断出现免疫逃逸突变株，因此抗体的免疫保护作用不强。HCV 感染后产生的细胞免疫，主要作用可能是参与肝细胞损伤，不能有效清除病毒，亦无免疫保护作用。

三、微生物学检查

（一）检测病毒 RNA

病毒 RNA 检测是判断 HCV 感染和传染性的可靠指标。常采用套式 RT – PCR 法检测患者血清中极微量的 HCV RNA。目前常用的荧光定量 PCR 技术可用于 HCV RNA 的定性和定量检测。

（二）检测抗体

常用 ELISA 和 RIA 检测患者血清中抗 – HCV IgM、IgG，此法简单、快速、特异性强，可用于丙型肝炎的诊断、献血员的筛查和流行病学调查。

四、防治原则

目前尚无有效疫苗用于丙型肝炎的特异性预防。对于丙型肝炎的预防基本与乙型肝炎相似，主要以管理传染源和切断传播途径为主要预防措施，如严格筛选献血员，加强血液和血液制品管理，避免不正当性行为，防止医源性传播等。

我国丙型肝炎治疗的标准方案是采用聚乙二醇干扰素和利巴韦林二联疗法，临床有效率为50% ~ 80%。近年来，HCV 的抗病毒治疗取得重大进展，一些具有良好疗效的直接抗病毒药物已用于临床，如格卡瑞韦、达拉他韦、索磷布韦、利托那韦等。HCV 的直接抗病毒治疗可使 90% 的患者获得持续病毒学应答，使丙型肝炎从难治性疾病变为可治愈疾病。

知识链接

丙型肝炎病毒的发现史

2020 年的诺贝尔生理学或医学奖颁给了科学家哈维·阿尔特、迈克尔·霍顿和美查尔斯·赖斯，以表彰他们发现了丙型肝炎病毒。最初，哈维·阿尔特发现新型肝炎患者的血液可以将该病传播给黑猩猩，其病原具有病毒特征。随后，迈克尔·霍顿从感染新型肝炎的黑猩猩血液中提取了 DNA 片段，并发现其来自一种新型的 RNA 病毒，后被命名为丙型肝炎病毒。此后，查尔斯·赖斯通过将这种 RNA 病毒注射到黑猩猩的肝脏中，观察到染病黑猩猩与患者之间相似的病理变化，成为证明丙型肝炎病毒直接导致丙型肝炎的最终证据。

现在人类已经可以对丙型肝炎病毒进行高度精确的血液检查，并快速研制出针对丙型肝炎的抗病毒药物，从而挽救了数百万人的生命。

第四节　丁型肝炎病毒

PPT

丁型肝炎病毒（hepatitis D virus，HDV）是一种缺陷病毒，必须在 HBV 或其他嗜肝 DNA 病毒的辅助下才能复制，1983 年被正式命名，是 δ 病毒科（deltaviridae）的唯一成员。

一、生物学性状

HDV 呈球形，直径 35 ~ 37nm，核衣壳呈二十面体对称，有包膜，包膜蛋白为 HBsAg，可保护 HDV RNA 免受水解酶水解，在 HDV 感染中发挥重要作用。HBsAg 不是 HDV 的基因产物，而是由同时感染的 HBV 编码产生。基因组为单股负链 RNA，长度约 1.7kb，是已知动物病毒中最小的基因组，可与其他嗜肝 DNA 病毒共同增殖，编码抗原 HDAg，主要存在于肝细胞内，也可出现在血液循环中，但在血中出现早，维持时间短，故不易检测到。

黑猩猩、土拨鼠、北京鸭等可作为研究 HDV 的动物模型，体外培养可用土拨鼠肝细胞或猴肾传代细胞。HDV 的包膜与 HBV 的包膜成分相同，所以灭活 HBV 的方法也可灭活 HDV。

二、致病性与免疫性

传染源为急性、慢性丁型肝炎患者和 HDV 携带者。传播途径与 HBV 相似，主要经血源性传播，感染后表现为急性肝炎、慢性肝炎和无症状携带者。人感染 HDV 有两种方式，即联合感染和重叠感染。联合感染指从未感染过 HBV 的正常人同时感染 HBV 和 HDV。重叠感染指感染 HBV 的乙型肝炎或者无症状 HBsAg 携带者再感染 HDV。联合感染或重叠感染常导致患者病情加重和恶化，甚至发展成重症肝炎。

目前认为 HDV 的致病机制与病毒对肝细胞的直接损伤作用和机体的免疫病理反应有关。HDV 感染后可刺激机体产生特异性 IgG、IgM 抗体，但不能清除病毒，没有免疫保护作用。

三、微生物学检查

（一）抗原、抗体检测

常用 ELISA 和 RIA 检测患者血清中 HDAg、抗 - HDV IgM、IgG。血清中 HDAg 阳性，提示体内有 HDV 存在，是 HDV 感染的可靠证据。抗 - HDV IgM 出现较早，急性期和慢性期阳性，有诊断意义。抗 - HDV IgG 在急性期出现较晚，效价较低，慢性期多阳性。

（二）HDV RNA 检测

在患者血清或肝组织内检出 HDV RNA 是诊断 HDV 感染的可靠指标。常用的方法有斑点杂交、RT - PCR 法和荧光定量 PCR 技术等。

四、防治原则

由于 HDV 是缺陷病毒，必须在 HBV 辅助下才能完成复制，且 HDV 与 HBV 有相同的传播途径，因此丁型肝炎的防治措施与乙型肝炎相似。接种乙肝疫苗可达到预防丁型肝炎的目的。目前无直接抗 HDV 药物，抑制 HBV 的药物亦能抑制 HDV 复制。

第五节 戊型肝炎病毒

PPT

戊型肝炎病毒（hepatitis E vinus，HEV）是戊型肝炎的病原体，归属于戊肝病毒科（hepeviridae）戊肝病毒属（hepevirus）。1989 年，雷耶斯等成功地克隆了戊型肝炎病毒基因组，并将其正式命名为 HEV。其临床和流行病学特点与 HAV 相似。

一、生物学性状

呈球形，平均直径 32 ~ 34nm，无包膜，表面有锯齿状刻缺和突起，形似杯状。基因组为单正链 RNA，全长约 7.5kb。目前认为 HEV 有 4 个基因型，我国流行的基因型以Ⅳ型为主，其次是Ⅰ型。

易感动物有猕猴、食蟹猴、黑猩猩和乳猪等，是常用的 HEV 动物模型。HEV 体外大量培养仍很困难。抵抗力不强，对高盐、氯化铯、三氯甲烷等敏感，在液氮中保存稳定，可耐受 56℃ 30 分钟，高于 70℃时易被灭活，煮沸是简单可靠的消毒方法。

二、致病性与免疫性

HEV 的传染源为患者和隐性感染者，猪、牛、羊等动物也可携带病毒，成为传染源。主要经粪 - 口途径传播，病毒经胃肠道进入血液，在肝细胞内复制随胆汁经粪便排出，粪便污染水源、食物和周围环境造成传播。潜伏期末和急性期初患者粪便排毒量最大，传染性最强，是本病最主要的传染源。戊型肝炎潜伏期为 10 ~ 60 天，平均 40 天，可表现为亚临床型或临床型。临床表现与甲型肝炎相似，多为急性感染，一般不发展为慢性肝炎或病毒携带者，部分患者可发展为胆汁淤积型肝炎或重症肝炎，病死率高。孕妇感染后病情较重，可引起流产和死胎，病死率高达10%～20%。HEV通过对肝细胞的直接损伤和免疫病理作用引起肝细胞的炎症和坏死。病后机体产生保护性的中和抗体，可获得一定免疫力，但免疫力持续时间较短。

三、微生物学检查

目前临床上常用ELISA检测抗－HEV IgM、IgG。抗－HEV IgM出现早、消失快，可作为早期现症患者的诊断依据。抗－HEV IgG在血液中可存在数年。此外，可用电镜或免疫电镜技术检测患者粪便中的病毒颗粒，或用RT－PCR法检测粪便或胆汁中HEV RNA进行诊断。

四、防治原则

HEV与HAV均通过粪－口途径传播，所以一般性预防原则与甲型肝炎相同，以切断传播途径作为主要预防措施，包括保护水源，做好粪便管理，加强食品卫生管理，注意个人及环境卫生等，并及时发现和隔离患者。接种疫苗是预防HEV最有效的手段，2012年我国研制成功HEV重组疫苗并批准使用。目前尚无有效的抗HEV药物。

目标检测

答案解析

1. 下列属于缺陷病毒的是（　）
   A. HAV　B. HBV　C. HCV
   D. HDV　E. HEV
2. HBV的传播途径不包括（　）
   A. 输血　B. 性接触　C. 手术
   D. 母婴传播　E. 粪－口途径
3. 下列不易检测到的指标是（　）
   A. HBsAg　B. 抗－HBs　C. HBcAg
   D. 抗－HBc　E. HBeAg
4. Dane颗粒是（　）
   A. HAV　B. HBV　C. HCV
   D. HDV　E. HEV
5. 下列可通过粪－口途径传播的病毒是（　）
   A. HIV　B. HBV　C. HCV
   D. HDV　E. HEV

（王金凤）

书网融合……

重点小结　微课　习题

第十五章　逆转录病毒

学习目标

知识目标：

通过本章的学习，掌握逆转录病毒的概念，人类免疫缺陷病毒的致病性；熟悉人类免疫缺陷病毒的生物学性状和防治原则；了解人类免疫缺陷病毒的微生物学检查。

能力目标：

具备运用所学知识对艾滋病患者进行规范治疗和护理、对健康人群进行艾滋病宣教的能力。

素质目标：

通过本章的学习，树立正确的世界观、人生观和价值观，具备人文关怀精神。

逆转录病毒（retroviruses）是一类含有逆转录酶的 RNA 病毒，可将病毒基因组 RNA 转录为 DNA。对人类致病的主要有慢病毒属的人类免疫缺陷病毒和 δ 逆转录病毒属的人类嗜 T 细胞病毒。

情境导入

情景： 患者，男，37 岁。反复口腔真菌感染伴体重减轻、腹泻 6 月余。患者近半年来感觉疲乏无力，体重明显下降，伴腹泻、咽痛。近 2 周出现持续性不规则发热（低热或高热），颌下、颈部及腹股沟淋巴结肿大，全身散在皮疹。既往有不洁性交史和吸毒史。实验室检查：白细胞总数 2.9×10^9/L，中性粒细胞计数 1.7×10^9/L，淋巴细胞计数 0.9×10^9/L，CD4/CD8 比值下降。肺部 X 线检查见双肺弥散性渗出影，未见明显结核病灶。

思考： 1. 该患者可能患的是什么疾病？为明确诊断应进一步做哪些检查？

2. 该病原体的传播途径有哪些？

3. 该疾病的主要防治措施有哪些？

第一节　人类免疫缺陷病毒

PPT

1981 年，美国加州大学洛杉矶分校的戈特利布报告了 5 名男性同性恋者，均患有肺孢子菌肺炎，并出现严重的免疫缺陷，美国疾病控制与预防中心将其命名为获得性免疫缺陷综合征（acquired immunodeficiency syndrome，AIDS），即艾滋病。1983 年，病毒学家吕克·蒙塔尼和弗朗索瓦丝·巴尔·西诺西等分离到病毒并命名为人类免疫缺陷病毒（human immunodeficiency virus，HIV）。

HIV 有 HIV－1 和 HIV－2 两个型别，两型别病毒的核苷酸序列差异在 40% 以上。HIV－1 型是引起全球艾滋病流行的主要病原，HIV－2 型只在西非呈地区性流行。目前，HIV 感染已遍及世界，成为全球最严重的公共卫生问题之一。联合国艾滋病规划署报告显示，截至 2022 年，全球有 3900 万艾滋病感染者，2980 万人正接受抗逆转录病毒治疗，2022 年有 130 万艾滋病病毒新发感染，63 万人死于艾滋病相关疾病。

一、生物学性状

（一）形态结构

HIV 为球形，直径 100～120nm，有包膜。核心由两条相同的单股正链 RNA、核蛋白 p7、逆转录酶等组成，核心外是衣壳蛋白 p24 组成的衣壳，核心和衣壳共同组成柱形核衣壳。核衣壳外有包膜，包膜上有糖蛋白刺突，每个刺突由 gp120 和 gp41 组成，前者突出于包膜表面，与靶细胞表面受体结合决定病毒的亲嗜性；后者是跨膜蛋白，介导病毒包膜与宿主细胞膜的融合，包膜内侧衬有基质蛋白 p17（图 15－1）。

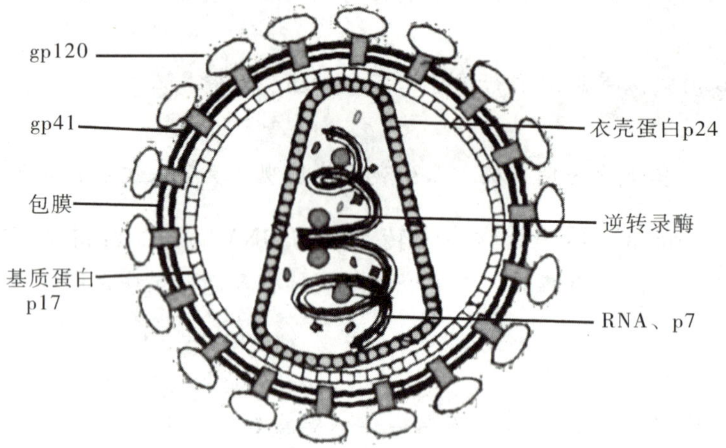

图 15－1　人类免疫缺陷病毒（HIV）结构示意图

（二）病毒的复制

HIV 的主要受体是 CD4 分子，辅助受体是趋化因子受体 CXCR4 或 CCR5，表达在 $CD4^+$ T 淋巴细胞、单核/巨噬细胞、朗格汉斯细胞、树突状细胞、神经胶质细胞的细胞膜上。辅助受体协助病毒包膜与细胞膜的融合，CCR5 缺失或 CCR5 基因突变者可以避免 HIV－1 感染或延缓病程。

当 HIV 与靶细胞相遇时，病毒的包膜糖蛋白 gp120 与靶细胞表面 CD4 分子结合，继而与辅助受体结合，使 gp120 和 gp41 分离，gp41 分子构象改变暴露出融合肽，介导病毒包膜与细胞膜发生融合，核衣壳进入细胞质内脱壳释放基因组 RNA。病毒在逆转录酶作用下，其 RNA 逆转录生成负链 DNA，形成中间体 RNA：DNA。RNA 酶降解中间体中的亲代 RNA，再以负链 DNA 为模板合成互补正链 DNA，从而组成双链 DNA。在整合酶的作用下，双链 DNA 与靶细胞染色体整合，形成前病毒，进入潜伏状态。在一定条件下，前病毒活化并进行转录，在 RNA 聚合酶的作用下，以病毒 DNA 为模板转录出 RNA，部分 RNA 经拼接变成病毒 mRNA，转译出病毒的结构蛋白和非结构蛋白；有些 RAN 经过加帽、加尾成为病毒子代 RNA。病毒子代 RNA 与病毒蛋白装配成核衣壳，从宿主细胞出芽释放时获得包膜，形成完整的具有感染性的子代病毒体。

（三）培养特性

HIV 感染的宿主范围和细胞范围比较狭窄，仅感染表面有 CD4 分子的 T 细胞、巨噬细胞和树突状细胞。实验室常用新鲜分离的正常人 T 细胞培养病毒。H9、CEM 等 T 细胞株亦可使 HIV 增殖，感染后细胞出现不同程度病变，培养液中可测到逆转录酶活性，培养细胞中能查到病毒的抗原。

恒河猴及黑猩猩可作为 HIV 感染的动物模型，但其感染过程及产生的症状与人类不同，给疫苗的评价和致病机制的研究带来困难。

（四）变异性

HIV 的显著特点是具有高度变异性，其逆转录酶没有校正功能，错配性高，易导致 HIV 基因频繁变异。gp120 抗原变异有利于 HIV 逃避免疫清除，同时给疫苗研制及抗病毒药物治疗造成困难。

（五）抵抗力

HIV 对理化因素抵抗力较弱。对热敏感，含病毒的血清 56℃加热 10 分钟即被灭活，冻干血制品需 68℃加热 72 小时才能确保灭活病毒，100℃处理 20 分钟可将 HIV 完全灭活。对多种化学消毒剂敏感，70% 乙醇、0.3% 过氧化氢、0.5% 次氯酸钠、0.1% 漂白粉、2% 戊二醛、0.5% 甲酚皂溶液等室温消毒处理 10 分钟均可灭活病毒。

二、致病性与免疫性 微课

（一）传染源

传染源为 HIV 感染者和 AIDS 患者，其血液、精液、阴道分泌物、乳汁、羊水、脑脊液等体液中均可分离到病毒，血液和精液中病毒含量最高。

（二）传播途径

1. 性传播 艾滋病是重要的性传播疾病（STD）之一，通过同性或异性间的性行为传播，是 HIV 的主要传播方式。有男男同性性行为者和多性伴人群是高风险人群。患有其他性传播疾病如梅毒、淋病、生殖器疱疹等，局部炎症和溃疡有助于 HIV 穿过生殖器黏膜屏障，增加 HIV 性传播风险。

2. 血液传播 输入含 HIV 的血液或血制品、器官或骨髓移植、人工授精、使用 HIV 污染的注射器及针头，均可造成 HIV 感染。静脉药瘾者是高危人群。

3. 垂直传播 包括经胎盘、产道或哺乳等方式传播。其中经胎盘感染胎儿最为常见，如不采取干预措施，HIV 垂直传播的概率为 15% ~45%，HIV 感染的母亲接受抗逆转录病毒治疗可显著降低母婴间传播。

此外，医护人员、检测研究人员接触 HIV 感染者或 AIDS 患者的血液和体液机会多，工作时应注意职业生物安全防护。日常生活的一般接触或昆虫叮咬不会传播 HIV。

（三）致病机制

HIV 主要侵犯表达 CD4 分子的细胞，包括 $CD4^+$ T 淋巴细胞、单核巨噬细胞和树突状细胞等。其致病机制是 HIV 感染使 $CD4^+$ T 淋巴细胞数量不断减少，最终导致人体免疫缺陷，进而引起各种机会性感染和肿瘤。

1. $CD4^+$ T 淋巴细胞的损伤 $CD4^+$ T 淋巴细胞表面大量表达 CD4 分子和辅助受体 CXCR4，是 HIV 攻击的主要靶细胞。AIDS 主要表现为 $CD4^+$ T 淋巴细胞数量减少和功能下降，其损伤机制较为复杂，主要如下。

（1）HIV 直接或间接杀伤 $CD4^+$ T 淋巴细胞 ①HIV 在 $CD4^+$ T 淋巴细胞里增殖，导致细胞死亡；②特异性 CTL 细胞对被 HIV 感染的 $CD4^+$ T 淋巴细胞的直接杀伤作用；③HIV 感染诱导 $CD4^+$ T 淋巴细胞凋亡；④HIV 抗体介导的 ADCC 作用对 $CD4^+$ T 淋巴细胞的破坏作用。

（2）$CD4^+$ T 淋巴细胞功能受损 HIV 感染可引起 Th1/Th2 失衡，造成 $CD4^+$ T 淋巴细胞功能障碍。部分感染 HIV 的 $CD4^+$ T 淋巴细胞可分化为记忆性 $CD4^+$ T 淋巴细胞，HIV 基因在记忆性 $CD4^+$ T 淋巴细胞中表达极低，病毒可长期潜伏于这些细胞，成为 HIV 的主要储存库。

（3）$CD4^+$ T 淋巴细胞产生减少 HIV 可侵犯骨髓造血干细胞和胸腺细胞，使 $CD4^+$ T 淋巴细胞产生减少。

2. 单核巨噬细胞的损伤 单核巨噬细胞少量表达 CD4 分子，其辅助受体是 CCR5。感染早期，以单核巨噬细胞损伤为主，表现为该细胞趋化、吞噬及抗原提呈能力下降。因单核巨噬细胞能抵抗 HIV 的裂解作用，病毒可在细胞内长期潜伏并随其游走扩散，故成为 HIV 重要的储存库。

3. 其他免疫细胞的损伤 HIV gp41 可诱导多克隆 B 细胞活化，导致 B 细胞功能紊乱和免疫应答能力下降。HIV 感染还可引起 NK 细胞功能降低，树突状细胞数量减少和功能下降。

（四）临床表现

AIDS 是慢发病毒感染，其潜伏期长，如未经治疗，从 HIV 感染到发病可长达 10 年之久，一旦感染则终身携带病毒。临床上将典型的 HIV 感染过程分为四个阶段。

1. 急性感染期 HIV 感染后入侵 $CD4^+$ 细胞（T 淋巴细胞、单核巨噬细胞、树突状细胞等）并大量复制，出现病毒血症，病毒载量可 $>10^7$/ml，通常发生在机体初次感染 HIV 后 2～4 周，感染者出现发热、头痛、咽炎、淋巴结肿大、脾大、皮肤斑丘疹、黏膜溃疡等症状和体征。持续 2～3 周后，病毒的复制促使机体产生体液免疫和细胞免疫，随着 HIV 抗体和 CTL 细胞的出现，病毒的复制被抑制，病毒血症减轻，各种症状自行消退，进入无症状潜伏期。急性感染期，患者血清可检测到 HIV 抗原 p24，HIV 抗体通常在感染后 4～8 周才能在血液中检出。

2. 无症状潜伏期 急性感染 3～4 个月后，机体对 HIV 的免疫已充分形成，但又不能彻底清除病毒，此时病毒可潜伏在淋巴结中继续低水平增殖。随着时间的推移，血液中的 $CD4^+$ 细胞以每年 25～60 个/微升的速度持续下降。此期患者一般无症状或症状轻微，但血液及体液均具有传染性，血清中可检出 HIV 抗体。无症状潜伏期持续时间较长，数年至数十年。

3. AIDS 相关综合征（AIDS－related complex，ARC）期 随着病情发展，当 HIV 在体内大量复制并造成机体免疫系统进行性损伤时，各种症状开始出现，患者表现为发热、疲乏、盗汗、慢性腹泻、体重下降、全身淋巴结持续肿大等，症状逐渐加重。

4. 免疫缺陷期 又称为典型艾滋病期。此期患者血中 HIV 载量高，$CD4^+$T 细胞 <200 个/微升，免疫严重缺损，合并各种机会性感染和恶性肿瘤。未经治疗的患者通常在临床症状出现后 2 年内死亡。AIDS 中常见的机会性感染如下。

（1）真菌感染　如白假丝酵母菌病、肺孢子菌肺炎等。

（2）细菌感染　如结核病等。

（3）病毒感染　如巨细胞病毒、单纯疱疹病毒引起的病毒性疾病等。

（4）原虫感染　如弓形虫病等。

常见 AIDS 相关恶性肿瘤包括卡波西肉瘤、恶性淋巴瘤和伯基特淋巴瘤等。

（五）免疫性

HIV 感染可诱导机体产生特异性体液免疫和细胞免疫。

1. 体液免疫 HIV 感染后，机体可产生高滴度的抗 HIV 多种蛋白的抗体，对病毒有抑制作用的是中和抗体，该类抗体主要针对 gp120 和 gp41 膜外段，通过中和作用可降低急性感染期血清中的病毒量，或作用于表达病毒抗原的感染细胞，但不能清除细胞内的病毒。

2. 细胞免疫 清除细胞内的病毒主要依靠细胞免疫。$CD4^+$Th1 细胞和 $CD8^+$CTL 细胞均可发挥作用杀死被 HIV 感染的宿主细胞，但不能彻底清除体内潜伏感染的细胞，且随病情进展 $CD4^+$T 细胞数量减少功能缺失，对病毒的抑制作用明显下降。

虽然机体针对 HIV 可以产生体液免疫和细胞免疫，但免疫保护作用较弱，不足以清除病毒，加之 HIV 抗原高度变异逃避免疫清除，因此机体的免疫难以终止病毒复制，从而形成持续感染状态。

三、微生物学检查

检测 HIV 的意义在于 AIDS 诊断，指导抗病毒药物的治疗，筛查和确认 HIV 感染者阻断其传播。

（一）检测抗体

检测抗体是目前最常用的诊断方法，包括初筛试验和确证试验。

1. 初筛试验 常用 ELISA 法检测 HIV 抗体，阳性者需进一步做确证试验。多数人感染后 6～12 个周可在血液中检出 HIV 抗体，6 个月后几乎所有感染者都可检出抗体。

2. 确证试验 最常用免疫印迹试验检测针对各种 HIV 结构蛋白的抗体，通常在同时检测到任意两种抗体（p24、gp41、gp120）呈阳性时，方可确证感染。

（二）检测抗原

ELISA 法检测 HIV 衣壳蛋白 p24 抗原可用于 AIDS 的早期诊断。p24 抗原出现在 AIDS 的急性感染期，无症状潜伏期常为阴性，但免疫缺陷期又可被检出。多用于窗口期的辅助诊断。

（三）检测核酸

常用 RT－PCR 法和实时荧光定量 PCR 法检测血浆标本中的 HIV RNA 的拷贝数（病毒载量），用于判断新生儿感染、监测疾病进展、评价抗 HIV 药物的治疗效果。应用 PCR 法检测 HIV 的前病毒 DNA，确定细胞中 HIV 潜伏感染状况。

（四）病毒分离培养

临床不常用。常采用共培养的方法，正常人外周血中单个核细胞加 PHA 刺激，接种患者外周血单个核细胞共培养后，检测 HIV 增殖的指标（如融合细胞、逆转录酶活性、p24 抗原等）。HIV 培养应在生物安全三级实验室条件下进行。

四、防治原则

迄今缺乏有效的疫苗用于艾滋病的特异性预防。目前主要采取综合性预防措施：①广泛开展预防艾滋病的宣传教育是首要措施，通过宣教认识 HIV 的传染途径及其严重危害，使人们采取正确的预防措施；②建立 HIV 感染的监测网，加强对艾滋病患者及 HIV 感染者的管理，及时掌握疫情；③提倡安全性行为；④不吸毒，禁止共用注射器、注射针头、牙刷和剃须刀等，对穿刺针、内窥镜等器械进行严格的消毒灭菌，对医护人员加强防护，防止医源性感染；⑤对献血者、献器官者和献精液者进行 HIV 抗体检查，加强对血制品的检测与管理，确保血液和血液制品的安全性；⑥HIV 抗体阳性妇女，应避免怀孕或母乳喂养等。

知识链接

艾滋病“四免一关怀”政策

“四免一关怀”是我国艾滋病防治最有力的政策措施之一。其中“四免”指免费抗病毒治疗、免费自愿咨询检测、免费母婴阻断、艾滋病遗孤免费就学；“一关怀”指对艾滋病患者家庭实施关怀救助。我国自 2003 年实施“四免一关怀”政策以来，越来越多的艾滋病患者接受了正规检测与治疗，抗逆转录病毒治疗覆盖范围不断扩大，最大限度地控制了艾滋病的发病率及传播，维护了社会的稳定和发展。

作为护士，在做好健康宣教和自我防护的同时，应尊重、理解和关爱艾滋病患者，消除艾滋病歧视。

目前用于治疗 AIDS 的药物如下。

1. 逆转录酶抑制剂 包括核苷类逆转录酶抑制剂和非核苷类逆转录酶抑制剂，能干扰 HIV DNA 的合成。

2. 蛋白酶抑制剂 可抑制蛋白酶，影响病毒的成熟与装配。

3. 整合酶抑制剂 干扰整合酶功能，抑制病毒复制。

4. 膜融合抑制剂 抑制病毒包膜和细胞膜融合。

为提高药物疗效，防止耐药性产生，目前治疗 HIV 感染采用多种抗 HIV 药物的联合方案，称为高效抗逆转录病毒治疗（highly active antiretroviral therapy，HAART），俗称“鸡尾酒”疗法。通常用核苷类和（或）非核苷类逆转录酶抑制剂与蛋白酶抑制剂组合成二联或三联疗法，针对 HIV 复制周期的两个关键环节抑制病毒的增殖，可控制病情，延长 AIDS 患者寿命。但 HAART 不能将患者体内的 HIV 彻底清除，一旦中断治疗或出现耐药性则治疗无效，病毒又会重新大量繁殖。

第二节 人类嗜 T 细胞病毒

PPT

人类嗜 T 细胞病毒（human T－cell lymphotropic virus，HTLV）是正逆转录病毒科 δ 逆转录病毒属成员。HTLV 分 HTLV－1 和 HTLV－2 两型，二者的基因组约有 65% 同源性。HTLV－1 引起成人 T 细胞白血病，HTLV－2 引起毛细胞白血病。

一、生物学性状

HTLV 颗粒呈球形，直径约为 100 nm，外有包膜。核心由两条相同单链 RNA、逆转录酶等组成，包膜上的糖蛋白刺突 gp46 可与靶细胞表面 CD4 分子结合并侵入细胞。

二、致病性

HTLV－1 的传染源为患者和 HTLV 感染者。主要通过性接触、输血及注射等途径传播，亦可经胎盘、产道或哺乳等垂直传播途径感染。主要感染 $CD4^+$ T 细胞，病毒在细胞内增殖，并使 T 细胞发生转化，转变为白血病细胞。感染后多无临床症状，经过 5～30 年的潜伏期，少数人发展为成人 T 细胞白血病，临床表现为白细胞增高、淋巴结及肝脾肿大，并发高钙血症、皮肤损害等，预后不良。HTLV－2 引起毛细胞白血病和慢性 $CD4^+$ T 细胞淋巴瘤。

三、微生物学检查

HTLV 感染的实验室诊断主要依靠检测血清中的 HTLV 特异性抗体。采用 PCR 检测外周血单个核细胞中的 HTLV 前病毒 DNA，敏感性高，可协助确定诊断。

四、防治原则

目前对 HTLV 感染尚无特异的防治措施。应加强宣传教育，发现感染者，切断传播途径。药物治疗可采用逆转录酶抑制剂和 IFN－α 等药物进行综合治疗。

目标检测

答案解析

1. 艾滋病的病原体是（ ）
   A. HAV　B. HBV　C. HIV
   D. HCV　E. HTLV
2. 艾滋病的传染源是（ ）
   A. 患者和 HIV 感染者　B. 犬类　C. 吸血蚊虫
   D. 猪　E. 鼠类
3. 下列不属于 HIV 传播途径的是（ ）
   A. 性接触　B. 共用注射器　C. 输血
   D. 手术　E. 共进晚餐
4. HIV 主要侵犯的细胞是（ ）
   A. $CD4^+$T 细胞　B. CTL 细胞　C. NK 细胞
   D. LAK 细胞　E. B 细胞
5. HIV 与靶细胞表面的受体发生特异性结合的结构是（ ）
   A. gp24　B. gp120　C. gp41
   D. gp17　E. gp46

（王金凤）

书网融合……

重点小结　微课　习题

第十六章　其他病毒及朊粒

学习目标

知识目标：

通过本章的学习，掌握流行性乙型脑炎病毒、狂犬病病毒的致病性与防治原则；熟悉登革病毒、疱疹病毒、汉坦病毒的致病性，狂犬病病毒的生物学特性；了解疱疹病毒的共同特点，朊粒的致病性。

能力目标：

具备对被犬咬伤的伤口正确处理的能力。

素质目标：

通过本章的学习，树立正确的自然观，尊重自然、顺应自然、保护自然。

情境导入

情景： 患儿，男，5岁，因发热5天、意识障碍1天入院。患儿在5天前无明显诱因出现发热，体温39～40℃，伴乏力、头痛、恶心、呕吐，无腹痛、腹泻。当地医院诊断为"上呼吸道感染"，予以利巴韦林、清开灵治疗无效。1天前头痛及呕吐症状加重，伴意识不清。查体：脑膜刺激征阳性，巴氏征阳性。诊断为"流行性乙型脑炎"。

思考： 1. 该疾病是通过何种方式传播的？

2. 如何预防该疾病？

第一节　虫媒病毒

PPT

虫媒病毒是一大类能在节肢动物体内增殖并通过吸血节肢动物叮咬易感的脊椎动物而传播的病毒。由于节肢动物的分布消长、活动与自然环境和季节密切相关，故虫媒病毒所致疾病具有明显的地方性和季节性。在我国流行的虫媒病毒主要有流行性乙型脑炎病毒、登革病毒和森林脑炎病毒等。

一、流行性乙型脑炎病毒

流行性乙型脑炎病毒（epidemic type B encephalitis virus，ETBEV）简称乙脑病毒，是流行性乙型脑炎（简称乙脑）的病原体。1935年，日本学者首次从脑炎死亡患者的脑组织中分离出该病毒，故又称为日本脑炎病毒（Japanese encephalitis virus，JEV）。

（一）生物学性状

乙脑病毒属于黄病毒科黄病毒属，呈球形，直径45～50nm。核心为单股正链RNA，衣壳呈二十面体立体对称，有包膜，包膜表面有糖蛋白刺突。病毒抗原性稳定，只有1种血清型。乙脑病毒可在白纹伊蚊C6/36细胞、非洲绿猴肾细胞Vero细胞和BHK21等多种细胞中增殖，引起明显的细胞病变。抵抗力弱，对热敏感，56℃ 30分钟或100℃ 2分钟可被灭活。酸、乙醚、三氯甲烷及多种常用消毒剂均可灭活病毒。

（二）致病性与免疫性

1. 传染源和传播媒介　传染源主要是携带病毒的多种家畜、家禽和各种鸟类。动物感染后症状不明显，但可形成病毒血症，成为传染源。猪是我国乙脑病毒最重要的传染源和中间宿主，尤其是幼猪。患者由于病毒血症时间短暂，且血中病毒含量低，故不能成为主要的传染源。乙脑病毒的传播媒介主要是三带喙库蚊。蚊虫可携带病毒越冬，并可经卵传代，不仅是传播媒介，也是重要的储存宿主。

2. 致病性　病毒侵入人体后，首先在皮下毛细血管内皮细胞和局部淋巴结等部位增殖，随后病毒入血，形成第一次病毒血症。病毒随血流播散至肝、脾、淋巴结等处的单核巨噬细胞中继续增殖后再次入血，形成第二次病毒血症，引起发热、全身不适等流感样症状。绝大多数感染者形成顿挫感染，感染终止。但少数感染者（约0.1%）因机体免疫力不强或血-脑屏障发育不完善，病毒可突破血-脑屏障，进入脑组织损伤脑实质及脑膜，临床表现为高热、剧烈头痛、频繁呕吐、惊厥等中枢神经症状，进一步发展为昏迷、中枢性呼吸衰竭或脑疝，死亡率高达10%～30%。部分患者恢复后可有失语、精神障碍、运动障碍等严重后遗症。

3. 免疫性　病后或隐性感染后均可获得牢固免疫力，以体液免疫为主。

（三）微生物学检查

病毒分离培养法阳性率不高。检测发病初期患者血液或脑脊液中的乙脑病毒抗原或特异性IgM抗体对早期诊断具有重要意义。常用的方法包括免疫荧光、血凝抑制试验和ELISA等。

（四）防治原则

目前对乙脑无特效治疗方法，防蚊、灭蚊、预防接种和动物宿主管理是预防乙脑的关键。对易感人群（重点是9个月至10岁的儿童）接种乙脑灭活疫苗可有效预防感染。在流行季节，对猪等家畜进行疫苗接种，也可降低人群的发病率。

二、登革病毒

登革病毒（dengue virus，DENV）是引起登革热（dengue fever，DF）、登革出血热/登革热休克综合征（dengue hemorrhagic fever/dengue shock syndrome，DHF/DSS）的病原体。登革热广泛流行于全球热带和亚热带地区，如东南亚、西太平洋、中南美洲地区。我国广东省是主要流行区。目前，登革热已经成为世界上发病最多、分布最广的虫媒病。

登革病毒形态结构与乙脑病毒相似，大小为45～55nm。病毒抵抗力不强，对热、紫外线敏感，56℃ 30分钟可灭活，三氯甲烷、乙醇、碘酊等脂溶剂和消毒剂均可灭活病毒。

登革病毒的主要传播媒介是白纹伊蚊和埃及伊蚊，人和灵长类动物是其主要储存宿主。患者和隐性感染者是主要传染源，通过人-蚊-人的方式进行传播。病毒先在毛细血管内皮细胞和单核细胞内增殖，后经血流播散形成病毒血症，引起疾病。

登革病毒感染潜伏期4～8天，临床上表现为两种不同类型：登革热和登革出血热/登革休克综合征。登革热为自限性疾病，病情较轻，表现为发热、剧烈头痛、皮疹、全身肌肉、骨和关节疼痛，少数患者疼痛剧烈，故又称为“断骨热”。登革出血热/登革休克综合征病情较重，早期有登革热的症状体征，随后病情发展迅速，出现明显皮肤、黏膜、消化道等出血，严重者发展为出血性休克，死亡率高。

病后可产生同型的牢固免疫，以体液免疫为主。

检测患者血清中特异性 IgM 抗体是早期诊断最常用的方法。预防的主要手段是防蚊灭蚊，疫苗正在研制过程中。

三、森林脑炎病毒

森林脑炎病毒（forest encephalitis virus）又称为蜱传脑炎病毒（tick – borne encephalitis virus，TBEV），是森林脑炎的病原体。1934 年在俄罗斯远东地区首次被发现，故又名俄罗斯春夏型脑炎病毒。森林脑炎以春夏季发病为主，主要流行在俄罗斯、东欧、北欧和我国东北和西北的一些林区。

森林脑炎病毒隶属于黄病毒科，该病毒呈球形，大小为 30 ~ 40nm。包膜上有血凝素糖蛋白刺突。不同来源的毒株毒力相差较大，但抗原性基本一致。

蜱是森林脑炎病毒的主要传播媒介，也是重要的储存宿主。病毒在蜱体内增殖，并经卵传代。在自然情况下，病毒通过蜱叮咬在兽类和野鸟等动物之间传播，人进入自然疫源地可因被带有病毒的蜱叮咬而感染。病毒亦可经胃肠道传播，饮用带病毒的生羊奶可引起感染。大多数人表现为隐性感染，少数感染者经过 10 ~ 14 天潜伏期后突然发病，出现高热、头痛、恶心、呕吐、颈项强直、昏睡、肢体弛缓性麻痹等症状。重症患者可因延髓麻痹导致死亡，病死率高达 30%。隐性感染和显性感染后均可获持久免疫力。

预防应以灭蜱、防蜱为重点，接种灭活疫苗是有效的预防措施。

第二节 出血热病毒

PPT

出血热病毒是指由节肢动物或啮齿类动物等传播，引起以高热、出血、低血压为主要临床症状的一类病毒的总称。引起出血热的病毒种类较多，在我国流行的主要是汉坦病毒（Hantaan virus，HTV）和克里米亚 – 刚果出血热病毒等。1976 年以来在非洲流行的埃博拉病毒（Ebola virus，EBOV）具有高度传染性，可引起高致死性的出血热，受到世界各国的广泛关注。

一、汉坦病毒

汉坦病毒是引起肾综合征出血热（hemorrhagic fever with renal syndrome，HFRS）和汉坦病毒肺综合征（hantavirus pulmonary syndrome，HPS）的病原体。HFRS 的主要临床表现为发热、出血、严重的肾功能衰竭和免疫功能紊乱，在我国，HFRS 又称为流行性出血热；HPS 则表现为双肺弥漫性浸润、间质水肿，迅速发展为呼吸窘迫和呼吸衰竭。

（一）生物学性状

汉坦病毒呈球形或卵圆形，平均直径为 122nm，为单股负链 RNA 病毒，有双层包膜，包膜表面有糖蛋白突起。抵抗力不强，对酸（pH 3.0）和多种脂溶剂敏感，60℃ 1 小时、紫外线照射均可灭活病毒。

（二）致病性与免疫性

汉坦病毒具有自然疫源性，其储存宿主和传染源均为啮齿动物，我国以黑线姬鼠和褐家鼠为主。病毒通过带毒动物的唾液、尿液及粪便污染环境，传播途径大致有动物源性传播（经呼吸道、消化道或直接接触）、垂直传播和虫媒传播（螨虫），其中以动物源性传播为主。

HFRS 潜伏期一般为 2 周，典型病例表现为三大主症：高热、出血及肾脏损害。典型临床经过分为发热期、低血压休克期、少尿期、多尿期和恢复期5期。早期起病急，患者出现发热，眼结膜、咽部、软腭等处充血，常伴有“三痛”（头痛、眼眶痛、腰痛）和“三红”（面部、颈部、上胸部潮红），重症病例往往有多脏器出血及肾功能衰竭。尿毒症肾功能衰竭是患者死亡的主要原因。

隐性感染后免疫力不持久，病后可获得持久免疫，以体液免疫为主，二次发病者极少。

（三）微生物学检查

用IFA、ELISA等方法检测病毒特异性抗体，若单份血清IgM阳性或恢复期IgG抗体效价比急性期增高4倍以上，有诊断意义。

（四）防治原则

加强防鼠、灭鼠工作，改善卫生条件，加强个人防护，避免感染。对疫区进行疫情监测。我国应用灭活疫苗进行预防接种，保护率达90%以上。

二、克里米亚－刚果出血热病毒

克里米亚－刚果出血热病毒（Crimean－Congo hemorrhagic fever virus，CCHFV）于1944年被首次发现于前苏联的克里米亚半岛。克里米亚－刚果出血热（Crimean－Congo hemorrhagic fever，CCHF）是一种自然疫源性疾病，具有明显的季节性和地区性，主要分布于有硬蜱活动的荒漠牧场。野生啮齿类动物和家畜（如羊、牛、马和骆驼等）是病毒主要储存宿主和传染源，硬蜱既是传播媒介，又是储存宿主。人因被带毒硬蜱叮咬，或通过破损皮肤与带毒动物直接接触而感染。人群普遍易感，以青壮年为主。潜伏期5～7天，临床表现为高热、剧烈头痛、肌痛及出血现象。病后免疫力持久。

防蜱、灭蜱是预防本病的关键措施。疫区人群可接种克里米亚－刚果出血热灭活疫苗。

三、埃博拉病毒

埃博拉病毒（Eboca virus）引起的埃博拉出血热（Ebola hemorrhagic fever，EBHF）是世界上最致命的病毒性出血热。1976年首次发生于非洲的苏丹和扎伊尔（现今刚果民主共和国），病死率为50%～90%，被WHO列为对人类危害最严重的病毒之一。2013—2014年西非爆发的埃博拉病毒感染，共报道病例14098例，死亡人数为5160人，是有史以来规模最大的埃博拉出血热疫情。

埃博拉病毒呈长丝状（图16－1），直径大约80nm，核酸为单股负链RNA，外有包膜。抵抗力不强，60℃ 30分钟即可灭活，对紫外线、脂溶剂、酚类、次氯酸敏感。但在室温下（20℃）较稳定。

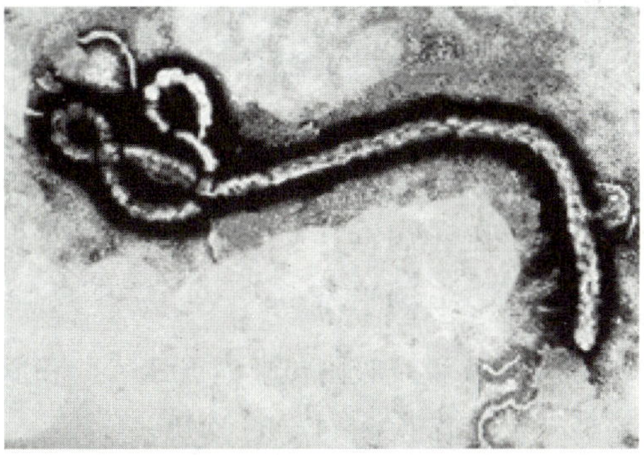

图16－1　埃博拉病毒

埃博拉出血热是一种自然疫源性疾病。患者和灵长类动物是本病的主要传染源，通过体液如汗液、唾液或血液等密切接触而传播。动物实验表明，气溶胶可传播埃博拉病毒。潜伏期2～21天，突发起病，开始表现为流感样综合征，如发热、乏力、头痛、肌肉痛等，可出现恶心、呕吐、腹痛、腹泻，随后病情发展迅速，3～4天出现持续高热、感染中毒症状及消化道症状加重，发生不同程度的出血，包括皮肤黏膜出血、黑便、呕血、咯血等，严重者出现意识障碍、休克、多器官功能障碍，多在发病后2周内死亡。

目前尚无有效的防治方法。严格隔离控制传染源，追踪密切接触者，加强个人防护是控制埃博拉出血热的关键措施。治疗以支持及对症治疗为主。

第三节　疱疹病毒

PPT

疱疹病毒（herpes virus）是一群中等大小、有包膜的DNA病毒，具有相似的生物学特性。疱疹病毒有100多种，引起人类疾病的疱疹病毒称为人类疱疹病毒，主要有单纯疱疹病毒、水痘-带状疱疹病毒、巨细胞病毒、EB病毒等。

疱疹病毒的共同特征：①病毒颗粒呈球形，直径150～200nm，核心为线状双链dsDNA，衣壳二十面体立体对称，有包膜；②病毒在细胞核内复制装配，通过核膜出芽，以胞吐或细胞溶解方式释放，可通过细胞间桥直接扩散，感染细胞与邻近未感染细胞融合，形成多核巨细胞；③感染类型多样，包括先天性感染、显性感染、潜伏感染、整合感染等多种类型；④抗感染免疫以细胞免疫为主。

一、单纯疱疹病毒

（一）生物学性状

单纯疱疹病毒（herpes simplex virus，HSV）有两个血清型，即HSV-1型和HSV-2型，两型病毒的DNA有50%同源性。HSV能在多种细胞中增殖，复制周期短，并在核内出现嗜酸性包涵体。

（二）致病性与免疫性

人群中HSV感染非常普遍，感染率可高达80%～90%。传染源是患者和无症状携带者，通过密切接触和性接触传播，也可经飞沫传播。

1. 原发感染　主要表现为黏膜与皮肤的局部疱疹。HSV-1的原发感染多见于6个月至2岁的婴幼儿，以腰部以上部位感染为主，多数无明显症状，少数表现为龈口炎、唇疱疹、疱疹性角膜炎、疱疹性脑炎等。HSV-2则表现为腰以下及生殖器感染，经性接触传播，引起生殖器疱疹。一般认为，HSV-2在宫颈癌发生中有协同作用。

2. 潜伏感染与复发感染　原发感染后，机体可通过特异性免疫清除大部分病毒，少数病毒则潜伏于神经细胞内。HSV-1型主要潜伏于三叉神经节和颈上神经节，HSV-2型潜伏于骶神经节。当机体受到各种非特异性刺激（如发热、寒冷、某些病原体感染）或机体免疫功能降低时，可导致局部疱疹复发。

3. 先天性及新生儿感染　HSV通过胎盘或产道感染，引起流产、早产、死胎或先天性畸形。新生儿感染可引起新生儿疱疹，严重时累及内脏，死亡率高达50%以上。

HSV原发感染后刺激机体产生细胞免疫和体液免疫，可以限制病毒扩散，但不能清除潜伏的病毒，也不能阻止病毒复发。

（三）微生物学检查

常用酶联免疫吸附试验（ELISA）和间接免疫荧光法检测（IFA）HSV抗体，也可采用PCR方法或核酸杂交方法检测病毒的DNA。

（四）防治原则

目前尚无特异预防方法，避免同患者接触可减少感染机会。临床上常用阿昔洛韦、阿糖腺苷、碘苷等进行治疗。

二、水痘-带状疱疹病毒

水痘-带状疱疹病毒（Varicella-Zoster virus，VZV）是引起水痘和带状疱疹的病原体，在儿童初次感染时引起水痘，潜伏病毒复发则表现为带状疱疹。

VZV 的生物学特性与 HSV 相似，但只有 1 个血清型。人类是 VZV 的唯一宿主，主要靶细胞是皮肤细胞。传染源主要是水痘和带状疱疹患者，病毒通过飞沫经呼吸道传播，多在冬春季流行。无免疫力的儿童初次感染约经 2 周后，全身皮肤出现斑丘疹、水疱疹，并可发展为脓疱疹。皮疹分布呈向心性，躯干比四肢和面部多，数天后结痂，无继发感染者痂脱落不留痕迹。儿童感染水痘一般具有自限性，病情较轻。成人水痘病情较重，常发生病毒性肺炎，死亡率较高。妊娠期妇女感染症状严重，并可导致胎儿感染。

原发感染后，VZV 潜伏于脊髓后根神经节或颅神经的感觉神经节中。成年以后，当机体免疫功能低下，潜伏的 VZV 被激活，可沿感觉神经轴突到达其所支配的皮肤细胞，在细胞内增殖引起疱疹。由于疱疹沿感觉神经支配的皮肤分布，串联成带状，故称为带状疱疹。

感染后机体产生持久免疫力，极少再患水痘。但特异性免疫不能有效清除潜伏于神经节中的病毒及阻止带状疱疹的发生。

对 1 岁以上儿童接种 VZV 减毒活疫苗，可以有效预防水痘的感染和流行。正常儿童一般无须抗病毒治疗，免疫力低下儿童和成人水痘以及带状疱疹，可使用阿糖胞苷、阿昔洛韦和干扰素等治疗。

三、人巨细胞病毒

人巨细胞病毒（human cytomegalovirus，HCMV）是引起先天畸形最常见的病原体。感染 HCMV 的细胞发生肿胀、核增大，并具有巨大的核内包涵体，故称为巨细胞病毒。HCMV 形态结构与 HSV 相似，只能在人成纤维细胞中增殖，且病毒增殖缓慢，复制周期长。培养 2～6 周可在细胞核内出现周围有晕轮环绕的大型包涵体，如猫头鹰眼状。

HCMV 在人群中感染极为普遍，60%～90% 的成人体内有巨细胞病毒抗体。原发感染发生在 2 岁以下，常呈隐性感染，在机体免疫力低下时易出现显性感染。HCMV 的传染源为患者和隐性感染者，感染后多数人可长期带毒，通过口腔、胎盘、产道、哺乳、输血及器官移植等多种途径传播，引起多种类型的感染。

1. 先天性感染 妊娠期妇女感染 HCMV 后，可通过胎盘感染胎儿，出现死胎或先天性疾病。其中5%～10% 的新生儿出现临床症状，表现为黄疸、肝脾肿大、血小板减少性紫癜、溶血性贫血和不同程度的神经系统损害，重者可导致流产、早产或死胎。

2. 围产期感染 新生儿可经产道或哺乳感染。多数患儿无明显临床症状，少数表现为轻度呼吸困难、肝功能损害，大多预后良好。

3. 免疫功能低下者的感染 器官移植、艾滋病、白血病和淋巴瘤或长期使用免疫抑制剂治疗的患者，可引起严重疾病，如 HCMV 肺炎、视网膜炎、肝炎及脑膜炎等。

4. 儿童和成人原发感染 通常呈隐性感染，感染后多数可长期携带病毒，表现为潜伏感染，可长期或间歇排出病毒，少数表现为巨细胞病毒单核细胞增多症。

5. 细胞转化与致癌潜能 宫颈癌、结肠癌、前列腺癌、卡波西肉瘤中 HCMV 核酸检出率及抗体效价均显著高于正常人，提示 CMV 具有致癌潜能。

应用 ELISA 法检测患者血清中的特异性 IgM 抗体或以核酸杂交技术、PCR 法检测病毒 DNA 可辅助诊断 HCMV 近期感染。

目前尚无有效的疫苗用于预防。对严重 HCMV 感染者可同时使用高效价抗 HCMV 免疫球蛋白和更昔洛韦。

四、EB 病毒

EB 病毒（Epstein Barr virus，EBV）的形态结构与其他疱疹病毒相似，病毒颗粒呈球形，直径 180nm，衣壳呈二十面体立体对称，有包膜，包膜表面有糖蛋白刺突。

EBV 在人群中感染非常普遍，我国 3～5 岁儿童 EBV 抗体阳性率达 90% 以上，多为隐性感染。传染源主要是患者和隐性感染者，通过唾液传播，也可经性接触或输血传播。EBV 导致的疾病包括以下种类。

1. 传染性单核细胞增多症 是一种急性全身淋巴细胞增生性疾病，多见于青春期初次大量感染者。典型表现为发热、咽炎、淋巴结炎、脾大、肝功能紊乱，外周血液中单核细胞和异型淋巴细胞显著增多。

2. 非洲儿童恶性淋巴瘤 又称为 Burkitt 淋巴瘤，是一种低分化 B 淋巴细胞瘤，在中非、南美洲、新几内亚某些温热带地区呈地方性流行。多见于 6 岁左右的儿童，好发部位为面部、腭部。

3. 鼻咽癌 是东南亚和我国广东等南方地区的一种常见恶性肿瘤，多发生在 40 岁以上的中老年人。

4. 淋巴组织增生性疾病 多见于免疫缺陷患者，如恶性单克隆 B 淋巴细胞瘤、EBV 相关淋巴瘤、舌毛状白斑病等。

检测异嗜性抗体可用于传染性单核细胞增多症的辅助诊断。若待测血清中 VCA－IgA 或 EA－IgA 抗体效价≥1∶10～1∶5 或效价持续上升，对鼻咽癌有辅助诊断意义。

目前尚无有效疫苗，治疗可使用阿昔洛韦。

第四节 狂犬病病毒

PPT

狂犬病病毒（rabies virus，RV）是人和动物狂犬病的病原体。狂犬病是一种急性传染病，病死率高，全球每年约 5.5 万人死于狂犬病。

一、生物学性状

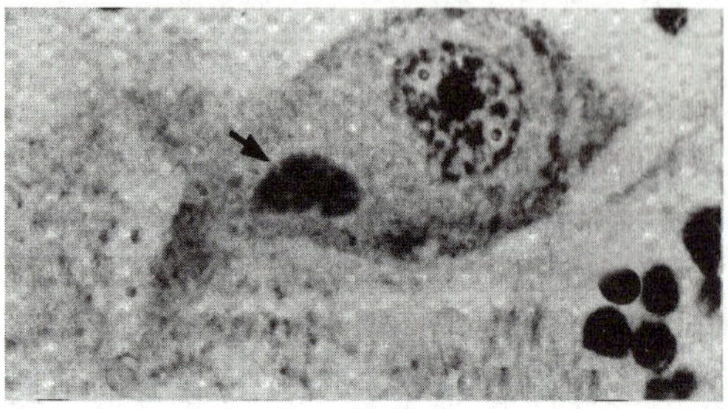

图 16－2 狂犬病病毒内基小体

外形似子弹状，大小为 75nm×180nm，有包膜。核酸为单股负链 RNA，衣壳呈螺旋对称型，外有包膜，包膜上有糖蛋白刺突，刺突与病毒感染性和毒力有关。病毒在易感动物或人的中枢神经细胞中增殖时，可在细胞质内形成圆形或椭圆形嗜酸性包涵体，称为内基小体（Negri body）（图 16－2），对狂犬病具有诊断价值。对热、紫外线、日光、干燥抵抗力差，56℃ 30 分钟或 100℃ 2 分钟可被灭活，酸、碱、脂溶剂、肥皂水、去垢剂等均可灭活病毒。

二、致病性与免疫性 微课

狂犬病病毒主要在多种野生动物（狼、狐狸、蝙蝠等）及家畜（犬、猫）中传播，病犬是狂犬病的主要传染源，其次是家猫和狼。人因被带病毒的犬咬伤、抓伤或密切接触而感染。

病毒从咬伤部位侵入，先在伤口处肌细胞中增殖，沿神经轴索上行至中枢神经系统，主要侵犯脑干及小脑等处的神经元，引起脑和脊髓广泛性病理损伤，然后又沿传出神经播散至唾液腺和其他组织。潜伏期一般为1～3个月，但亦有短至1周或长达数年者。早期症状为发热、头痛、乏力、流涎、伤口周围有蚁行感等，继而出现神经兴奋性增强，在饮水、闻水声时可引起咽喉肌痉挛，故又称为“恐水症”。发作3～5天后，患者转入麻痹、昏迷，最终因呼吸和循环衰竭而死亡，病死率几乎达100%。

狂犬病病毒感染机体后可引发细胞免疫和体液免疫。$CD8^+$ CTL细胞可特异性结合病毒包膜糖蛋白和核蛋白引起病毒溶解。中和抗体、血凝抑制抗体等均可发挥抗病毒作用。

三、微生物学检查

人被犬或其他动物咬伤后，应立即将犬或动物捕获隔离观察7～10天。如观察期间发病，应将其处死，取脑海马回部位组织切片，寻找内基小体，或用免疫荧光法检查病毒抗原。

对可疑患者可取其唾液、尿沉渣、角膜印片等标本，用免疫荧光法等检测其中的病毒抗原或相应抗体。用反转录PCR法检测标本中的狂犬病病毒RNA可用于狂犬病的早期诊断。

四、防治原则

加强犬只管理、进行预防接种，捕杀野犬，是预防狂犬病的主要措施。人被动物咬伤后，应立即用20%肥皂水、0.1%新洁尔灭或清水反复清洗伤口，再用2%碘酒或75%乙醇涂擦消毒。对人群接种狂犬病疫苗是控制狂犬病发生的关键。咬伤严重者，应联合使用人抗狂犬病免疫球蛋白或马抗狂犬病毒血清进行被动免疫，注射前需做皮试。

知识链接

狂犬病暴露分级及处理措施

狂犬病暴露分为三级：①有动物接触史，皮肤完整者为Ⅰ级暴露；②有动物接触史，皮肤不完整，但无出血现象为Ⅱ级暴露；③单处或者多处贯穿性皮肤咬伤或抓伤、开放性伤口、黏膜被污染为Ⅲ级暴露。Ⅰ级暴露者无须进行任何处理。Ⅱ级暴露者，应立即处理伤口并接种狂犬病疫苗。确认为Ⅱ级暴露但免疫功能低下，或暴露部位为头面部且致伤动物不能确定健康时，按照Ⅲ级暴露处置。Ⅲ级暴露应立即进行伤口处理，同时注射狂犬病被动免疫制剂，再接种狂犬病疫苗。

第五节　人乳头瘤病毒

PPT

人乳头瘤病毒（human papilloma virus，HPV）属乳头瘤病毒属，主要侵犯人的皮肤和黏膜上皮细胞，导致不同程度的增生性病变，引起疣和良性纤维乳头瘤，某些型别可引起组织发生癌变。

HPV呈球形，直径为52～55nm，衣壳为二十面体立体对称，无包膜。病毒核酸为超螺旋、双股环状DNA。

HPV主要通过接触传播，包括直接接触感染者的病变部位或间接接触被病毒污染的物品。生殖器感染主要通过性接触传播，新生儿可在通过产道时被感染。

HPV对皮肤和黏膜上皮细胞有高度的亲嗜性。根据感染部位不同，可将HPV分为嗜皮肤性和嗜黏膜性两大类，前者主要感染皮肤，引起各种类型的疣，如寻常疣、跖疣、扁平疣等；后者主要感染生殖道和呼吸道黏膜，引起尖锐湿疣、咽喉乳头瘤等。高危性 HPV 感染与宫颈癌等生殖道恶性肿瘤的发生密切相关，如 HPV16、18 型。

加强性安全教育和社会管理，对于控制感染、减少生殖器疣和宫颈癌的发生有重要意义。HPV 病毒样颗粒疫苗（HPV VLP）可预防宫颈癌及生殖器疣。

第六节 朊 粒

PPT

朊粒（prion）又称为朊蛋白（prion protein，PrP），是一种特殊的传染性蛋白粒子，由宿主细胞基因编码的构象异常的蛋白质。朊粒不含核酸，具有自我复制能力，有传染性，能导致人和动物传染性海绵状脑病（transmissible spongiform encephalopathy，TSE），即朊粒病（prion disease）。

TSE 是一种慢行、进行性、致死性中枢神经系统变性脑病，其共同特点：①潜伏期长，可达数年或数十年；②一旦发病，病程呈亚急性、进行性发展，表现为痴呆、共济失调、震颤等中枢神经系统症状，最终导致死亡；③病理学特征为脑皮质神经元空泡变性、死亡，星形胶质细胞增生，脑皮质疏松呈海绵状，伴淀粉样斑块形成，脑组织中无炎症反应；④朊粒免疫原性低，宿主不产生特异性免疫应答。

常见的人类朊粒病包括库鲁病、克－雅病、变异型克雅病、格斯特曼综合征和致死性家族失眠症，以克－雅病最常见。

朊粒病的确诊需在脑组织中检出致病因子——致病性朊粒蛋白（PrP^{Sc}）。目前无良好的治疗方法和特异性预防措施，只能针对其传播途径采取相应措施进行一般预防。

目标检测

答案解析

1. 在我国，流行性乙型脑炎常见的传播媒介是（ ）
   A. 硬蜱　B. 库蚊　C. 鼠蚤
   D. 伊蚊　E. 体虱
2. 下列属于自然疫源性疾病的是（ ）
   A. 登革热　B. 脊髓灰质炎　C. 无菌性脑膜炎
   D. 水痘　E. 戊型肝炎
3. 肾综合征出血热的主要储存宿主是（ ）
   A. 狗　B. 猫　C. 鼠
   D. 鸟　E. 蜱
4. 病愈后不可获得牢固免疫力的病毒是（ ）
   A. 乙型脑炎病毒　B. HSV－Ⅰ　C. 汉坦病毒
   D. 登革病毒　E. HAV
5. 可导致胎儿畸形的病毒是（ ）
   A. HBV　B. HCMV　C. VZV
   D. HEV　E. EBV

6. HSV－Ⅰ潜伏的部位是（　）
   A. 脊髓前角运动神经元，三叉神经节
   B. 三叉神经节、肋间神经节
   C. 脑神经的感觉神经节、骶神经节
   D. 三叉神经节、颈上神经节
   E. 骶神经节、颈上神经节
7. 下列不属于 EBV 导致的疾病是（　）
   A. 传染性单核细胞增多症　B. 鼻咽癌　C. 寻常疣
   D. B 淋巴细胞瘤　E. 伯基特淋巴瘤
8. 可通过性接触传播的病毒是（　）
   A. 风疹病毒　B. 轮状病毒　C. 人乳头瘤病毒
   D. 水痘－带状疱疹病毒　E. 汉坦病毒
9. 人被狂犬咬伤后，预防发病最关键的措施是（　）
   A. 立即清洗伤口　B. 用乙醇消毒
   C. 局部浸润注射免疫血清　D. 注射狂犬疫苗
   E. 捕犬观察
10. 克里米亚－刚果出血热的病原体是（　）
   A. 埃博拉病毒　B. 柯萨奇病毒
   C. 克里米亚－刚果出血热病毒　D. 汉坦病毒
   E. 朊粒

（阳　莉）

书网融合……

重点小结　微课　习题

第十七章　真菌学概述

微课

学习目标

知识目标：

通过本章的学习，掌握真菌的概念，深部感染真菌和浅部感染真菌的致病性；熟悉真菌的形态与结构特点、培养特性和繁殖方式；了解真菌病的防治原则。

能力目标：

具有防范皮肤癣菌感染的能力。

素质目标：

通过本章的学习，提升临床护理实践的意识，树立规范执业、恪守医德的职业素养。

真菌（fungus）是一类有完善细胞器、细胞壁和典型细胞核的真核细胞型微生物。不含叶绿素，无根、茎、叶的分化。大多数为多细胞真菌，少数为单细胞结构。自然界分布广泛，目前已发现10万多种，大多数对人类有益，如酿酒、生产抗生素等，少数真菌能够引起人类疾病。近年来，由于广谱抗生素滥用、免疫抑制剂的使用等因素，真菌感染率明显上升，应引起注意。

情境导入

情景：患者，女，35岁，自述双脚脚趾间疼痛、痒感难忍半月余。检查发现双脚趾间发红、糜烂，伴有针尖样水疱，水疱内含澄清液体，部分融合成片并有黄色脓液流出，有异味。

思考：1. 该患者可能的疾病诊断是什么？

2. 该疾病可能由何种病原菌引起？

3. 该如何对患者进行健康宣教？

第一节　真菌的生物学性状

PPT

一、真菌的形态与结构

与细菌相比，真菌大几倍甚至几十倍，普通光学显微镜即可观察。真菌有细胞壁但不含肽聚糖，主要由多糖与蛋白质组成。因肽聚糖的缺乏，故真菌对青霉素、头孢菌素类药物不敏感。

根据形态结构的不同，真菌分为单细胞真菌和多细胞真菌两大类。

单细胞真菌外观呈圆形或卵圆形，由母细胞以芽生方式繁殖，如酵母菌。对人致病的单细胞真菌主要有白假丝酵母菌（白色念珠菌）和新型隐球菌。多细胞真菌在生长过程中形成菌丝和孢子，菌丝交织成团，称为丝状菌或霉菌。

（一）菌丝

真菌的孢子在适宜条件下发出芽管，逐渐延长后呈丝状，称为菌丝（hypha）。菌丝继续长出分枝，交织成团称为菌丝体（mycelium）。根据功能不同将菌丝分类如下。

1. 营养菌丝 菌丝往下伸入培养基或寄生物中吸取营养，以供生长。

2. 气生菌丝 菌丝向上生长，暴露在空气中。

3. 生殖菌丝 能产生孢子的气生菌丝称为生殖菌丝。菌丝形态多样，有结节状、螺旋状、球拍状、破梳状等，可用于真菌的鉴别（图 17－1）。

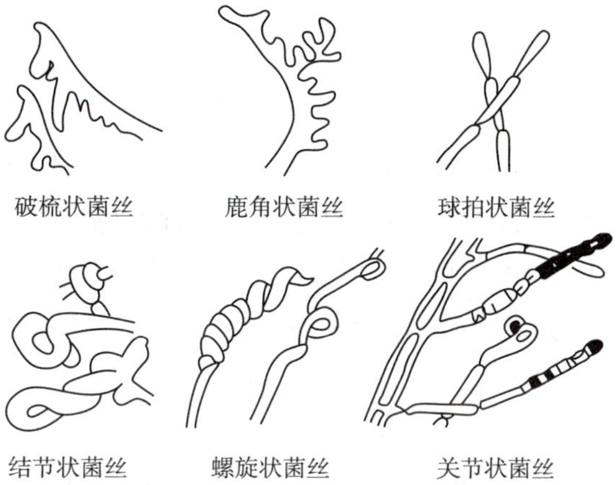

图 17－1 真菌菌丝形态

（二）孢子

孢子（spore）是真菌的繁殖器官，一条菌丝可形成多个孢子，孢子在适宜条件下又可发育成菌丝。真菌孢子不同于细菌的芽孢，抵抗力不强，加热 60～70℃可将其杀灭。孢子分有性孢子与无性孢子两类，大多数病原性真菌形成无性孢子。

二、真菌的培养特性

营养需求不高，在一般的细菌培养基上即能生长，常用沙保弱培养基（含 4% 葡萄糖、1% 蛋白胨和 2% 琼脂，pH 4.0～6.0）培养。最适培养温度为 22～28℃，深部感染真菌最适温度为 37℃。大多生长缓慢，需培养 1～4 周才形成肉眼可见的菌落。真菌的菌落有三类。

1. 酵母型菌落 单细胞真菌的菌落形式。菌落表面光滑湿润、柔软致密，形态类似于细菌菌落，但更大更厚，如新型隐球菌。

2. 类酵母型菌落 部分单细胞真菌出芽繁殖后，芽生孢子不与母细胞脱离，形成假菌丝，假菌丝向下伸入培养基中，称为类酵母型菌落，如白假丝酵母菌。

3. 丝状菌落 是多细胞真菌的菌落形式，由疏松菌丝体构成。菌落呈棉絮状、粉末状或绒毛状，菌落的正、反两面常呈现不同颜色，可作为鉴别真菌的参考依据。

三、真菌的抵抗力

不耐热，60℃ 1 小时可被杀死。对干燥、日光、紫外线以及一般消毒剂的抵抗力较强。对青霉素、链霉素不敏感；两性霉素 B、制霉菌素、灰黄霉素、克霉唑、酮康唑、伊曲康唑等药物对多种真菌有较强抑制作用。

第二节　真菌的致病性与免疫性

PPT

一、真菌的致病性

真菌性疾病主要有以下五种类型。

1. 致病性真菌感染　主要是指外源性真菌感染，分为浅部和深部致病性真菌两种，可引起皮肤、皮下组织及全身性真菌感染，如浅部感染真菌的皮肤癣菌、深部感染真菌的组织胞浆菌。

2. 条件致病性真菌感染　多为内源性真菌感染，常发生在机体免疫力下降时，如长期使用广谱抗生素、免疫缺陷、肿瘤、皮质激素的应用，或在应用导管、手术等过程中继发感染，如白假丝酵母菌、毛霉菌、曲霉菌等。

3. 真菌超敏反应性疾病　分为感染性和接触性超敏反应两种，前者是在感染真菌的基础上发生；后者是指致敏者接触、吸入或食入真菌的菌丝或孢子后引发的超敏反应，如荨麻疹、哮喘、变应性皮炎、变应性鼻炎等。

4. 真菌性中毒症　某些真菌在代谢过程中产生真菌毒素，毒素污染粮食或农作物，人、畜摄入毒素后导致急、慢性中毒，称为真菌中毒症，如黄曲霉菌。

5. 真菌毒素与肿瘤　现已证实真菌毒素有致癌作用，如黄曲霉毒素与肝癌相关，动物实验证明少量的黄曲霉毒素即可诱发肝癌，食物中以花生、玉米污染率高。

二、真菌的免疫性

1. 固有性免疫　主要包括皮肤黏膜屏障和机体正常菌群的拮抗作用。当皮肤黏膜有破损、受伤或放置导管时，真菌即有机会入侵。儿童因头皮脂肪酸分泌量少，易患头癣。成人因手、足部位出汗较多，易患手足癣。

2. 适应性免疫　抗真菌感染以细胞免疫为主，细胞免疫功能缺损者易患真菌感染，如肿瘤、AIDS 患者发生白假丝酵母菌感染的概率明显增高。

第三节　真菌的微生物学检查

PPT

一、真菌的标本采集

浅部真菌感染可取病变部位的皮屑、毛发、指（趾）甲屑等标本检查，深部真菌感染根据病变部位取痰、脑脊液等标本检查。

二、真菌的检查方法

1. 直接镜检　皮屑、毛发、指（趾）甲屑等标本经 10% KOH 微加温处理，用低倍或高倍镜观察，如看见菌丝和成串的孢子可初步诊断为真菌感染。液体标本需先离心沉淀，取沉渣直接镜检或染色后检查。如疑为新型隐球菌感染，则取脑脊液沉淀物做墨汁负染，镜下见有肥厚荚膜的酵母型细胞即可辅助诊断。

2. 分离培养与鉴定　皮肤、毛发等标本经过杀灭杂菌处理后，接种于含抗生素的沙保弱培养基进行培养，根据菌落以及镜下菌丝、孢子的特征进行鉴定。液体标本需先增菌，脑脊液则取沉淀物培养。

3. 血清学试验　采用 ELISA 夹心法、免疫酶斑点法等方法检查患者血清中白假丝酵母菌甘露聚糖抗原和新型隐球菌荚膜多糖抗原，以辅助诊断。

第四节　真菌的防治原则

PPT

目前尚无有效特异性预防方法。预防皮肤癣菌感染的主要措施是注意清洁卫生，避免直接或间接传播，保持鞋袜干燥。治疗可选用特比萘芬乳膏及喷剂、克霉唑软膏。深部真菌感染的预防重在提高机体免疫力，治疗深部真菌感染可选用二性霉素 B、咪康唑、酮康唑等。

第五节　主要病原性真菌

PPT

一、浅部感染真菌

皮肤癣菌是浅部真菌感染的常见病原菌，该菌具有嗜角质蛋白的特点，多见于角化表皮、指（趾）甲和毛发等浅部的感染，一般不侵入皮下组织或内脏，侵犯部位因菌属不同而各异。皮肤癣菌在局部增殖、产生代谢产物刺激导致炎症和病变，引发各种癣症。

皮肤癣菌分为三个属：毛癣菌属、表皮癣菌属和小孢子癣菌属（表 17－1）。表皮癣菌属常侵犯人体的皮肤和甲板，引起手癣、足癣、股癣、甲癣等。一种皮肤癣菌可引发多种癣病，同一种癣病也可由多种皮肤癣菌引发。癣病好发于夏秋季，入冬后因繁殖速度减慢而发病率降低。

表 17－1　皮肤癣菌的种类及侵犯部位

类型	皮肤	毛发	指（趾）甲
毛癣菌属	+	+	+
表皮癣菌属	+	－	+
小孢子癣菌属	+	+	－

注：“＋”代表感染侵犯部位；“－”代表非感染侵犯部位。

二、深部感染真菌

深部感染真菌也称为侵袭性真菌，可侵袭机体深部组织、内脏甚至全身，造成外源性和内源性感染。

（一）新型隐球菌

新型隐球菌又称为新生隐球菌。广泛分布于自然界中，人体体表、口腔、粪便中也可分离出来，尤其大量存在于鸽粪中。

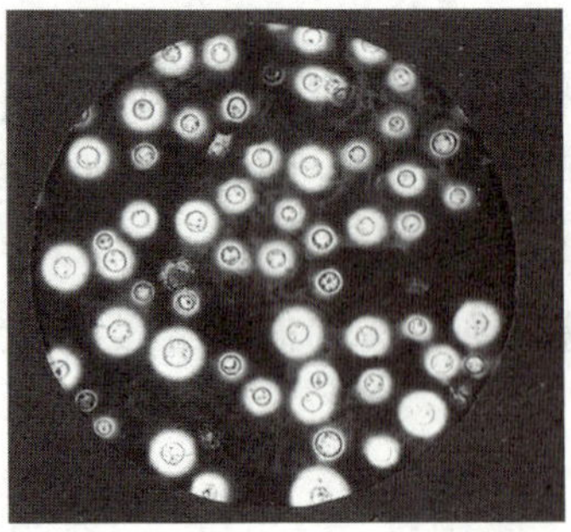

图 17－2 新型隐球菌（墨汁负染）

1. 生物学特性 呈圆球形，直径 4～12μm，菌体外周有一层肥厚荚膜，折光性强。普通染色难以着色，常采用墨汁负染镜检，在黑色背景中可见圆形透亮菌体，内有反光颗粒（图 17－2）。该菌以出芽的方式繁殖，不形成假菌丝。

2. 致病性 鸽子是主要传染源，人因吸入被鸽粪污染的空气经呼吸道而感染。肺部是常见初始病灶，大多数感染者症状轻且能自愈，部分患者可引起支气管肺炎，少数患者经血行播散至中枢神经系统，导致慢性脑膜炎，感染累及中枢神经系统预后不良。

3. 防治原则 控制传染源，规范养鸽，用碱处理鸽粪等。治疗可选用两性霉素 B、酮康唑等。

（二）白假丝酵母菌

白假丝酵母菌也称为白色念珠菌。可存在于人体口腔、上呼吸道、阴道黏膜等部位，属于条件致病菌。

1. 生物学特性 菌体为圆形或卵圆形，直径 3～6μm。革兰染色阳性，以出芽方式繁殖。在普通培养基、血平板上均生长良好，在组织内易形成芽生孢子及假菌丝，在玉米粉琼脂培养基上常形成厚膜孢子。

2. 致病性 白假丝酵母菌多为内源性感染，在机体免疫力低下或菌群失调时，引起各种念珠菌病。可侵犯人体多个部位，如皮肤黏膜、内脏甚至中枢神经系统。常见的感染类型如下。

（1）皮肤黏膜感染 皮肤感染好发于皮肤皱褶和潮湿部位，如腋窝、腹股沟、乳房下、指（趾）间、肛门周围和会阴部等，形成糜烂病灶；黏膜感染如鹅口疮、外阴与阴道炎等，其中以鹅口疮最多见，好发于新生儿。

（2）内脏念珠菌感染 可导致肺炎、支气管炎、食管炎、肠炎、膀胱炎、肾盂肾炎等。

（3）中枢神经系统感染 可引起脑膜炎、脑脓肿等。

3. 防治原则 目前尚无有效措施预防白假丝酵母菌病。治疗感染常选用氟康唑，疗效较好。

知识链接

滥用抗生素的危害

1928 年，弗莱明首次发现青霉素，它是青霉菌的代谢产物。近 100 年来抗生素的大规模生产和使用，挽救了数以亿计患者的生命。但是，抗生素的广泛使用甚至滥用不仅大大加快了微生物耐药的进程，也产生诸多危害，如增加药物不良反应，浪费医疗资源，甚至引起菌群失调导致二重感染等。

医护人员是患者用药和治疗的直接执行者，应严格把握抗生素使用指征，恪守医德，规范执业行为，提高临床应用抗生素的合理性与准确性。

目标检测

答案解析

1. 真菌的繁殖结构是（　）

A. 芽孢　　B. 孢子　　C. 始体

D. 菌丝　　E. 原体

2. 观察新型隐球菌常采用（　）

A. 革兰染色镜检　　B. 人工培养　　C. 抗酸染色镜检

D. 墨汁负染镜检　　E. 镀银染色镜检

3. 分离培养真菌常用的培养基是（　）

A. 沙保弱培养基　　B. 厌氧培养基　　C. 鉴别培养基

D. 巧克力培养基　　E. SS 培养基

4. 以下属于机会致病菌的是（　）

A. 毛癣菌　　B. 表皮癣菌　　C. 白假丝酵母菌

D. 小孢子癣菌　　E. 角质癣菌

5. 引起鹅口疮的微生物是（　）

A. 角质癣菌　　B. 淋病奈瑟菌　　C. 新型隐球菌

D. 白假丝酵母菌　　E. 皮肤癣菌

（姚　玲）

书网融合……

重点小结　　微课　　习题

中　篇　人体寄生虫学

第十八章　人体寄生虫学概述

学习目标

知识目标：

通过本章的学习，掌握寄生虫、宿主、生活史等相关概念，寄生虫对宿主的损害；熟悉寄生虫与宿主的关系；了解寄生虫与人类的关系。

能力目标：

具备认识人体寄生虫对机体危害的能力。

素质目标：

通过本章的学习，养成良好的卫生习惯，注意饮食卫生。

人体寄生虫学（human parasitology）是一门研究与人体健康有关的寄生虫的形态结构、生活活动和生存繁殖规律，阐明寄生虫与人体及外界因素的相互关系的科学。人体寄生虫学由医学原虫学（medical protozoology）、医学蠕虫学（medical helminthology）、医学节肢动物学（medicalarthropodology）三部分内容组成。

情境导入

情景：患者，男，33岁，农民，因排黑便而入院。自述病前1个月赤脚下地里劳动，其后趾间、足背奇痒，有红疹，水疱、脓疱、下肢红肿，伴咳嗽、发热，数天后红肿消退。腹痛、反复黑便、头晕、乏力，但无呕血。粪便检查：大便黑褐色，隐血 + + +，红细胞 +，涂片发现有日本血吸虫寄生虫卵。因发现寄生虫卵，后经驱虫治疗，患者逐渐恢复健康出院。

思考：1. 该寄生虫感染导致何种疾病？

2. 应如何加强对本病的防治？

PPT

第一节　概　念

一、寄生、寄生虫、宿主及生活史

（一）寄生与寄生虫　微课

1. 寄生　两种生物共同生活，其中一方受益，另一方受害，后者为前者提供营养物质和居住场所，这种生活方式称为寄生生活。受益的一方称为寄生物，受害的一方称为宿主。如蛔虫寄生于人体小肠，从肠腔中获取营养并损害人体，蛔虫受益，人体受害。

2. 寄生虫　永久或暂时地生活在其他动物的体内或体表，获取营养，使对方受损害的多细胞无脊椎动物或单细胞原生生物，称为寄生虫。寄生于人体的寄生虫称为人体寄生虫或医学寄生虫。根据寄生虫与宿主的关系，可将寄生虫分为以下六类。

（1）体内寄生虫　是寄生于宿主体内器官或组织细胞内的寄生虫，又可称为永久性寄生虫，如蛔虫寄生于人体肠道、疟原虫寄生于人体的肝细胞和红细胞内。

（2）体外寄生虫　是寄生于宿主体表的寄生虫。主要是一些节肢动物，如虱、蚤等。有些吸血节肢动物如蚊，在刺吸宿主血液时与宿主体表接触，吸血后便离开，因此又可称为暂时性寄生虫。

（3）专性寄生虫　是寄生虫生活史各阶段都营寄生生活的寄生虫，如丝虫；或寄生虫生活史某个阶段营寄生生活的寄生虫，如钩虫。

（4）兼性寄生虫　是既可营自生生活，又可营寄生生活的寄生虫。如粪类圆线虫，既可寄生于宿主的肠道，也可在土壤中营自生生活。

（5）偶然寄生虫　是因偶然机会进入非正常宿主体内寄生的寄生虫，如某些蝇卵进入消化道内孵出后以蝇蛆寄生。

（6）机会致病寄生虫　寄生虫在宿主体内常处于隐性感染状态，但当宿主免疫功能减退时，可异常增生且致病力增强，如刚地弓形虫、卡氏肺孢子虫、隐孢子虫等。

（二）宿主

被寄生虫寄生并遭受损害的人或动物，称为宿主（host）。寄生虫在其生活史过程中所需宿主的数目不尽相同，有的只需一个宿主，有的则需两个或两个以上宿主。根据寄生虫不同发育阶段寄居宿主情况，可将宿主分为以下类型。

1. 终宿主　指寄生虫成虫或有性生殖阶段所寄生的宿主。如血吸虫的成虫寄生于人体的门脉、肠系膜静脉系统并在其中产卵，故人是血吸虫的终宿主。

2. 中间宿主　指寄生虫的幼虫或无性生殖阶段所寄生的宿主。有两个以上中间宿主的寄生虫，按其寄生顺序依次称为第一、第二中间宿主等。如华支睾吸虫，某些淡水螺和淡水鱼虾分别是其第一、第二中间宿主。

3. 保虫宿主　一些寄生虫既可寄生于人，又可寄生于某些脊椎动物，后者在一定的条件下可将其体内的寄生虫传播给人。在流行病学上，将作为人体寄生虫病传染来源的受染脊椎动物称为保虫宿主或储存宿主。如血吸虫成虫既可寄生于人，又可寄生于牛，牛为血吸虫的保虫宿主。

（三）寄生虫的生活史

1. 寄生虫的生活史　寄生虫完成一代生长、发育和繁殖的全过程及其所需的环境，称为寄生虫的生活史。不同寄生虫生活史各不相同，有的比较简单，完成生活史只需要一个宿主，如蛔虫、钩虫；有的生活史比较复杂，需要两个或两个以上的宿主，如肺吸虫等。

寄生虫完成其生活史除需要适宜的宿主外，尚需有适宜的外界环境条件。寄生虫整个生活史过程一般包括感染人体、体内移行、定位寄生、离开人体和外界发育五个基本阶段。了解和掌握寄生虫的生活史，不仅可以认识人体是如何感染某种寄生虫的，而且可针对生活史的不同发育阶段采取有效的防治措施，达到控制或消灭寄生虫病的目的。

2. 感染阶段　在寄生虫生活史中，具有感染人体能力的某一特定发育阶段，称为寄生虫的感染阶段。如华支睾吸虫有虫卵、毛蚴、胞蚴、雷蚴、尾蚴、囊蚴及成虫等发育阶段，只有囊蚴经口进入人体才能使人感染。因此，囊蚴是华支睾吸虫的感染阶段。

（四）寄生虫感染的类型

1. 寄生虫感染与寄生虫病

（1）寄生虫感染（parasitic infection）　指寄生虫侵入人体并能长期或暂时在人体内生存，而不引起明显临床症状的现象，也可称为隐性感染。宿主被寄生虫感染后，随着机体抵抗力的增强或药物治疗，处于隐性感染状态，体内仍存留着一定数量的虫体，这种宿主即为带虫者（parasite carrier），又称为带虫宿主。

（2）寄生虫病（parasitosis） 指宿主出现明显临床症状和体征的寄生虫感染。寄生虫病也可表现为急性感染和慢性感染。

2. 多寄生现象 指人体同时感染两种或两种以上寄生虫的现象。这种混合感染常见于鞭虫、溶组织内阿米巴、钩虫或蛔虫等肠道寄生虫。

3. 幼虫移行症 指寄生于动物的某些蠕虫幼虫侵入非正常宿主后，不能发育为成虫，而以幼虫的状态长期存活，在非正常宿主的皮下组织或器官内移行窜扰，造成局部或全身损害，并引起临床症状的现象。幼虫移行症可分为皮肤幼虫移行症和内脏幼虫移行症。

4. 异位寄生 指寄生虫在常见寄生部位以外组织器官寄生的现象。如血吸虫的虫卵通常沉积在结肠壁和肝，若出现在脑组织或肺即为异位寄生。

二、寄生生活对寄生虫形态、生理的影响

寄生虫从自生生活演化为寄生生活，经历了漫长的适应宿主的内外环境的过程，并发生了形态、结构和生理功能的变化。这些变化有以下两个方面。

（一）形态结构的改变

1. 形成适应寄生部位的体型 如寄生在肠道的蠕虫多为长形，以适应窄长的肠腔。

2. 某些器官退化或消失 如肠内绦虫依靠体壁吸收营养，其消化器官完全消失。

3. 某些器官高度发达 如猪带绦虫生殖器官高度发达，以增强产卵能力。

4. 新器官的产生 如为避免因肠蠕动而被排出，吸虫和绦虫演化产生吸盘等附着器官。

（二）生理功能的改变

1. 抗消化液能力增强 如肠道寄生虫可分泌抗胃蛋白酶和抗胰蛋白酶等物质，保护虫体免受宿主肠内蛋白酶的消化作用。

2. 适应无氧环境能力增强 消化道内的寄生虫能适应低氧环境以酵解方式获得能量。

3. 繁殖能力增强 雌蛔虫日产卵 24 万个；日本血吸虫毛蚴进入螺体，经无性增殖可产生无数尾蚴，有利于其繁衍。

第二节 寄生虫对宿主的致病作用

PPT

寄生虫对宿主的致病作用表现在以下两个方面。

一、寄生虫对宿主的损害作用

寄生虫侵入宿主机体后，为抵御宿主的防御功能，在宿主体内移行至寄生部位生长、发育和繁殖，能以多种方式对宿主造成不同程度的损伤和毒害。

1. 夺取营养 寄生虫在宿主体内生长、发育及繁殖所需的营养物质均来自宿主，宿主体内寄生的虫体越多，则对营养的夺取也越严重。如蛔虫、绦虫寄生在宿主肠道，夺取营养物质并影响肠道吸收功能，引起宿主营养不良；钩虫附于肠壁吸食血液可引起宿主贫血。

2. 机械性损伤 寄生虫在宿主体内移行和定居，可对寄生部位及邻近组织和器官产生机械性刺激，引起损伤、压迫、阻塞作用。如蛔虫阻塞胆管或引起肠梗阻；布氏姜片吸虫发达的吸盘造成肠壁损伤；猪囊尾蚴寄生人脑、眼，压迫脑组织或眼底，引起癫痫和失明；疟原虫在红细胞内繁殖，可导致红细胞的破坏。有些寄生虫侵入人体可造成异位寄生，虫体在体内的移行及定居所造成的组织损伤，一般比寄生虫在正常寄生部位造成的组织损伤更严重。

3. 毒性及免疫损伤 寄生虫的排泄物、分泌物及虫体、虫卵死亡的崩解物和其他新陈代谢的产物对宿主均有毒性及免疫损害，可引起组织损害或免疫病理反应。如溶组织内阿米巴分泌的溶组织酶可溶解破坏肠黏膜及黏膜下层组织，引起肠壁溃疡；钩虫成虫能分泌抗凝素，使受损肠黏膜伤口流血不止；日本血吸虫卵内毛蚴分泌物作为变应原，刺激周围组织形成虫卵肉芽肿。

二、疾病的传播媒介

有些寄生虫不仅本身的寄生生活会对宿主造成损害，也可在寄生的同时传播其他的传染病。如蚊是登革热、疟疾、流行性乙型脑炎的传播媒介；苍蝇、蟑螂可携带多种病原体，通过污染食物和餐具而传播消化系统传染病；跳蚤可传播鼠疫和斑疹伤寒；蜱作为森林脑炎、莱姆病的传播媒介；白蛉是利什曼病的传播媒介。

第三节 抗寄生虫免疫

PPT

一、人体抗寄生虫感染免疫应答的类型

寄生虫及其代谢产物等对人体来说可作为抗原性异物，引起一系列免疫反应，表现为免疫系统识别及清除寄生虫的作用，包括固有性免疫和适应性免疫。

（一）固有性免疫

健康的机体可通过自身的固有性免疫抵御某些寄生虫的入侵。主要表现为皮肤黏膜的屏障作用，单核巨噬细胞的吞噬作用，胃液等消化液的杀灭作用，体液中补体和溶菌酶的溶细胞作用等。

（二）适应性免疫

由寄生虫抗原刺激宿主免疫系统产生的免疫应答。当宿主再次接触或不断接触这些特定的寄生虫时，其免疫应答的强度则有所增强，对同种寄生虫再感染有一定的免疫力。由于寄生虫抗原的复杂性、多源性和特异性等特点，有虫体抗原、代谢抗原、分泌抗原和表面抗原等，故抗寄生虫免疫的效应远不如抗微生物免疫显著。基于寄生虫与宿主种类，以及宿主与寄生虫之间相互关系的不同，寄生虫感染的免疫大致分以下三种类型。

1. 缺少有效的免疫 宿主感染某种寄生虫后，不能产生有效免疫力。寄生虫可在宿主体内发育甚至大量繁殖，引起寄生虫病。

2. 消除性免疫 指宿主感染寄生虫后所产生的适应性免疫能清除体内寄生虫，对再感染产生完全的抵抗力，如热带利什曼原虫引起的皮肤利什曼病，患者痊愈后对同种病原体的再感染具有牢固的免疫力。这是寄生虫感染中很少见的一种免疫状态。

3. 非消除性免疫 指寄生虫感染后虽可诱导宿主对再感染产生一定的免疫力，但对体内已有的寄生虫不能完全消除，维持在低虫荷水平，大多数寄生虫感染的免疫属于此类。主要形式如下。

（1）带虫免疫（premunition） 人体感染寄生虫后，产生一定程度的免疫力，可杀伤体内原有的

寄生虫，使其数量明显下降，维持在一个低水平上，临床症状消失，呈带虫状态，但不能完全清除体内的寄生虫。可抵抗同种寄生虫的再感染，体内无寄生虫时此免疫力即消失，这种免疫状态称为带虫免疫。如疟原虫感染后，维持在带虫状态时，宿主对同种疟原虫的再感染具有一定的抵抗力，但如服药完全清除体内残存的疟原虫后，宿主的这种抵抗力即消失。

（2）伴随免疫（concomitant immunity） 如感染血吸虫后可获得部分免疫力，这种免疫力无损于体内的成虫，患者门静脉内仍有成虫寄生和产卵，但对再感染的童虫具有一定的抵抗力。

二、寄生虫的免疫逃避

寄生虫侵入免疫功能正常的宿主体内，能够逃避宿主的免疫攻击，在具有免疫力的宿主体内生存，这种现象称为免疫逃避（immune evasion）。其发生机制复杂，主要与抗原变异、抗原伪装、抑制宿主的免疫应答、释放可溶性抗原和解剖位置隔离等有关。

三、寄生虫感染的超敏反应

宿主对寄生虫感染所产生的免疫效应，既可表现为对宿主的保护性免疫，又可诱导宿主发生超敏反应，引起宿主组织损伤和（或）生理功能紊乱。寄生虫导致的超敏反应有四型，如蛔虫幼虫引起的Ⅰ型超敏反应（如哮喘），疟疾患者的贫血为Ⅱ型超敏反应，疟疾和血吸虫患者出现的肾小球肾炎是Ⅲ型超敏反应，血吸虫虫卵引起的虫卵性肉芽肿则属于Ⅳ型超敏反应等。

PPT

第四节 寄生虫病的流行环节与特点

寄生虫病能在一个地区流行，必须具备寄生虫病流行过程所需的三个基本环节，即传染源、传播途径和易感人群。此外也受自然因素、生物因素和社会因素的影响。

一、寄生虫病流行的基本环节

（一）传染源

传染源指感染了寄生虫的人和动物，包括患者、带虫者和保虫宿主。作为传染源，其体内存在并可排出寄生虫生活史中的某个发育阶段，且能在外界或另一宿主体内继续发育。如感染多种蠕虫的带虫者或患者从粪便排出蠕虫卵，可在适宜的外界环境中发育到感染阶段。

（二）传播途径

传播途径指寄生虫从传染源排出，借助某种传播因素侵入易感宿主的全过程。人体寄生虫常见的传播途径如下。

1. 经口感染 许多寄生虫可通过食物、水等经口而感染人体，这是寄生虫感染中最常见的途径。如食入感染期蛔虫卵后可感染蛔虫。

2. 经皮肤感染 有些寄生虫可主动经皮肤侵入宿主体内。如钩虫的丝状蚴和血吸虫的尾蚴均可经皮肤侵入人体引起相应的疾病。

3. 经节肢动物媒介感染 某些寄生虫需在媒介节肢动物体内发育至感染阶段，然后通过叮刺吸血的方式侵入宿主体内。如疟原虫的子孢子、丝虫的丝状蚴均由蚊虫叮咬而感染宿主。

4. 接触感染 某些寄生虫通过直接或间接接触方式而感染宿主。如阴道毛滴虫通过性接触传播，疥螨可因皮肤接触传播。

5. 垂直感染　某些寄生虫感染孕妇后，可通过胎盘侵入胎儿体内，引起胎儿先天性感染，如弓形虫的感染。

6. 自体感染　寄生虫通过体内或体外途径使宿主发生反复感染，如猪带绦虫虫卵的体内自体感染。

寄生虫感染除了上述较常见的传播途径外，还有其他传播途径，如疟原虫除经蚊虫叮咬感染外，还可经输血感染；蛲虫卵可在空气中飘浮，随呼吸进入人体而感染。

（三）易感人群

易感人群指对某种寄生虫缺乏免疫力或免疫力低下，容易被感染的人群。人体对寄生虫感染的免疫力多属带虫免疫，因此人体对医学寄生虫普遍易感。处于带虫免疫状态的人，当其体内的寄生虫因药物驱虫而被清除后，这种免疫力也会逐渐消失，重新处于易感状态。人体对寄生虫的易感性还与年龄、地域等有关，流行区的儿童以及从非流行区进入流行区的人群尤其易感。此外，人们的生活习惯与生产方式也会影响其对寄生虫的易感性。如喜食生鱼片的人易感染华支睾吸虫；接触含尾蚴疫水的人易感染血吸虫；从事旱地种植业的人，因接触疫土而易感染钩虫。

二、寄生虫病流行的特点

1. 地方性　寄生虫病的流行常有明显的地方性，这种特点与当地的气候条件，中间宿主或媒介节肢动物的地理分布，人群的生活习惯和生产方式等有关。如血吸虫病的流行区与钉螺的分布一致，具有明显的地方性；华支睾吸虫病的流行，与当地居民的饮食习惯密切相关。

2. 季节性　由于温度、湿度、雨量、光照等气候条件会对寄生虫及其中间宿主和媒介动物的生长产生影响，因此寄生虫病的流行往往呈现出明显的季节性。如温暖、潮湿的条件有利于钩虫卵及钩蚴在外界的发育，因此钩虫感染多见于春、夏季节；疟疾的传播需要媒介按蚊，因此其感染季节与按蚊出现的季节一致；如血吸虫病患者，常因农业生产或下水活动而接触疫水引起，急性血吸虫病往往发生在夏季。

3. 自然疫源性　以动物作为传染源的人畜共患寄生虫病可存在于某些地区，由于该地区具有该病的动物传染源、传播媒介及病原体在动物间传播的自然条件，而称为自然疫源地，这些疾病称为自然疫源性疾病。这类不需要人的参与而存在于自然界的人兽共患寄生虫病具有明显的自然疫源性。当人类进入这种地区时可被感染得病，这类疾病的病原体能在自然界动物中生存繁殖，在一定条件下可传播给人。在涉及野外活动，如地质勘探、探险和开发新的旅游区时，了解当地寄生虫病的自然疫源性是必要的。此外，自然保护区的建立，也可能形成新的自然疫源地。

三、影响寄生虫病流行的因素

1. 自然因素　包括地理环境和气候条件，如温度、湿度、雨量、光照等。地理环境会影响中间宿主的滋生与分布，气候条件会影响寄生虫在外界的生长发育及其中间宿主和媒介昆虫的滋生。如血吸虫的中间宿主钉螺的生长、毛蚴的孵化和尾蚴的逸出除需要水外，还与温度、光照等条件有关，而适宜的温度又增加了人群接触疫水的机会，因而有利于血吸虫病的流行。

2. 生物因素　有些寄生虫在其生活史过程中需要中间宿主或作为传播媒介的节肢动物的存在，它们的存在与否，决定了这些寄生虫能否流行。如日本血吸虫的中间宿主钉螺在我国的分布不超过北纬33.7°，因此我国北方地区无血吸虫病流行。

3. 社会因素　包括社会制度、经济状况、生活条件和习惯、文化传统、医疗卫生以及生产方式等。我国有些地区以未经处理的人粪作为肥料，虫卵污染外界环境；生食或半生食含感染期幼虫的猪肉可感染猪带绦虫，生食或半生食含囊蚴的鱼、虾可感染华支睾吸虫。

社会因素、自然因素和生物因素三者常常相互作用，共同影响寄生虫病的流行。但由于自然因素和生物因素一般是相对稳定的，而社会因素往往是可变的，因此社会的稳定、经济的发展、医疗卫生的进步和防疫保健制度的完善，以及人民群众科学文化水平的提高，对控制寄生虫病的流行起主导作用。

第五节　寄生虫的实验诊断

PPT

寄生虫实验诊断是诊断寄生虫的主要依据，实验诊断包括病原学诊断、免疫学诊断和分子生物学检查。

一、病原学诊断

根据寄生虫生活史的特点，从患者的血液、组织液、排泄物、分泌物或活体组织中检查寄生虫的某一发育虫期而确诊，这是最可靠的诊断方法，广泛用于各寄生虫病的诊断。但是，病原学诊断方法检出率较低，对轻度感染需反复检查，以免漏诊。对于在组织中或器官内寄生而不易取得材料的寄生虫，如异位寄生，其检出效果不理想，则需应用免疫学诊断方法。

二、免疫学诊断

由于寄生虫本身的代谢特点及其形态学的多变性，普通的病原学方法不易做出检测，因此简便、快速、敏感的免疫学诊断试验备受关注和青睐。常用的检查手段包括皮内反应（ID）和血清学试验。

1. 皮内反应　是一种速发型超敏反应，操作简单，并且可在短时内观察结果，一般认为其阳性检出率可达 90% 以上，但特异性较低，寄生虫病之间有明显的交叉反应。有的患者治疗若干年后皮内试验仍呈阳性反应。因此，皮内反应不能作为确诊的依据，也不宜用于疗效考核，只能在流行区对可疑患者起过筛作用。

2. 血清学试验　不但可用作辅助诊断，也可作为治疗患者的依据，并逐步推广到临床和现场应用。血清学试验主要包括酶联免疫吸附实验（ELISA）、斑点 - ELISA（Dot - ELISA）、免疫酶染色试验（I - EST）、环卵沉淀试验（COPT）、间接荧光抗体试验（IFAT）、免疫印迹技术（WB）、免疫层析技术（ICA）等。

三、分子生物学检查

基因的多样性决定了物种的多样性，每种寄生虫都有其特异的基因序列，此方法直接检测寄生虫 DNA 片段，客观上不受宿主及寄生虫各发育阶段抗原变异的影响，比免疫学诊断方法更加可靠、稳定。

第六节　寄生虫病的防治原则

PPT

根据不同寄生虫的生活史、针对不同寄生虫病的流行环节和因素，对寄生虫病采取综合性的防治措施，才能有效地控制和消灭寄生虫病。寄生虫病防治的基本原则是控制寄生虫病流行的三个环节。

一、控制或消灭传染源

在流行区，普查普治寄生虫患者、带虫者及保虫宿主是防治的重要措施。在非流行区，监测和控制流行区传染源输入和扩散是做好防治工作的必要手段。

二、切断传播途径

加强粪便和水源的管理，搞好环境和个人卫生，控制和杀灭媒介节肢动物及中间宿主是切断寄生虫病传播途径的重要方法。不同寄生虫病的传播途径各不相同，防治重点也有所不同。如对肠道寄生虫病要加强粪便和水源的管理；对有中间宿主的寄生虫要有针对性的处理，消灭钉螺可防制血吸虫感染，圈养猪可防制猪带绦虫感染；防蚊灭蚊可防制疟原虫和丝虫感染。

三、保护易感人群

人类对各种人体寄生虫的感染大多缺乏特异性免疫力，因此对易感人群采取必要保护措施是防制寄生虫感染的最直接方法。加强健康教育，普及卫生知识，改变不良的饮食习惯和行为方式，提高人群的自我保护意识，均能有效地保护易感人群。必要时可进行预防服药、皮肤涂抹驱避剂或防护剂等。

大多数人体寄生虫的生活史比较复杂，同时影响寄生虫病流行的因素较多，因此采取单一的防制措施往往难以收到很好的效果。目前我国对寄生虫病采取的是对控制寄生虫病的流行，是切实有效的综合防制措施，即根据流行区的实际情况和流行规律，将控制传染源、切断传播途径和保护易感人群三者有机地结合起来。

知识链接

预防食源性寄生虫病

因摄入含有感染期寄生虫的食物和水而引起的食源性寄生虫病是我国常见的寄生虫病。食源性寄生虫病按其感染食物来源可分为水源性、鱼源性、肉源性、植物源性、软体动物源性及淡水甲壳动物源性等；按种属生物特征可分为原虫病、吸虫病、绦虫病及线虫病等。

目前，我国已发现的可感染人体的寄生虫有60多种，其中食源性寄生虫高达30多种。且感染率有上升趋势。除外，以往少见、罕见的病例不断增多，基本消灭的病种又有死灰复燃的迹象。预防食源性寄生虫病的重点在于增强人们的防病意识，提高自我保护能力，改正不良的饮食方式和生活习惯，注意饮食卫生，把好“入口关”。在这方面，护生可发挥专长，积极做预防食源性寄生虫病的健康教育义务宣传员。

目标检测

答案解析

1. 宿主感染寄生虫后所产生的获得性免疫能清除体内寄生虫，并对再感染产生完全的抵抗力，称为（　）

   A. 消除性免疫　　B. 非消除性免疫　　C. 特异性免疫

   D. 非特异性免疫　　E. 免疫逃避

2. 寄生虫成虫或有性生殖阶段所寄生的宿主，称为（　）

A. 第一中间宿主　　B. 终宿主　　C. 保虫宿主

D. 转宿宿主　　E. 第二中间宿主

3. 感染期蛔虫卵的感染途径是（　）

A. 经皮肤感染　　B. 经口感染　　C. 经呼吸道感染

D. 垂直感染　　E. 经自体感染

4. 血吸虫尾蚴的感染方式是（　）

A. 垂直感染　　B. 经口感染　　C. 接触感染

D. 经皮肤感染　　E. 自体感染

5. 疟疾的传播媒介是（　）

A. 钉螺　　B. 虱　　C. 蚊

D. 白蛉　　E. 蚤

（欧　莉）

书网融合……

重点小结　　微课　　习题

第十九章　医学蠕虫

微课

学习目标

知识目标：

通过本章的学习，掌握线虫、吸虫、绦虫的生活史、致病机制与临床表现；熟悉线虫、吸虫、绦虫的形态结构、防治原则；了解医学蠕虫的实验诊断。

能力目标：

具有防控相关蠕虫病的宣教能力。

素质目标：

通过本章的学习，养成良好的生活习惯，具备持续学习的意识。

蠕虫（helminth）是一类软体、借肌肉伸缩而做蠕动的多细胞无脊椎动物，身体左右对称，无肢体，无体腔。蠕虫种类繁多，可营自生生活和寄生生活，包括环节动物门、扁形动物门、棘头动物门和线形动物门。能寄生于人体的蠕虫称为医学蠕虫，由蠕虫引起的疾病称为蠕虫病。

蠕虫根据生活史中是否需要中间宿主可以分为两大类：一类是直接型蠕虫，不需要中间宿主，如蛔虫和钩虫，它们在外界环境中直接发育成感染阶段，人们通过食用被它们污染的食物或接触被其污染的土壤而感染，这类蠕虫又被称为土源性蠕虫，大多数线虫属于此类；另一类是间接型蠕虫，需要在中间宿主体内进行发育，然后才能感染人类。如猪带绦虫和日本血吸虫，它们又称为生物源性蠕虫。除了个别线虫，所有吸虫和大部分绦虫都属于生物源性蠕虫。

情境导入

情景：患者，男，30 岁，农民，因皮下结节 1 月余入院。1 个月前无明显诱因出现皮下结节，偶有头痛、眩晕。追问病史：病前有食生肉史，大便有白色结片史。查体：颈项强直，皮下结节以躯干为多，质硬，可移动。脑 CT 显示：双枕顶叶有 2 个 0.6～1.5cm 大小的椭圆形低密度囊性病灶。

思考：1. 本病例可能患有什么疾病？

2. 应如何防治该疾病的发生？

PPT

第一节　线　虫

线虫属于线形动物门的线虫纲，由于虫体呈线状而得名，线虫种类繁多，分布广泛，大多数营自生生活，少数营寄生生活。寄生于人体的线虫有 10 余种，如蛔虫、钩虫、蛲虫等。

一、似蚓蛔线虫

似蚓蛔线虫（Ascaris lumbricoides）简称蛔虫，成虫寄生于人体的小肠中，引起蛔虫病，是我国最常见的寄生虫之一。

（一）形态

1. 成虫 蛔虫是寄生人体最大的肠道线虫，虫体呈长圆柱形，形如蚯蚓，活虫常呈粉红色或微黄色，死后呈灰白色。口孔位于虫体顶端，其周围有三个唇瓣，排列呈“品”字形。雌虫长20～35cm，少数达49cm，尾端尖直。雄虫为15～31cm，尾端向腹面卷曲。

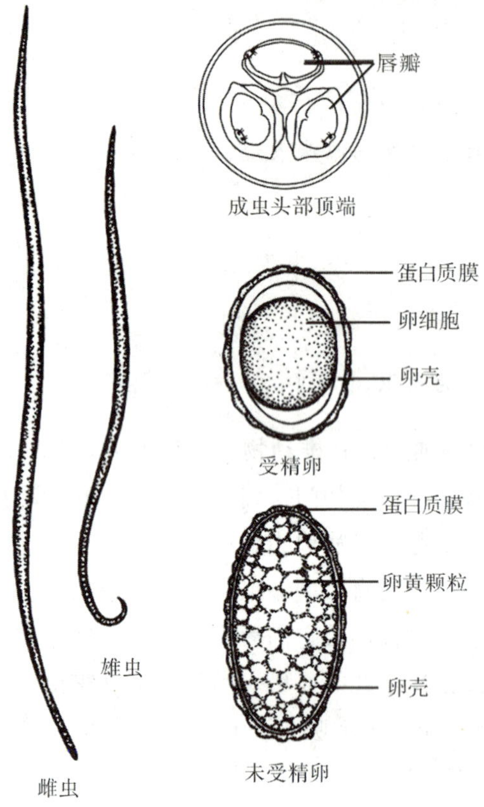

图19－1 蛔虫成虫及虫卵示意图

2. 虫卵 分受精卵和未受精卵，只有受精蛔虫卵在适宜环境能进一步发育。

（1）受精蛔虫卵 宽椭圆形，大小为（45～75）μm×（35～50）μm，卵壳厚而透明，表面常带有一层由子宫分泌物形成的凸凹不平的蛋白质膜，常被胆汁染成棕黄色。卵内含1个未分裂的圆形卵细胞，在卵细胞与两端卵壳之间各形成一个新月形的间隙。

（2）未受精蛔虫卵 呈长椭圆形，大小为（88～94）μm×（39～44）μm，棕黄色，卵壳与蛋白质膜均较受精蛔虫卵薄，卵内含有许多大小不等的折光颗粒，又叫卵黄颗粒。

受精卵与未受精卵的蛋白膜均可脱落，成为无色透明的脱蛋白质膜蛔虫卵，检查时应注意与钩虫卵等其他虫卵相区别（图19－1）。

（二）生活史

蛔虫的生活史分为人体内和人体外两个阶段，不需要中间宿主。成虫寄生于人体小肠中，雌雄虫交配后产卵，虫卵随着粪便排出体外。

1. 在人体外发育过程 受精蛔虫卵在22～30℃温暖、潮湿、荫蔽和氧气充足的外界环境中，约需2周，卵细胞发育成含蚴卵。再经1周，幼虫在卵内经第一次蜕皮发育为感染期虫卵，是蛔虫的感染阶段。人因误食了被感染期虫卵污染的食物或水而感染。

2. 在人体内发育过程 感染期蛔虫卵进入人体后，在小肠内孵出幼虫。孵出的幼虫钻入肠壁，进入小血管或小淋巴管，随血流经肝脏、右心到达肺部，幼虫穿出肺泡上的毛细血管，进入肺泡，在肺泡内进行第二次及第三次蜕皮。之后，幼虫沿支气管、气管到达咽部，被吞咽入食管，经胃到小肠，在小肠内经第四次蜕皮后再经数周，发育为成虫（图19－2）。

自虫卵感染人体到雌虫发育成熟开始产卵，需60～75天。每条雌虫每天可产24万个虫卵，成虫的寿命一般为1年左右。

（三）致病性

蛔虫的幼虫和成虫都可使人致病，成虫是主要的致病阶段，其引起的并发症危害最为严重。

1. 幼虫致病 幼虫钻入肠壁，在机体内移行，不仅可以造成机械性损伤，而且其蜕皮液等可引起宿主局部或全身的超敏反应。尤其在肺部移行穿过肺泡毛细血管时，引起蛔蚴性肺炎最为严重，临床表现为咳嗽、哮喘、痰中带血、发热、呼吸困难及血液中嗜酸粒细胞增高等。

2. 成虫致病　成虫寄生于人体小肠中，引起蛔虫病。

（1）营养不良及消化道症状　成虫以肠腔内消化或半消化食物为食，同时损伤肠黏膜影响肠道吸收功能，常导致机体营养不良及出现腹痛、消化不良、腹泻等症状。儿童重度感染者甚至可出现发育障碍。

（2）超敏反应　成虫代谢产物及死亡虫体的分解物可以引起宿主发生超敏反应，患者可出现荨麻疹、烦躁、磨牙、皮肤瘙痒等症状，严重者可引起过敏性休克。

（3）并发症　成虫有钻孔习性，当寄生环境发生改变可刺激成虫钻入胆道、阑尾等处，引起胆道蛔虫症、阑尾炎等，严重者可穿通肠壁引起肠穿孔，导致腹膜炎。此外，大量成虫如扭结成团，可堵塞肠管引起肠梗阻。

（四）实验诊断

粪便中检获虫卵或虫体是蛔虫感染确诊的依据。

1. 虫卵的检查　蛔虫产卵量多，一般用直接涂片法检查粪便即可查获蛔虫卵，三片检出率能提高至95%。必要时也可采用沉淀法和饱和盐水浮聚法检查虫卵。

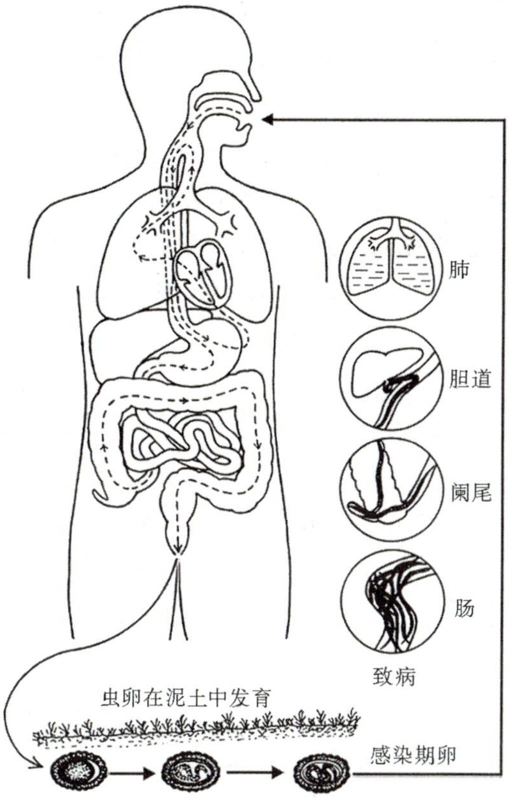

图 19－2　蛔虫生活史示意图

2. 成虫的检查　由粪便排出、吐出或由其他部位取出的成虫，可根据虫体的形态特征进行确诊。若粪便中查不到虫卵时，可采用驱虫治疗性诊断，如驱出蛔虫，便能诊断。

（五）流行与防治原则

蛔虫流行广泛，感染率高，主要因素如下。

1. 雌虫产卵量大　平均每条虫每日产卵约 24 万个。

2. 虫卵抵抗力强　在适宜的土壤中或蔬菜上，可存活数月至 1 年，醋、酱油、腌菜或泡菜盐水都不能影响其发育。

3. 生活史简单　发育过程不需要中间宿主。

4. 粪便管理不当　部分农村仍有使用未经处理的人粪便施肥或随地大便的习惯，造成了虫卵对土壤、蔬菜和环境的污染。

5. 卫生习惯不良　如生吃未洗净的瓜果蔬菜、喝生水等，均可误食虫卵。

6. 媒介节肢动物机械性携带　如蝇的机械性携带等，也对虫卵的播散起着一定的作用。

对患者及感染者进行驱虫治疗，是控制和消灭传染源的重要措施。常用药物有阿苯达唑、甲苯达唑、左旋咪唑等。做好粪便管理及粪便无害化处理，用经无害化处理的粪便施肥，消灭传播媒介苍蝇与蟑螂，是阻断传播途径的重要措施。同时加强卫生宣传教育，培养良好生活习惯，做到饭前便后洗手，不喝生水，不吃未洗净食物，避免误食蛔虫卵。

二、十二指肠钩口线虫和美洲板口线虫

寄生人体的钩虫主要有十二指肠钩口线虫（Ancylostoma duodenale），简称十二指肠钩虫；美洲板

口线虫（Necator americanus），简称美洲钩虫。钩虫寄生于人体小肠，引起钩虫病。钩虫在我国流行广泛，农村高于城市，南方高于北方，北方以十二指肠钩虫为主，南方以美洲钩虫为主，多数地区可见两种钩虫混合感染，是我国严重危害人民健康的寄生虫病之一。

（一）形态

1. 成虫 虫体圆柱形，细长略弯曲，长约1cm，活时为淡红色，死后为灰白色。虫体前端为一发达的角质口囊，腹侧前缘有钩齿或板齿。前端两侧有一对头腺，能分泌抗凝素和乙酰胆碱酯酶，阻止宿主肠壁伤口的血液凝固。雄虫较小，虫体末端膨大形成膜质交合伞，有两根交合刺，生殖系统为单管型。雌虫较大，生殖系统为双管型。两种钩虫成虫的形态鉴别见表19－1。

表19－1 两种钩虫成虫鉴别要点

鉴别要点	十二指肠钩虫	美洲钩虫
体形	头与尾均向背侧弯曲，体呈“C”形	头向背侧仰曲，尾向腹面弯曲，体呈“S”形。
口囊	腹侧前缘有2对钩齿	腹侧前缘有1对板齿
交合伞形状（撑开时）	略呈圆形	略呈扁圆形
交合刺	两刺呈长鬃状，末端分开	两刺末端合并形成钩状
尾刺	有	无

2. 虫卵 两种钩虫卵的形态相似不易区别，均为椭圆形，大小为(56～76)μm×(36～40)μm。卵壳薄，无色透明，卵内含有2～4个卵细胞，卵壳与卵细胞之间有明显的空隙。如便秘的患者或粪便放置过久，卵内的卵细胞可发育为多细胞桑葚期，甚至可发育为幼虫（图19－3）。

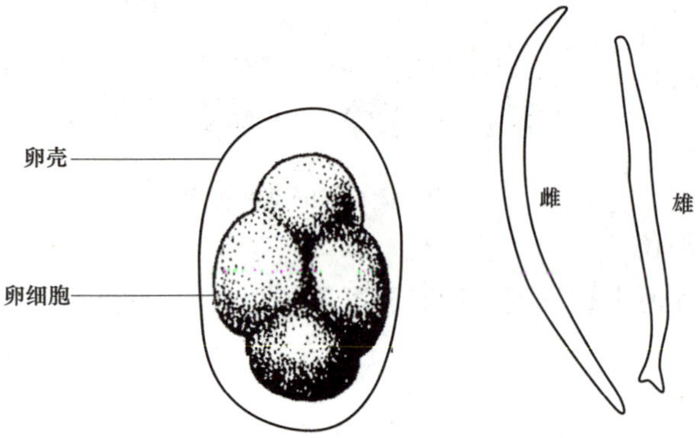

图19－3 钩虫虫卵和成虫示意图

（二）生活史

钩虫生活史简单，分为人体内和人体外两个过程。成虫寄生于人体小肠中，以宿主血液及肠黏膜为食，雌雄虫交配后产卵，虫卵随着粪便排出体外。

1. 在人体外发育过程 虫卵排出体外后在温暖（25～30℃）、潮湿、阴暗、含氧充分、肥沃的土壤中，经1～2天，幼虫即可孵出，为杆状蚴。杆状蚴再经5～6天发育，并经蜕皮两次发育为丝状蚴，即感染期幼虫。丝状蚴在距地表面1～2cm深的土层中生活，抵抗力较强，一般可存活1～2个月。丝状蚴具有向湿性、向温性，与人体皮肤接触后，受到皮肤温度的刺激，活动力显著增强，依靠机械的穿刺运动钻入人体皮下。

2. 在人体内发育过程 丝状蚴钻入人体后，约24小时后进入小静脉或淋巴管，随血流经右心到肺，穿过肺毛细血管进入肺泡，再沿支气管、气管上行到达咽部，随吞咽到达小肠，在小肠蜕皮2次，发育为成虫（图19－4）。

自丝状蚴钻入皮肤至成虫交配产卵需5～7周。每条十二指肠钩虫日平均产卵为10000～30000个，美洲钩虫为5000～10000个。成虫在人体内一般可存活3年左右，寄生人体钩虫数量自1条至数千条，甚至上万条不等。此外，十二指肠钩虫的丝状蚴还可经口感染人体，经胎盘、乳汁感染胎儿和婴儿。

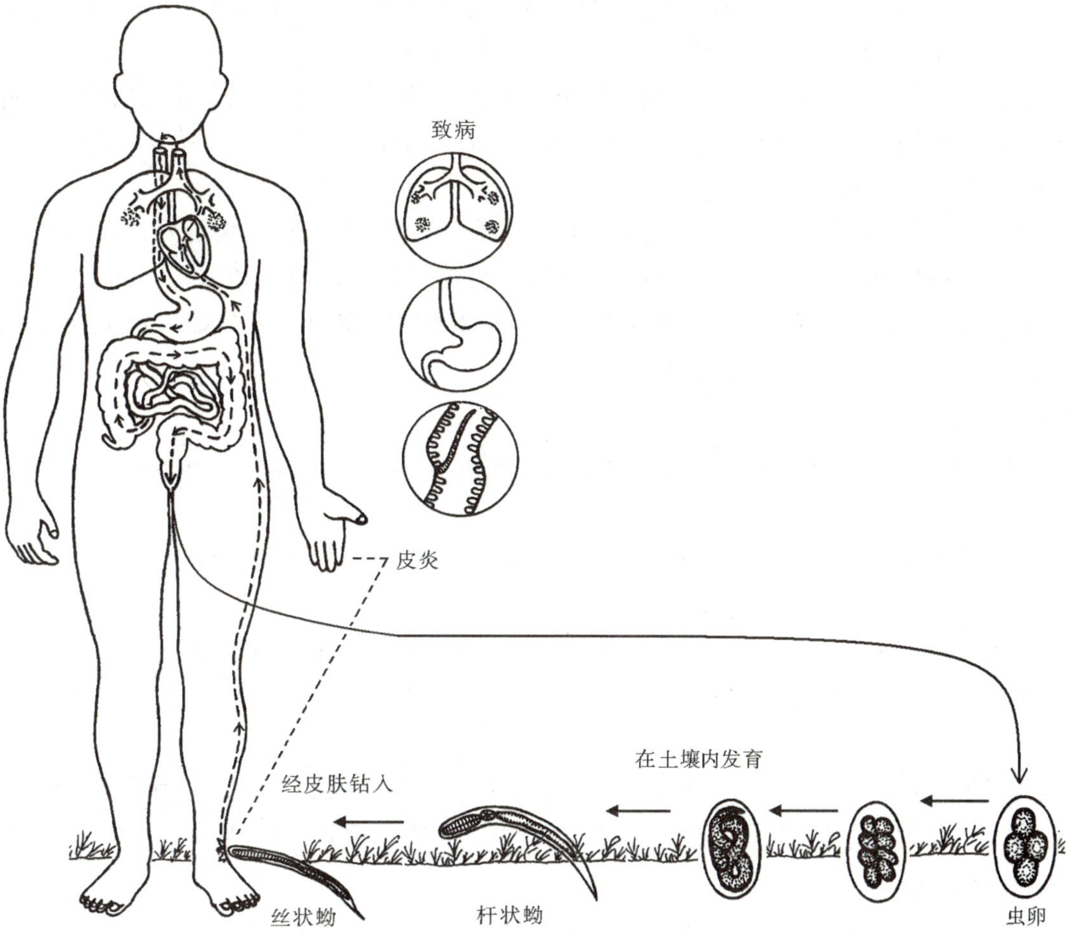

图 19－4　钩虫生活史示意图

（三）致病性

钩虫的幼虫和成虫都可使人致病，成虫是主要的致病阶段。两种钩虫的致病作用相似，但十二指肠钩虫的致病作用更为严重。

1. 幼虫致病

（1）钩蚴性皮炎　俗称“粪毒”，多见于与泥土接触的足趾、手指间等皮肤较薄处，也可见于手、足的背部。当丝状蚴钻入皮肤后，因机械穿刺和化学性分泌物的作用，数分钟患者局部皮肤即可有针刺、烧灼和奇痒感，进而出现充血斑点或丘疹，1～2 日内出现红肿及水疱，搔破后可继发细菌感染，形成脓疱，最后经结痂、脱皮而自愈。

（2）钩蚴性肺炎　钩蚴移行至肺、穿破毛细血管进入肺泡时，可引起局部出血及炎性病变。患者可出现咳嗽、发热、痰中带血、嗜酸性粒细胞增多等症状，重症患者可表现为持续干咳和哮喘，多不需治疗而自愈。

2. 成虫致病

（1）贫血　钩虫对人体的最严重危害是引起缺铁性贫血。钩虫寄生引起患者慢性失血的原因主要如下：①钩虫以血液为食，同时边吸边排，造成大量血液丢失；②钩虫吸血时分泌抗凝素，使伤口处血液不凝固从而加重失血；③钩虫经常更换咬附部位，以致肠黏膜多处渗血；④钩虫吸附肠黏膜时，导致肠黏膜损伤影响消化和吸收功能，进一步加重贫血。由于以上原因，致使患者长期慢性失血，铁和蛋白质不断耗损又不能得到有效补充，造成血红蛋白的合成速度比细胞新生速度慢，使红细胞体积变小、着色变浅，故而呈小细胞低色素性贫血。患者表现为皮肤黏膜苍白、眩晕、乏力、心悸等。儿童感染可引起严重贫血及发育障碍，妇女严重感染可出现闭经、流产。

（2）消化道症状　成虫依靠钩齿或板齿咬附于人体小肠黏膜，可造成散在性出血点及小溃疡，主要临床表现为上腹部疼痛、恶心、食欲不振、腹泻等消化道症状，严重感染者出现消化道出血，表现为柏油样便、血便或血水便。

（3）异嗜症　有少数患者出现喜食生米、生豆，甚至泥土、碎纸、石块等异常表现，称为“异嗜症”，可能与患者体内缺铁有关，大多数患者经服铁剂后，症状可自行消失。

（4）婴幼儿钩虫病　多见于十二指肠钩虫感染，常表现为黑便或柏油样便、腹泻、食欲减退等，贫血严重，并发症多，严重影响发育，预后差。

（四）实验诊断

粪便中检获虫卵或孵育检出幼虫是钩虫感染确诊的依据，美洲钩虫和十二指肠钩虫卵相似，不易区分。

1. 生理盐水直接涂片法　此方法简便易行，但检出率低，轻度感染者常易漏诊，适于感染率较高的地区。

2. 饱和盐水浮聚法　钩虫卵较轻，比重为1.055～1.080，在饱和盐水（比重1.20）中，容易上浮。此法操作简便，检出率较高，检出率较直接涂片法提高5～6倍，对轻度感染者不易漏检，是诊断钩虫感染最常见的方法。

3. 钩蚴培养法　此法检出率与饱和盐水浮聚法相似，且在光镜下可依据丝状蚴的结构特点鉴别寄生人体的两种钩虫的虫种，在选用驱虫药物上有意义。但需经培养5～7天后才可能得出结果。

（五）防治原则

对钩虫病防治要采用综合性防治措施，钩虫患者和带虫者是钩虫病的传染源，因此对患者要普查普治，常用药物有阿苯达唑，甲苯达唑等。不随地大便，不用新鲜粪便施肥，提倡采用粪尿混合贮存、密封式沼气池等杀灭粪便中的钩虫卵。提倡穿鞋下地，必要时手、脚皮肤上涂抹防护剂，如1.5%左旋咪唑硼酸乙醇溶液或15%噻苯达唑软膏等，可显著减少感染机会。

三、其他线虫

寄生于人体其他常见线虫见表19－2。

表19－2　其他线虫

寄生虫	蠕形住肠线虫	毛首鞭形线虫	班氏丝虫与马来丝虫
简称	蛲虫	鞭虫	丝虫
寄生部位	升结肠、盲肠和回肠下段	盲肠	淋巴系统
感染阶段	含蚴卵	含蚴卵	丝状蚴
感染途径	肛门—手—口	经口感染	蚊媒叮咬
中间宿主	无	无	蚊
终宿主	人	人	人
主要致病	肛周瘙痒、幼虫异位寄生	消化道症状，严重者直肠脱垂	象皮肿、鞘膜积液、乳糜尿等

第二节　吸　虫

PPT

吸虫（trematoda）属扁形动物门的吸虫纲，寄生人体的吸虫有 10 多种，生活史复杂，具有有性世代和无性世代交替的生活方式，无性世代在软体动物体内寄生，有性世代大多在脊椎动物体内寄生。

一、日本裂体吸虫

日本裂体吸虫（Schistosoma japonicum），简称日本血吸虫（blood fluke），成虫寄生于人和多种哺乳动物体内的门脉－肠系膜静脉系统，引起血吸虫病。

（一）形态

1. 成虫　雌雄异体，虫体呈圆柱状，外观似线虫，雌雄虫在宿主体内呈雌雄合抱的状态。雄虫较粗短，乳白色，体长 12～20mm，宽 0.5～0.55mm，前端有口、腹吸盘，腹吸盘之后的虫体略扁平，两侧向腹面卷曲，形成抱雌沟。睾丸多为 7 个，呈串珠状排列于腹吸盘后方。雌虫较雄虫细长，暗褐色，口、腹吸盘不发达，体长 12～28mm，宽 0.1～0.3mm，生殖系统有卵巢、卵黄腺等（图 19－5）。

2. 虫卵　椭圆形，淡黄色，大小（74～106）μm×（55～80）μm，卵壳薄，无卵盖，卵壳一侧有一小棘。卵内含一成熟的毛蚴，毛蚴和卵壳之间可见一些大小不等圆形或椭圆形的油滴状毛蚴头腺分泌物，是可溶性虫卵抗原（soluble egg antigen，SEA）的主要成分，随粪便排出的虫卵，卵壳周围常附有许多宿主组织残留物（图 19－6）。

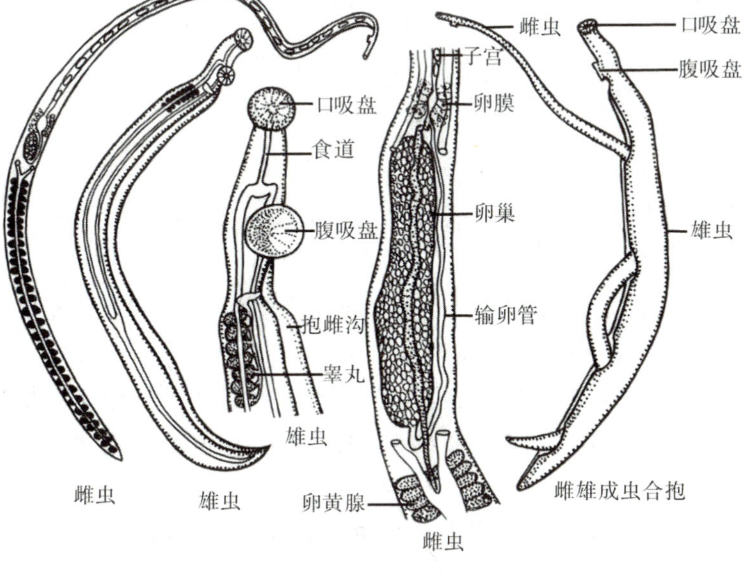

图 19－5　血吸虫成虫示意图

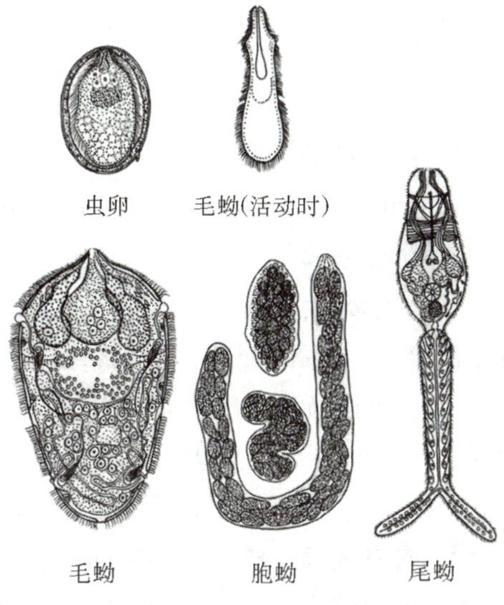

图 19－6　血吸虫虫卵、毛蚴及尾蚴

（二）生活史

血吸虫的生活史包括虫卵、毛蚴、母胞蚴、子胞蚴、尾蚴、童虫和成虫等阶段。成虫寄生于人和多种哺乳动物门脉－肠系膜静脉系统，雌雄交配后产卵，虫卵随粪便排出体外。虫卵随粪便入水，在水温为 25℃左右时，孵出毛蚴，毛蚴在水中游动，若遇中间宿主钉螺便钻入其体内。在钉螺体内经母胞蚴、子胞蚴的无性生殖阶段后，发育成大量尾蚴。尾蚴自钉螺体内逸出，在水中游动，多集中于水体表层。尾蚴是日本血吸虫的感染阶段。

当人或其他哺乳动物接触含有尾蚴的疫水后，尾蚴钻入宿主皮肤，脱去尾部转化为童虫。童虫经小血管或小淋巴管，随血液回流至右心。经肺动脉、肺静脉、左心，进入体循环而到达全身各处。童虫在门静脉经初步发育后，再移行至肠系膜静脉中定居，呈雌雄合抱状态，交配后产卵（图 19－7）。从尾蚴钻入皮肤到虫体发育成熟并产卵需 3 ~4 周，成虫寿命一般为 5 年，最长可达 40 年。

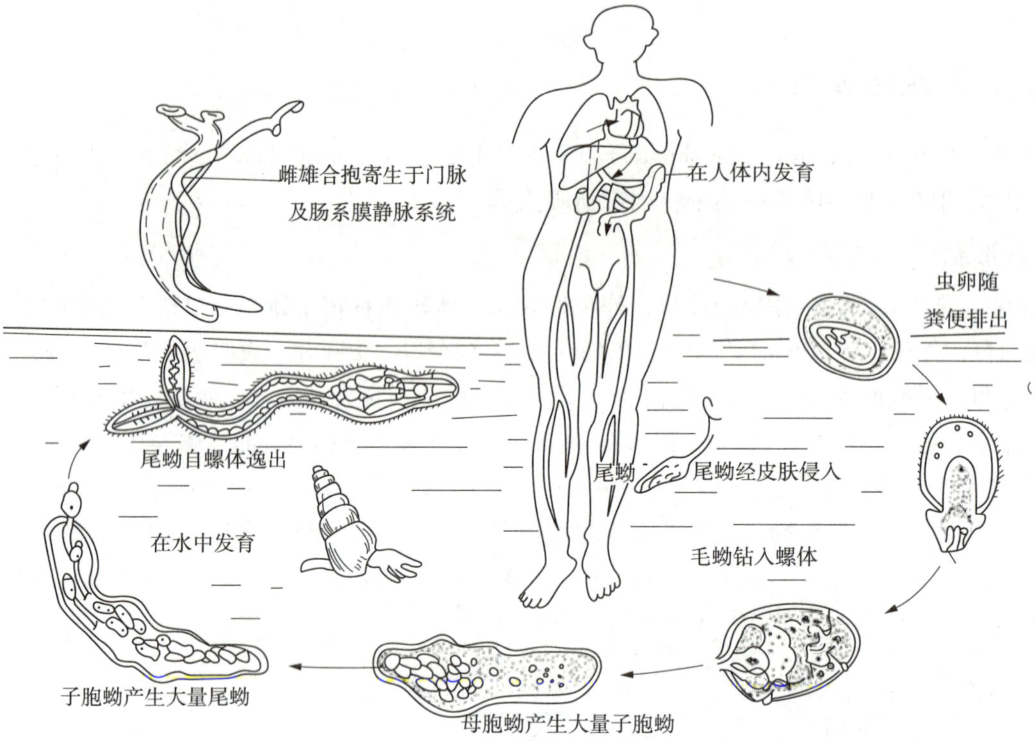

图 19－7　血吸虫生活史示意图

（三）致病性

血吸虫的尾蚴、童虫、成虫和虫卵均可对宿主造成不同的损害，以虫卵致病最为严重。

1. 幼虫致病

（1）尾蚴性皮炎　尾蚴穿过皮肤时，其穿刺腺分泌物可引起 Ⅰ 型和Ⅳ型超敏反应。在尾蚴侵入皮肤的部位出现粟粒样红色丘疹或伴瘙痒，数小时至 1 周左右自愈。

（2）童虫所致损害　童虫在体内移行时，其活动及代谢产物等可引起各脏器病变，以肺部较为明显，肺组织可出现点状出血、白细胞浸润等。患者出现发热、咳嗽、痰中带血、嗜酸粒细胞增多等症状。

2. 成虫致病　成虫在静脉内寄生，可引起机械性损害，如静脉内膜炎和静脉周围炎等。

3. 虫卵致病　虫卵沉积在宿主的肝和肠壁等组织，卵内毛蚴分泌可溶性虫卵抗原，激活 T 淋巴细胞，产生多种淋巴因子，趋化淋巴细胞、嗜酸性粒细胞、中性粒细胞及浆细胞等集聚在虫卵周围，形成虫卵肉芽肿。虫卵肉芽肿的形成破坏了宿主的正常组织，导致以肝硬化和肠纤维化为主的血吸虫病典型病变。

4. 分类及临床表现　日本血吸虫病分为急性、慢性、晚期等类型。急性血吸虫病常见于缺乏免疫力的初次感染者，在接触疫水后 1 ~2 个月出现，患者出现急性超敏反应症状，如发热、腹痛、腹泻、肝脾肿大及嗜酸性粒细胞增多等，病程一般不超过 6 个月。经杀虫治疗后，患者常迅速痊愈。反复轻度感染或未经治疗的急性感染者，常出现慢性血吸虫病。大多数患者可无症状或轻微肝脾肿大，部分患者不定期腹泻、腹痛，黏液脓血便，随病情进展可发展为肝硬化。肝硬化后出现门静脉高压、腹水、巨脾等临床表现者为晚期血吸虫病。若儿童患者反复感染血吸虫，其性腺和垂体等内分泌腺将出现不同程度萎缩和功能减退，表现为垂体性侏儒。

（四）实验诊断

粪便中检获虫卵或孵育检出毛蚴是血吸虫感染确诊的依据，但轻度感染或晚期患者，检出率较低，故粪检阴性不能排除血吸虫病。

1. 直接涂片法　主要适用于急性或感染较重的早期患者，操作简便，但虫卵检出率低，无症状轻度感染者容易漏诊。

2. 毛蚴孵化法　主要适用于轻度感染及慢性感染者的检查。血吸虫卵内毛蚴在适宜温度（20～30℃）的清水中，经4～6小时，可孵出毛蚴，在水体表面运动，可用肉眼或放大镜观察。因此，将患者整份粪样沉渣孵化，可提高检出率，优于直接涂片法。

3. 肠黏膜活体组织检查　多用于粪检阴性者。乙状结肠镜或直肠镜刮取小块可能有病变的黏膜压片镜检，可发现沉积在黏膜组织内的虫卵。检出虫卵可证明其感染过血吸虫，但不能说明体内有活虫，只有查见活卵或近期变性卵才有诊断意义。

4. 免疫学检查　患者血清中血吸虫抗原或抗体阳性可作为本病的辅助诊断依据。常用的有皮内试验、环卵沉淀试验、间接血凝试验、间接荧光抗体试验、酶联免疫吸附试验、检测循环抗原等。

（五）防治原则

1. 消灭和控制传染源　血吸虫病患者及病畜，尤其病牛是血吸虫感染的重要传染源。在流行区开展人群普查普治，治疗药物首选吡喹酮。

2. 切断传播途径　灭螺是切断血吸虫病传播的关键，灭螺应根据钉螺生态特点和地理条件，因地制宜，采取改变钉螺滋生环境，结合物理和化学药物灭螺方法，化学灭螺药物常用氯硝柳胺。加强粪便管理，避免虫卵入水，可有效控制其传播。

3. 保护易感人群　加强健康教育，做好个人防护工作，尽量避免与疫水接触，如必须在疫水中作业时应采取皮肤涂抹防护药物（如氯硝柳胺或邻苯二甲酸二丁酯油膏、乳剂）或穿防水胶鞋、塑料防护裤等防护措施。

知识链接

血吸虫病防治

日本血吸虫、曼氏血吸虫、埃及血吸虫是寄生人体的3种主要血吸虫，流行于世界上76个国家和地区。日本血吸虫病流行于亚洲，曾在我国的长江流域及长江以南的12个省、自治区、直辖市流行。我国自20世纪50年代开始实施血吸虫病的综合防治，大大减少了血吸虫病的流行，现在全国已达到血吸虫病传播控制标准，计划2030年达到消除血吸虫病的目标。

血吸虫病防治工作仍面临一些挑战，需要进一步加强科学研究。作为护生，要树立居安思危的意识，积极参与我国的血吸虫病防治工作，加大宣传教育力度，以确保血吸虫病的彻底消除。

二、华支睾吸虫

华支睾吸虫（clonorchis sinensis），简称肝吸虫（liver fluke），成虫常寄生于人体肝胆管内，引起华支睾吸虫病，又称为肝吸虫病。

（一）形态

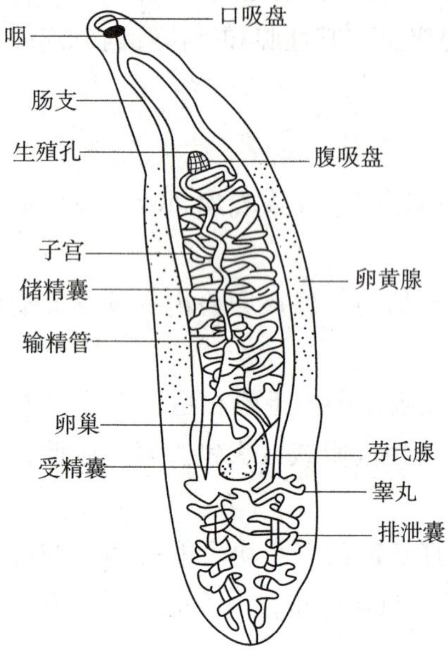

图 19－8　肝吸虫成虫

1. 成虫　成虫体型狭长，背腹扁平，前端较窄，后端钝圆，外形如葵花子状。虫体大小为（10～25）mm×（3～5）mm。口吸盘位于虫体的前端，腹吸盘位于虫体前 1/5 处，口吸盘略大于腹吸盘。消化道分为口、咽、食管及伸至末端为盲端的肠支。雌雄同体，2 个睾丸前后排列，呈分支状，位于虫体的后 1/3 处。卵巢位于睾丸之前，边缘分叶，睾丸与卵巢之间可见椭圆形的受精囊。腹吸盘与受精囊之间可见盘曲的子宫，内含大量的虫卵（图 19－8）。

2. 虫卵　是寄生人体蠕虫卵中最小的一种虫卵，呈黄色，形似芝麻粒，平均大小为（27～35）μm×（12～20）μm。一端较窄有卵盖，卵盖周围卵壳增厚，形成肩峰，另一端有一疣状突起，卵内含一成熟的毛蚴（图 19－9）。

（二）生活史

肝吸虫的生活史包括虫卵、毛蚴、胞蚴、雷蚴、尾蚴、囊蚴和成虫等阶段。成虫寄生于人或哺乳动物（猫、狗）的肝胆管内，以肝胆管黏膜、分泌物为食，虫卵随胆汁进入肠腔，之后随粪便排出。虫卵入水，被第一中间宿主淡水螺（如豆螺、沼螺）吞食，在螺体的消化道内孵出毛蚴，随后经过胞蚴、雷蚴等无性生殖阶段发育成大量尾蚴。成熟尾蚴自螺体内逸出在水中游动，遇到适宜的第二中间宿主淡水鱼、虾，则侵入其肌肉组织内发育成为囊蚴。囊蚴是肝吸虫的感染阶段。当人或猫、狗等哺乳动物食入含有活囊蚴的鱼、虾后，囊蚴在肠道经消化液的作用，在十二指肠内幼虫脱囊发育为童虫。童虫经胆总管逆行至肝胆管，发育为成虫，最后寄生在此（图 19－10）。通常在感染囊蚴后 1 个月左右发育为成虫并产卵。成虫的寿命为 20～30 年。

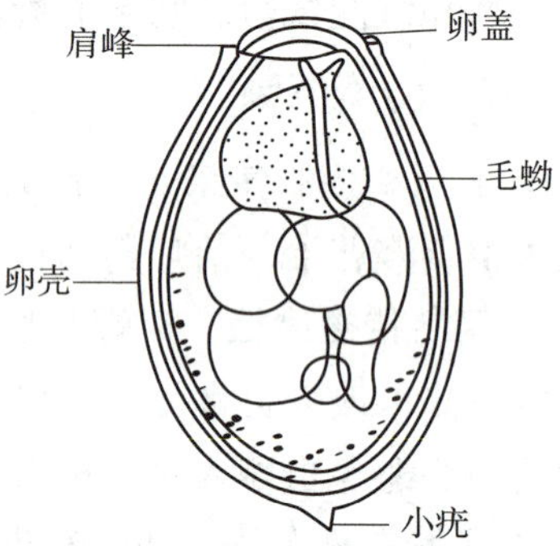

图 19－9　肝吸虫虫卵

（三）致病性

华支睾吸虫成虫寄生于肝胆管内，虫体对胆道上皮细胞机械性的损害和分泌物的刺激，使胆管上皮脱落、增生，胆管壁纤维组织增生使管壁变厚、管腔狭窄，加之虫体的阻塞作用，引起阻塞性黄疸。虫体碎片、虫卵及脱落的胆管上皮细胞等可作为核心形成胆管结石，引起胆石症。若合并细菌感染，可发生胆囊炎、胆管炎。此外，有报告认为华支睾吸虫感染与胆管上皮细胞癌和肝细胞癌有一定的关系。

轻度感染时无明显的临床表现，仅在粪便中查出虫卵，为带虫者。多数患者以消化道症状为主，表现为腹痛腹胀、消化不良、腹泻、肝区隐痛、肝脏轻度肿大等症状和体征。严重感染者早期可出现发热、胃肠道症状、黄疸、肝大伴压痛等。晚期患者可出现肝硬化的症状，如肝脾肿大、腹水、门脉高压等。儿童感染可出现发育障碍，甚至可致侏儒症。

（四）实验诊断

粪便或十二指肠引流液检获虫卵是肝吸虫感染确诊的依据，一般感染后 1 个月，粪便中可检出虫

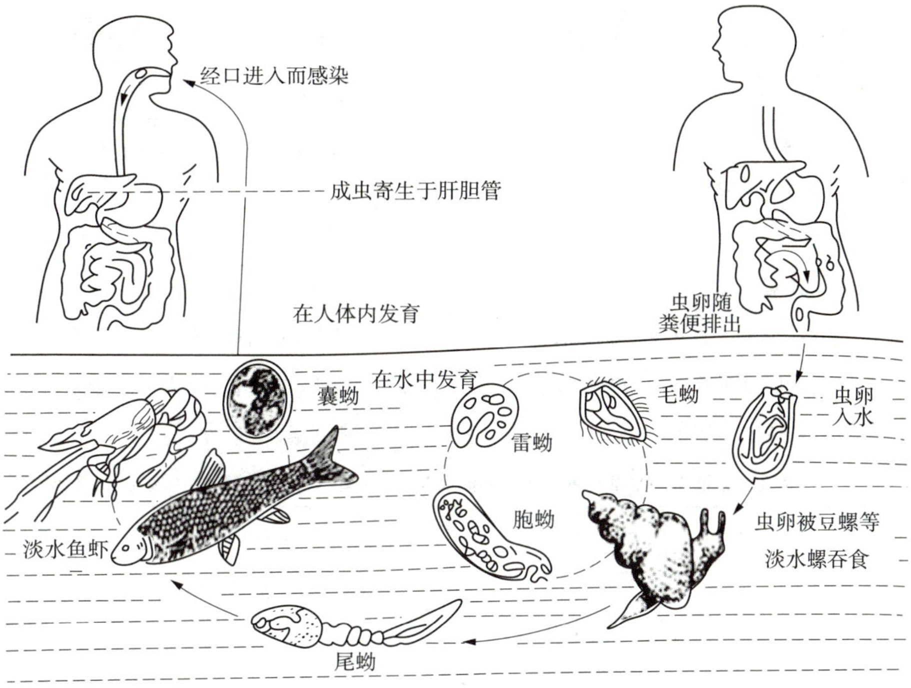

图 19－10　肝吸虫生活史

卵。对有肝胆疾病临床表现和体征的患者询问其是否居住或到过流行区，有无生食或半生食鱼、虾史有助于确定诊断。本病应与病毒性肝炎、胆囊炎、胆石症及肝硬化相鉴别。

1. 粪便直接涂片法　操作简便，但检出率不高，由于虫卵小，容易漏诊。

2. 集卵法　此法检出率较直接涂片法高，有漂浮集卵法和沉淀集卵法两种。

3. 十二指肠引流液检查　引流胆汁进行离心沉淀检查也可查获虫卵，虫卵检出率高。但一般患者难以接受。肝胆手术检获成虫也可确诊。

4. 免疫学诊断　患者血清华支睾吸虫抗原或抗体阳性可作为本病的辅助诊断依据。较为常用的免疫学诊断方法有皮内试验、间接血凝试验、间接荧光抗体试验、酶联免疫吸附试验等。

另外，B 超、CT 等影像学检查对肝吸虫病诊断有较大的参考价值。

（五）防治原则

1. 查治传染源　积极治疗患者病畜，治疗患者的首选药物为吡喹酮。

2. 切断传播途径　加强粪便管理，杀灭中间宿主螺类，改变养鱼习惯，避免未经无害化处理的粪便进入鱼塘。

3. 开展卫生宣传教育　提高群众对华支睾吸虫病传播途径的认识，养成良好的饮食习惯，不食生的或半生的鱼虾，不混用生、熟食砧板及器皿，不用生鱼喂猫、狗等动物。

三、其他吸虫

寄生于人体的其他吸虫见表 19－3。

表 19－3　寄生于人体的其他吸虫

寄生虫	布氏姜片吸虫	卫氏并殖吸虫
简称	姜片虫	肺吸虫
寄生部位	小肠	肺

续表

寄生虫	布氏姜片吸虫	卫氏并殖吸虫
终宿主	人、猪	人、猫
中间宿主	扁卷螺	第一中间宿主：川卷螺 第二中间宿主：蝲蛄和溪蟹
传播媒介	水生植物菱角、茭白	/
感染阶段	囊蚴	囊蚴
感染途径	经口感染	经口感染
主要致病	姜片虫病（主要表现为消化道症状）	肺吸虫病（肺部损伤、异位寄生引起其他脏器损伤）
寄生虫检查	粪便查虫卵及免疫学检查	粪便、痰液查虫卵及免疫学检查
治疗药物	吡喹酮、槟榔煎服	吡喹酮、硫氯酚
预防措施	不生食水生植物，加强粪便管理，保护水源	不食不熟的蝲蛄、溪蟹，加强粪便管理

第三节 绦 虫

PPT

绦虫（tapeworm）属于扁形动物门绦虫纲。寄生于人体的绦虫有 30 多种，主要有链状带绦虫、肥胖带绦虫、细粒棘球绦虫等。

一、链状带绦虫

链状带绦虫（Taenia solium）也称为猪带绦虫、猪肉绦虫或有钩绦虫。成虫寄生于人体的小肠内，引起猪带绦虫病；幼虫寄生于猪或人体的皮下、肌肉、眼、脑等处引起猪囊尾蚴病（囊虫病）。猪带绦虫在全世界分布广泛，我国东北、华北、云南等少数地区感染率较高，呈区域性流行。

（一）形态

1. 成虫 乳白色，带状，体长 2～4m，分节排列，由 700～1000 节片组成，分为头部、颈部和链体。

（1）头节 呈圆球形，直径 0.6～1mm。头节上有 4 个吸盘和 1 个能伸缩的顶突，顶突上有内外两圈小钩，吸盘和小钩是猪带绦虫的附着器官。

（2）颈部 位于头节之后，具有很强的生发功能，向后不断生长出节片。

（3）链体 分为幼节、成节和孕节，幼节位于前端，生殖器官尚未完全发育成熟。中部为成节，略呈正方形，每一节片内具有发育成熟的雌雄性生殖器官各一套，滤泡状的睾丸分布于节片两侧，卵巢分三叶。孕节位于末端，雌雄生殖器官已大部消失，只保留了充满虫卵的子宫。子宫呈分枝状，两侧各有 7～13 个侧支。

2. 囊尾蚴 是猪带绦虫的幼虫，又称为猪囊虫，卵圆形，白色半透明囊状物，大小为（8～10）mm ×5mm。囊内充满透明的囊液，囊壁有一白色米粒大小向内翻卷收缩的头节。

3. 虫卵 呈球形或近似球形，直径为 31～43μm。卵壳无色透明薄而脆，易脱落。卵壳内为胚膜，胚膜较厚呈棕黄色，上有放射状条纹，胚膜内是含有 3 对小钩的六钩蚴（图 19－11）。

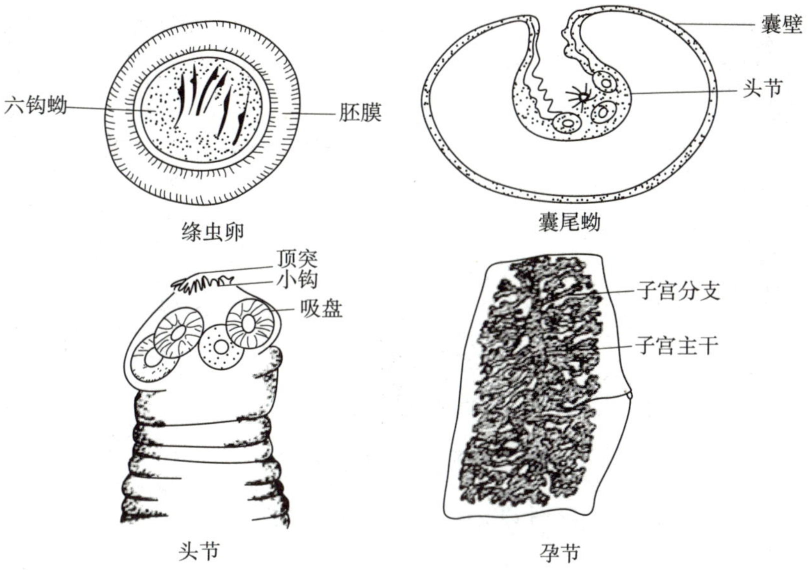

图 19－11　猪带绦虫各期形态

（二）生活史

猪带绦虫的生活史需要两个宿主，人是猪带绦虫唯一的终宿主，同时也可以作为中间宿主；猪和野猪是主要的中间宿主。成虫寄生于人的小肠内，以头节上的吸盘和小钩附着在肠黏膜上，脱落的孕节及虫卵随粪便排出体外。

1. 在猪体内的发育　孕节及虫卵被中间宿主猪食入，经消化道至小肠，在胃液、胰液等消化液的作用下，胚膜破裂，六钩蚴逸出并钻入肠壁进入血管或淋巴管从而到达猪的全身各部位，尤其是运动较多的肌肉组织，经 10 周左右发育为囊尾蚴。含囊尾蚴的猪肉称为“米猪肉”或“豆猪肉”，囊尾蚴是猪带绦虫的感染阶段。

2. 在人体内的发育　人食入生的或半生的含有活囊尾蚴的猪肉而受染。囊尾蚴经消化道到达人的小肠后，在肠内胆汁的刺激下，头节翻出，利用吸盘和小钩附着在肠壁上，并从颈部不断长出链体，经 2～3 个月发育为成虫并产卵。成虫在人体可存活长达 25 年。

虫卵也是猪带绦虫的一种感染阶段，人如误食虫卵，也可作为中间宿主被猪囊尾蚴寄生，此时囊尾蚴不能发育为成虫。人体内感染虫卵方式有三种。

（1）自体内感染　绦虫病患者由于肠道的逆蠕动，将脱落在小肠中的孕节带入胃内，在消化液的作用下，释放出大量虫卵，引起感染。

（2）自体外感染　由于自身有成虫寄生，误食自己排出的虫卵而感染。

（3）异体感染　食入被他人虫卵污染的食物而感染。

孕节或虫卵经消化道至小肠，在消化液的作用下，孵出六钩蚴。六钩蚴穿过肠壁进入血液，随血液循环到达全身各处随后发育为囊尾蚴，囊尾蚴一般寄生于人体的皮下组织、脑、眼、肌肉等各处（图 19－12）。

（三）致病性

1. 成虫致病　成虫寄生于人体小肠，引起猪带绦虫病。成虫夺取肠腔中的大量营养物质，同时头节上的吸盘、小钩附着肠黏膜引起损伤，患者可出现腹部不适、腹痛、腹泻、消化不良及消瘦等症状。偶尔虫体缠绕可致肠梗阻，或者虫体穿破肠壁引起肠穿孔、腹膜炎。

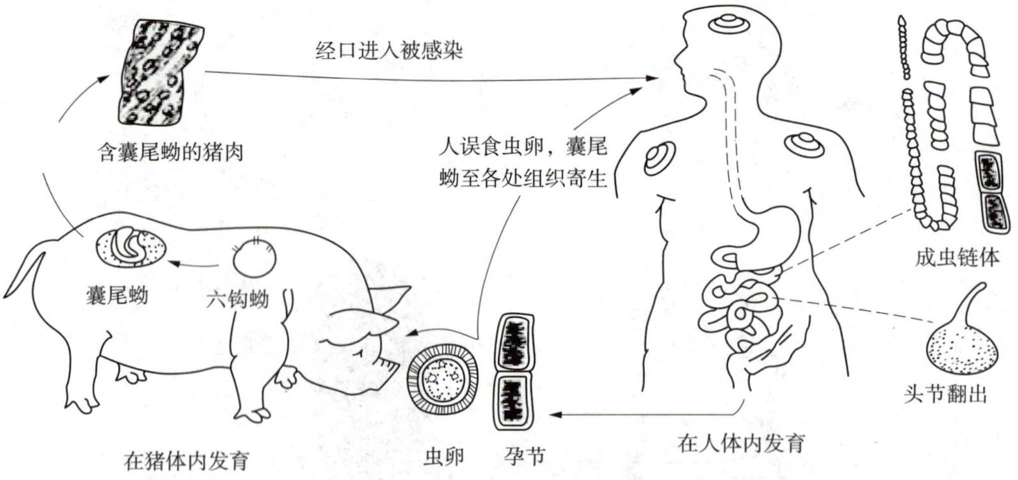

图 19－12 猪带绦虫生活史

2. 幼虫致病 囊尾蚴寄生于人体，引起猪囊尾蚴病，简称囊虫病。其危害程度远大于成虫，因猪囊尾蚴寄生的部位和数量不同，其临床表现也不同。根据寄生部位囊虫病可分为三型。

（1）皮肌型囊尾蚴病 本型最为常见，以头部及躯干较多见，四肢较少。囊尾蚴寄生在皮下时呈结节状，结节数目可从 1 个至数千个不等。结节呈圆形或椭圆形，硬如软骨，可在皮下稍有移动，无压痛。囊尾蚴寄生在肌肉时，可引起局部肌肉酸痛、发胀、麻木等，轻者也可无症状。

（2）脑囊尾蚴病 由于寄生部位不同，其症状复杂多样，轻者可无症状。大部分患者病程缓慢，主要表现为癫痫、头痛、神志不清、视物模糊、颅压增高等症状，也可出现偏瘫、失语、眼底病变等，严重者可突然死亡。

（3）眼囊尾蚴病 猪囊尾蚴可寄生于眼的任何部位，以眼球深部玻璃体及视网膜下最为常见，通常累及单眼。眼内囊尾蚴存活时，症状较轻，可出现视力障碍。眼底镜检查有时可见虫体蠕动。当囊尾蚴死亡后，虫体的分解物可产生强烈的刺激，造成眼内组织变性，导致玻璃体浑浊，视网膜脱离，视神经萎缩，并发白内障、青光眼，最终眼球萎缩导致失明。

（四）实验诊断

粪便检获虫卵或孕节是猪带绦虫感染确诊的依据，手术活检或影像学检查查找到猪囊尾蚴是囊虫病确诊的依据。

1. 猪带绦虫病的检查

（1）询问病史 针对绦虫患者应询问食肉方式及有无节片排出史。

（2）病原检查

1）孕节检查：有绦虫感染时，粪便中常可见到孕节，观察子宫侧分支数目，即可确诊。

2）虫卵检查：可用粪便直接涂片法、饱和盐水漂浮法或集卵法检查虫卵。对可疑者，应连续数天进行检查。

2. 囊虫病的检查 检查方法视囊尾蚴寄生部位而异。

（1）皮肌型囊虫病 当触摸到皮下结节时，可以手术摘除做活组织检查。

（2）眼囊虫病 可用眼底镜检查，有时可看到囊虫头节的伸缩活动。

（3）脑囊虫病 可用 X 线、CT、核磁共振进行辅助诊断。

3. 免疫学诊断 免疫学试验具有辅助诊断价值，尤其是对无明显临床体征的脑型患者具有重要的参考意义。如酶联免疫吸附试验、间接血凝试验、酶标对流免疫电泳试验等。

（五）防治原则

1. 积极治疗患者 治疗绦虫病患者常用槟榔－南瓜子合剂、喹酮、氯硝柳胺等，驱虫后应检查有无头节排出，若头节排出，表明虫体已驱净。如未获得头节应继续随访，2～3个月后复查，无孕节、虫卵发现可视为治愈。治疗囊尾蚴病常用的方法为手术摘除囊尾蚴，若是脑囊虫病患者，应在医生的密切观察下进行治疗，可用吡喹酮、阿苯哒唑和甲苯达唑，使囊尾蚴变性和坏死，特别是前者具有疗效高、药量小、给药方便等优点。

2. 加强卫生宣传教育 注意个人卫生和饮食卫生，不吃生肉或半生猪肉。切生肉、熟肉或蔬菜的刀和砧板要分开，饭前便后要洗手。如粪便中发现有节片排出，应尽早驱虫，防止自体感染囊虫病。

3. 改善养猪方法 改善养猪方法和条件，提倡厕所与猪圈分开，改放养为圈养，粪便要经无害化处理才能用于施肥。

4. 加强肉食检疫 加强生猪定点屠宰，集中检疫，严禁出售“米猪肉”。

二、细粒棘球绦虫

细粒棘球绦虫（Echinococcus granulosus）又称为包生绦虫，成虫寄生在犬科食肉动物的小肠内，幼虫棘球蚴寄生于人和多种食草动物的内脏中，引起棘球蚴病。

（一）形态

1. 成虫 是绦虫中最小的虫种之一，体长2～7mm，平均仅3.6mm。头节呈梨形，具有1个顶突和4个吸盘。顶突伸缩力很强，其上有两圈大小相间的小钩，共28～50个，呈放射状排列。除头、颈外，整个链体只有幼节、成节和孕节各1节。

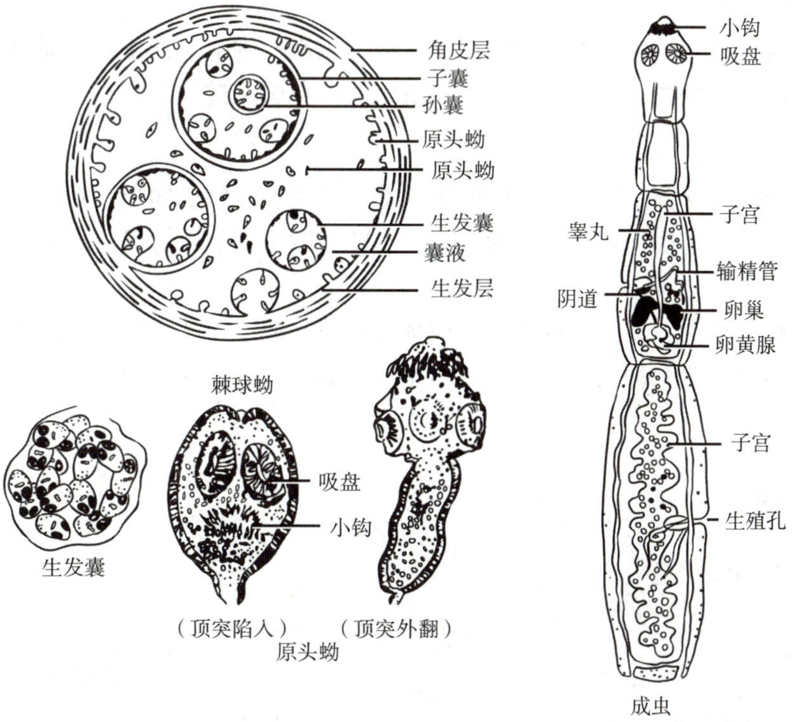

图19－13　细粒棘球绦虫各期形态

2. 幼虫 即棘球蚴，为圆形囊状体，由囊壁和囊内含物（生发囊、原头蚴、子囊、孙囊、囊液等）组成。囊壁分两层，外层为角皮层，乳白色、半透明、质脆、易破裂。内层为生发层又称为胚层，紧贴角皮层，向囊内长出许多原头蚴，原头蚴椭圆形或圆形，其头节与成虫相似，为向内翻卷收缩的头节，顶突和吸盘内陷，保护着数十个小钩。囊腔内充满囊液，囊液无色透明或微带黄色，对人体有免疫原性，可引起过敏反应（图 19－13）。

3. 虫卵 与链状带绦虫虫卵基本相同。

（二）生活史

细粒棘球绦虫的终宿主是犬、狼和豺等食肉动物，中间宿主是羊、牛、骆驼、鹿等偶蹄类动物，也可感染人、啮齿类动物。

成虫寄生在终宿主小肠，孕节或虫卵随宿主粪便排出。当中间宿主吞食了虫卵或孕节后，六钩蚴在其肠内孵出，然后钻入肠壁，随血循环侵入组织脏器，主要是肝脏、肺等部位，经 3～5 个月发育成棘球蚴。含有棘球蚴的脏器被犬、狼等终宿主吞食后，其所含的每个原头蚴都可发育为一条成虫，故犬、狼肠内寄生的成虫数量巨大，可达数千至上万条。本虫只有在棘球蚴阶段能在人体寄生，人因误食到细粒棘球绦虫的虫卵后感染。

（三）致病性

棘球蚴对人体的危害以机械损害为主，棘球蚴在人体内可发现于几乎所有部位，最多见的部位是肝，肺次之。严重程度取决于寄生部位，棘球蚴的大小、数量等因素。在肝内寄生引起肝大、肝区疼痛等；在脑部寄生引起头痛、呕吐甚至癫痫等；在肺内寄生引起呼吸急促、胸痛、咳嗽等；在骨组织内寄生可破坏骨质，造成骨折或骨碎裂。巨大的棘球蚴囊多见于腹腔，一旦棘球蚴囊破裂，可造成继发性感染，引起炎症反应。若囊液大量溢出入血可产生超敏反应，引起严重的过敏性休克，甚至死亡。

（四）实验诊断

手术取出棘球蚴，或者从疑似患者的痰液、尿液、腹水、胸水中查见棘球蚴碎片即可确诊。由于棘球蚴囊壁脆弱易破，一般禁止以穿刺作为诊断措施，以免引起过敏性休克。

（五）防治原则

在流行区应采取综合性预防措施，做好健康教育，普及棘球蚴病知识。在生产和生活中加强个人防护，避免与病畜接触从而误食虫卵。定期为家犬、牧犬驱虫，加强对屠宰场卫生检疫，杜绝以病畜内脏喂犬和乱抛的陋习。

棘球蚴病的治疗，首选方法是外科手术，应务必将虫囊取尽并注意保护，避免囊液外溢造成过敏性休克或继发性腹腔感染。若棘球蚴较小，可使用药物治疗，如阿苯达唑、丙硫咪唑、吡喹酮、甲苯咪唑等。

三、其他绦虫

寄生于人体的其他绦虫见表 19－4。

表 19－4 寄生于人体的其他绦虫

寄生虫	肥胖带绦虫	曼氏迭宫绦虫
简称	牛带绦虫	/
寄生部位	小肠	人体各部
终宿主	人	猫、犬、虎等食肉动物

续表

寄生虫	肥胖带绦虫	曼氏迭宫绦虫
中间宿主	牛	第一中间宿主：剑水蚤 第二中间宿主：蛙、蛇、鸟、人等
感染阶段	牛囊尾蚴	原尾蚴、裂头蚴
感染途径	经口感染	经口、皮肤感染
主要致病	牛带绦虫病	曼氏裂头蚴病、曼氏迭宫绦虫病
寄生虫检查	粪便、肛周查虫卵	粪便查虫卵、手术活检
治疗药物	吡喹酮	阿苯达唑、吡喹酮
预防措施	加强粪便管理、肉检，不吃生的或未煮熟的牛肉	注意个人卫生，不喝生水，不用蛙肉、蛇皮敷贴，不食生或未煮熟的肉类

目标检测

答案解析

1. 关于蛔虫致病性的描述，错误的是（　）
   A. 可引起阑尾炎　B. 可引起肺炎　C. 可引起皮炎
   D. 可引起胆道阻塞　E. 可引起肠梗阻
2. 诊断蛔虫病应检查（　）
   A. 痰液　B. 粪便　C. 血液
   D. 尿液　E. 脑脊液
3. 幼虫经皮肤侵入，成虫寄生于肠道的线虫是（　）
   A. 蛔虫　B. 鞭虫　C. 钩虫
   D. 蛲虫　E. 旋毛虫
4. 由蚊传播的线虫是（　）
   A. 蛔虫　B. 旋毛虫　C. 鞭虫
   D. 钩虫　E. 丝虫
5. 肝吸虫的第一中间宿主是（　）
   A. 豆螺　B. 川卷螺　C. 扁卷螺
   D. 钉螺　E. 福寿螺
6. 血吸虫的主要致病阶段是（　）
   A. 成虫　B. 虫卵　C. 囊蚴
   D. 尾蚴　E. 毛蚴
7. 含有姜片虫囊蚴的水生植物为姜片虫的（　）
   A. 传播媒介　B. 第一中间宿主　C. 第二中间宿主
   D. 保虫宿主　E. 终宿主
8. 猪肉绦虫生活史中对人体危害最大的阶段是（　）
   A. 成虫　B. 虫卵　C. 囊尾蚴
   D. 六钩蚴　E. 孕节
9. 细粒棘球绦虫的致病阶段是（　）
   A. 成虫　B. 虫卵　C. 棘球蚴
   D. 六钩蚴　E. 囊尾蚴

10. 关于带绦虫卵形态结构特征的描述，错误的是（ ）

A. 呈圆球形　　B. 棕黄色

C. 胚膜上有放射状条纹　　D. 常见不到卵壳

E. 内含一个毛蚴

（王　媛）

书网融合……

重点小结　　微课　　习题

第二十章　医学原虫

学习目标

知识目标：

通过本章的学习，掌握医学原虫的概念，常见医学原虫的致病性；熟悉常见医学原虫的形态、生活史；了解医学原虫的实验室检查和防治原则。

能力目标：

具备根据各类原虫的致病特点提出相应防治措施的能力。

素质目标：

通过本章的学习，培养理性分析问题的意识，树立求真务实、严谨细致的工作作风。

原生动物（protozoan）又称为原虫，是单细胞真核生物。原虫虽然仅由单个细胞构成，却能完成生命活动的全部功能，如摄食、代谢、呼吸、排泄、运动及生殖等。原虫的种类繁多，分布极其广泛，目前已发现65000余种，其中少数为寄生生活。寄生在人体内（如管腔、体液、组织或细胞）的原虫称为医学原虫。医学原虫包括致病性和非致病性原虫两种，约40种，其中，致病性原虫对人类健康造成严重危害，在寄生虫学中占有重要的地位。

情境导入

情景：患者，男，42岁，曾在非洲工作过2年，半年前曾有过冷热病史，回国2个月。因每天发热、发冷，伴头痛和全身酸痛就诊。实验室检查：血涂片染色查到疟原虫配子体和滋养体。

思考：1. 该寄生虫会引起何种疾病？

2. 如何加强对该疾病的防治？

第一节　溶组织内阿米巴

PPT

溶组织内阿米巴（Entamoeba histolytica），又称为痢疾阿米巴，是侵袭型阿米巴病的病原体，主要寄生于结肠。溶组织内阿米巴全球分布，多见于热带与亚热带。据统计，在全球超过5亿的阿米巴感染者中，侵袭型阿米巴病的年发病率高达4000万例以上，至今每年死于阿米巴病的人数不少于4万，其在医学上的重要性已被认为仅次于疟疾与血吸虫病。

一、形态　微课

溶组织内阿米巴可分滋养体（trophozoite）和包囊（cyst）两个不同时期，成熟的四核包囊为感染期。

（一）滋养体

滋养体为溶组织内阿米巴活动、摄食和增殖的阶段，通常在结肠腔内以二分裂繁殖。有大滋养体和小滋养体之分（图20-1）。

大滋养体为组织致病型滋养体，直径为 20～60μm，内、外质界限分明，运动活泼，常伸出指状或舌状伪足，做定向的阿米巴运动。内质中可见被吞噬的红细胞，虫体经铁苏木素染色后，核被染成蓝黑色；核仁小而圆，多位于核中央，核膜内缘有大小均匀、排列整齐的染色质颗粒。大滋养体常见于急性患者的粪便和病灶中。在新鲜粪便中有明显的活动力，但在室温下数小时即死亡。由于大滋养体在体外极易死亡，且易被胃酸杀灭，故无传播作用。

小滋养体为肠腔共栖型滋养体，以细菌及肠内容物为营养。虫体较小，直径为 10～30μm。内、外质分界不明显，无伪足，运动缓慢，不吞噬红细胞，可变为包囊。在条件合适时，也可侵入肠壁，转变为大滋养体。

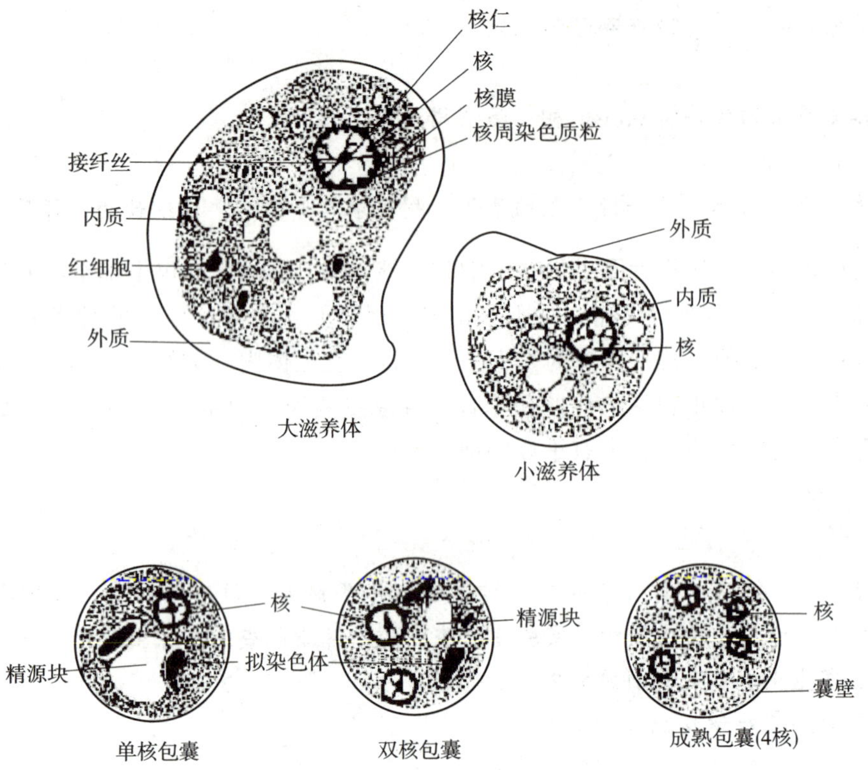

图 20－1　溶组织内阿米巴

（二）包囊

球形，直径为 10～20μm，为溶组织内阿米巴不活动、不摄食阶段。经碘液染色的包囊呈淡黄色，包质内含 1～4 个核，其核结构与滋养体相同。其中，四核成熟包囊具有传染性，为溶组织内阿米巴的感染阶段。在 1～2 核的包囊中可见糖原泡和棒状的拟染色体，随着包囊的发育成熟而逐渐消失。

包囊在外界环境中有较强的抵抗力，在大便中能存活 10 日左右，在水中可存活 9～30 日，一般消毒饮用水的氯浓度不能将其杀死。对热和干燥较敏感，加热 50℃几分钟即被杀死，在干燥环境中存活亦不超过数分钟。

二、生活史

人为溶组织内阿米巴的适宜宿主，含 4 个核的成熟包囊为感染期。溶组织内阿米巴生活史的基本过程是包囊—小滋养体—包囊。当 4 核包囊经口感染人体后，在小肠下端经碱性消化液的作用下，囊壁变薄，虫体活跃，随即脱囊而出形成 4 个小滋养体。小滋养体附着在回盲部的黏膜表面，以宿主肠黏液、细菌和已消化食物为营养，进行二分裂繁殖。在肠腔内增殖的小滋养体可随肠内容物下移，随着肠内环境的变化，如水分逐渐被吸收等，停止活动，团缩，排出未消化食物，分泌囊壁形成单核包囊，经2次核分裂形成4核包囊随粪便排出。

小滋养体在某种因素影响下可不同程度地入侵肠壁，吞噬红细胞和组织细胞转变为大滋养体，且大量繁殖导致肠壁破坏，引起肠壁溃疡。侵入肠组织的大滋养体可随血流至肝或其他部位进行增殖，引起肠外阿米巴病；也可随坏死组织脱落入肠腔，在急性期肠蠕动增加的情况下，大滋养体无成囊的充分时间，致使大量排出体外（图20－2）。由于大滋养体对外环境的抵御力很弱，在外界自然环境中只能短时间存活，即使被吞食也会在通过上消化道时被消化液所杀灭，故在传播上不起作用。而在无症状带虫者的正常粪便中可排出大量包囊，成为流行病学上的重要传染源。据估计，一个带虫者每天排出的包囊可逾5000个。

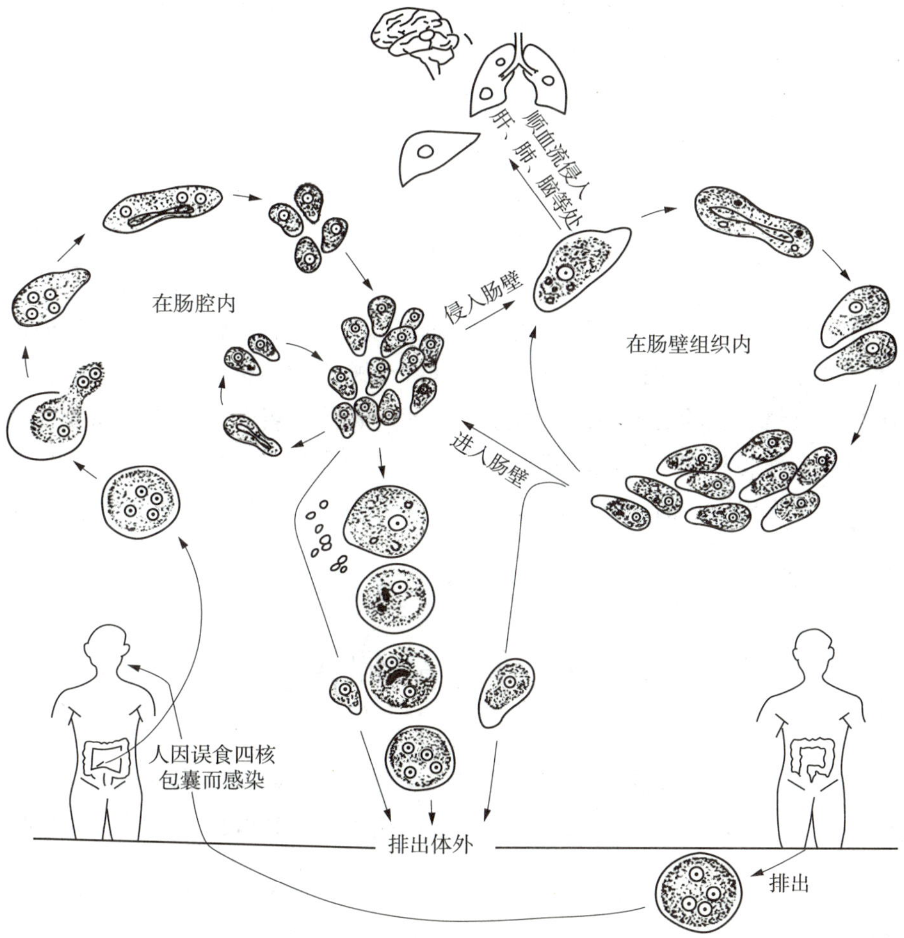

图20－2　溶组织内阿米巴生活史

三、致病性

溶组织内阿米巴的致病机制比较复杂，与虫株致病力、宿主的机体免疫力以及寄生环境等因素有关。根据临床表现可分为无症状的带虫者、肠阿米巴病和肠外阿米巴病。

1. 无症状带虫者　人体感染溶组织内阿米巴后大多数成为带虫者，占感染者的90%。在适当条件下虫体可侵袭组织，引起病变，出现症状。

2. 肠阿米巴病　即阿米巴痢疾。大滋养体侵入肠壁组织后，通过分泌溶组织酶和毒素，破坏肠壁组织，引起液化性坏死，形成口小底大的烧瓶样溃疡。病变部位多见于回盲部和升结肠。典型的阿米巴痢疾患者可出现腹痛、腹泻、里急后重，粪便呈褐色果酱状，有特殊的腥臭味，严重者可并发肠穿孔和继发性细菌性腹膜炎。

3. 肠外阿米巴病 肠壁组织内的大滋养体侵入血管内，随血流扩散至肝、肺、脑、皮肤及泌尿生殖器等，引发相应部位的脓肿或溃疡，如肝脓肿、肺脓肿、脑脓肿等，其中以肝脓肿最常见。

四、实验室检查

根据临床表现的不同，选用不同的检查方法。生理盐水直接涂片法主要适用于检查急性和慢性阿米巴痢疾患者粪便中的滋养体，碘液染色法适用于检查慢性阿米巴痢疾患者和带虫者粪便中的包囊。在进行阿米巴滋养体的检查时，由于滋养体对外界的抵抗力弱，因此在采集标本时，容器必须洁净，无洗涤剂或消毒液的污染，同时粪便要新鲜且无尿液的污染。标本采集后应立即送检，气温低时还需注意保温。

五、流行与防治

本病见于世界各地，感染率因各地卫生条件和居民习惯不同而有很大差异，常见于热带和亚热带地区。旅游者、流动人口、同性恋者和弱智低能人群属于高危人群。感染的高峰年龄为 14 岁以下的儿童和 40 岁以上的成人。

阿米巴病的传染源主要是粪便中带有包囊的带虫者和慢性患者。包囊对外界各种理化因素抵抗力强，在适当温度下可存活数周并保持感染力，通过苍蝇或蟑螂的消化道仍具有感染性。人感染阿米巴主要是因为食用含有成熟包囊的食物或饮水所致。因此，查治患者和带虫者，加强粪便管理和水源保护，消灭苍蝇和蟑螂在预防阿米巴病的过程中至关重要。治疗阿米巴病的首选药物为甲硝咪唑。对于急性或慢性侵入性肠阿米巴病患者，该药均适用，口服几乎 100% 吸收。另外，替硝唑、奥硝唑和塞克硝唑也有类似作用。

第二节 疟原虫

PPT

疟原虫是疟疾的病原体。寄生于人体的疟原虫主要有四种：间日疟原虫、恶性疟原虫、三日疟原虫、卵形疟原虫，分别引起间日疟、恶性疟、三日疟、卵形疟。在我国，主要是间日疟原虫和恶性疟原虫，三日疟原虫少见，卵形疟原虫罕见。

一、形态

疟原虫的基本结构包括核、胞质和胞膜。四种寄生人体的疟原虫的基本结构相同，但发育各期的形态又各有不同，可用于鉴别。四种疟原虫的鉴别主要根据红细胞内虫体的形态和被寄生红细胞的变化（表 20－1）。经吉姆萨或瑞氏染液染色后，核呈紫红色，胞质为天蓝色至深蓝色，疟色素呈棕黄色、棕褐色或黑褐色。疟原虫在红细胞内生长、发育、繁殖，形态变化很大，一般分为四个主要发育期：早期滋养体、晚期滋养体、裂殖体、配子体。现以间日疟原虫为例，对各期形态进行描述。

1. 早期滋养体 是疟原虫侵入红细胞内发育的最早时期。核小，胞质少，中间有空泡，虫体多呈环状，故又称为环状体或小滋养体。

2. 晚期滋养体 也称为大滋养体。由环状体发育而来，核增大，胞质增多，有伪足，环状不规则，有空泡，胞质内开始出现疟色素。寄生的红细胞变大、变形，颜色变浅，常有明显的红色薛氏点。

3. 裂殖体　晚期滋养体发育成熟，核开始分裂后即称为未成熟裂殖体。核经反复分裂，最后胞质随之分裂并包绕每个核，形成裂殖子。当裂殖子达到 12～24 个，疟色素集中成团，此时的裂殖体称为成熟裂殖体。

4. 配子体　由裂殖子发育而来。疟原虫经过数次裂体增殖后，部分裂殖子侵入红细胞中发育长大，核增大而不再分裂，胞质增多而无伪足，最后发育成为圆形、卵圆形或新月形的个体，称为配子体。配子体有雌雄或大小之分。雌（大）配子体虫体较大，胞质致密，疟色素多而粗大，核致密而偏于虫体一侧或居中；雄（小）配子体虫体较小，胞质稀薄，疟色素少而细小，核质疏松、较大，位于虫体中央。

表 20－1　四种疟原虫形态的鉴别

疟原虫在红细胞内形态/被寄生的红细胞变化	间日疟	恶性疟	三日疟	卵形疟
环状体（早期滋养体）	环较大，约等于红细胞直径的1/3；核1个，偶有2个；胞质淡蓝色；红细胞内多只含1个原虫，偶有2个	环纤细，约等于红细胞直径的1/5；核1个，但2个也很常见；红细胞可含2个以上的原虫，常位于红细胞的边缘	环较粗壮，约等于红细胞直径的1/3；核1个；胞质深蓝色；红细胞很少含有2个原虫	似三日疟原虫
滋养体	虫体渐大，有伪足伸出，空泡明显，虫体形态不规则；疟色素黄棕色，小杆状	体小圆形，不活动；疟色素集中，黑褐色。外周血中不常见	胞质圆形或带状，疟色素棕褐色，颗粒粗	体较三日疟原虫大；圆形，空泡不显著，疟色素似间日疟原虫
成熟裂殖体	裂殖体12～24个，通常16个排列不规则；疟色素集中成堆，虫体占满膨大的红细胞	裂殖子8～36个，通常18～24个，排列不规则；疟色素集中成一团，虫体占红细胞体积的2/3～3/4	裂殖子6～12个，通常8个排成一环；疟色素集中在中央，虫体占满整个不胀大红细胞	裂殖子6～12个，通常8个排成一环；疟色素集中在中央或一侧
配子体	圆形，胞质色蓝而略带红色，核疏松，淡红色，通常位于中央；疟色素分散	腊肠形，两端钝圆，胞质色蓝而略带红色，核疏松，淡红色，位于中央；疟色素黄棕色，在核周围较多	与间日疟原虫类似	虫体似三日疟原虫；疟色素似间日疟原虫
被寄生红细胞的变化	胀大，色淡，滋养体期开始出现鲜红色的薛氏点	大小正常或略缩小，常有几颗粗大紫褐色的茂氏点	大小正常，有时缩小，颜色无改变；偶可见齐氏点	胀大，色淡，多数卵圆形，边缘不整齐；常见较多红色，粗大的薛氏点

二、生活史

四种疟原虫的生活史基本相同，需要人和按蚊两个宿主。在人体内先后寄生于肝细胞和红细胞内，进行裂体增殖。在红细胞内，除进行裂体增殖外，部分裂殖子形成配子体，开始有性生殖的初期发育。在蚊体内，完成配子生殖，继而进行孢子增殖（图 20－3）。

（一）在人体内的发育

疟原虫在人体内发育可分肝细胞内的发育和红细胞内的发育两个阶段。

1. 红细胞外期（红外期）　即疟原虫在肝细胞内的裂体增殖。当唾液中带有成熟子孢子的雌性按蚊吸血时，子孢子随唾液进入人体，约经 30 分钟后随血流侵入肝细胞，摄取肝细胞内营养发育并裂体增殖，形成红细胞外期裂殖体。裂殖子胀破肝细胞，一部分裂殖子被巨噬细胞吞噬，其余部分进入血液侵入红细胞，开始红细胞内期的发育。间日疟原虫完成红细胞外期的时间约 8 天，恶性疟原虫约 6 天，三日疟原虫为 11～12 天，卵形疟原虫约 9 天。

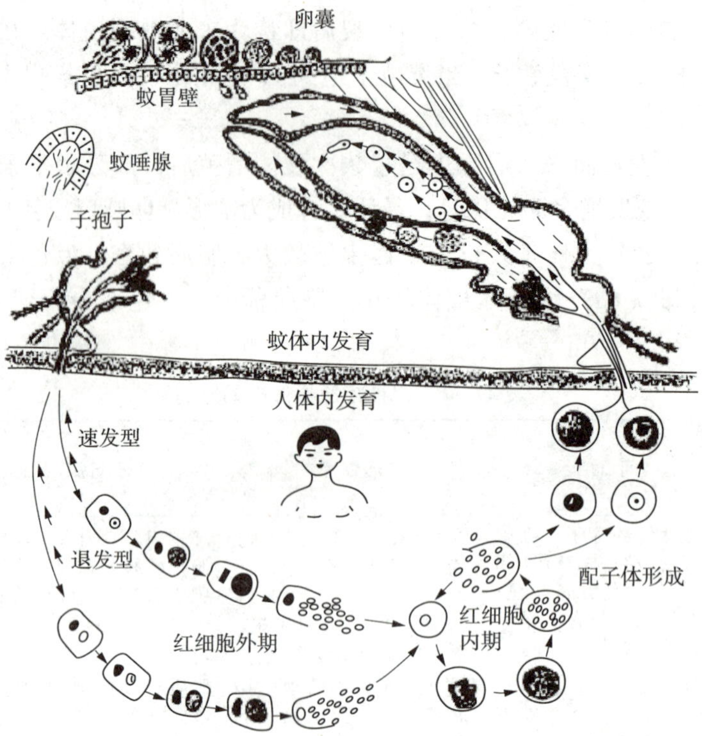

图 20－3　疟原虫生活史

目前一般认为间日疟原虫和卵形疟原虫的子孢子具有不同的两种遗传类型，即速发型子孢子和迟发型子孢子。当子孢子进入肝细胞后，速发型子孢子继续发育完成红细胞外期的裂体增殖。而迟发型子孢子视虫株的不同，需经过一段或长或短（数月至年余）的休眠期后，才完成红细胞外期的裂体增殖。经休眠期的子孢子被称为休眠子，与疟疾的复发有关。恶性疟原虫和三日疟原虫无休眠子。

2. 红细胞内期（红内期）　即疟原虫在红细胞内的裂体增殖。红细胞外期的裂殖子从肝细胞释放出来，进入血流后很快侵入红细胞。侵入的裂殖子先形成环状体，摄取营养，生长发育，经大滋养体、未成熟裂殖体，最后形成含有一定数量裂殖子的成熟裂殖体。红细胞破裂后，裂殖子释出，其中一部分被巨噬细胞吞噬，其余再侵入其他正常红细胞，重复其红细胞内期的裂体增殖过程。完成一代红细胞内期裂体增殖，间日疟原虫约需 48 小时，恶性疟原虫需 36～48 小时，三日疟原虫约需 72 小时，卵形疟原虫约需 48 小时。

疟原虫经几代红细胞内期裂体增殖后，部分裂殖子侵入红细胞后不再进行裂体增殖而是发育成雌、雄配子体。

（二）在按蚊体内的发育

当雌性按蚊刺吸患者或带虫者血液时，在红细胞内发育的各期虫体随血液入蚊胃，仅雌、雄配子体能在蚊胃内继续发育，其余各期虫体均被消化。雌、雄配子体发育为雌、雄配子，两者结合成合子，合子变长能动，成为动合子。动合子穿过蚊胃壁，在胃弹性纤维膜下形成卵囊。卵囊内的核和胞质不断分裂进行孢子增殖，形成数以万计的子孢子。子孢子随卵囊破裂释出或由囊壁钻出，经血液和淋巴液集中于按蚊的唾液腺，发育为成熟子孢子。子孢子是疟原虫的感染阶段。当含有子孢子的按蚊再吸血时，子孢子即可随唾液进入人体，又开始在人体内的发育。

三、致病性

疟原虫生活史中主要致病阶段是红细胞内期裂体增殖期。红细胞外期的疟原虫对肝细胞虽有损害，但常无明显临床症状。红细胞内的裂体增殖可引起周期性寒热发作，称为疟疾发作。若干次发作后，可出现贫血及脾大；有时严重者还可引起凶险型疟疾，主要表现脑型疟疾、超高热型等严重合并症，常见于恶性疟。从疟疾全过程来看，子孢子侵入人体后到临床发作前，都经过一段潜伏期，继之为疟疾发作期。若未彻底治疗又可出现再燃。间日疟原虫和卵形疟原虫可出现疟疾复发。

1. 潜伏期 由疟原虫侵入人体到出现疟疾发作的期间为潜伏期。潜伏期的长短主要取决于疟原虫的虫株的生物学特性，但与感染疟原虫的数量与方式、机体免疫力以及服用抗疟药等有关系。一般间日疟潜伏期短者 11～25 天，长者 6～12 个月，个别可长达 625 天。恶性疟潜伏期为 7～27 天，三日疟为 18～35 天。但侵入人体疟原虫数量多，或经输血输入大量无性体，或机体免疫力降低时，潜伏期常较短。服抗疟药者潜伏期可能延长。

2. 发作 典型的疟疾发作表现为周期性的寒战、发热和出汗退热三个连续阶段。这种周期性特点与疟原虫红细胞内期增殖周期一致，即和裂殖子从所寄生的红细胞释出的时间一致。间日疟疾和卵形疟疾为隔日发作 1 次；三日疟疾为隔两天发作 1 次；恶性疟疾起初为隔日发作 1 次，以后则出现每天发作或间歇期不规则。

发作的原因主要是红细胞内期疟原虫裂殖子胀破红细胞，裂殖子和疟原虫的代谢产物、残余和变性的血红蛋白以及红细胞碎片等一并进入血流，其中相当一部分可被多形核白细胞、中性粒细胞及单核巨噬细胞吞噬，刺激这些细胞产生内源性热原，与疟原虫代谢产物共同作用于宿主下丘脑的体温调节中枢引起发热。

3. 贫血 疟疾发作几次后，可出现贫血症状。发作次数越多，病程越长，贫血越严重。贫血的原因除了疟原虫直接破坏红细胞外，还与脾巨噬细胞吞噬红细胞的功能亢进、骨髓中红细胞的生成障碍、免疫病理损伤等因素有关。

4. 脾大 主要原因是脾充血和单核巨噬细胞增生。早期经抗疟治疗，脾脏可恢复正常大小。慢性患者由于出现脾纤维化，虽经抗疟根治，也不能恢复正常大小。

5. 再燃与复发 疟疾初发停止后，患者若无再感染，仅由于体内残存的少量红细胞内期疟原虫在一定条件下重新大量繁殖又引起的疟疾发作，称为疟疾的再燃（recrudescence）。疟疾复发（relapse）是指疟疾初发患者红细胞内期疟原虫已被消灭，未经蚊媒传播感染，经过数周至年余，又出现疟疾发作，称为复发。不论再燃或复发，都和不同种、株疟原虫的遗传特性有关。如恶性疟原虫和三日疟原虫都不引起复发，只有再燃；而间日疟和卵形疟则既有再燃，又有复发。

6. 凶险型疟疾 绝大多数由恶性疟原虫所致，但间日疟原虫引起的脑型疟国内已有报道。常见的有脑型和超高热型，多表现为持续高烧、全身衰竭、呼吸窘迫、多发性惊厥、昏迷、肺水肿、异常出血、黄疸、肾功能衰竭、血红蛋白尿和恶性贫血等。凶险型疟疾来势凶猛，若不能及时治疗，死亡率很高。

7. 疟疾性肾病 多见于三日疟疾患者长期未愈者，以非洲患儿居多。

8. 其他类型疟疾 如先天疟疾、婴幼儿疟疾、输血疟疾等。

四、实验室检查

从患者外周血液中检出疟原虫，是疟疾确诊的依据。取患者外周血涂成薄血膜和厚血膜，进行吉姆萨染色或瑞氏染色后镜检。一般在厚血膜中查到疟原虫后再从薄血膜中鉴定虫种。采血时间应在发作开始（恶性疟）或发作后数小时至 10 小时（间日疟、三日疟）进行。

目前疟疾的血清学试验包括循环抗体和循环抗原的检测，检测抗体主要用于疟疾的流行病学调查、防治效果评估及输血对象的筛选，而在临床上仅作辅助诊断用。利用血清学方法检测疟原虫的循环抗原能更好地说明受检对象是否有活动感染。常用的方法有放射免疫试验、抑制法酶联免疫吸附试验、夹心法酶联免疫吸附试验和快速免疫色谱测试卡（ICT）等。

五、流行与防治

疟疾在世界上分布广泛，是严重危害人体健康的寄生虫病之一，是全球广泛关注的重要公共卫生问题。

外周血中有配子体的患者和带虫者是疟疾的传染源。按蚊是传播媒介，在我国以中华按蚊、嗜人按蚊、微小按蚊为主。另外，血中带有红内期疟原虫的献血者也可通过供血传播疟疾。适合的温度和雨量影响着按蚊的数量和吸血活动以及原虫在按蚊体内的发育。社会因素如政治、经济、文化、卫生水平和人类的社会活动等直接或间接地影响疟疾的传播与流行。

由于疟疾的传染源主要是患者和带虫者，故要积极治疗疟疾患者和带虫者。治疗疟疾患者常用药物有氯喹和伯喹。其中氯喹能杀灭血液中的疟原虫，伯喹能杀灭肝脏中的疟原虫和血液中配子体。除了药物治疗外，预防疟疾的关键是要做好防蚊、灭蚊。

知识链接

抗疟药物青蒿素的发现和应用

20 世纪 60 年代，人们饱受疟疾之害，中国中医科学院的屠呦呦于 1969 年接受了国家疟疾防治项目“523”办公室艰巨的抗疟研究任务。屠呦呦担任中药抗疟组组长，从此与中药抗疟结下了不解之缘。由于当时的科研设备比较陈旧，不少人认为这个任务难以完成。只有屠呦呦坚定地说：“没有行不行，只有肯不肯坚持。”通过整理中医药典籍、走访名老中医和坚持不懈地试验，屠呦呦团队最终于 1972 年发现了青蒿素。据世卫组织不完全统计，青蒿素作为一线抗疟药物，在全世界已挽救数百万人生命。

护生要向屠呦呦团队学习，对病患不轻言放弃，对工作勇于探索。

PPT

第三节　刚地弓形虫

刚地弓形虫（Toxoplasma gondii）是一种机会致病性原虫，寄生于人和多种哺乳动物宿主的有核细胞内，引起弓形虫病（toxoplasmosis）。弓形虫病为人兽共患病。

猫科动物为终宿主，中间宿主广泛，主要是人和多种哺乳动物。

一、形态

弓形虫发育的过程有五种形态：滋养体、包囊、裂殖体、配子体和卵囊。其中滋养体、包囊和卵囊与传播和致病有关。

1. 滋养体　指在中间宿主细胞内营分裂生殖的虫体，包括速殖子（tachyzoite）和缓殖子（bradypoite）。游离的速殖子呈香蕉形或半月形，前端较尖，后端钝圆，长 4 ~ 7μm，最宽处 2 ~ 4μm。吉姆萨染色后可见胞核呈紫红色，位于虫体后半部，胞浆呈蓝色。急性期速殖子在中间宿主细胞内以内二芽殖法不断增殖达数个或20余个，由宿主细胞膜包裹，形成假包囊。

2. 包囊 圆形或椭圆形，直径5～100μm，外有一层富有弹性的坚韧囊壁。囊内含数个至数百个缓殖子，其形态与速殖子相似，但虫体较小，核稍偏后。

3. 卵囊 圆形或椭圆形，直径10～12μm，有两层光滑透明的囊壁，其内充满均匀小颗粒。成熟卵囊内含2个孢子囊，分别含有4个新月形的子孢子。

二、生活史

弓形虫生活史复杂，需要两个宿主（终末宿主和中间宿主）。在猫科动物体内完成有性生殖，同时也进行无性生殖，故猫是弓形虫的终宿主兼中间宿主。在其他动物或人体内只能完成无性生殖，为中间宿主。有性生殖只限于在猫科动物小肠上皮细胞内进行，称为肠内期发育。无性生殖阶段可在肠外其他组织、细胞内进行，称为肠外期发育。弓形虫对中间宿主的选择不严格，除哺乳动物外，鸟类、鱼类和人都可寄生，对寄生组织的选择也无特异亲嗜性，除红细胞外的有核细胞均可寄生。

三、致病性

弓形虫的致病作用与虫株毒力、宿主的免疫状态有关。目前国际上公认的强毒株代表为RH株，弱毒代表为贝弗利（Beverley）株。绝大多数哺乳动物、人及家畜等都是易感中间宿主。

（一）致病机制

速殖子是弓形虫的主要致病阶段，在细胞内寄生增殖破坏细胞后，逸出的速殖子又可侵犯邻近的细胞，如此反复破坏，因而引起组织的炎症反应、水肿、单核细胞及少数多核细胞浸润。包囊内缓殖子是引起慢性感染的主要阶段。包囊因缓殖子增殖而体积增大，挤压器官，可致功能障碍。死亡的缓殖子诱导机体产生迟发型超敏反应，形成肉芽肿及纤维钙化灶，病变多见于脑、眼部等处。感染弓形虫后，正常情况下可产生有效的保护性免疫，多数无明显症状，当宿主有免疫缺陷或免疫功能低下时才引起弓形虫病。

（二）临床表现

1. 先天性弓形虫病 母亲在孕期感染弓形虫，可经胎盘将弓形虫传播给胎儿。孕早期感染可造成流产、早产、畸胎或死胎，其中畸胎发生率最高。孕后期感染，受感染胎儿多表现为隐性感染，存活者中多有精神发育障碍，还可表现为弓形虫眼病，可伴有发热、皮疹、消化道症状等。

2. 获得性弓形虫病 获得性弓形虫感染方式主要有两种：①吃了生的或不熟的含有弓形虫包囊的肉类食品；②饲养宠物（主要是猫）或从事与家畜家禽密切接触的职业，由于食入了弓形虫卵囊或包囊而感染。淋巴结肿大是其最常见的临床表现，多见于颌下和颈后淋巴结。弓形虫常累及脑和眼部，引起中枢神经系统损害，如脑炎、癫痫和精神异常，弓形虫眼病以视网膜脉络膜炎多见。

四、流行与防治

弓形虫呈世界性分布，广泛存在于多种哺乳动物体内，人群感染亦较普遍。动物是本病的传染源，尤其是猫及猫科动物，人食入未煮熟的含弓形虫的肉、蛋、奶制品或被卵囊污染的食物和水可致感染。

目前治疗没有特效药，加强家畜、饮食卫生管理，教育群众不生吃肉、奶制品，孕妇不接触猫并定期做弓形虫常规检查。

第四节　其他原虫

PPT

在医学原虫中，除了上述三种比较重要的虫种外，在临床上比较常见的还有阴道毛滴虫、蓝氏贾第鞭毛虫、杜氏利什曼原虫。具体内容见表20-2。

表20-2　其他常见医学原虫

特点	阴道毛滴虫	蓝氏贾第鞭毛虫病	杜氏利什曼原虫
寄生部位、感染期与感染方式	女性阴道和泌尿道、男性泌尿生殖系统；滋养体 直接传播：性交传播（主要） 间接传播：使用公共浴池、浴具、公用泳衣裤、马桶等，经生殖道感染	小肠包囊（4核）；摄入被包囊污染的水体或食物 人—人传播：小学校、托儿所、家庭成员之间粪—口传播	白蛉消化道、终宿主单核细胞内；白蛉体内前鞭毛体；白蛉叮刺，前鞭毛体随唾液进入人体
终宿主	人	人和某些哺乳动物	人、哺乳动物
中间宿主	无	无	白蛉
排出途径	阴道分泌物	粪便	
实验室检查	阴道分泌物、尿液、前列腺液，生理盐水涂片检滋养体	急性期粪便检滋养体；慢性期成形粪便检包囊；小肠液检查、小肠活检	骨髓穿刺涂片法、淋巴结穿刺法、皮肤结节刮取物
致病	性传播疾病 女性：滴虫性阴道炎和泌尿道炎症，多无明显临床症状、白带增多、外阴瘙痒或烧灼感、膀胱刺激症 男性：常无临床表现，但可导致配偶连续重复感染 婴儿：呼吸道和结膜炎症病变	机会性致病，腹泻为主要症状 急性期：恶心、厌食、突发性恶臭水泻、胃胀、腹痛、粪便极少带血 亚急性期或慢性期（多见）：周期性稀便、味甚臭	无鞭毛体在巨噬细胞大量增殖引起巨噬细胞大量破坏与增生 内脏利什曼病（黑热病）：不规则发热、肝脾肿大、淋巴结肿大、全血性贫血（脾亢、免疫溶血骨髓造血功能抑制） 皮肤利什曼病：溃疡
预防与治疗	夫妻共同诊治，注意个人卫生与经期卫生，不使用公共浴具、泳衣裤、马桶等	加强人和动物宿主粪便管理，防止水源污染，做好饮食卫生和个人卫生	定期查犬、捕杀病犬、消灭白蛉、治疗患者、加强个人防护

目标检测

答案解析

1. 溶组织内阿米巴主要寄生于人体的（　）
   A. 盲肠　B. 结肠　C. 小肠　D. 胃　E. 肝脏
2. 溶组织内阿米巴主要的传播途径是（　）
   A. 粪—口传播　B. 呼吸道传播　C. 消化道传播　D. 性传播　E. 血液传播
3. 溶组织内阿米巴治疗首选的药物是（　）
   A. 乙胺嘧啶　B. 氯喹　C. 甲硝唑　D. 螺旋霉素　E. 吡喹酮

4. 疟原虫的终宿主是（　）

A. 人
B. 钉螺
C. 猫
D. 按蚊
E. 白蛉

5. 疟原虫的主要致病阶段是（　）

A. 红细胞内期的裂殖体增殖
B. 雌配子体
C. 子孢子
D. 雄配子体
E. 红细胞外期裂殖体

（欧　莉）

书网融合……

重点小结　　微课　　习题

第二十一章　医学节肢动物

学习目标

知识目标：

通过本章的学习，掌握医学节肢动物的概念；熟悉医学节肢动物对人体的危害；了解重要的医学节肢动物的种类。

能力目标：

具备正确识别医学节肢动物种类的能力。

素质目标：

通过本章的学习，树立正确的自然观，培养开展环境综合治理的职业能力和素养。

第一节　概　述

PPT

情境导入

情景：患者，男，18岁，自诉颈部、胸腹部的皮肤瘙痒，夜间尤为明显，由于奇痒难忍而不停搔抓，皮肤上弥漫地分布着大小不一的丘疹。经检查在其体表查获螨体，被确诊为螨性皮炎。螨性皮炎是人体受螨类的侵袭或接触到螨类的分泌物、排泄物和尸体等而导致的，引起螨性皮炎的螨类有革螨、恙螨、粉螨和尘螨等。

思考：1. 螨虫属于哪一类病原生物？

2. 这类生物对人体的直接危害和间接危害分别表现在哪些方面？

3. 该如何预防螨虫感染？

节肢动物（arthropod）种类繁多，分布广泛，占全球动物种类的2/3以上。医学节肢动物（medical arthropod）是指与医学有关、危害人畜健康的节肢动物，它们不仅通过骚扰、吸血、螫刺、寄生等方式损害人体，还可携带病原体，传播多种疾病。医学节肢动物学（medical arthropodology）是一门研究医学节肢动物的形态、分类、生活史、生态、地理分布、致病与传播规律及防治措施的学科，是人体寄生虫学、流行病学和公共卫生学的重要组成部分。

一、节肢动物的主要特征

节肢动物是无脊椎动物，除自生生活外，也有少数寄生种类。它们具有下列主要特征：①身体两侧对称；②多数种类的躯体和附肢均分节；③体表骨骼化，在发育过程中，大多经历蜕皮和变态；④体腔称为血腔，循环系统为开放式；⑤雌雄异体，卵生或卵胎生为主要繁殖方式。

二、节肢动物的分类

节肢动物门通常分为13个纲，其中与医学有关的是甲壳纲、倍足纲、唇足纲、蛛形纲及昆虫纲等5个纲，最重要的是蛛形纲和昆虫纲。

1. 蛛形纲　虫体分头胸部和腹部，或头胸腹愈合成躯体。成虫有足 4 对，无触角。与医学有关的种类主要为硬蜱、软蜱、恙螨、疥螨、蠕形螨、尘螨、粉螨、蜘蛛和蝎子等。

2. 昆虫纲　虫体分头部、胸部、腹部。头部有触角和复眼各 1 对，胸部有足 3 对。与医学有关的种类主要为蚊、蝇、白蛉、蠓、蚋、虻、蚤、虱、臭虫、蜚蠊（蟑螂）、锥蝽、桑毛虫、松毛虫、毒隐翅虫等。

3. 甲壳纲　分为头胸部和腹部。头胸部有坚韧的头胸甲，触角 2 对，足 5 对。大多水居，以鳃呼吸。与医学有关的种类主要为溪蟹、水蚤、蟹及蝲蛄等。

4. 唇足纲　虫体窄长，分头部和躯干部。头部有触角 1 对；躯干部由许多相似体节组成，每节有 1 对步足，第 1 体节有毒爪 1 对。与医学有关的种类主要为蜈蚣等。

5. 倍足纲　虫体呈长管形，多节，由头及若干形状相似的体节组成。头部有触角 1 对，除第 1 体节外，每节有足 2 对，所分泌的物质常引起人体皮肤过敏。与医学有关的种类主要为马陆等。

知识链接

科学家发现目前已知最古老的蚊子

2023 年，我国科学家领衔完成了一项最新成果——在距今约 1.3 亿年前的黎巴嫩琥珀中发现了目前已知最古老的蚊子化石，这次发现将蚊子的化石记录提前了近 3000 万年，同时还证明了在蚊科演化的早期阶段，雄性的蚊子是吸血的，揭示了昆虫的早期吸血行为比我们想象得更为复杂。

PPT

第二节　医学节肢动物对人体的危害 微课

医学节肢动物对人体的危害分为直接危害和间接危害。直接危害是指医学节肢动物因骚扰、吸血、蜇刺、寄生或由其引发超敏反应等而发生的节肢动物源性疾病；间接危害是指医学节肢动物作为媒介传播病原体而发生的虫媒病。

一、直接危害

1. 骚扰和吸血　多种节肢动物，如蚊、白蛉、虱、臭虫、蚋、蠓、虻、蜱、螨等，都能叮刺吸血，人体被叮刺处有痒感，重者出现丘疹样荨麻疹，影响正常工作和睡眠。

2. 蜇刺和毒害　有些节肢动物有毒腺、毒毛或体液有毒，蜇刺时将毒液注入人体而使人受害。如蜂蚁类会用毒刺蜇入或用上颚咬人，并注入毒液，引起肿痛。

3. 寄生　有些节肢动物可以寄生于人畜体内或体表引起病变，如蝇类幼虫寄生引起蝇蛆病，疥螨寄生于皮下引起疥疮等。

4. 超敏反应　医学节肢动物的唾液、分泌物、排泄物和脱落的表皮都是异种抗原，过敏体质的人群接触后可引起超敏反应。如尘螨引起的螨性哮喘、变应性鼻炎等。

二、间接危害

1. 机械性传播病原体　医学节肢动物对病原体只是机械携带和输送。医学节肢动物通过体表、口器或消化道等途径，把病原体从一个宿主带至另一个宿主，病原体的数量和形态在携带和传播过程中不发生变化，仍保持感染力。如蝇传播痢疾杆菌。

2. 生物性传播病原体　病原体必须在医学节肢动物体内经过一段时期的发育或繁殖才具有感染

力，医学节肢动物可作为病原体的宿主，往往是病原体生活史中不可缺少的一环。生物性传播是医学节肢动物传播病原体的重要方式。如蚊传播疟原虫、丝虫等。

通常根据病原体在医学节肢动物体内的发育与繁殖的情况，将它们之间的关系分为四种形式。

（1）发育式　病原体在医学节肢动物体内只有发育过程而没有繁殖过程，病原体没有数量上的增加。如丝虫幼虫在蚊体内的发育。

（2）繁殖式　医学节肢动物仅作为病原体繁殖的场所，病原体有数量上的增加，但无形态变化。如黄热病毒、登革病毒在蚊虫体内的繁殖。

（3）发育繁殖式　病原体在医学节肢动物体内不但发育而且繁殖，有形态和数量上的变化。病原体只有在医学节肢动物体内完成发育和繁殖过程后才能感染人。如疟原虫在按蚊体内的发育和繁殖。

（4）经卵传递式　某些病原体不仅在医学节肢动物体内繁殖，而且能侵入卵巢，经卵传递到下一代，产生具有感染性的后代，造成病原体传播的扩散。如蚊体内的日本猫眼病毒。

第三节　常见医学节肢动物及其特征

PPT

在节肢动物中，与医学关系较密切的是蛛形纲和昆虫纲，其常见种类、主要特征见表 21－1。

表 21－1　蛛形纲和昆虫纲的常见虫种及主要特征

纲	虫种	滋生地	栖息场所	危害
蛛形纲	硬蜱与软蜱	草丛和灌木丛、动物窝巢、住房等	与滋生地相同	叮咬、吸血：局部炎症、蜱瘫痪；传播森林脑炎、克里米亚－刚果出血热、鼠疫等
	恙螨	潮湿、多草隐蔽处；小溪旁、水塘、树林、草地	与滋生地相同	幼虫叮刺：皮炎；传播恙虫病
	疥螨	寄生于人和哺乳动物皮内	与滋生地相同	各期虫体寄生于人体的薄嫩皮肤处，引起疥疮
	蠕形螨	寄生于人、哺乳动物的毛囊和皮脂腺	与滋生地相同	寄生于皮脂腺发达的皮肤处引起毛囊炎，与酒糟鼻、痤疮、脂溢性皮炎等皮肤病有关
昆虫纲	按蚊	河水、稻田、芦苇塘等	阴暗、潮湿及不通风的地方；树洞、花丛、家具后面等处	吸血、骚扰；传播丝虫病、疟疾
	白蛉	洞穴、人房、厕所、畜舍等墙缝中	阴暗无风处：墙边、土洞等	吸血、骚扰；传播内脏利什曼病
	蝇	粪便、垃圾、植物以及动物的腐烂物	天花板、电线、悬挂空中的绳索	骚扰、蝇蛆病；传播痢疾、伤寒、霍乱、肠道蠕虫病等
	人头虱	毛发丛内，内衣缝、褶皱	与滋生地相同	吸血、骚扰
	人体虱	毛发丛内，内衣缝、褶皱	与滋生地相同	吸血、骚扰；传播流行性斑疹伤寒、战壕热
	耻阴虱	阴部、会阴毛丛内	与滋生地相同	吸血、骚扰
	蚤	动物巢穴、屋角、墙缝、土坑尘土中	宿主的毛丛内、巢穴和居室内	吸血、骚扰、潜蚤病；传播鼠疫
	臭虫	室内墙壁、地板缝隙中、草垫、床上各种缝隙中	与滋生地相同	吸血、骚扰；可能传播 Q 热、乙型肝炎等
	蜚蠊	多栖居野外，少数隐藏于室内，如厨房、壁橱、食品柜等处缝隙中	与滋生地相同	携带多种病原体，机械性传播细菌、病毒、寄生虫，还可作为某些医学蠕虫的中间宿主

答案解析

目标检测

1. 医学节肢动物对人体的危害主要表现在（　）

A. 吸血　B. 骚扰　C. 寄生

D. 传播疾病　E. 超敏反应

2. 传播鼠疫的医学节肢动物是（　）

A. 按蚊　B. 蚤　C. 蜚蠊

D. 臭虫　E. 蝇

3. 传播丝虫病、疟疾的重要媒介节肢动物是（　）

A. 白蛉　B. 蝇　C. 疥螨

D. 按蚊　E. 蜚蠊

4. 可引起疥疮的医学节肢动物是（　）

A. 蜚蠊　B. 恙螨　C. 人体虱

D. 疥螨　E. 臭虫

5. 下列以机械性传播疾病为主要方式的医学节肢动物为（　）

A. 按蚊　B. 蝇　C. 硬蜱

D. 蚤　E. 白蛉

（祝继英）

书网融合……

重点小结　微课　习题

下篇　医学免疫学

第二十二章　抗　原

学习目标

知识目标：

通过本章的学习，掌握抗原的概念及常见的分类方法；熟悉影响抗原免疫原性的因素；了解佐剂、超抗原的概念及应用。

能力目标：

具备描述抗原特异性及分子结构基础的能力。

素质目标：

通过本章的学习，建立对临床疾病的免疫学诊断防治的辩证思维。

在免疫学发展的早期，人们通过利用细菌或类毒素给动物注射，从而从动物血清中获得能够与细菌或毒素发生特异性结合的物质。后来将这种有特异性反应的物质称为抗体，而刺激的物质统称为抗原。

情境导入

情景：在1980年世界卫生组织宣布天花在地球上完全灭绝之前，天花病毒足足“统治”地球长达数千年。古人曾用水苗法对抗天花，可达到预防天花的目的，即便发病，也能够控制并减轻病情，避免产生危重的病情。中国古代的人痘法，在一定程度上缓解了天花的传播，被各国广泛学习，促进了后续的天花防疫研究。“近代免疫学之父”爱德华·詹纳偶然发现挤奶女工与奶牛接触大多数都会感染得牛痘，牛痘病毒与人类天花类似，但症状极轻。一旦得过牛痘的女工，就不会被传染上天花。于是爱德华·詹纳研究并推广牛痘疫苗，使人类对天花病毒产生免疫。

思考：1. 天花病毒是一种抗原吗？

2. 当人体接种牛痘疫苗后，为什么可以同时获得抵抗天花病毒的免疫力？

第一节　抗原的概念与分类 微课

PPT

一、抗原的概念

抗原（antigen，Ag）是指能刺激机体的免疫系统产生免疫应答，并与其产生的抗体或效应淋巴细胞在体内或体外特异性结合发生免疫效应的物质。抗原具有两种基本特性。

1. 免疫原性（immunogenicity）　指抗原刺激机体产生特异性免疫应答的能力。

2. 免疫反应性（immunoreactivity）　指抗原与其诱生的抗体或效应淋巴细胞发生特异性结合的能力。

二、抗原的分类

1. 根据抗原的基本特性分类

（1）完全抗原（complete antigen） 同时具有免疫原性和免疫反应性的物质，如病原微生物和动物血清等。

（2）不完全抗原（incomplete antigen） 又称为半抗原（hapten），只具有免疫反应性而无免疫原性的物质。某些小分子化合物及药物属半抗原，如青霉素降解产物青霉烯酸。半抗原不能单独诱导免疫应答，与大分子蛋白质或非抗原性的多聚赖氨酸等载体偶联后可获得免疫原性。

2. 根据抗原的来源分类

（1）外源性抗原（exogenous antigen） 包括各种天然抗原（异种抗原、同种异体抗原等）、人工合成抗原（化学合成抗原、基因工程抗原等）。

（2）内源性抗原（endogenous antigen） 包括隐蔽或变性的自身抗原、肿瘤抗原、易感细胞合成的病毒抗原等。

3. 根据诱生抗体时是否必须有 T 细胞参与分类

（1）胸腺依赖抗原（thymus dependent antigen，TD－Ag） 必须依赖 T 细胞的辅助才能刺激 B 细胞产生抗体，绝大多数天然抗原（如细菌、异种血清等）和大多数蛋白质抗原属于此类抗原。TD－Ag 刺激机体主要产生 IgG 类抗体，还可引起细胞免疫和免疫记忆。

（2）非胸腺依赖抗原（thymus independent antigen，TI－Ag） 某些抗原刺激机体产生抗体时无须 T 细胞的辅助，为 TI－Ag，如肺炎球菌的荚膜多糖、聚合鞭毛素等。TI－Ag 刺激机体产生的抗体仅为 IgM 类，一般只引起体液免疫，无免疫记忆。

4. 其他分类 抗原根据其物理性状不同，可分为颗粒性抗原和可溶性抗原；根据化学组成的不同，可分为蛋白质抗原、多糖抗原、核酸抗原等；根据抗原与机体的亲缘关系，分为异种抗原、同种异型抗原、自身抗原等；引起超敏反应的抗原称为变应原，引起免疫耐受的抗原称为耐受原。

第二节 影响抗原免疫原性的因素

PPT

一、抗原分子的理化与结构性质

1. 异物性

（1）不同种属间的异物性 机体间亲缘关系越远，组织成分和结构差异越大，则异物性越强，免疫原性也越强。如各种病原微生物、动物抗血清制剂、植物花粉等对人体来说都是异物，可成为抗原；鸡卵蛋白对鸭是弱抗原，对哺乳动物则是强抗原。

（2）同种异型间的异物性 来自同一种属不同个体间的抗原异物性强，如人体间的器官移植物具有很强的免疫原性，与移植排斥反应有关。

（3）自身成分在异常情况下的异物性 自身组织细胞结构被改变、修饰或隐蔽性的自身成分释放，都可成为自身抗原，具备异物性，诱导特异性免疫应答引起自身免疫性疾病。

2. 化学性质 多数天然的大分子有机物和蛋白质都是良好的抗原，免疫原性较强。多糖、脂多糖也有免疫原性。脂类和哺乳动物的细胞核成分如 DNA、组蛋白等通常无免疫原性。

3. 分子量大小与结构 通常抗原分子量越大，含有的抗原表位越多，结构越复杂，免疫原性越强。分子量大于 100kD 的为强抗原，小于 10kD 的通常免疫原性较弱。明胶的分子量虽为 100kD，但其组成是一条直链氨基酸，稳定性差，免疫原性很弱；胰岛素分子量仅5.7kD，因其序列中含复杂的芳香族氨基酸，免疫原性较强。因此分子量大小不是决定免疫原性的唯一因素。

4. 分子构象与易接近性

（1）分子构象　抗原分子中抗原表位的性质、数目、位置和空间构象，均可影响抗原的免疫原性和免疫反应性。

（2）易接近性　抗原分子中抗原表位的氨基酸残基的位置和间距，影响抗原与免疫细胞表面相应抗原受体的空间结合，因此可以影响该抗原的免疫原性和免疫反应性。

5. 物理性状　抗原的物理状态对抗原的免疫原性也有一定影响，通常聚合状态的蛋白质比单体的免疫原性强，颗粒性抗原比可溶性抗原免疫原性强。

二、宿主因素

除上述因素外，免疫原性还受机体的遗传因素、年龄、性别与健康状态等因素影响。如青壮年通常比老年人对抗原的免疫应答强，雌性比雄性动物更易诱导抗体的产生，但怀孕个体免疫应答能力受抑制。

三、抗原进入机体的方式

抗原进入机体的剂量、途径、次数及频率等，都能影响免疫应答的类型和强度。免疫途径通常皮内最佳，皮下次之，腹腔和静脉效果较差。适中的抗原剂量，间隔一定时间皮内和皮下途径进入机体可诱导免疫应答的发生。不同的免疫佐剂也可影响免疫应答效果。

第三节　抗原的特异性

PPT

特异性是免疫应答的根本特征，也是免疫学诊断、防治的理论依据。抗原的特异性既表现在免疫原性上，也表现在免疫反应性上，即抗原既能刺激机体产生特异性抗体或效应淋巴细胞，也能与之发生特异性结合。

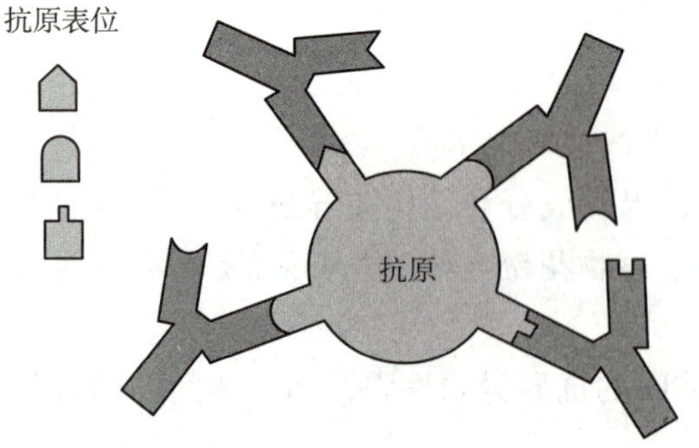

图22－1　多个、多种抗原表位与抗体的特异性结合

抗原分子中决定免疫应答特异性的特殊化学基团称为抗原决定簇（antigenic determinant），又称为抗原表位（epitope），由5～15个氨基酸残基、多糖残基或核苷酸组成。抗原借其决定簇与相应淋巴细胞表面的受体结合而激活淋巴细胞，引起免疫应答；抗原也依靠其决定簇与相应抗体或效应淋巴细胞发生特异性结合。抗原决定簇分布在抗原分子的表面，一个抗原分子可具有一种或多种不同的抗原决定簇，其特异性由抗原决定簇的种类、性质、数目和空间构象决定，可与相应抗体发生特异性结合（图22－1）。

如果不同抗原间含有相同或相似的抗原表位，即共同抗原表位。含共同抗原表位的不同抗原称为共同抗原（common antigen）。某些抗原诱生的特异性抗体或活化淋巴细胞，不仅可与自身的抗原表位特异性结合，还可以与共同抗原表位反应，此为交叉反应（图22－2）。如外斐反应（Weil－Felix test）是利用已知的变形杆菌菌体抗原，来检测立克次体病患者血清中相对应抗体的效价，以辅助立克次体感染引起的热性疾病之诊断。

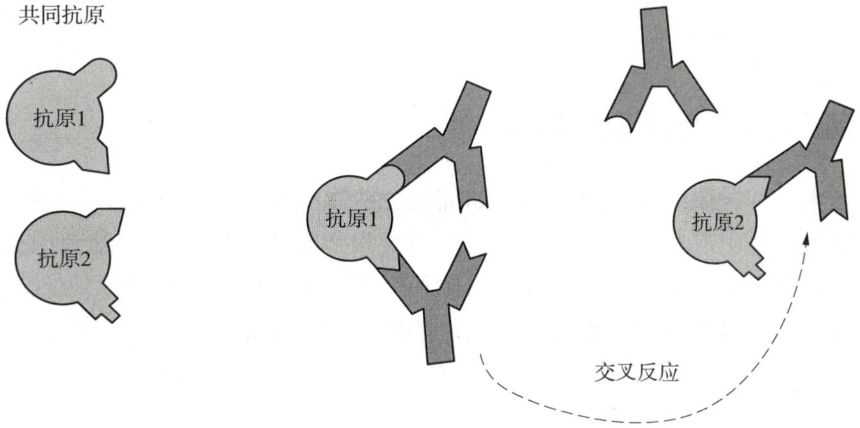

图 22-2 共同抗原和交叉反应

第四节 非特异性免疫刺激剂

PPT

除了通过与淋巴细胞表面受体特异性结合而刺激 T/B 细胞产生免疫应答的抗原，某些物质，如超抗原、佐剂和丝裂原等，也可非特异性激活 T/B 细胞产生免疫应答，称为免疫刺激剂。

一、超抗原

超抗原（super antigen，SAg）只需极低浓度（1～10ng/ml）即可非特异性激活 T 细胞总库中的 2%～20% T 细胞，诱发极强的免疫应答，并可非特异性激活免疫细胞分泌大量炎性细胞因子，导致中毒性休克、多器官衰竭等病理过程。而普通抗原一般只能特异性激活机体 T 细胞总库中万分之一至百万分之一的 T 细胞克隆。此外，金黄色葡萄球菌 A 蛋白（staphylococcal protein A，SPA）等也可非特异性激活 B 细胞。

二、免疫佐剂

预先与抗原同时注入体内，可增强机体对抗原的免疫应答或改变免疫应答类型的非特异性免疫增强性物质，称为免疫佐剂（immunoadjuvant）。免疫佐剂可应用于疫苗的配制，用于抗肿瘤和抗感染的辅助免疫治疗等。佐剂的作用机制包括：①改变抗原的物理性状，延长抗原在体内存留的时间；②促进单核巨噬细胞对抗原的加工、处理和提呈能力；③刺激淋巴细胞增殖和分化，从而增强和扩大免疫应答能力。

佐剂的种类很多，主要如下。

1. 有机佐剂 为微生物及其产物，如分枝杆菌（卡介苗、结核分枝杆菌）、短小杆菌、百日咳杆菌、内毒素、细菌提取物等。

2. 无机佐剂 如氢氧化铝、明矾等。

3. 合成佐剂 如合成的双链多聚核苷酸、左旋咪唑等。

4. 油剂 如弗氏佐剂、矿物油、植物油等。

PPT

第五节　医学上重要的抗原物质

一、病原微生物及其代谢产物

病原微生物是由多种抗原组成的复合体，如细菌的菌体抗原、鞭毛抗原、菌毛抗原，病毒的表面抗原等，因此病原微生物引起感染或制备成疫苗能诱导机体发生免疫应答。细菌的代谢产物外毒素，其本质是蛋白质，有很强的免疫原性。外毒素在体外经甲醛处理后，失去毒性，保留其免疫原性，称为类毒素。外毒素和类毒素均具有免疫原性，都能刺激机体产生抗体，即抗毒素。

二、动物免疫血清

用微生物或其代谢产物免疫动物，获得含相应抗体的血清，即免疫血清（immune serum），也称为抗血清（antiserum）。提取动物血清中的抗体，可用于疾病的紧急预防或治疗，如破伤风抗毒素、白喉抗毒素。动物血清来源的抗毒素一方面是抗体，可中和外毒素，起到防治疾病作用；另一方面对人体而言，又是异种动物蛋白，可导致某些个体的超敏反应。因此，应用动物来源的抗毒素应先做皮肤敏感试验。

三、同种异型抗原

人类常见的同种异型抗原有红细胞表面的血型抗原和人类主要组织相容性抗原（major histocompatibility antigen），如人类白细胞抗原（human leukocyte antigen，HLA）。

1. 血型抗原

（1）ABO 血型抗原　A 型血人红细胞表面有 A 抗原，血清中有天然的抗 B 抗体；而 B 型血人红细胞表面有 B 抗原，血清中有天然的抗 A 抗体。因此血型不符的个体间输血可引起溶血反应，在输血前应进行交叉配血。

（2）Rh 血型抗原　人红细胞膜表面有 D 抗原者称 Rh 阳性（Rh^{+}），缺乏 D 抗原者称 Rh 阴性（Rh^{-}）。在通常情况下，人类血清中不存在 Rh 抗原的天然抗体，当 Rh 抗原通过输血或流产、妊娠等情况进入 Rh^{-} 母体，可刺激其抗 Rh 抗体的产生，引起新生儿溶血症。

2. 人类主要组织相容性抗原　广泛分布在白细胞、血小板和其他有核细胞表面，其中淋巴细胞表面密度最高。该抗原是介导人体间移植排斥反应的强移植抗原。

四、异嗜性抗原

异嗜性抗原（heterophilic antigen）指存在于人、动物、植物和微生物之间的共同抗原，是引起免疫性疾病的原因之一，又称为福斯曼（Forssman）抗原。如溶血性链球菌的表面成分与人肾小球基底膜及心肌组织存在共同抗原，故链球菌感染产生的抗体可与有共同抗原的心、肾组织发生交叉反应，导致肾小球肾炎或心肌炎；大肠埃希菌 OX14 型脂多糖与人结肠黏膜有共同抗原，这与溃疡性结肠炎的发病有关。

五、自身抗原

有些自身成分，在正常情况被屏障隔离于免疫系统之外，因外伤、手术不慎等原因溢出接触淋巴细胞，成为自身抗原，如甲状腺球蛋白释放造成的超敏反应性甲状腺炎，眼葡萄膜色素释放引起的交感性眼炎，精子释放引起的男性不育症等。另外，当自身抗原被修饰时，也可以刺激机体产生免疫应答，严重者引起自身免疫性疾病，如有些患者服用氨基比林或甲基多巴后，粒细胞或红细胞抗原发生改变，从而引起粒细胞缺乏症或自身溶血性贫血。

六、肿瘤抗原

肿瘤抗原（tumor antigen，TA）指细胞癌变过程中出现的新抗原或高表达抗原物质的总称。根据其特异性，肿瘤抗原分两类。

1. 肿瘤特异性抗原（tumor specific antigen，TSA）　指仅表达于某种肿瘤细胞表面而不存在于正常细胞上的抗原。如人恶性黑色素瘤特异性抗原只表达于黑色素瘤细胞，但正常黑色素细胞不表达。

2. 肿瘤相关抗原（tumor－associated antigen，TAA）　指并非某一种肿瘤所特有，在其他肿瘤细胞或正常细胞上也可微量表达，当细胞发生癌变时出现高表达。常有如下两类。

（1）与肿瘤相关的病毒抗原　如鼻咽癌与EB病毒抗原有关，宫颈癌与单纯疱疹病毒有关，患者血清中常能查到较高滴度的相关病毒抗体。

（2）与肿瘤有关的胚胎性抗原　癌胚抗原（carcino embryonic antigen，CEA），存在于肠道腺癌细胞中，也见于肺癌、乳腺癌、膀胱癌、妇科恶性肿瘤等。CA125是一种卵巢上皮癌相关抗原。甲胎蛋白（alpha fetoprotein，AFP）在健康成人血清中含量很少，肝癌患者血清中含量有所升高。

知识链接

流感疫苗的种类

每年11月前后，我国都会进入流感高发季。接种流感疫苗是预防流感及其并发症最有效的手段，尤其对于孕妇、婴幼儿、老年人和慢性基础疾病患者等高危人群，患流感后出现严重疾病和死亡的风险较高。因此，他们是流感疫苗接种的重点人群。

目前，我国批准上市的流感疫苗主要有三类：三价灭活疫苗（IIV3）、三价减毒活疫苗（LAIV3）和四价灭活疫苗（IIV4）。它们成分上有区别：三价疫苗含有3种流感病毒抗原，可以预防甲型流感H1N1、H3N2以及乙型Victoria系BV三种流感病毒感染。四价疫苗是在三价基础上增加了乙型Yamagata系BY。与乙型流感病毒相比，甲型流感病毒的传染性和临床表现都相对更重一些，所以三价和四价疫苗都覆盖了两种甲型流感病毒毒株。

医护工作者需重点关注上述人群，宣传防护知识，倡导合理安排接种计划。

目标检测

答案解析

1. 抗原具有（　）
   A. 免疫原性　　B. 免疫反应性
   C. 免疫原性，无免疫反应性　　D. 免疫原性和免疫反应性
   E. 免疫反应性，无免疫原性

2. 半抗原是（　）

A. 既有免疫原性又有免疫反应性的物质

B. 大多数为蛋白质

C. 有免疫原性，无免疫反应性的物质

D. 有免疫反应性，无免疫原性的物质

E. 可以刺激机体产生低度免疫应答的物质

3. 与载体结合后具有免疫原性的物质是（　）

A. 佐剂　　B. 超抗原　　C. 调理素

D. 半抗原　　E. 完全抗原

4. 马血清抗毒素对人而言属于（　）

A. 异种抗原　　B. 同种异型抗原　　C. 独特型抗原

D. 共同抗原　　E. 合成抗原

5. 大多数情况下，抗原物质的分子量越大，其免疫原性将（　）

A. 越强　　B. 越弱　　C. 不变

D. 不确定　　E. 没有任何关联

（李小寒）

书网融合……

重点小结　　微课　　习题

第二十三章　免疫球蛋白与抗体

学习目标

知识目标：

通过本章的学习，掌握免疫球蛋白与抗体的概念及关系；熟悉免疫球蛋白的结构；了解人工制备抗体的类型。

能力目标：

具备正确描述免疫球蛋白功能和特性的能力。

素质目标：

通过本章的学习，具备学习的主动性，树立系统、全面分析问题的思维。

情境导入

情景：患者，男，28 岁，右腿不小心扎进一根带锈的钉子，拔出止血后未进行消毒处理，后出现舌头僵硬感，伴有面部发紧感，诊断为破伤风发作期。给予患者哌拉西林钠他唑巴坦钠联合吗啉硝唑抗感染，注射破伤风抗毒素、破伤风人免疫球蛋白中和毒素，辅以泮托拉唑预防胃食管出血。经治疗后，患者张口困难症状明显减轻，生命体征平稳。

思考：1. 破伤风人免疫球蛋白是抗体吗？

2. 注射破伤风抗毒素是否会有过敏风险？

PPT

第一节　概　述

一、抗体与免疫球蛋白的概念

1. 抗体（antibody，Ab）　是免疫系统中 B 细胞接受抗原刺激后，由 B 细胞活化、增殖、分化的浆细胞所分泌的能与相应抗原发生特异性结合的免疫球蛋白。抗体主要分布在血清中，也分布于组织液、外分泌液及某些细胞膜表面，是介导体液免疫应答的重要效应分子。

2. 免疫球蛋白（immunoglobulin，Ig）　是具有抗体活性或化学结构与抗体相似的球蛋白的统称。是血清中的主要球蛋白，由甲种（$\alpha1$ 和 $\alpha2$）、乙种（β）和丙种（γ）球蛋白等组成。

免疫球蛋白是化学结构上的概念，抗体则是生物学功能上的概念。所有的抗体均属于免疫球蛋白，而免疫球蛋白不一定是抗体。

二、免疫球蛋白的免疫原性

Ig 有抗体和抗原两个角色。一方面作为抗体，能特异性识别并结合抗原，发挥系列生物学效应；另一方面作为抗原，Ig 分子中含抗原表位，可刺激机体产生特异性免疫应答。

根据 Ig 抗原表位的来源，Ig 分为同种型、同种异型及独特型（图 23－1）。

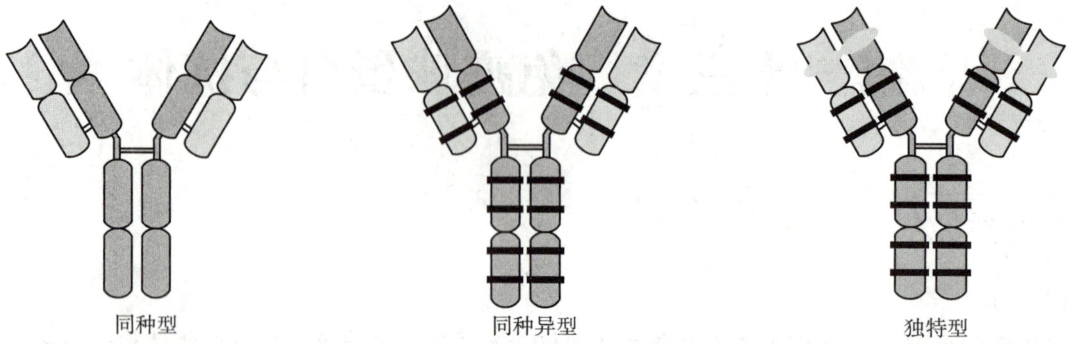

图 23－1　抗体分子的抗原性示意图

同种型指同一种系内所有个体的 Ig 具有共同的抗原特异性标志，为种属型标志，其表位主要存在于 C 区。同种异型指同一种属、不同个体间 Ig 的抗原特异性，也称为个体的遗传标志，存在于 Ig 分子的 C 区。独特型指即使是同一种属、同一个体来源的 Ig 分子，免疫原性也不尽相同，这是因为每个 Ig 分子都有其特有的抗原表位，存在于 Ig 分子的 V 区。

第二节　免疫球蛋白的结构

微课

PPT

一、基本结构

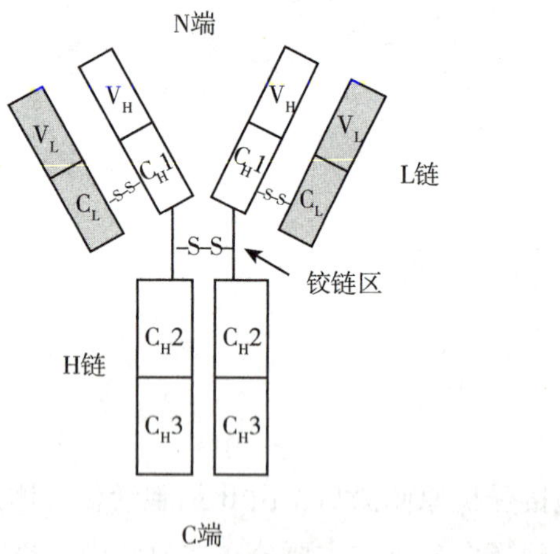

图 23－2　免疫球蛋白分子结构示意图（以 IgG 为例）

免疫球蛋白单体的结构是由两条完全相同的重链（heavy chain，HC 链）和两条相同的轻链（light chain，LC 链），通过二硫键连接的 Y 形分子（图 23－2）。

1. 重链和轻链

（1）重链　分子量为 50～75 kD，由 450～550 个氨基酸残基组成。根据 H 链抗原性的差异，分为五类：γ 链、μ 链、α 链、δ 链、ε 链，分别称为 IgG、IgM、IgA、IgD 及 IgE。同一类抗体中，根据重链抗原性和二硫键的数目和位置不同，又可分为不同的亚类，如人 IgG 可分为 IgG1～gG4 四个亚类；IgA 有 IgA1 和 IgA2 两个亚类，其他 Ig 尚未发现亚类。

（2）轻链　分子量为 25 kD，由约 214 个氨基酸残基组成。根据 L 链的结构和抗原性不同，分为两型，即 κ（kappa）型和 λ（lambda）型。一个天然 Ig 分子的两条重链同类，两条轻链同型。人类血清 Ig 的 κ∶λ 约为 2∶1。

2. 可变区和恒定区　每条重链和轻链都有可变区和恒定区，近氨基末端（N 端）有约 110 个氨基酸序列变化很大，称为可变区（variable region，V 区），占轻链的 1/2 与重链的 1/4 区域；近羧基末端（C 端）的氨基酸序列相对恒定，称为恒定区（constant region，C 区），占轻链的 1/2 及重链的 3/4 区域。

（1）重链和轻链的 V 区分　别称为 V_H 和 V_L，其中各有 3 个区域氨基酸的组成和排列顺序高度可变，称为超变区。因该区域在空间构象上与抗原表位互补，决定着抗体的特异性，故又称为互补决定区。V 区中超变区以外的区域称为骨架区，氨基酸组成和排列顺序相对变化小（图 23－3）。

（2）重链和轻链的 C 区　分别称为 C_H 和 C_L。IgG、IgA、IgD 的 CH 区域有三个结构域（每条肽链上有 2～5 个由约 110 个氨基酸成的序列相似但功能不同的区域，又称功能区），分别为 C_H1、C_H2、C_H3，IgM 和 IgE 的 C_H 区域有四个结构域：C_H1、C_H2、C_H3、C_H4。

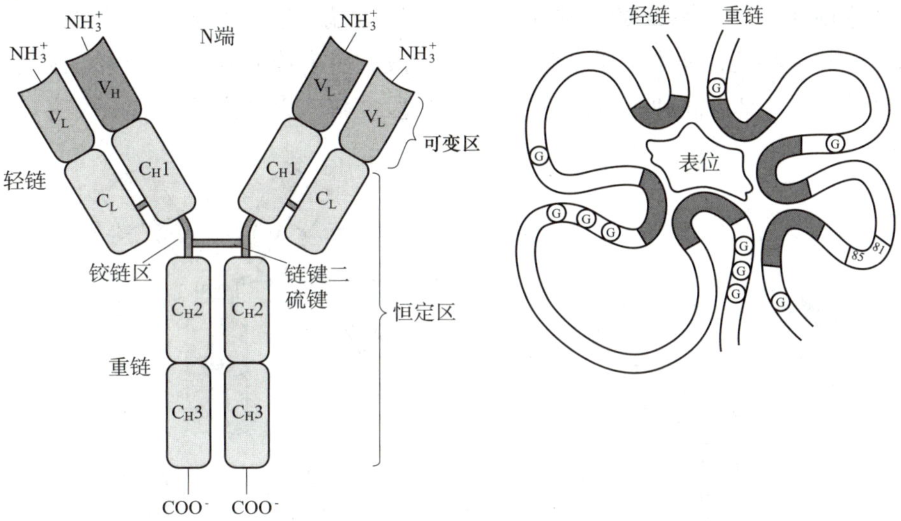

图 23－3　免疫球蛋白的可变区、恒定区及互补决定区

3. 铰链区（hinge region）　位于 C_H1 与 C_H2 之间，富含脯氨酸，有弹性，易伸展弯曲，通过改变 Y 形两臂间距离，识别并结合远近不同距离的抗原表位。铰链区易被不同的酶类水解，产生不同的水解片段，IgM 和 IgE 无铰链区。

二、辅助成分

五类 Ig 中 IgG、IgD、IgE 及血清型 IgA 均为单体，分泌型 IgA（secretory IgA，sIgA）为二聚体，IgM 为五聚体。除基本结构外，sIgA 和 IgM 还有 J 链，即连接链（joining chain）。J 链由浆细胞合成，在结构中起连接作用。

分泌片（secretory piece，SP）由黏膜上皮细胞合成和分泌的一种含糖的多肽链，以非共价键形式结合于 IgA 二聚体上，介导二聚体从黏膜下通过黏膜上皮细胞转运到黏膜表面，使其成为 sIgA。分泌片能保护 sIgA 的铰链区免受蛋白酶降解（图 23－4）。

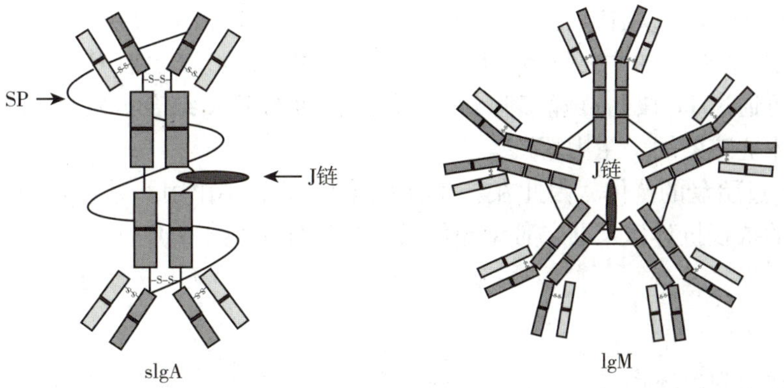

图 23－4　J 链和分泌片

三、免疫球蛋白的水解片段

1. 木瓜蛋白酶水解片段 水解 Ig 的位置在铰链区近氨基端，Ig 被水解为两个完全相同的抗原结合片段（fragment antigen binding，Fab）和一个在低温下可结晶且不能与抗原结合的片段（fragment crystallizable，Fc）。Fab 可与一个抗原表位结合，Fc 可与细胞表面 Fc 受体相结合。

2. 胃蛋白酶水解片段 水解 Ig 的位置在铰链区近羧基端，Ig 被水解为一个能与两个抗原表位结合的 F（ab′）$_2$片段和一些无任何生物学活性的 pFc′片段。白喉或破伤风抗毒素经胃蛋白酶水解后得到精制提纯的制剂，使其具有同种异型抗原表位的 Fc 段裂解，大大降低了过敏反应（图 23－5）。

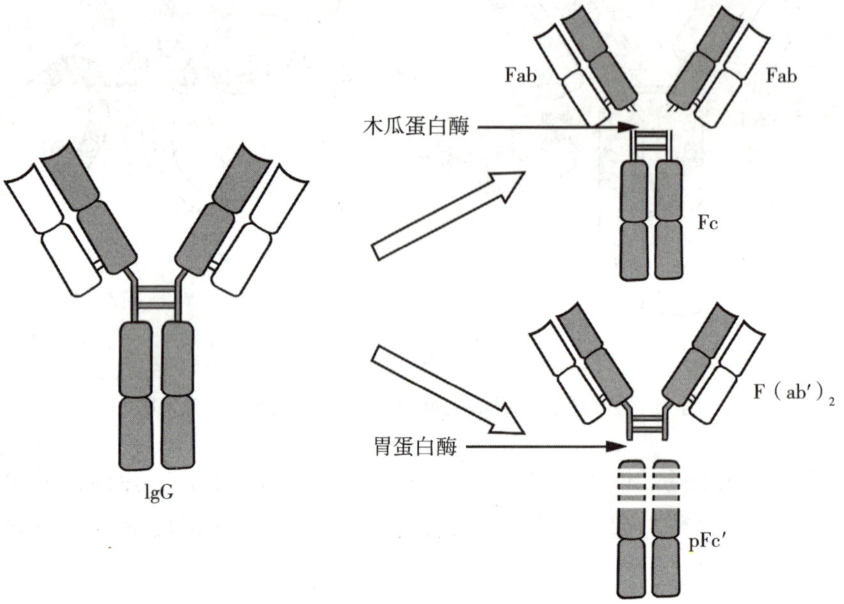

图 23－5 免疫球蛋白的水解片段

PPT

第三节 五种免疫球蛋白的特性

一、IgG

新生儿出生后 3 个月开始合成 IgG，是血清中含量最多的 Ig，占血清 Ig 总量的 75%～80%。IgG 半衰期最长，为 20～23 天。故临床上使用丙种球蛋白制剂，间隔 20～23 天注射一次。

IgG 是再次免疫应答产生的主要抗体，IgG1、IgG2、IgG3 的 C_H2 区有 C1q 结合位点，可通过经典途径激活补体，也可通过 Fc 段与巨噬细胞、NK 细胞表面的 FcR 结合，发挥调理作用、ADCC 作用等，因此 IgG 是机体抗感染的“主力军”。

IgG 是唯一能穿过胎盘的抗体，因此在新生儿感染中起重要作用。某些自身免疫病的相关抗体，如系统性红斑狼疮的抗核抗体以及Ⅱ、Ⅲ型超敏反应的抗体也属于 IgG。

二、IgM

IgM 在 B 细胞膜上为单体形式（mIgM），在血清中是由五个单体和一个 J 链组成的五聚体。IgM 占血清 Ig 总量的 5%～10%，五聚体 IgM 是分子量最大的 Ig，故又称为巨球蛋白。IgM 分子量大不易透过血管壁，主要存在于血液内，可以防止菌血症的发生，如 IgM 缺乏者易患败血症。

IgM 是个体发育中最早合成分泌的 Ig。在胎儿发育晚期已能合成，母体的 IgM 不能通过胎盘，当脐带血 IgM 含量增高，提示宫内感染。IgM 也是免疫应答过程中最早出现的抗体，IgM 半衰期为 5 天左右，因此体内 IgM 含量升高说明机体近期有相关病原体感染，可用于感染的早期诊断。ABO 天然血型抗体类型为 IgM。此外，IgM 还参与Ⅱ型、Ⅲ型超敏反应。

三、IgA

IgA 有血清型和分泌型两种。血清型 IgA 以单体为主，含量占血清 Ig 总量的 10% ~15%。分泌型 IgA（sIgA）以二聚体形式存在，是胃肠道和支气管分泌液、初乳、唾液和泪液中的主要抗体，参与黏膜局部免疫，是机体抗感染的“边防军”。婴儿可从母乳中获得抗感染所需的 sIgA，故应提倡母乳喂养。

知识链接

sIgA——揭秘母乳喂养的理由

经乳汁进入新生儿的 sIgA 促进了新生儿免疫系统的完善，并为初生婴儿抗感染提供被动免疫保护。sIgA 随乳汁进入婴儿胃肠道，不受胃酸和消化酶破坏，黏附于黏膜上，通过黏膜吸收直接进入婴儿的血液循环，再经由各系统的黏膜上皮细胞分泌，分布于其他黏膜组织如呼吸道黏膜、泌尿道黏膜等，防止相应部位的感染；黏附于胃肠道黏膜上皮的 sIgA 也可直接起抗体作用，防止病原微生物的入侵。初乳中的 sIgA 可阻止肠集聚型大肠埃希菌黏附于 Hep -2 细胞，从而预防新生儿持续性腹泻的发生。

医护人员应帮助乳母分析乳汁分泌不足的原因，同时增强乳母坚持哺乳的信心，但不推荐通过摄入过多液体（包括汤类食物）来增加母乳分泌量。

四、IgD

IgD 分为膜结合型与血清型，两者都是单体形式。血清型 IgD 含量很低，其生物学功能尚不清楚。膜结合型 IgD（mIgD）位于 B 细胞表面，是 B 细胞分化发育成熟的标志，未成熟 B 细胞仅表达 mIgM，成熟 B 细胞同时表达 mIgM 和 mIgD，活化的 B 细胞或记忆 B 细胞 mIgD 逐渐消失。

五、IgE

IgE 是进化过程中最晚出现的免疫球蛋白，血清中含量最少。但在过敏性疾病或寄生虫感染时，特异性 IgE 含量显著增高。IgE 主要由鼻咽部、扁桃体、气管和胃肠道黏膜下固有层淋巴组织中的浆细胞产生，这些部位也是变应原入侵和发生Ⅰ型超敏反应的部位。

第四节　免疫球蛋白的生物学功能

PPT

一、与抗原特异性结合

Ig 的 V 区中存在与抗原表位特异性结合的部位。Ig 结合抗原表位的个数称为抗原结合价，五类 Ig 中，单体结构可结合两个抗原表位，为双价，sIgA 为四价，五聚体 IgM 理论上为十价，但由于立体结构的空间位阻，一般只结合五个抗原表位，为五价。

血清中抗体与抗原特异性结合，可阻断病原体的入侵，中和毒素的毒性。由 B 细胞膜表面的 IgM 和 IgD 构成的抗原受体能特异性识别抗原，向 B 细胞传递活化信号，参与适应性免疫应答的发生。

二、激活补体

当抗体与相应的抗原结合后，由于构象的改变使其位于 C_H2 和 C_H3 功能区的补体结合位点 C1q 暴露，继而从经典途径激活补体。补体被激活后可发挥杀菌、溶菌和调理作用。

三、结合细胞

免疫球蛋白可通过其 Fc 段与多种细胞表面的相应 Fc 受体（FcR）结合，产生不同的生物学效应。

1. 调理作用 IgG 的 Fab 段与细菌的抗原表位特异性结合，Fc 段与吞噬细胞表面的 FcγR 结合，增强吞噬细胞对细菌的吞噬作用。

2. ADCC 作用 抗体的 Fab 段与病毒感染的细胞或肿瘤细胞等靶细胞表面的抗原表位特异性结合，Fc 段与 NK 细胞、巨噬细胞等杀伤细胞表面的 FcR 结合，介导杀伤细胞释放颗粒酶、穿孔素等直接杀伤靶细胞。

3. 介导 I 型超敏反应 IgE 通过 Fc 段与肥大细胞或嗜碱粒细胞表面的 FcεR 结合，使肥大细胞、嗜碱性粒细胞处于致敏状态，当相同抗原再次进入机体后，立即与致敏细胞表面的特异性 IgE 结合，使这些细胞脱颗粒释放生物活性介质，如组胺、白三烯等，引起 I 型超敏反应。

四、穿过胎盘和黏膜

IgG 是人类唯一能穿过胎盘的 Ig，母亲的 Ig 可与胎盘一侧的滋养层细胞 Fc 受体结合，被转运到滋养层细胞内，通过胎盘进入胎儿血液循环，对新生儿抗感染具有重要意义。此外，sIgA 与黏膜上皮细胞的 FcR 结合，转运后被分泌进入乳汁、泪液以及呼吸道和消化道的黏膜表面，在黏膜局部免疫中发挥重要作用。

第五节 抗体的制备

PPT

一、多克隆抗体

多克隆抗体（polyclonal antibody，PcAb）是利用抗原免疫动物后获得的免疫血清（抗血清）。在含有多种抗原表位的抗原物质刺激下，体内多种具有相应抗原受体的 B 细胞克隆被激活，因而可产生针对该抗原多种抗原表位的抗体混合物，这些由不同 B 细胞克隆产生的针对多种表位的抗体混合物称为多克隆抗体。多克隆抗体的优点是制备容易，但特异性差，易出现交叉反应，使其应用受到一定限制。

二、单克隆抗体

单克隆抗体（monoclonal antibody，McAb）是只针对单一抗原表位的抗体。机体的一个 B 细胞克隆仅识别一种抗原表位，只合成及分泌一种高度特异性抗体。单克隆抗体技术需要解决的是 B 细胞能否长期存活的问题，如果在体外能长期培养 B 细胞，就能在细胞培养液中提取抗体。科学家乔治斯·克勒和色萨·米尔斯坦将可能产生特异性抗体的 B 细胞与长寿的骨髓瘤细胞融合，获得了既能永生又能分泌特异性抗体的杂交瘤细胞，因此获得了 1984 年诺贝尔生理学或医学奖。

三、基因工程抗体

基因工程抗体是通过 DNA 重组和蛋白质工程技术，在基因水平上对编码的免疫球蛋白分子基因进行切割、拼接和修饰，形成新型抗体分子。目前通过基因工程技术可以制备人-鼠嵌合抗体、人源化抗体、双特异性抗体、小分子抗体等，在临床应用时极大地降低了超敏反应。

目标检测

答案解析

1. 关于抗体，下列说法错误的是（　）
   A. 抗体是指具有免疫功能的球蛋白
   B. 抗体主要存在于血液、体液、黏膜表面及其分泌液中
   C. 抗体是能和相应抗原特异性结合的球蛋白
   D. 抗体都是免疫球蛋白
   E. 抗体都是体内产生的
2. 下列不属于抗体的物质是（　）
   A. 抗毒素血清　　B. 胎盘球蛋白　　C. 淋巴细胞抗血清
   D. 植物血凝素　　E. 白喉抗毒素
3. IgG 经胃蛋白酶水解后可得到（　）
   A. 1 个 F（ab′）2 段 + pFc′　　B. 2 个 Fab 段　　C. 2 个 F（ab′）2 段
   D. pFc′　　E. 1 个 Fc 段
4. 血清中含量最高的 Ig 是（　）
   A. IgM　　B. IgA　　C. IgE
   D. IgG　　E. gD
5. sIgA 不存在于（　）
   A. 唾液　　B. 初乳　　C. 泪液
   D. 支气管分泌液　　E. 脑脊液

（李小寒）

书网融合……

重点小结　　微课　　习题

第二十四章 补体系统

学习目标

知识目标：

通过本章的学习，掌握补体的概念，补体活化的途径；熟悉补体的生物学功能和理化性质；了解补体系统的组成及命名原则。

能力目标：

具备准确描述补体系统三大激活途径的能力。

素质目标：

通过本章的学习，提升科学的抽象思维能力和树立严谨的学习态度。

19 世纪末，生物学家鲍迪特将细菌加入新鲜免疫血清中，细菌会被溶解；而将其新鲜免疫血清加热 56℃ 30 分钟后再加入细菌，细菌不会被溶解，往里再加入新鲜免疫血清，细菌又被溶解。他认为在新鲜免疫血清内存在一种对热不稳定的物质，具有辅助和补充特异性抗体介导的溶菌作用，称之为补体（complement，C）。

情境导入

情景：患者，女，22 岁，主诉“乏力，间断发热 2 年，伴面部红斑”。患者出现脱发，发热，体温 37～39℃，双手指关节疼痛。实验室检查：血清 IgG 19.2g/L↑，C3 0.56g/L↓，C4 0.08g/L↓，RF <20IU/ml，ANA（+）（1∶1280）核颗粒型，抗 dsDNA－Ab 120IU/ml，抗 Sm（+++），抗 RNP（+++），该患者被诊断为系统性红斑狼疮（SLE）。

思考：1. 该患者补体降低的原因是什么？

2. 补体相关的疾病有哪些？

PPT

第一节 概 述

一、补充系统的概念

补体是存在于正常人或动物血清中的经活化后具有酶活性的一组球蛋白。人体内多种细胞可以合成补体成分，其中肝细胞和巨噬细胞是合成补体成分的主要细胞。补体并非单一物质，而是由 30 多种可溶性蛋白、膜结合蛋白和补体受体组成的多分子系统，故称为补体系统（complement system）。正常情况下补体系统各成分以非活化状态存在于血清和组织液中，只有被激活后才具有多种生物学功能，可增强机体的吞噬活性和溶解靶细胞的能力。当然，补体活化也是引起炎症反应、超敏反应造成组织损伤的原因之一。

二、补体系统的组成与命名

（一）补体系统的组成

补体系统按其生物学功能可分为以下组分。

1. 补体系统的固有成分　存在于体液中，参与补体激活过程的补体成分，包括：①经典激活途径 Cl、C4、C2（其中 C1 是由 C1q、C1r、C1s 三个亚单位组成）；②甘露糖结合凝集素（mannan – binding lectin，MBL）激活途径的 MBL 和 MBL 相关丝氨酸蛋白酶（MBL – associated serine protesse，MASP）；③旁路激活途径的 B 因子、D 因子和 P 因子；④上述三条途径的共同末端通路 C3、C5、C6、C7、C8 和 C9。

2. 补体调节蛋白　以可溶性或膜结合形式存在，参与调节补体活化或效应的发挥，包括 C1 抑制物、I 因子、C4 结合蛋白、H 因子、S 蛋白、促衰变因子、膜辅助蛋白、同种限制因子、膜反应溶解抑制因子等。

3. 补体受体　存在于细胞膜表面通过与补体活性片段结合而介导多种生物效应的补体受体（CR），包括 CR1 ~ CR5、C2aR、C3aR、C4aR 等。

（二）补体系统的命名

参与经典激活途径的固有成分以“C”表示，按其被发现的先后顺序分别命名为 C1（q、r、s）、C2、C3、C4、C5、C6、C7、C8 和 C9；参与旁路激活途径的成分以英文大写字母表示，如 B 因子、D 因子、P 因子、H 因子；补体调节蛋白多以其功能命名，如 C1 抑制物（C1INH）、C4 结合蛋白（C4bp）、促衰变因子（DAF）等；补体活化后的裂解片段在该成分符号后面附加小写英文字母表示，a 为小片段，b 为大片段，如 C2a、C4b 等；当某成分被激活后，在其符号序数上方加一横线表示，如 C$\overline{4b2a}$；灭活的补体片段则在其符号前加英文字母 i 表示，如 iC3b。

三、补体的理化性质

补体的化学组成多为糖蛋白，约占血浆中球蛋白总量的 10%。补体中各成分含量相差很大，其中 C3 含量最高，D 因子含量最低。补体性质很不稳定，许多理化因素如机械震荡、紫外线照射、乙醇、盐酸、胆汁等均可破坏补体。补体对热敏感，56℃ 30 分钟即可被灭活，0 ~ 10℃时其活性只能维持 3 ~ 4 天，故补体应保存在 – 20℃以下。

第二节　补体系统的激活与调节

PPT

一、补体系统的激活

补体系统各成分通常多以非活性状态存在于血浆之中，当受到一定因素被激活物活化之后，才表现出各种生物学活性。补体的激活过程依据其起始顺序的不同，可分为三条途径，即经典途径、MBL 途径和旁路途径。

（一）经典激活途径

IgG（IgG1 ~ IgG3）或 IgM 类抗体与相应抗原形成的免疫复合物（immune complex，IC），是经典途径的主要激活物。参与补体经典激活途径的成分包括 C1 ~ C9。其激活过程可分为识别、活化和膜攻击三个阶段。

1. 识别阶段　经典激活途径从 C1 开始，Cl 是由 1 个 Clq 分子、2 个 Clr 分子和 2 个 Cls 分子组成的大分子复合物（图 24－1）。当抗原与抗体形成抗原－抗体复合物后，抗体 Fc 段上的补体结合位点暴露而与 C1q 结合。C1q 由 6 个花蕾状的亚单位组成，其羧基端盘卷成球形结构，当 Clq 分子中 2 个以上的球形结构与抗体同时结合后，即可引起 Clq 构型改变，导致 C1r 和 C1s 的激活，使 C1 成为具有酯酶活性的 $C\overline{1}$ 分子，可依次裂解 C4 和 C2。

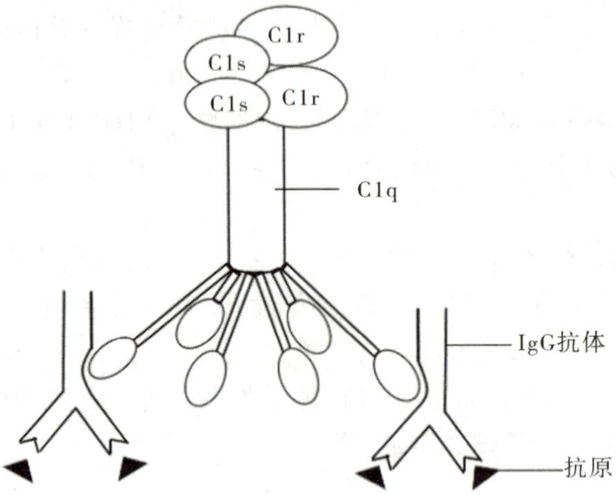

图 24－1　C1 结构示意图

2. 活化阶段　活化的 C1 使 C4 裂解成 C4a 和 C4b，C4a 游离于液相，C4b 则迅速与靶细胞膜或 IC 结合，C1 与 C4 反应之后能更好地暴露出分解 C2 的酶活性部位。C2 在 Mg^{2+} 存在下被 $C\overline{1}$ 裂解为 C2a 和 C2b 两个片段，新产生的 C2a 与 C4b 结合生成 $C\overline{4b2a}$ 复合物。$C\overline{4b2a}$ 被称为 C3 转化酶，该酶裂解 C3 为 C3a 和 C3b 两个片段，C3b 也具有与靶细胞膜结合的特性，于是 C3b 结合至 $C\overline{4b2a}$ 附着的邻近细胞膜上，形成 $C\overline{4b2a3b}$ 复合物。$C\overline{4b2a3b}$ 又称为 C5 转化酶。

3. 膜攻击阶段　C5 转化酶裂解 C5 为 C5a 和 C5b，C5a 游离于液相中，与 C3a 一样具有趋化活性和过敏毒素作用。C5b 吸附于靶细胞表面并与 C6、C7 结合形成 $C\overline{5b67}$ 插入细胞膜的磷脂双分子层中，再与 C8 和 12～15 个分子 C9 结合，成为 $C\overline{5b6789n}$ 的大分子复合物即膜攻击复合物（membrane attack complex，MAC），可使细胞膜上产生小孔，导致水和电解质通过，而蛋白质不能逸出，最终可因胞内渗透压改变，导致细胞膨胀破裂。

补体经典激活途径如图 24－2 所示。

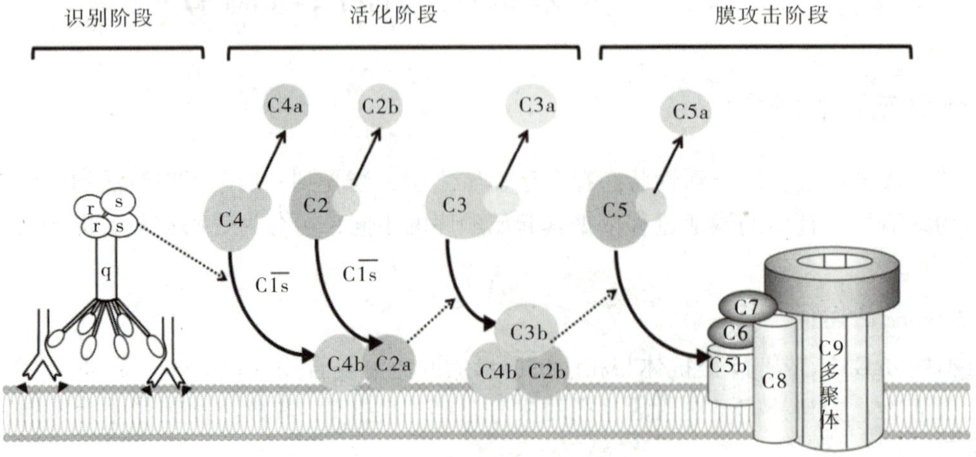

图 24－2　补体经典激活途径示意图

（二）MBL 激活途径

MBL 激活途径与经典激活途径基本相似，主要激活物是病原微生物表面的甘露糖残基。在病原微生物感染早期，肝细胞合成分泌的甘露糖结合凝集素（mannan - binding lectin，MBL）可与某些细菌表面的甘露糖残基结合，然后再与丝氨酸蛋白酶结合，形成 MBL 相关的丝氨酸蛋白酶（MBL - associated serine protease，MASP），MASP 与活化的 C1q 有同样的生物学活性，依次激活 C4、C2 分子，继而形成 C3 转化酶，其后的过程与经典途径相同（图 24 - 3）。此外，C 反应蛋白也可与 C1q 结合并使之激活，然后激活补体的其他成分。

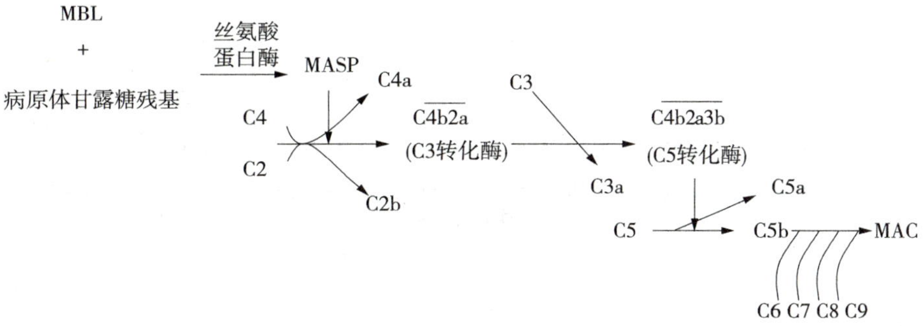

图 24 - 3　MBL 激活途径示意图

（三）旁路激活途径

补体旁路激活途径不需要 C1、C2、C4 参与，激活物直接激活 C3，然后激活 C5 至 C9。激活物为某些细菌的内毒素、脂多糖（LPS）、酵母多糖以及聚合的 IgA 和 IgG4。参与成分主要是 C3、B 因子、D 因子和 P 因子。

体液中的 C3 受蛋白酶的裂解可产生少量的 C3b，游离于液相中的 C3b 被迅速灭活。在 Mg^{2+} 存在下，C3b 可与 B 因子结合生成 $C\overline{3bB}$。有活性的 D 因子可使 $C\overline{3bB}$ 中的 B 因子裂解为 Ba 和 Bb 形成 $C\overline{3bBb}$，即 C3 转化酶，但该酶很不稳定，易被正常血清中的 I 因子和 H 因子灭活。P 因子（备解素）与 $C\overline{3bBb}$ 结合可稳定 C3 转化酶。$C\overline{3bBb}$ 与 C3b 可进一步形成多分子复合物 $C\overline{3bnBb}$，$C\overline{3bnBb}$ 与经典途径中 $C\overline{4b2a3b}$ 作用相同，是 C5 转化酶，能裂解 C5 为 C5a 和 C5b，以后的各步与经典激活途径相同（图 24 - 4）。

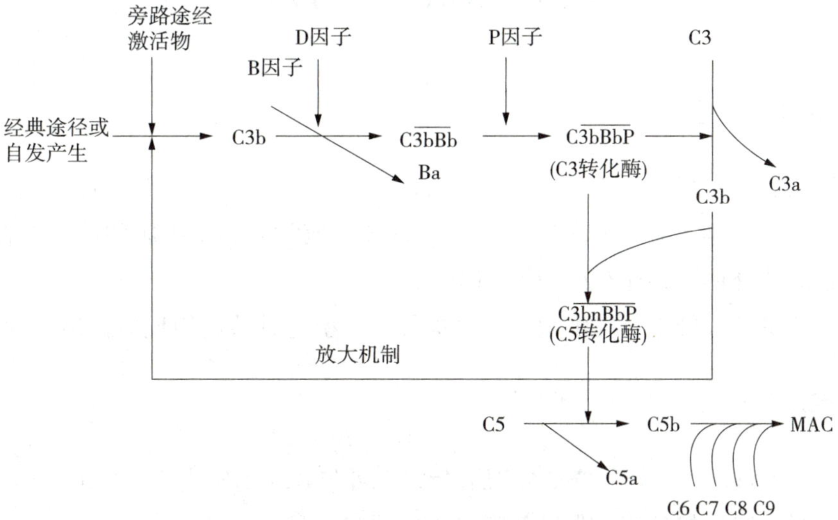

图 24 - 4　补体旁路激活途径示意图

以上三条激活途径具有共同的末端通路（terminal pathway），即膜攻击复合物的形成及其溶解细胞效应。但是三者的激活物和参与成分各有不同，见表 24－1。

表 24－1　三条激活途径的比较

	经典激活途径	MBL 激活途径	旁路激活途径
激活物质	抗原－抗体复合物（IgM、IgG1～G3）	MBL－丝氨酸蛋白酶，C 反应蛋白	聚合 IgA、IgG4，酵母多糖，脂多糖
起始因子	C1q	C4、C2	C3
参与补体成分	C1～C9	C2～C9	C3、C5～C9，P、B、D 因子
所需离子	Ca^{2+}、Mg^{2+}	Ca^{2+}	Mg^{2+}
C3 转化酶	$C\overline{4b2a}$	$C\overline{4b2a}$	$C\overline{3bBb}$
C5 转化酶	$C\overline{4b2a3b}$	$C\overline{4b2a3b}$	$C\overline{3bnBb}$
功能	参与特异性免疫，在感染后期发挥作用	参与非特异性免疫，在感染早期发挥作用	参与非特异性免疫，在感染早期发挥作用

二、补体系统的调节

补体系统激活时既有保护作用，又可产生损伤作用。正常情况下体内有一系列调节机制控制补体的激活，以防止补体组分过度消耗和对自身组织的损伤。这种调控可通过补体成分自身衰变，以及血清中和细胞膜存在的各种调节因子来实现。当这些调节因子缺陷时，就会引起相应的临床病症。

属于血清中的补体调节因子有 C1 抑制物（C1 inhibitor，C1INH），它能灭活 C1；C4 结合蛋白阻止 C3 转化酶的形成，促进其衰变；I 因子能灭活 C3b，又称为 C3b 灭活因子；H 因子能促进 I 因子灭活 C3b，又称为 C3b 灭活促进因子；过敏毒素灭活因子能将 C3a、C5a 灭活；S 蛋白又称为膜攻击复合体抑制因子，能干扰 C5b67 与细胞膜的结合，阻止 MAC 的形成，保护细胞不受损伤。

膜结合性调节因子有膜辅助因子蛋白（MCP）可辅助 I 因子裂解 C3b、C4b；促衰变因子（DAF）可促进 C3 转化酶的衰变；C8 结合蛋白能阻断 C9 与 C8 的结合，抑制 MAC 的形成。

第三节　补体系统的生物学活性

微课

PPT

一、细胞溶解作用

补体系统被激活后可溶解细胞或杀伤多种细菌，是机体抗感染的重要机制之一。当外来细菌或病毒入侵，机体产生相应抗体激活补体形成 MAC，引起细菌或病毒感染细胞的溶解。在无抗体存在下，溶菌作用也可通过激活补体旁路途径或 MBL 途径发生。

此外，补体还能溶解红细胞、粒细胞、血小板等，是引起某些超敏反应性疾病的机制之一。

二、调理作用

补体的裂解产物 C3b、C4b 与免疫复合物结合后，可与吞噬细胞表面相应的 C3b、C4b 受体结合，把免疫复合物与吞噬细胞连接起来，促进吞噬细胞的吞噬作用。

三、免疫黏附作用

免疫复合物可通过 C3b 黏附到有 C3b 受体的红细胞、血小板或某些淋巴细胞上，形成较大的复合物，易被吞噬细胞吞噬清除。

四、趋化作用

补体激活后产生的 C3a、C5a 具有趋化作用，能吸引吞噬细胞向组织损伤或炎症部位集中，吞噬清除入侵机体的病原体。

五、过敏毒素作用

C3a、C4a 和 C5a 还具有过敏毒素作用，可使肥大细胞和嗜碱性粒细胞释放组胺，从而导致毛细血管通透性增加和平滑肌收缩，引起局部水肿、支气管痉挛等。

六、中和及溶解病毒作用

病毒与其相应抗体形成免疫复合物后，可启动补体经典激活途径，破坏病毒。此外，近年来发现补体本身也可溶解某些病毒，可能是由于这些病毒包膜上具有 C1 受体所致。

第四节　血清补体异常与疾病

PPT

人血清中补体含量相对稳定，只有在患某些疾病时，血清补体总量或某些成分的含量才会发生变化。因此，检测血清中补体水平可帮助临床诊断某些疾病，并有助于了解其发生及发展机制。

一、高补体血症

某些肿瘤患者补体总量可较正常人高出数倍，或补体个别成分增多（如 C3、C4）。另外，某些感染性疾病也可伴有补体代偿性增高。

二、低补体血症

补体含量降低可见于以下情况。

1. 补体消耗过多　常见于血清病、链球菌引起的肾小球肾炎、系统性红斑狼疮、自身免疫溶血性贫血、类风湿关节炎等。

2. 补体大量丢失　多见于大面积烧伤及肾病综合征等患者，外伤、手术和失血过多亦可使补体总量下降。

3. 补体合成不足　主要见于各种肝病患者，如肝硬化、慢性活动性肝炎及急性肝炎的重症病例，常表现为 C4、C2、C3 等成分的含量显著下降。

此外，补体各组分出现先天性缺损或功能异常，从而导致机体防御功能受损或发生免疫性疾病。如先天性 C1INH 缺损可发生遗传性血管性水肿，补体 C1、C2、C4 缺损者易发生系统性红斑狼疮、肾小球肾炎等免疫复合物病。

知识链接

系统性红斑狼疮的临床治疗

系统性红斑狼疮（SLE）是一种自身免疫性疾病，临床上可出现不同系统和脏器损伤的表现，如皮肤、肾脏、中枢神经系统、血液系统等。SLE 患者应避免日晒或紫外线照射、预防治疗性感染或其他合并症，以及依据病情选用适当的锻炼方式。药物治疗主要采用非甾体类抗炎药、抗疟药、糖皮质激素以及免疫抑制剂等。随着对 SLE 发病机制的研究深入，更多的治疗靶点和策略不断涌现，贝利尤单抗作为一种人源化单克隆抗体，通过结合 B 细胞激活因子阻断其生物学作用而成为第一个治疗 SLE 的生物制剂。

目标检测

答案解析

1. 下列对补体系统的描述，正确的是（　）
   A. 正常血清中的单一组分，可被抗原－抗体复合物激活
   B. 是一组经活化后具有酶活性的蛋白质，包括 30 余种可溶性蛋白和膜结合蛋白
   C. 存在正常血清中，是一组对热稳定的组分内容
   D. 正常血清中的单一组分，随抗原刺激而血清含量升高
   E. 是一组具有酶促反应活性的脂类物质
2. 在经典激活途径中，补体的识别单位是（　）
   A. C3　B. C1　C. C5
   D. C2　E. C4
3. 补体的膜攻击复合物（MAC）是（　）
   A. C5b～8　B. C6b～9　C. C5b～7
   D. C5b～9　E. 4b～9
4. 经典途径中各补体成分的激活顺序是（　）
   A. C143256789　B. C124536789　C. C142356789
   D. C123456789　E. C124356789
5. 血清中含量最高的补体固有成分是（　）
   A. C1　B. C2　C. C3
   D. C4　E. C5

（刘　佳）

书网融合……

重点小结　微课　习题

第二十五章　免疫系统 微课

学习目标

知识目标：

通过本章的学习，掌握中枢和外周免疫器官的组成、功能；熟悉免疫系统的组成，T、B 淋巴细胞重要表面分子，HLA 系统在医学上的意义；了解细胞因子的功能。

能力目标：

具备认识免疫器官的能力。

素质目标：

通过本章的学习，树立勤奋学习的态度和敬畏生命、爱岗敬业的职业精神。

人体免疫系统是机体完成免疫功能、产生免疫应答的物质基础和场所，由免疫器官、免疫细胞和免疫分子组成，共同执行免疫作用。

情境导入

情景：患者，女，38 岁，近期频繁感到疲倦和身体不适，因出现关节痛和皮肤病变的症状而入院。体格检查有关节肿痛和皮肤红肿的症状，并进行了一系列血清学检查。结果显示，该患者炎症指标（C 反应蛋白）升高，抗核抗体、类风湿因子和抗双链 DNA 抗体水平升高。初步诊断：该患者可能患有类风湿关节炎。

思考：1. 类风湿关节炎发生和哪些因素有关？

2. 人类的免疫系统组成是什么？

PPT

第一节　免疫器官

免疫器官按功能不同，分为中枢免疫器官和外周免疫器官，二者通过血液和淋巴循环相连共同构成免疫系统完整的网络。

一、中枢免疫器官

中枢免疫器官又称为初级淋巴器官，人类和其他哺乳动物的中枢免疫器官包括骨髓、胸腺，是免疫细胞发生、分化、发育和成熟的场所。

（一）骨髓

骨髓（bone marrow）是 B 淋巴细胞（简称 B 细胞）分化、发育、成熟的场所。骨髓中有多能造血干细胞（hematopoietic stem cell，HSC），可自我更新和定向分化。HSC 在造血诱导微环境中定向分化为髓样干细胞和淋巴样干细胞。髓样干细胞最终分化为粒细胞、单核细胞、红细胞和血小板等血细胞。淋巴样干细胞分化为祖 B 细胞和祖 T 细胞，部分淋巴样干细胞发育为成熟的 NK 细胞（图 25－1）。因此，骨髓的功能可以概括如下：①骨髓是各类血细胞及免疫细胞的发源地；②骨髓也是 B 细胞和 NK 细胞分化成熟的场所；③骨髓是发生再次体液免疫应答的场所，同时也是产生抗体的主要部位。

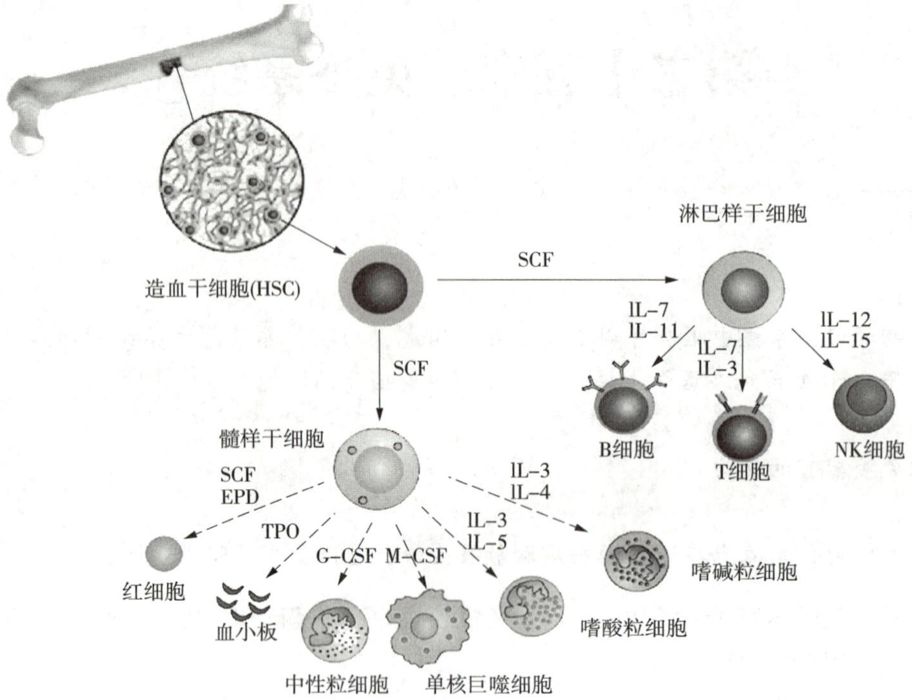

图 25－1　造血干细胞的定向分化

（二）胸腺

胸腺（thymus）是 T 淋巴细胞（简称 T 细胞）分化、发育、成熟的场所。胸腺位于胸骨后部，纵隔上方，心包前上方。新生儿胸腺重 15～20g，至青春期达高峰 30～40g，以后逐渐萎缩退化，老年期胸腺几乎被脂肪组织取代。正是由于这个改变，影响了 T 细胞的发育成熟，因此老年人免疫功能减退。

胸腺由胸腺细胞和胸腺基质细胞组成。胸腺细胞是处于不同分化阶段的未成熟 T 细胞，胸腺基质细胞包括胸腺上皮细胞、巨噬细胞、树突状细胞和成纤维细胞等。在胸腺微环境中，来自骨髓的淋巴系祖细胞分化，仅少部分胸腺细胞获得自身免疫耐受和 T 细胞识别抗原的 MHC 限制性，最终发育为成熟的初始 T 细胞。胸腺的功能有三方面：①T 细胞分化、成熟的场所；②调控胸腺细胞的分化、发育，对外周免疫器官和免疫细胞也有调节作用；③自身免疫耐受的建立与维持。

二、外周免疫器官

外周免疫器官又称为次级淋巴器官，包括淋巴结、脾和黏膜相关淋巴组织（mucosal －associated lymphoid tissue，MALT），是成熟的 T、B 淋巴细胞定居的场所和产生免疫应答的主要部位。

（一）淋巴结

淋巴结分布在全身非黏膜部位的淋巴通道处，包括浅表部位与内脏，人体有 500～600 个淋巴结。

淋巴结最外层覆盖着结缔组织被膜，分为皮质和髓质。皮质包括浅皮质区、深皮质区和皮质淋巴窦，靠近被膜下的是浅皮质区，大量未受抗原刺激的初始 B 淋巴细胞在该区聚集形成初级淋巴滤泡（又称为淋巴小结）。B 细胞受到抗原刺激后，淋巴滤泡内出现生发中心，内含大量增殖分化的 B 淋巴细胞，成为次级淋巴滤泡。深皮质区又称为副皮质区，是 T 淋巴细胞定居的部位。该区域还有毛细血管后微静脉，也称为高内皮微静脉（high endothelial venule，HEV）。HEV 在淋巴细胞再循环中起重要作用。髓质由髓索和髓窦组成，髓索主要含有 B 淋巴细胞和浆细胞，也含部分 T 淋巴细胞和巨噬细胞。髓窦内富含巨噬细胞，淋巴液由输入淋巴管进入淋巴窦中缓慢流动，通过窦内巨噬细胞吞噬、杀伤病原微生物，清除抗原，使淋巴液得到过滤净化（图 25－2）。

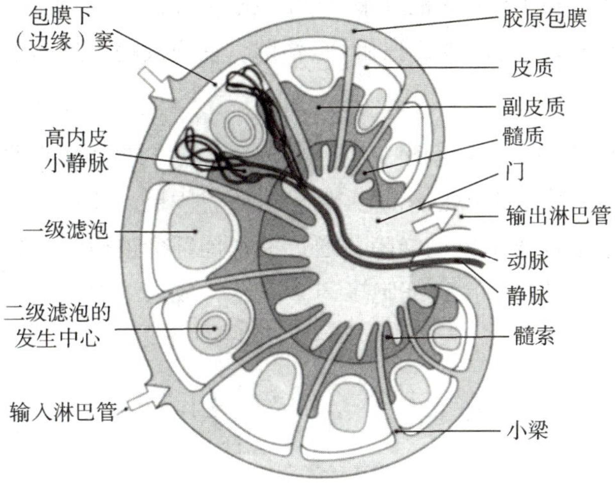

图 25－2　淋巴结的结构

淋巴结的主要功能表现在四个方面：①T 细胞、B 细胞定居的场所，淋巴结中定居的 T 细胞约占淋巴细胞总数的 75%，B 细胞约占 25%；②免疫应答的主要部位；③通过淋巴细胞再循环使机体所有免疫器官和组织成为一个有机整体；④对淋巴液起到过滤作用。

（二）脾

脾是人体最大的外周免疫器官。脾外层包被结缔组织被膜，脾内含有大量淋巴窦，脾实质分红髓和白髓。红髓由两部分组成，即脾索和脾血窦。脾索主要包含 B 细胞、浆细胞、巨噬细胞和树突状细胞（DC）。脾索之间是脾血窦，脾血窦内的血液最终通过小梁静脉汇入脾门，并与其他静脉汇合成脾静脉出脾。白髓是淋巴细胞聚集地，淋巴细胞分布在白髓的动脉周围的淋巴鞘、脾小结和边缘区。当脾动脉进入脾脏后，会分支成小梁动脉，它们穿过脾实质，形成中央动脉。中央动脉周围有大量 T 细胞、少量树突状细胞和巨噬细胞。脾小结内含有初级和次级淋巴滤泡，内有大量 B 细胞、少量巨噬细胞和滤泡树突状细胞（FDC）。边缘区内含 T 细胞、B 细胞和较多的巨噬细胞，是血液中淋巴细胞进入白髓的通道。

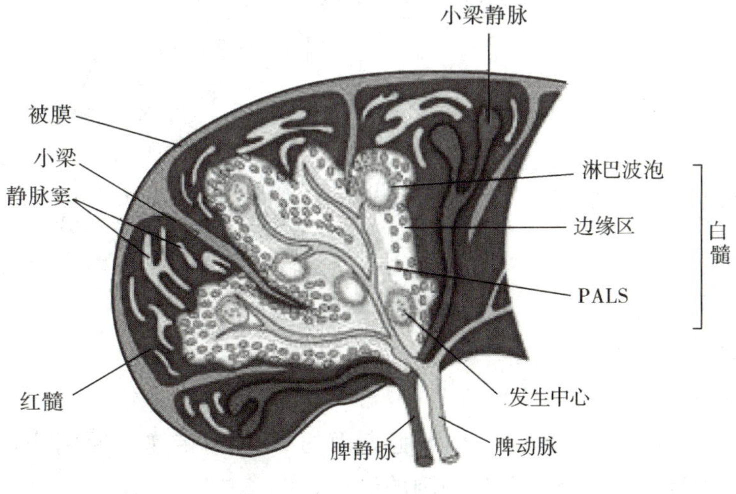

图 25－3　脾内淋巴组织分布

脾脏的主要功能有四个方面：①T 细胞、B 细胞定居的场所，脾脏中定居的 B 细胞约占淋巴细胞总数的 60%，T 细胞约占 40%；②免疫应答的主要部位，是产生抗体的主要器官；③参与淋巴细胞再循环；④对血液起到过滤作用。体内约 90% 的血液流经脾脏，随血液而来的病原体、免疫复合物等在脾中诱发免疫应答或直接被有吞噬作用的巨噬细胞和 DC 清除，使血液得到过滤净化（图 25-3）。

（三）黏膜相关淋巴组织

黏膜相关淋巴组织（MALT）主要包括呼吸道、胃肠道及泌尿生殖道黏膜固有层和上皮细胞下散在的淋巴组织，以及含有生发中心的淋巴组织，如扁桃体、阑尾、小肠派氏集合淋巴结等。MALT 在呼吸道、消化道及泌尿生殖道构成了免疫屏障，通过黏膜局部免疫应答，在黏膜局部抗感染的免疫防御中发挥重要作用。另外，MALT 中的 B 细胞多产生 sIgA，成为局部黏膜免疫的主要效应分子。

PPT

第二节　免疫细胞

所有参加免疫应答或与免疫应答有关的细胞都属于免疫细胞，免疫细胞根据其功能可分为固有免疫细胞和适应性免疫细胞。固有免疫细胞包括单核巨噬细胞系统、中性粒细胞、嗜酸粒细胞、嗜碱粒细胞、肥大细胞、树突状细胞、自然杀伤细胞、γδT 细胞、B1 细胞。某些固有免疫细胞有抗原提呈的功能，又统称为抗原提呈细胞（antigen-presenting cell，APC），如巨噬细胞、树突状细胞。适应性免疫细胞包括 T 细胞和 B 细胞。

一、B 细胞

（一）B 细胞的分化发育

B 细胞在哺乳动物的骨髓或禽类的法氏囊发育成熟，在分化发育的过程中主要是完成功能性 B 细胞抗原受体（BCR）的表达和自身免疫耐受的形成。B 细胞在骨髓中经历祖 B 细胞→前 B 细胞→未成熟 B 细胞→成熟初始 B 细胞四个阶段，未成熟 B 细胞表面仅表达完整的 mIgM 型 BCR，成熟 B 细胞表面可同时表达 mIgD 和 mIgM 型 BCR。B 细胞在骨髓中分化发育是抗原非依赖的，初始 B 细胞定居在外周免疫器官的淋巴滤泡内，在接受外来抗原的刺激而活化、增殖，进一步分化成熟为浆细胞和记忆 B 细胞，此过程称为 B 细胞分化的抗原依赖期（图 25-4）。

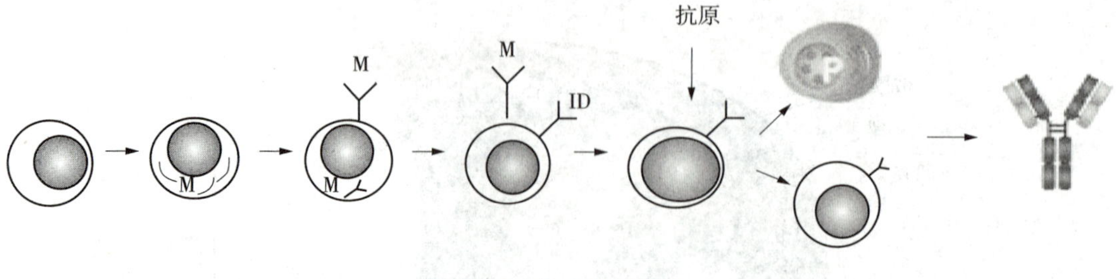

图 25-4　B 细胞的发育

（二）B 细胞的表面标志

1. B 细胞抗原受体（BCR）复合物　B 细胞表面的 BCR 与传递抗原刺激信号（第一信号）的 Igα/Igβ 异二聚体结合为复合体，有利于 B 细胞的活化。

2. B 细胞共受体　B 细胞表面存在 CD19、CD21、CD81 等非共价结合形成的受体，能稳定 BCR 与抗原的结合并辅助 Igα/Igβ 传递抗原刺激信号。

3. 协同刺激分子　B 细胞活化的协同刺激信号（第二信号）主要由 B 细胞表面的协同刺激分子 CD40、CD80、CD86、ICAM－1、LFA－1 等和 Th 细胞相互作用产生。CD40 表达于成熟的 B 细胞，与活化 T 细胞表达的 CD40L 结合，是产生 B 细胞活化第二信号的重要分子。B 细胞活化后 CD80 和 CD86 表达增强，分别与 T 细胞表面的 CD28 和 CTLA－4 相互作用。ICAM－1、LFA－1 等黏附分子是 B 细胞与 Th 细胞间相互接触的重要分子，也有协同刺激作用。

另外，B 细胞表面还表达调节钙离子跨膜流动的 CD20，起负反馈调节作用的 CD22、CD32 等分子，调控 B 细胞的活化。B 细胞表面还有多种丝裂原（如 LPS、SPA）受体、细胞因子受体、Fc 受体、补体受体等。

（三）B 细胞亚群及功能

根据 B 细胞表面 CD5 分子的表达与否，将其分为 B1 细胞和 B2 细胞。B1 细胞表面表达 CD5 和 mIgM，即使成熟时也几乎不表达 mIgD，占 B 细胞总数的 5% ~10%，主要在腹膜腔、胸膜腔和肠道黏膜固有层中定居。B1 细胞参与固有免疫，只产生 IgM 抗体，成为机体免疫的第一道防线。B2 细胞即通常所指的 B 细胞，表达 mIgD 和 mIgM，受特异性抗原刺激后产生高亲和力抗体，部分细胞分化为记忆 B 细胞，介导再次免疫应答的发生。因此 B2 细胞是参与体液免疫的主要细胞。

二、T 细胞

（一）T 细胞的分化发育

骨髓来源的淋巴样前体细胞进入胸腺之初为 $CD4^-CD8^-$ 双阴性祖 T 细胞，进入胸腺发育成 $CD4^+CD8^+$ 双阳性前 T 细胞。经过阳性选择成为单阳性未成熟 T 细胞，再经过阴性选择成为单阳性成熟 T 细胞，即祖 T 细胞→前 T 细胞→未成熟 T 细胞→成熟初始 T 细胞四个阶段。

1. 阳性选择　表达 $CD4^+CD8^+$ 双阳性前 T 细胞，在胸腺皮质中，与胸腺上皮细胞表面的抗原肽－MHCⅠ/Ⅱ类分子复合物特异性结合，适当亲和力结合的双阳性细胞继续分化为 $CD8^+$/$CD4^+$ 单阳性细胞。其中与Ⅰ类分子结合的双阳性细胞 CD8 表达水平升高，CD4 表达水平下降直至丢失；与Ⅱ类分子结合的双阳性细胞 CD4 表达水平升高，CD8 表达水平下降直至丢失；另外，95% 以上双阳性细胞因为与 MHC 分子过高亲和力结合或不能结合而发生凋亡。此过程称为阳性选择。通过阳性选择，使 T 细胞获得了 MHC 限制性。

2. 阴性选择　经历了阳性选择的单阳性 T 细胞在皮髓交界处与 DC、巨噬细胞等表达的自身抗原肽－MHCⅠ/Ⅱ类分子复合物特异性结合。过高亲和力结合的单阳性 T 细胞发生凋亡，以保证发育成熟的 T 细胞不针对自身成分发生应答，即获得自身免疫耐受，不能结合的单阳性细胞继续发育为成熟的、能识别外来抗原的初始 T 细胞。初始 T 细胞经血液迁移定居在外周免疫器官，受相应抗原激活后，分化为效应 T 细胞和记忆 T 细胞，经淋巴细胞再循环周游全身发挥免疫调节和细胞免疫功能。

（二）T 细胞的表面标志

T 细胞表面有许多重要的膜分子，参与 T 细胞对抗原的识别、自身的活化、增殖和分化并产生免疫效应。其中，有些膜分子还是区分 T 细胞及其亚群的重要标志。

1. TCR－CD3 复合物　T 细胞抗原受体（T cell antigen receptor，TCR）是所有 T 细胞的特征性标志。TCR 能特异性识别 APC 或靶细胞的抗原肽－MHC 分子复合物，但因 TCR 的两条肽链胞质区太短，因此由 CD3 分子向细胞内传递 TCR 识别抗原产生的活化信号（第一信号）。这种识别具有双重特异性，即既要识别抗原表位，也要识别 MHC 分子的多态性部分。

2. CD4 和 CD8 分子　T 细胞成熟后只表达 CD4 或 CD8 分子，CD4 分子、CD8 分子分别识别

MHCⅡ 类分子和 MHCI 类分子。此外，CD4 分子是 HIV 病毒包膜蛋白 gp120 的受体，与 HIV 入侵并感染 $CD4^+$T 细胞或巨噬细胞有关。

3. 协同刺激分子 是为 T 或 B 细胞完全活化提供协同刺激信号（第二信号）的细胞表面分子，包括 CD28、CTLA－4 和 ICAM 等免疫球蛋白超家族（IgSF）成员。此外，还有 CD40L 和 FasL 等肿瘤坏死因子超家族（TNFSF）成员、LFA－1 等整合素家族成员。

（1）CD28 和 CTLA－4 分子　二者的配体都是协同刺激分子 B7，包括 CD80（B7－1）和 CD86（B7－2），主要表达在专职 APC 上。静止 T 细胞表面的 CD28 与 B7 结合后，为 T 细胞活化提供重要的第二信号，促进 T 细胞增殖和 IL－2 等细胞因子的生成。T 细胞活化后开始表达 CTLA－4，该分子与 B7 的亲和力明显高于 CD28，该结合向活化的 T 细胞传递的是抑制信号，避免 T 细胞的过度激活，调控免疫应答的强度。

（2）CD40 配体（CD40L）　主要表达于活化的 $CD4^+$T 细胞，其配体是 CD40，CD40 表达在 APC 上，如 B 细胞、树突状细胞等，二者的结合能促进 APC 和 T 细胞的双向活化。CD40L 如与 B 细胞表面的 CD40 结合，可调节 B 细胞活化，促进记忆 B 细胞的产生。此外，二者的结合也可以促进 T 细胞分化的细胞因子分泌，因此也促进 T 细胞的活化。

（3）CD2（LFA－2）　又称为淋巴细胞功能相关抗原分子 2（LFA－2），CD2 的配体是 LFA－3（CD58），二者结合后能加强 T 细胞与 APC 的黏附，促进 T 细胞活化。

此外，T 细胞表面还表达多种丝裂原受体，如刀豆蛋白（ConA）、植物血凝素（PHA）受体，细胞因子受体（IL－1R、IL－2R、IL－4R、IFN－γR 等）、Fc 受体和补体受体（CR）等。

（三）T 细胞亚群及功能

T 细胞按照不同的分类方法可以分为若干亚群。

1. 根据所处活化阶段分类　T 细胞根据其分化状态、表面分子及功能的不同，分为初始 T 细胞、效应 T 细胞和记忆性 T 细胞。初始 T 细胞是指未受过抗原刺激的成熟 T 细胞，当受到抗原肽－MHC 分子复合物刺激后活化，将分化为效应 T 细胞和记忆 T 细胞。只有记忆 T 细胞可长期存活，受相同抗原再刺激可迅速活化分化为效应 T 细胞，介导再次免疫应答。

2. 根据 TCR 组成分类　根据 TCR 组成链的不同，T 细胞可分为 αβT 细胞和 γδT 细胞，在胸腺中，αβT 细胞占 T 细胞总数的 95%～99%。

3. 根据 CD 分子分类　根据是否表达 CD4 和 CD8 分子，T 细胞分为 $CD4^+$T 细胞和 $CD8^+$T 细胞。

4. 根据功能特征分类　T 细胞可分为辅助性 T 细胞（helper T cell，Th）、细胞毒性 T 细胞（cytotoxic T lymphocyte，CTL 或 Tc）和调节性 T 细胞（regulated T cell，Treg）。辅助性 T 细胞均为 $CD4^+$T 细胞，未受抗原刺激的为 Th0 细胞。在抗原和细胞因子等因素的调控下，Th0 可向 Th1、Th2、Th3、Th17、Treg 等亚群分化。不同亚群 Th 之间相互调节、相互制约。CTL 细胞属于 $CD8^+$T 细胞，其功能是能特异性杀伤靶细胞（病毒感染细胞或肿瘤细胞）。Treg 通过抑制 $CD4^+$ 和 $CD8^+$T 细胞的活化增殖，负反馈调控免疫应答，抑制自身反应性 T 细胞介导的病理性应答，抑制自身损伤性炎症反应和移植排斥反应，利于肿瘤生长。

三、抗原提呈细胞

（一）单核巨噬细胞系统

单核巨噬细胞系统包括骨髓里的前单核细胞，血液中的单核细胞和组织器官中的巨噬细胞。单核细胞在血液中停留 12～24 小时，进入表皮棘层分化为朗格汉斯细胞，进入组织器官分化为巨噬细胞。单核巨噬细胞系统不仅在固有免疫中发挥重要作用，而且在适应性免疫中是不可缺少的细胞，广泛参与免疫应答、免疫效应和免疫调节。主要功能如下。

1. 吞噬杀伤作用　巨噬细胞表面可表达多种受体，如 Fc 受体可促进巨噬细胞与抗体的结合发挥调理吞噬作用，或补体受体介导巨噬细胞对 C3b、C4b 黏附的病原体进行吞噬。

2. 参与炎症反应和免疫调节　巨噬细胞胞内的溶酶体，能产生溶菌酶、抗菌肽、蛋白酶、核酸酶等裂解破坏病原体，活化的巨噬细胞还可分泌 IL－8 等趋化因子和 IL－1 等促炎因子参与和促进炎症反应，分泌 IFN－γ、IL－12、IL－18 等多种细胞因子发挥免疫调节作用。

3. 杀伤肿瘤细胞　被 IFN－γ 等细胞因子激活的巨噬细胞，还能通过吞噬作用有效杀伤肿瘤细胞。

4. 提呈抗原　启动适应性免疫应答。作为专职 APC，单核巨噬细胞能将外源性抗原加工处理成抗原肽－MHC 复合物提呈给 T 细胞，启动适应性免疫应答。

（二）树突状细胞

树突状细胞（dendritic cell，DC）是目前已知的抗原提呈功能最强的 APC，能加工、处理外源性抗原并将其提呈给初始 T 细胞，使其活化、增殖，而同样作为专职 APC 的单核巨噬细胞和 B 细胞仅能刺激效应性 T 细胞或记忆 T 细胞。

四、其他免疫相关细胞

（一）自然杀伤细胞

自然杀伤细胞（natural killer，NK）主要分布在骨髓、肝、脾、肺和淋巴结中，它无须抗原刺激，能自发溶解多种肿瘤细胞和被病毒感染的细胞，因此是抗感染和抗肿瘤免疫的第一道天然防线。NK 细胞表面表达抑制性和活化性两类受体，可识别、结合自身细胞表面的 MHCI 类分子。当病毒感染或细胞癌变时，其 MHCI 类分子表达下调或缺失，从而导致 NK 抑制性受体介导的细胞毒抑制效应消失，NK 细胞活化，通过释放穿孔素、颗粒酶、表达 FasL 或通过抗体依赖细胞介导的细胞毒作用（antibody dependent cell－mediated cytotoxicity，ADCC）等方式杀伤靶细胞。

（二）中性粒细胞

中性粒细胞是白细胞中数量最多的，是体内主要的小吞噬细胞，一旦局部组织受到病原体的侵袭，在趋化因子作用下，它们将离开血液循环，进入病原体感染部位发挥吞噬和杀伤作用。此外，中性粒细胞可以表达调理性受体（FcγR 和 C3bR）发挥调理作用，增强中性粒细胞的吞噬杀菌作用。

第三节　免疫分子

PPT

一、概述

免疫分子是指参与免疫应答或与免疫应答有关的分子。免疫细胞识别抗原、相互作用、活化等过程均需要免疫分子的参与，免疫分子在免疫系统的正常功能中起到关键作用。免疫分子分为膜型和分泌型两类，膜型包括 B 细胞抗原受体（BCR）、T 细胞抗原受体（TCR）、主要组织相容性抗原、白细胞分化抗原（CD）等；分泌型包括抗体、补体和细胞因子等。

二、细胞因子

（一）概念

细胞因子（cytokine，CK）是由免疫细胞和组织细胞分泌的，能在细胞间发挥相互调控作用的一类小分子可溶性多肽蛋白，通过结合相应受体调节细胞生长分化和效应，调控免疫应答，是一类重要的生物应答调节剂。

（二）细胞因子的共性

1. 细胞因子的理化共性 细胞因子的主要理化共性：①小分子蛋白质；②在接受抗原或丝裂原刺激后合成释放；③生物半衰期和发挥作用的时间较短；④多在细胞间发挥短距离作用；⑤很低水平就表现生物学活性；⑥通过结合细胞表面的相应受体发挥生物学作用。

2. 细胞因子的作用特点 细胞因子常通过自分泌方式作用于产生细胞因子的细胞或者以旁分泌的方式作用于邻近的细胞。少数细胞因子以内分泌方式作用，即通过血流作用于远处的靶细胞发挥作用。细胞因子作用无抗原特异性也不受 MHC 限制，但细胞因子必须与相应受体结合才能产生非特异性生物学效应。一种细胞可分泌多种细胞因子，几种不同类型的细胞也可生成一种或几种相同的细胞因子，此为细胞因子的多向性；一种细胞因子可对多种靶细胞作用，产生多种生物学效应，此为细胞因子的多效性；几种不同的因子可对同一种靶细胞作用，产生相同或相似的生物学效应，此为细胞因子的重叠性。细胞因子的作用不是独立存在的，表现为受体表达的相互制约和生物学效应的相互影响，从而构成细胞因子作用的网络性。除此以外，细胞因子的作用还具有协同性、拮抗性的特点。

细胞因子在体内相互促进或相互制约，形成复杂的细胞因子调节网络。采用现代生物技术研制开发的重组细胞因子、细胞因子抗体和细胞因子受体拮抗蛋白已广泛用于肿瘤、自身免疫病、免疫缺陷、感染等方面的临床治疗。

（三）细胞因子的种类及作用

细胞因子尚无统一的分类方法，目前常依据其功能分为白细胞介素、肿瘤坏死因子、干扰素、集落刺激因子、趋化因子、生长因子等。

1. 白细胞介素（interleukin，IL） 是一组由淋巴细胞、单核巨噬细胞和其他非免疫细胞产生的介导白细胞和其他细胞间相互作用的细胞因子。按其发现顺序给予命名，目前已命名 38 种（IL－1 ~ IL－38）。不同白细胞介素作用不完全相同，常见的白细胞介素见表 25－1。

表 25－1 常见白细胞介素的种类和作用

名称	主要产生的细胞	生物学作用
IL－1	活化单核巨噬细胞、成纤维细胞、血管内皮细胞	刺激造血干细胞增殖分化；促进 T、B 淋巴细胞活化、增殖；引起发热；介导炎症反应
IL－2	活化的 T 细胞（Th1）、NK 细胞	诱导活化 T、B 淋巴细胞增殖分化；增强 Tc、NK 和单核巨噬细胞活性
IL－3	活化的 T 细胞、肥大细胞	刺激多能造血干细胞增殖分化；促进肥大细胞增殖分化
IL－4	活化的 T 细胞（Th2）、肥大细胞、嗜碱粒细胞	促进 T、B 细胞增殖分化；诱导 Ig 类别转换产生 IgE；增强巨噬细胞作用；抑制 Th1 细胞免疫应答能力
IL－5	活化的 T 细胞（Th2）	促进 B 细胞生长与分化，诱导 IgA 合成；促进嗜酸性粒细 胞生长与分化

续表

名称	主要产生的细胞	生物学作用
IL-6	活化的T细胞（Th2）、巨噬细胞、成纤维细胞	刺激T、B细胞分化增殖；促进B细胞杂交瘤及浆细胞瘤生长；引起发热
IL-8	单核巨噬细胞、血管内皮细胞	吸引中性粒细胞、嗜酸粒细胞和T细胞定向趋化活动；活化中性粒细胞和嗜酸粒细胞脱颗粒，诱发炎症反应及超敏反应
IL-10	活化的T细胞（Th2）、单核巨噬细胞	抑制Th1细胞合成分泌IFN-γ等因子；促进B细胞增殖和产生抗体；抑制单核巨噬细胞的功能
IL-12	单核巨噬细胞、B细胞	促进B细胞合成Ig及其类别转换；促进Tc、NK、LAK细胞增殖分化，增强杀伤能力
IL-13	活化的T细胞（Th2）	诱导B细胞增殖分化；抑制单核巨噬细胞合成分泌炎性因子

2. 干扰素（interferon，IFN） 是最早发现的细胞因子，具有干扰病毒感染和复制的能力。干扰素分两型，即Ⅰ型干扰素和Ⅱ型干扰素。Ⅰ型干扰素包括IFN-α、IFN-β，主要由病毒感染的细胞产生，具有较强的抗病毒、抗肿瘤作用和较弱的免疫调节作用。Ⅱ型干扰素即IFN-γ，主要由活化的T细胞和NK细胞产生，具有较强的免疫调节作用，目前已发现十余种干扰素家族的细胞因子。

3. 肿瘤坏死因子（tumor necrosis factor，TNF） 是一类能引起肿瘤组织出血坏死的细胞因子。TNF有TNF-a和TNF-β两种。TNF-α主要由活化的单核巨噬细胞产生，能诱发炎症反应，具有抗肿瘤、抗病毒和免疫作用。TNF-β主要由活化的T细胞产生，又称为淋巴毒素（lymphotoxin，LT），与TNF-α生物学作用相似，但只在局部发挥效应。TNF家族目前已发现FasL、CD40L等30多种细胞因子，其在调节免疫应答、杀伤靶细胞和诱导细胞凋亡等过程中发挥重要作用。

4. 集落刺激因子（colony stimulating factor，CSF） 由活化的T细胞、单核巨噬细胞、血管内皮细胞和成纤维细胞等产生，可刺激造血干细胞和不同发育阶段的造血细胞增殖分化。根据CSF主要功能和作用细胞的不同，分别命名为粒细胞集落刺激因子（G-CSF）、巨噬细胞集落刺激因子（M-CSF）、粒细胞-巨噬细胞集落刺激因子（GM-CSF）。G-CSF可以刺激粒细胞前体细胞的分化成熟，促进成熟粒细胞吞噬杀伤功能，延长其存活时间。M-CSF能促进单核巨噬细胞分化增殖延长其存在时间，增强其功能。GM-CSF功能是刺激骨髓各系前体细胞向粒细胞和单核细胞分化。

三、主要组织相容性抗原

主要组织相容性抗原是主要组织相容性复合体的编码产物，主要组织相容性复合体（major histocompatibility complex，MHC）是一组决定组织相容性并与免疫应答密切相关的紧密连锁的基因群。人的MHC称为人类白细胞抗原（human leucocyte antigen，HLA）基因复合体。HLA基因复合体位于人第6染色体短臂，由经典的HLAⅠ、Ⅱ类基因和免疫功能相关基因两大类组成，抗原与经典的HLAⅠ、Ⅱ类基因编码的HLA分子结合后提呈抗原肽给T细胞识别，启动适应性免疫应答。免疫功能相关基因以其产物参与调节固有免疫。HLA与器官移植的成败及免疫相关性疾病的发生关系十分密切。

（一）HLA分子的结构、分布

HLA基因复合体的HLAⅠ、Ⅱ类基因编码产物分别是HLAⅠ类分子和HLAⅡ类分子。HLAⅠ类

分子由重链 α 链和 β_2m 组成，分布于几乎所有的有核细胞表面，以淋巴细胞表面的密度最高，肝、肾、肺、心及皮肤的细胞次之，肌肉细胞、神经细胞和内分泌细胞上最少，而成熟红细胞、胎盘滋养层细胞上不表达。在血清、尿液、汗液、脑脊液及初乳等体液中也有可溶性的 HLA Ⅰ类分子存在。HLA Ⅱ类分子由 α 链和 β 链组成，仅表达于专职抗原提呈细胞（B 细胞、巨噬细胞、树突状细胞）、胸腺上皮细胞和活化的 T 细胞表面。HLA Ⅰ类分子和 HLA Ⅱ类分子能够稳定地表达于细胞表面，都需要以 HLA 分子与抗原肽结合的形式存在。

（二）HLA 分子的功能

1. 作为抗原提呈分子参与适应性免疫应答 HLA 分子的抗原肽结合槽内有不少于两个的锚定位与抗原肽的特定氨基酸（锚定残基）互补结合，其结合显示一定的专一性，但并不是严格的一对一关系。经典的 MHC Ⅰ、Ⅱ类分子主要的功能是将抗原肽提呈给 T 细胞，T 细胞只能限制性识别自身 MHC 分子提呈的抗原肽，即 MHC Ⅰ类分子提呈的内源性抗原肽仅供 $CD8^+$ T 细胞识别，MHC Ⅱ类分子提呈的外源性抗原肽仅供 $CD4^+$ T 细胞识别，从而激活 T 细胞，启动适应性免疫应答。MHC 限制性的形成是该分子参与了 T 细胞在胸腺中的选择和分化的结果。

2. 作为调节分子参与固有免疫应答 HLA 基因复合体中的免疫功能相关基因能编码补体成分，参与炎症反应和对病原体的杀伤作用，介导免疫性疾病的发生；也可编码细胞因子参与固有免疫应答的调控，如调节 NK 细胞和部分杀伤细胞的活性；其中的炎症相关基因还参与启动和调控炎症反应，在应激反应中发挥作用。

（三）HLA 分子与临床医学

1. HLA 与器官移植 器官移植术的成败很大程度上取决于移植排斥反应的防治，即和供、受者间的组织相容性有关。介导移植排斥反应的主要抗原是 HLA 抗原，因此术前必须进行红细胞血型检查、受者血清中预存的细胞毒性 HLA 抗体的检测、HLA 分型和交叉配型等系列检测。供、受者间的 HLA 相似度越高，移植成功率就越高，如同卵双生兄弟姊妹间移植几乎不发生排斥反应。如今个体骨髓库和脐血库建立等措施，有效提高了 HLA 配型效率。

2. HLA 异常表达与疾病 目前已发现 500 余种疾病与 HLA 关联，包括自身免疫病、肿瘤和感染性疾病。某些自身免疫病发生时，在细胞因子的诱导下一些细胞（如胰岛素依赖型糖尿病中的胰岛 β 细胞、乳糜泻中的肠道细胞等）开始表达 HLA Ⅱ类分子。肿瘤或病毒感染发生时，肿瘤细胞或病毒感染细胞表面的 HLA 分子表达下调甚至缺失，导致不能有效地提呈肿瘤细胞抗原或病毒抗原，因此造成肿瘤逃逸机体的免疫监视功能。除此以外，HLA 基因复合体是第一个被发现与疾病有明确联系的遗传系统，如强直性脊髓炎（AS）患者中 HLA－B27 抗原阳性率远远高于健康人。

3. HLA 与亲子鉴定和法医学 由于 HLA 基因复合体是人体内最复杂的多态性基因系统，因此无血缘关系的个体间拥有完全相同的 HLA 基因的可能性为零。每个人的 HLA 基因一般终身不变，HLA 基因分型作为个体遗传“标签”在法医学上被广泛地用于亲子鉴定和对死亡者进行身份鉴定。

知识链接

器官移植配型

器官移植配型是指移植术前通过各种检测项目了解供、受者的组织相容性的过程，这是器官移植成功与否的关键。因此术前需进行一系列的检测，主要包括以下内容。

1. 红细胞血型抗原　供者血型抗原需与受者符合输血原则。

2. HLA 基因配型　通过实验技术如 PCR 技术和 DNA 测序，对 HLA 基因检测。

3. 受者血清中预存抗体的检测　将受者与供者血清进行交叉细胞毒试验，以防止超急性排斥反应。

4. HLA 交叉配型　将供者与受者淋巴细胞互为反应细胞，两组中任何一组反应过强，均提示供者选择不当。

目前我国的器官移植全部来自公民自愿捐献。在未来，作为医护人员的我们可以学习如何正确地宣教器官捐献的信息，帮助他人了解并参与器官捐献的事业中。

目标检测

答案解析

1. 人类的中枢免疫器官是（　）
   A. 胸腺和黏膜伴随的淋巴组织　B. 骨髓和黏膜伴随的淋巴组织
   C. 淋巴结和脾脏　D. 淋巴结和骨髓
   E. 骨髓和胸腺
2. 人类 B 细胞分化成熟的场所是（　）
   A. 骨髓　B. 法氏囊　C. 脾脏
   D. 胸腺　E. 淋巴结
3. 以下关于细胞因子的叙述，错误的是（　）
   A. 是一组小分子的蛋白质　B. 需其他物质刺激才能产生
   C. 作用具有特异性　D. 可以作用于自身细胞
   E. 微量即起作用
4. 与 MHC Ⅱ类分子结合的是（　）
   A. CD2　B. CD4　C. CD3
   D. CD5　E. CD8
5. 表达 HLA Ⅰ类分子密度最高的细胞是（　）
   A. 肝细胞　B. 血管内皮细胞　C. 皮肤细胞
   D. 淋巴细胞　E. 肌肉细胞
6. APC 不包括（　）
   A. T 细胞　B. B 细胞　C. 巨噬细胞
   D. 树突状细胞　E. 朗格汉斯细胞
7. 可分泌穿孔素的细胞有（　）
   A. Tc 细胞和 B 淋巴细胞　B. Tc 细胞和 NK 细胞
   C. B 淋巴细胞和 NK 细胞　D. B 淋巴细胞和 LAK 细胞
   E. B 淋巴细胞和巨噬细胞
8. T 淋巴细胞不具有的表面分子是（　）
   A. CD4　B. CD8　C. CD28
   D. CD80　E. CD40L

9. 未成熟 B 淋巴细胞表达的膜表面免疫球蛋白是（　）

A. mIgA　　B. mIgM　　C. mIgE

D. mIgD　　E. mIgG

10. $CD5^+$ B 细胞产生的抗体类别是（　）

A. IgA　　B. IgD　　C. IgG

D. IgE　　E. IgM

（王　媛）

书网融合……

重点小结　　微课　　习题

第二十六章　免疫应答

学习目标

知识目标：

通过本章的学习，掌握免疫应答的概念、类型及特点，免疫耐受的概念；熟悉免疫应答的过程及抗体产生的一般规律和意义；了解诱导产生免疫耐受的条件和免疫耐受的意义。

能力目标：

具备正确指导患者提高机体免疫力的能力。

素质目标：

通过本章的学习，培养缜密的分析能力和团队合作的精神。

免疫应答（immune response，IR）是指机体免疫系统对抗原性异物进行识别、清除的整个过程。免疫应答最基本的生物学意义是清除抗原性异物，以保持内环境的稳定。但在特定情况下，免疫应答也会引起超敏反应等免疫相关性疾病。

根据免疫应答识别的特点、获得形式以及效应机制，免疫应答可分为两类：一种是固有免疫应答（innate immune response），它是在生物体的进化过程和种系发展过程中形成的，包括人体屏障结构、吞噬细胞及细胞因子等产生的效应；另一类是接受抗原刺激产生，建立在固有免疫应答基础上的适应性免疫应答（adaptive immune response），包括 T 细胞介导的细胞免疫和 B 细胞介导的体液免疫。适应性免疫应答是继固有免疫应答之后发挥其效应的，并在最终清除病原体，促进疾病的治愈，以及防止再感染中起主导作用。

根据机体受抗原刺激产生的结果，免疫应答又可以分为：①正免疫应答，对抗原性物质所产生特异性体液免疫应答和细胞免疫应答；②负免疫应答，对特定抗原产生免疫耐受，对该抗原刺激无反应。

情境导入

情景： 为了预防传染病，我国制定了免疫规划制度，由政府免费向居民提供免疫规划疫苗。国家免疫规划疫苗可预防的传染病已达到 15 种，覆盖人群以 0～6 岁儿童为主。2000 年以来，我国维持无脊髓灰质炎状态，2012 年我国实现了消除新生儿破伤风的目标，2014 年我国提前实现世界卫生组织西太区乙肝控制目标。目前，多种疫苗可预防的传染病种类已经降到历史最低水平。

思考： 1. 免疫接种为何能预防疾病？

2. 为何有的疫苗要多次接种？

PPT

第一节　固有免疫应答

微课

一、固有免疫应答的概念与特点

固有免疫应答亦称为非特异性免疫应答，是机体在长期种系进化过程中形成的一系列防御机制。

固有免疫应答经遗传获得，与生俱来，对各种侵入的病原体或其他抗原性异物可迅速应答，其特点如下。

1. 遗传性 其结构由遗传决定，个体出生时即具备。

2. 效应迅速性 针对病原体及异物侵袭可迅速发挥作用。

3. 无记忆性 其应答模式和强度不随接触病原体的次数而改变。

4. 非特异性 作用范围广，并非针对某一种特定抗原。

二、固有免疫应答的组成

固有免疫应答主要由三部分组成：屏障结构、细胞防护和体液中的效应分子。

（一）屏障结构

1. 皮肤黏膜屏障 它是机体抗感染的第一条防线，包括完整的皮肤黏膜及其附属的纤毛、腺体以及寄居的正常菌群。皮肤具有机械屏障作用，在正常情况下可有效阻挡病原体侵入体内；此外，还可分泌多种杀菌物质，如脂腺分泌的不饱和脂肪酸，汗腺分泌的乳酸，胃液中的胃酸及唾液、泪液、乳汁等分泌物中的溶菌酶、抗菌肽和乳铁蛋白等；寄居在人体的正常菌群可通过与病原体竞争结合上皮细胞和营养物质的作用方式，或通过分泌某些杀菌、抑菌物质对病原体产生防御作用。

2. 血－脑屏障 由软脑膜、脉络丛、脑血管内皮细胞及星形胶质细胞组成。此种组织结构致密，能阻挡血液中的病原体和其他大分子物质进入脑组织及脑室，从而对中枢神经系统产生保护作用。婴幼儿的血－脑屏障不完善，故易发生脑膜炎等感染。

3. 血－胎屏障 由母体子宫内膜的基蜕膜和胎盘绒毛膜共同构成。母体和胎儿小分子营养物质可通过此屏障交换，但大分子和病原体不能通过，从而保护胎儿免遭感染。但在妊娠前 3 个月血胎屏障发育尚未完善，此时孕妇若感染风疹病毒等病原体，有可能导致胎儿畸形甚至流产。所以妊娠早期应尽量避免感染。

（二）细胞防护

1. 吞噬细胞 表现为中性粒细胞的吞噬杀菌效应；单核巨噬细胞具有吞噬杀菌、抗原提呈、免疫调节等作用。

2. 自然杀伤细胞 可执行机体免疫监视作用，直接杀伤某些肿瘤细胞、病毒或胞内寄生菌感染细胞，参与免疫调节作用。

（三）体液中的效应分子

1. 补体系统 可通过旁路途径和 MBL 途径迅速激活补体系统，并由此而产生细胞毒作用或溶解病毒等作用。

2. 细胞因子 是指由活化的免疫细胞或非免疫细胞（血管内皮细胞、表皮细胞等）合成分泌的，可通过结合细胞表面相应受体而发挥多种生物学作用。如肿瘤坏死因子能引起肿瘤组织出血坏死。

3. 溶菌酶 一种低分子碱性酶，主要来源于巨噬细胞。它广泛存在于泪液、唾液、血浆、尿液、乳汁等体液中。作用于革兰阳性菌的细胞壁肽聚糖，导致细胞壁裂解。

4. 乙型溶素 存在于血清中的碱性多肽，来源于血小板，作用于革兰阳性菌细胞膜而起到抗菌作用。

第二节　适应性免疫应答

PPT

一、适应性免疫应答的概念与特点

（一）适应性免疫应答的概念

适应性免疫应答又称为特异性免疫应答，是指体内 T/B 淋巴细胞受抗原刺激后，活化、增殖、分化为效应淋巴细胞，产生一系列生物学效应的全过程。根据参与细胞和效应机制的不同，可分为 T 细胞介导的细胞免疫和 B 细胞介导的体液免疫。

（二）适应性免疫应答的特点

适应性免疫应答有以下特点。

1. 特异性　效应性 T/B 细胞只能对相应的抗原产生免疫效应。

2. 记忆性　针对抗原的信息可产生记忆性 T/B 细胞，当再次遇到相同抗原，产生的免疫应答快而强烈。

3. MHC 限制性　由于 T/B 细胞识别、活化过程需要与 MHC 结合，即受 MHC 分子限制。

二、适应性免疫应答的基本过程

适应性免疫应答的基本过程可划分为三个阶段。

（一）识别和提呈阶段

这个阶段即抗原提呈细胞（antigen presenting cell，APC）对抗原信息进行摄取、加工、处理及提呈。可溶性游离蛋白抗原必须通过 APC 将抗原降解为多肽片段，并与 MHC 分子结合为抗原肽－MHC 分子复合物，表达于 APC 表面，供给免疫细胞识别。这一过程称为抗原提呈。外源性抗原进入机体，APC 将其摄入细胞内，被蛋白酶等水解为抗原多肽片段，抗原肽与其新合成的 MHC Ⅱ类分子结合，形成抗原肽－MHC Ⅱ类分子复合物，转运至 APC 表面，供 $CD4^+$ Th 细胞识别。内源性抗原在细胞内蛋白酶的作用下降解为多肽片段，与新合成的 MHC Ⅰ类分子结合，形成抗原肽－MHC Ⅰ类分子复合物，再转运至细胞表面，供 $CD8^+$ Tc 细胞识别。在接受抗原刺激的第一信号后，T/B 细胞开始初步活化。

（二）活化、增殖和分化阶段

该阶段是指 T/B 细胞对抗原特异性识别后，在多种细胞因子协同作用下，进一步活化、增殖、分化为效应 T 细胞或浆细胞，并产生免疫效应分子（各种细胞因子和抗体）。在此阶段，部分效应细胞会转化为记忆细胞。

（三）效应阶段

效应阶段是指效应分子和免疫效应细胞协同作用共同完成细胞免疫和体液免疫效应。其结果可能为清除抗原或诱导免疫耐受，也可能引发免疫相关性疾病。

三、T 细胞介导的细胞免疫应答

机体免疫系统受到 TD－Ag 刺激后，由 APC 及多种具有免疫调节作用的细胞协同作用下，由 T 细胞活化、增殖和分化完成的免疫应答称为细胞免疫。细胞免疫的发生往往较慢，接触抗原后2~3天才出现反应，包括Th1细胞（$CD4^+$T细胞）通过释放细胞因子而引起以淋巴细胞和单核巨噬细胞局部浸润为主的炎症反应或CTL细胞（$CD8^+$T细胞）的特异性杀伤靶细胞。

T细胞的活化过程有APC提呈抗原，并受MHC限制；活化的Th细胞及巨噬细胞产生多种细胞因子作用于Th1、CTL，使其活化并增殖分化为效应Th1细胞和CTL细胞或记忆T细胞。

（一）细胞免疫的应答过程

1. 抗原识别阶段 初始T细胞的TCR与APC提呈的抗原肽-MHC复合物特异性结合的过程称为抗原的识别，TCR在特异性识别APC提呈的抗原肽同时，也必须识别复合物中的自身MHC分子，这种特性即MHC限制性。这种特性决定了T细胞只能识别同一机体APC提呈的抗原肽-MHC复合物。外源性抗原和内源性抗原提呈的过程及机制不同，在前面已有叙述。在此阶段，T细胞表面的协同刺激分子（LFA-1、CD2等）会与APC表面相应配体（ICAM-1、LFA-3等）可逆性结合，这个结合有利于TCR识别特异性抗原肽并与之发生特异性结合。TCR的抗原识别信号由CD3分子向胞内传递，APC和T细胞表面表达的多对协同刺激分子相互结合，为T细胞活化提供协同刺激信号，从而有效地诱导抗原特异性T细胞活化。

2. 活化、增殖和分化阶段 T细胞的活化需要双重信号。

（1）T细胞的第一活化信号 $CD4^+$Th细胞/$CD8^+$Tc细胞通过TCR-CD3复合体特异性结合APC表面相应抗原肽-MHCⅡ/Ⅰ类分子复合体，同时，T细胞表面CD3的共受体CD4或CD8分子与APC表面的MHCⅡ/Ⅰ类分子的非多态区结合，使得T细胞初步被活化。此时，与T细胞接触的APC也会活化并上调表达协同刺激分子。

（2）T细胞的第二活化信号 在第一信号的基础上，T细胞与APC表面多对协同刺激分子如CD28、CTLA-4和CD80（B7-1和B7-2）、CD86，CD40L和CD40等相互结合，导致T细胞完全活化，活化T细胞中一系列信号诱导细胞表达多种细胞因子和细胞因子受体，同时，活化的APC也会产生细胞因子，以促进T细胞增殖与分化，如图26-1和图26-2所示。

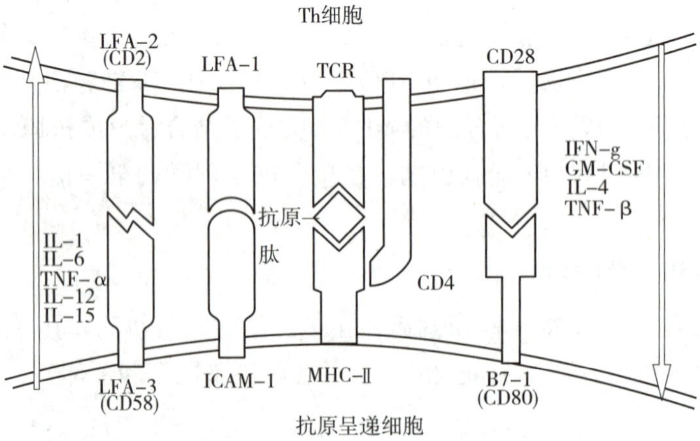

图26-1 $CD4^+$T细胞的活化

在此过程中，存在正协同刺激分子，如CD28可以促进IL-2基因转录和稳定IL-2mRNA，促进IL-2合成；也存在负协同刺激分子CTLA-4，可抑制CD28的作用，并启动抑制信号对免疫应答进行调节。

T细胞活化后，增殖、分化形成特异性免疫效应细胞。

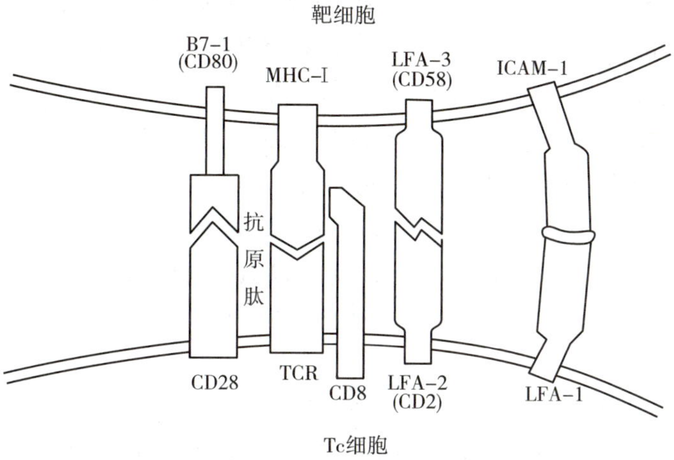

图 26-2 CD8+Tc 细胞的活化

3. 效应阶段

（1）CTL 细胞介导的免疫效应 CD8$^+$效应 CTL 细胞的主要生物学效应是清除肿瘤和病毒感染的靶细胞，这种效应可通过以下两种作用方式，完成杀伤靶细胞的效应。

1）穿孔素-颗粒酶系统 静止 CTL 细胞的胞浆颗粒中存在穿孔素，CTL 细胞活化后可引发脱颗粒反应。释放穿孔素，插入靶细胞膜后形成多聚的管状穿孔素，这个穿膜结构使靶细胞内钠离子和水潴留，钾离子及大分子物质逸出，最终溶解细胞。此机制类似补体激活后的溶细胞效应。

2）Fas/FasL 系统 活化 CTL 细胞表面大量表达 FasL，其与靶细胞表面 Fas 结合，可介导靶细胞凋亡。此外，活化高表达 FasL 的 T 细胞也可诱导表达 Fas 的自身及相邻 T 细胞凋亡。

（2）Th1 细胞介导的免疫效应 抗原刺激后产生的效应 Th1 细胞，可释放 IL-2、GM-CSF、IFN-γ 等多种细胞因子，刺激巨噬细胞生成，并增加局部组织血管内皮细胞黏附分子的表达，在表面吸引黏附吞噬细胞，促进淋巴细胞和单核巨噬细胞浸润，诱发慢性炎症反应或迟发型超敏反应。

（二）细胞免疫的生物学意义

1. 抗感染 T 细胞效应主要是抵抗胞内感染的细菌、病毒等病原体以及真菌的感染。

2. 抗肿瘤 主要包括 ADCC 效应、CTL 细胞的特异性杀伤作用以及细胞因子直接或间接的杀肿瘤效应等。

3. 免疫损伤作用 参与移植排斥反应、Ⅳ型超敏反应及自身免疫病等损伤作用。

四、B 细胞介导的体液免疫应答

抗原刺激机体后，诱导 B 细胞活化、增殖，分化为浆细胞，产生特异性抗体参与免疫应答，由于抗体存在于体液中，故将 B 细胞介导的免疫应答称为体液免疫。大多数蛋白质抗原为 TD-Ag，在对它们进行识别的过程中需要 Th 细胞辅助。此外还有部分抗原（如多糖抗原）为 TI-Ag，可以由 B 细胞直接进行识别而无须 Th 细胞辅助。由于抗原性质不一，故而体液免疫发生的过程也会有所不同。

（一）体液免疫的应答过程

1. 对 TD-Ag 的体液免疫应答

（1）抗原识别阶段 外源性抗原（如细菌或其他动植物蛋白质）进入机体后被 APC 吞噬，将抗原分解并加工处理为抗原肽-MHCⅡ类分子复合物，再将抗原肽-MHCⅡ分子复合物表达于 APC 表面，供 CD4$^+$T 细胞识别。

在某些时候，B 细胞也可发挥 APC 作用，摄取并加工处理抗原，提呈给 Th 细胞。一般来说，初次应答时，主要由巨噬细胞和树突状细胞完成抗原的提呈作用；再次应答时抗原提呈作用则主要由 B 细胞承担。另外，B 细胞主要加工处理可溶性的特异性抗原，激活 Th 细胞需抗原浓度低；巨噬细胞则是非特异性摄取颗粒性抗原，需较高浓度的抗原才能激活 Th 细胞。

T 细胞通过 TCR 与抗原肽 - MHC 分子复合物结合，并由 CD3 分子将抗原刺激信号传入 T 细胞。Th 细胞识别抗原并活化后，产生细胞因子促进 B 细胞进一步活化。

B 细胞通过其膜表面的 BCR 识别抗原。BCR 既能识别经处理的抗原成分，又能识别游离的可溶性蛋白质或多糖抗原。但 B 细胞只有在得到活化的 Th 细胞的刺激后才能最终完成对 TD - Ag 的识别而完全活化。

（2）活化、增殖与分化阶段　B 细胞活化需要双重信号：特异性抗原提供第一信号启动 B 细胞活化，协同刺激分子提供第二信号使 B 细胞完全活化（图 26 - 3）。

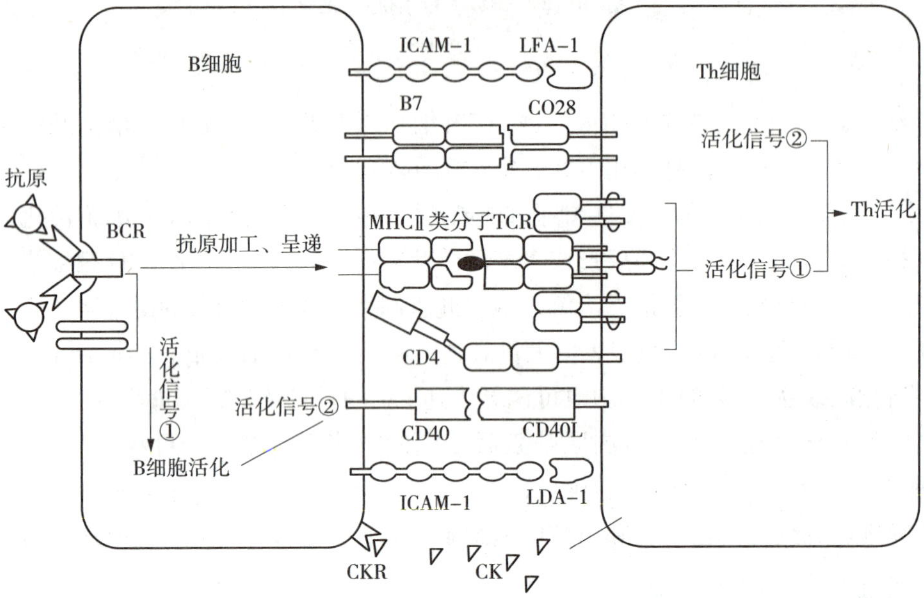

图 26 - 3　B 细胞的活化

B 细胞活化的第一信号又称为抗原刺激信号，由 B 细胞通过表面 BCR 与抗原发生特异性结合，并将信号传递至 B 细胞内，显著提高 B 细胞对抗原刺激的敏感性，增强 B 细胞的活化信号。

B 细胞活化的第二信号又称为协同刺激信号。B 细胞作为 APC 对第一信号中的抗原信息进行提呈并激活 Th 细胞，Th 细胞活化后通过细胞表面表达的 CD40L 和 LFA - 1 等协同刺激分子与 B 细胞表面的 CD40 和 ICAM - 1 等协同刺激分子结合，其中 CD40L 与 CD40 的相互作用为 B 细胞活化第二信号。

在双信号的刺激下，B 细胞激活并表达多种细胞因子受体，在 Th2 细胞释放的细胞因子诱导下，B 细胞进一步活化、增殖，分化为浆细胞，部分浆细胞转为记忆细胞（图 26 - 4）。

（3）效应阶段　B 细胞分化成熟形成浆细胞，浆细胞产生特异性抗体，抗体与抗原结合后，可中和抗原，并发挥激活补体、调理作用、调节多种免疫细胞功能等免疫效应，对抗原进行清除。同时，分化成熟的 B 细胞还可以产生多种细胞因子，参与调节包括 B 细胞自身在内的多种免疫细胞的功能。

2. 对 TI - Ag 的体液免疫应答　TI - Ag 有两种。

（1）相同分子的聚合物　占大多数。如肺炎链球菌荚膜多糖抗原，在其表面存在着相同抗原决定簇的重复排列，这些抗原决定簇与 B 细胞抗原受体亲和力强，二者形成广泛的交联引起 B 细胞活化。

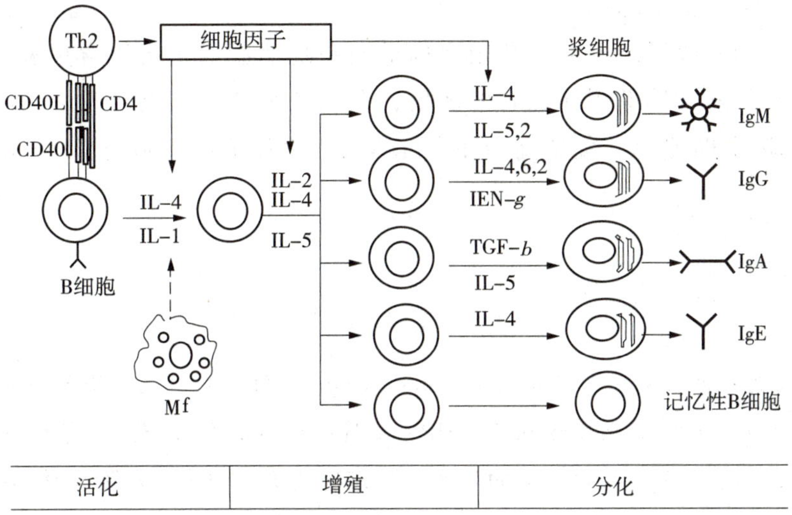

图 26－4　B 细胞的活化、增殖与分化

（2）细菌脂多糖（lipopolysaccharide，LPS）　由于 LPS 本身就是 B 细胞的有丝分裂原，当 LPS 上的抗原决定簇与 B 细胞的抗原受体结合时，它的丝裂原结构还可与 B 细胞上的丝裂原受体结合引起 B 细胞的活化。

TI－Ag 刺激 B 细胞活化，不需要 T 细胞的辅助，其产生的抗体类别为 IgM，不产生记忆细胞，故而不会出现再次应答。

（二）抗体产生的一般规律

1. 初次应答　机体初次受某种抗原刺激，需要经较长潜伏期才能在血液中出现抗体，其特点：①潜伏期长；②抗体以 IgM 为主，亲和性低；③抗体滴度低；④在体内持续时间短。

2. 再次应答　当机体再次接触相同抗原时，由于主要是记忆细胞活化、增殖和分化参与免疫应答，抗体出现的潜伏期较初次明显缩短，其特点：①潜伏期短；②抗体 IgG 为主，亲和性高；③抗体滴度高；④在体内持续时间长（图 26－5）。

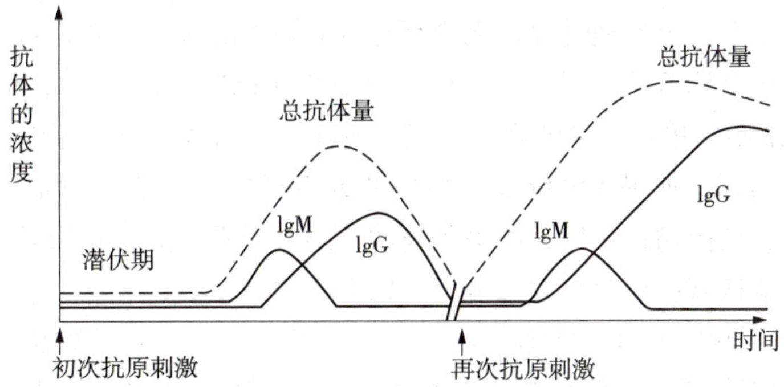

图 26－5　抗体产生的一般规律

再次应答又称为回忆应答，因该免疫应答主要由记忆细胞完成的。再次免疫的强弱主要与接触抗原的间隔时间有关。

3. 临床意义

（1）用于传染病的预防　进行疫苗接种时，用于制定最佳的免疫方案。采取复种可起到强化免疫的作用，即通过机体的再次免疫应答而产生高滴度、高亲和力的抗体，维持持久的免疫力。

（2）用于传染病的诊断　在免疫应答中，IgM 产生早，消失快，因此临床上检测特异性 IgM 可作为病原微生物早期感染的诊断指标。

此外，抗体产生的一般规律还可以利用疾病早期和晚期血清中抗体含量和类别的变化，进行免疫检测，以诊断传染病并辅助判断患者的病情；在制备细菌多糖疫苗时，可将多糖疫苗与蛋白质偶联在一起，可激活 Th 细胞，促进高亲和力抗体的产生和记忆细胞的形成，达到增强疫苗的免疫效果。

知识链接

宫颈癌疫苗

宫颈癌疫苗又称为人乳头瘤病毒（human papilloma virus，HPV）疫苗。医学研究表明，99.7%的子宫颈癌是由于 HPV 病毒导致。目前普遍认定，HPV 疫苗对 9~45 岁的女性都有预防效果，该疫苗可显著降低 HPV 病毒导致的宫颈癌和癌前病变的发生。目前有二价、四价、九价 3 种 HPV 疫苗上市。HPV 疫苗共注射 3 次，即开始时为第 1 次，2 个月后注射第 2 次，第 1 次注射 6 个月后注射第 3 次。

（三）体液免疫的生物学作用

1. 清除抗原作用 B 细胞分化成熟后产生特异性抗体，它可通过中和作用、激活补体、调理作用、ADCC 和阻止抗原侵入黏膜及胎盘等多种机制发挥中和毒素，抑制细菌黏附及抗病毒等免疫效应。

2. 免疫调节 B 细胞分化成熟后可以分泌多种细胞因子，参与调节包括 B 细胞自身在内的多种免疫细胞的功能。

3. 免疫损伤 一定条件下，抗体可导致超敏反应、自身免疫病，甚至促进肿瘤的生长。

五、免疫调节

免疫调节（immunoregulation）是指在免疫应答过程中，免疫细胞之间、免疫细胞与免疫分子之间以及免疫系统与机体其他系统之间相互协调、相互制约，对免疫应答进行感知和调控，从而维持机体内环境的稳定。免疫应答这个生理过程，无论是对抗原物质的排斥，还是对自身成分的耐受，都贯穿免疫调节控制之中。这个调节的过程，由多种免疫分子（抗原、抗体、补体、细胞因子等）、多种免疫细胞（T 细胞、B 细胞、单核巨噬细胞等）以及机体多个系统（神经系统、免疫系统、内分泌系统等）共同参与，相互协调。如果免疫调节功能失调或者异常，不能有效地清除抗原物质，机体失去有效的免疫保护可能受到损伤；同样，如果免疫调节功能异常，对自身物质产生免疫攻击，则会导致自身免疫病。免疫调节按其主要参与成分可分为以下三种。

1. 免疫分子的调节作用 抗原、抗体、补体、炎症因子、细胞因子等免疫分子均具有免疫调节作用，其中常见的有：抗原和抗体所形成的免疫复合物，可激活补体，形成抗原-抗体-补体复合物，既可持续提呈抗原诱发免疫应答，又可对体液免疫产生负反馈调节；吞噬细胞和树突状细胞等表面的模式识别受体，具有识别病原体等特定分子作用，在清除病原体的同时可诱发炎症反应，而过度炎症反应可能导致局部或全身疾病，故而免疫系统也会对其功能进行调节；补体活化后产生的活性片段，可产生免疫调理作用、促进 B 细胞活化等；免疫细胞表面活化性受体和抑制性受体，可以调控免疫细胞激活信号的转导。

2. 免疫细胞的调节作用 免疫细胞对免疫应答可进行直接或者间接调节作用，主要方式有分泌细胞因子或免疫细胞之间直接接触。调节性 T 细胞具有免疫失能性和免疫抑制性两大功能，可通过抑制 T 细胞的活化与增殖、抑制效应 T 细胞表达细胞因子等方式抑制免疫应答，维持自身免疫耐受，并可抑制自身免疫病发生。Th1、Th2 既是免疫效应细胞，又具有免疫调节作用，可通过产生的细胞因子相互作用进行负调节。Th17 分泌的细胞因子广泛作用于多种免疫细胞，发挥免疫调节作用，并对炎症和自身免疫病有非常重要的影响。

3. 其他形式的免疫调节　比较常见的包括活化诱导的细胞死亡对效应功能的调节、免疫－内分泌－神经系统的相互作用与调节、免疫应答的遗传控制。

目前，国内有许多针对免疫调节的研究，目的是为研发有效的免疫干预手段，对自身免疫病、超敏反应、肿瘤等进行预防和治疗。

第三节　免疫耐受

PPT

一、免疫耐受的现象及概念

免疫耐受（immunologic tolerance）是指机体免疫系统在某种抗原刺激下产生的特异性无应答状态，是免疫应答的另一种重要类型。这种效应不同于对各种抗原均呈无应答或低应答的非特异性免疫抑制。免疫耐受的产生与年龄、生理状况及遗传等因素有关。免疫耐受可以天然产生，也可人为诱导。天然免疫耐受现象多由在免疫系统尚未成熟的胚胎期接触抗原产生，不成熟的自身反应性淋巴细胞接触自身抗原后会发生克隆清除，产生免疫耐受。

二、免疫耐受的类型

免疫耐受按其形成的阶段不同，存在中枢耐受和外周耐受两种类型。

1. 中枢耐受　发生在中枢免疫器官，形成的原因主要是由于淋巴细胞自身发生缺陷或中枢免疫器官微环境异常，出现阴性选择障碍。此类耐受易导致自身免疫病。

2. 外周耐受　发生在外周免疫器官，外周 T、B 细胞可被存在于外周的组织特异性抗原和非自身抗原诱导产生耐受，其机制有克隆失能、免疫忽视和抑制性免疫细胞的作用。

三、影响免疫耐受的因素

1. 抗原因素　抗原的性质不同，对机体刺激产生的免疫应答反应类型也有所区别。一般来说，抗原的分子量大小、是否为可溶性抗原、抗原的结构、进入机体的抗原剂量、进入机体的途径等，都会对抗原是否引起免疫耐受造成影响。

2. 机体因素　机体免疫细胞发育不成熟时，受到抗原刺激易形成免疫耐受，而免疫细胞成熟时则易产生免疫应答。此外，机体免疫功能受抑制时，接受抗原刺激也可以形成免疫耐受。免疫耐受还受到动物种属和遗传因素的影响。

四、免疫耐受与临床

免疫耐受与临床许多疾病的发生、发展和转归有密切关系。一方面，对病原性抗原及肿瘤抗原的免疫耐受阻碍了免疫功能的正常发挥；另一方面，在移植排斥、自身免疫病等情况下需要诱导免疫耐受的产生。人为诱导免疫耐受目前多为实验性尝试阶段，如静脉注射或口服抗原、诱导免疫偏离、阻断协同刺激信号等方式。一些慢性病、肿瘤等情况下产生的免疫耐受，多因缺乏活化性辅助刺激分子等原因引起，目前对此采取的措施主要有增强 DC 功能、合理利用细胞因子、激活协同刺激信号等。

答案解析

目标检测

1. 既能吞噬杀菌又能抗原提呈的细胞是（　）

A. 巨噬细胞
B. NK 细胞
C. 中性粒细胞
D. 树突状细胞
E. B 细胞

2. 初次应答的特点为（　）

A. 抗体产生量大，维持时间长
B. 主要以 IgG 为主
C. 产生抗体与抗原的亲和力低
D. 产生抗体与抗原的亲和力高
E. 抗体产生

3. 可释放穿孔素特异性杀伤靶细胞的是（　）

A. 巨噬细胞
B. 单核细胞
C. Th 细胞
D. Tc 细胞
E. B 细胞

4. $CD4^+$T 细胞活化的第 2 信号分子是（　）

A. CD64 与 IgG
B. CD8 与 MHC－Ⅰ类分子
C. CD4 与 MHC－Ⅱ类分子
D. CD28 与 B7
E. TCR 与 CD3

5. 关于免疫耐受的描述，错误的是（　）

A. 免疫耐受是机体对抗原刺激表现出的特异性“免疫不应答”现象
B. T 和 B 细胞都可发生免疫耐受
C. 免疫耐受机体对任何抗原均不应答
D. 免疫耐受具有特异性
E. 中枢免疫耐受状态可持续终身

6. 适应性免疫应答的过程不包括（　）

A. B 细胞在骨髓内的分化成熟
B. B 细胞对抗原的处理和提呈
C. 巨噬细胞对抗原的处理和提呈
D. T、B 细胞的活化、增殖、分化
E. 效应细胞产生效应分子

7. T 细胞不具有的生物学作用是（　）

A. 直接杀伤靶细胞
B. 参与抗病毒免疫应答
C. 介导 ADCC 效应
D. 诱导抗体的类别转换
E. 产生细胞因子调节免疫应答

8. 关于再次免疫应答特点的说法，错误的是（　）

A. 抗体产生潜伏期比初次应答短
B. IgG 的滴度高于 IgM
C. 抗体与抗原的亲和力强
D. 产生抗体维持时间长
E. 抗体产生速度比初次应答慢

9. 关于细胞免疫的描述，错误的是（　）

A. 需双信号激活

B. 无须刺激，生来就有

C. 是针对特定细菌的抗感染免疫

D. 对入侵胞内的病原菌起作用

E. 对肿瘤有杀伤作用

10. 可特异性杀伤病毒感染细胞的是（　）

A. 巨噬细胞

B. NK 细胞

C. Th 细胞

D. Tc 细胞

E. B 细胞

（李国利）

书网融合……

重点小结　　微课　　习题

第二十七章 免疫与临床

学习目标

知识目标：

通过本章的学习，掌握超敏反应、人工主动免疫、人工被动免疫的概念，四种类型超敏反应的特点、发生机制、防治原则；熟悉各型超敏反应的临床常见疾病，人工主动免疫与人工被动免疫的特点，死疫苗与活疫苗的特点；了解常用免疫检测的方法及原理，免疫缺陷病、自身免疫病、肿瘤抗原等概念和特征。

能力目标：

具备正确处理和预防超敏反应临床常见疾病的能力。

素质目标：

通过本章的学习，培养救死扶伤的职业精神和严谨细致的工作作风。

情境导入

情景：患者，女，34 岁，肺炎，医嘱青霉素治疗。患者在青霉素皮试后 2 分钟突然出现胸闷、呼吸困难、面色苍白、手足发凉，随即昏倒。考虑为过敏性休克，立即皮下注射肾上腺素 0.5mg，并吸氧、保温，10 分钟后患者意识渐清，又静脉滴注碳酸氢钠 100ml，30 分钟后再皮下注射肾上腺素 0.5mg，2 小时后症状基本消失。

思考：1. 青霉素过敏性休克属于哪型超敏反应？

2. 该型超敏反应的特点是什么？

3. 怎样避免该型超敏反应的发生？

PPT

第一节 超敏反应

超敏反应（hypersensitivity）亦称为变态反应（allergy），是指机体对某些抗原初次应答后，再次接受相同抗原刺激时发生的一种以生理功能紊乱或组织细胞损伤为主的特异性免疫应答。超敏反应与免疫应答一样具有特异性及记忆性等特点，不同之处是可以引起机体组织损伤或功能紊乱。因此，超敏反应实质上是一种病理性的免疫应答。目前国内外由超敏反应引起的疾病的发病率明显上升。

引起超敏反应的抗原称为变应原。人群中只有少数个体接触变应原后会发生超敏反应。根据发生机制和临床特征，超敏反应分为四型（Ⅰ型、Ⅱ型 、Ⅲ型、Ⅳ型）。

一、Ⅰ型超敏反应 微课

Ⅰ型超敏反应因反应发生迅速，又称为速发型超敏反应或过敏反应。此型超敏反应的特点：①主要由 IgE 介导；②发作快，消退也快；③组胺、白三烯等介质发挥重要作用，补体不参与；④以生理功能紊乱为主，通常不发生组织细胞损伤；⑤发病与否有明显的个体差异和遗传倾向。

（一）Ⅰ型超敏反应发生机制

引起Ⅰ型超敏反应的常见变应原有花粉、尘螨、真菌菌丝及其孢子、细菌及其代谢产物、动物皮屑、牛奶、鱼虾、鸡蛋等食物和青霉素、磺胺、普鲁卡因、有机碘化合物等药物半抗原。Ⅰ型超敏反应的发生机制可分为致敏阶段、发敏阶段和效应阶段（图27－1）。

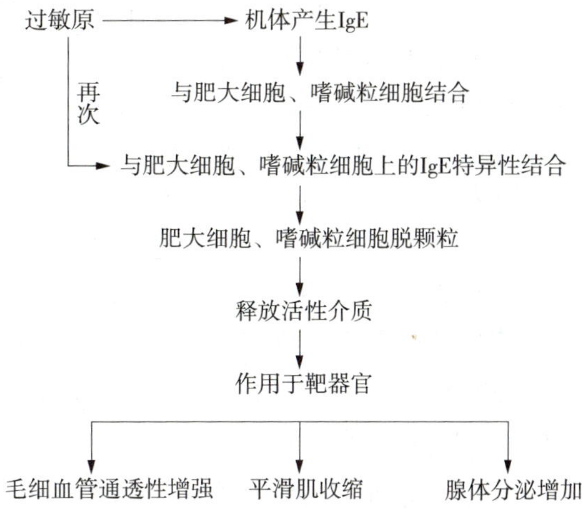

图27－1　Ⅰ型超敏反应发生机制

1. 致敏阶段　变应原进入机体，刺激某些B细胞发生免疫应答产生IgE类抗体。IgE主要由鼻咽部、扁桃体、气管和胃肠道黏膜下固有层淋巴组织中的浆细胞产生，这些部位也正是变应原易于侵入和引发Ⅰ型超敏反应的部位。过敏症患者血清IgE水平高于正常人1000～10000倍。IgE是亲细胞性抗体，IgE迅速以Fc段结合于肥大细胞及嗜碱粒细胞细胞膜上的IgE Fc受体，使机体处于致敏状态。机体受变应原刺激2周后即可被致敏，此状态一般能持续半年以上。致敏期间如不再接触同种变应原，致敏状态可逐渐消失。

2. 发敏阶段　当相同变应原再次进入已致敏的机体，迅速与肥大细胞或嗜碱性粒细胞表面的IgE的Fab段结合，二价或多价变应原能与两个以上相邻的IgE结合，使肥大细胞和嗜碱性粒细胞细胞膜上IgE的Fc受体发生桥联，细胞即被激活，引起细胞膜通透性增加，胞浆内颗粒脱出，释放已合成的介质（原发介质）如组胺、激肽原酶、肝素、嗜酸性粒细胞趋化因子等，并迅速生成和释放新介质（继发介质）如白三烯、前列腺素、血小板活化因子、细胞因子等。

3. 效应阶段　上述介质作用于靶器官和组织引起局部或全身发生反应的阶段。基本病理变化如下。

（1）平滑肌痉挛　以气管、支气管及胃肠道平滑肌为甚。

（2）小血管扩张　毛细血管通透性增加，血浆外渗，表现为局部水肿及以嗜酸粒细胞浸润为主的炎症。

（3）黏膜腺体分泌增加　表现出相应的临床症状。根据效应发生的快慢和持续时间的长短，可分为早期相反应和晚期相反应两种类型。早期相反应通常在接触变应原后数秒内发生，可持续数小时，并无器质性损害，如能及时解除变应原的刺激，临床症状可迅速消退。晚期相反应发生在接触变应原刺激后6～12小时，可持续数天。反复发生的晚期相反应可导致组织损伤，表现为器质性病变。

（二）临床常见Ⅰ型超敏反应性疾病

1. 全身性过敏反应性休克　过敏性休克是最严重的一种过敏反应，可于再次注射变应原后数分钟之内，出现胸闷、气短、呼吸困难，面色苍白，出冷汗，手足发凉，脉搏细速，血压下降，意识障碍或昏迷，严重者抢救不及时可迅速死亡。

（1）药物过敏性休克　以青霉素过敏性休克最常见。青霉素降解产物青霉烯酸或青霉噻唑醛酸等半抗原与组织蛋白结合后成为变应原，诱发过敏性休克。青霉素制剂在弱碱性溶液中易形成青霉烯酸，因此使用青霉素应临用前配制，放置2小时后不宜使用。提高青霉素制剂质量、使用新鲜配制的青霉素溶液是预防青霉素过敏性休克的有效措施。其他药物如链霉素、头孢菌素、普鲁卡因、有机碘等也可引起过敏性休克。少数人在初次注射青霉素时也可发生过敏性休克，这部分患者可能与以往曾使用过青霉素污染的注射器、皮肤黏膜接触过青霉素或其降解物、吸入过青霉菌孢子等有关。

（2）血清过敏性休克　见于应用抗毒素紧急预防和治疗外毒素引起的疾病（如破伤风、白喉）时，当再次给患者注射破伤风抗毒素、白喉抗毒素等动物免疫血清时可引起过敏性休克，又称为血清过敏症或再次注射血清病。

2. 呼吸道过敏反应　致敏个体再次吸入花粉、尘螨、真菌孢子、动物皮屑等变应原或呼吸道病原微生物感染后，可迅速引发过敏性支气管哮喘或变应性鼻炎等过敏反应。

3. 消化道过敏反应　少数人进食鱼、虾、蟹、蛋等食物后，可出现恶心、呕吐、腹痛、腹泻等症状，称为过敏性胃肠炎。

4. 皮肤过敏反应　药物、食物、花粉、肠道寄生虫或冷热刺激、动物毒液等可引起皮肤过敏反应，主要表现为荨麻疹、特应性皮炎（湿疹）和血管神经性水肿等。

（三）防治原则

1. 查找变应原，避免再接触　临床寻找变应原最常用的方法是询问病史和进行变应原皮肤试验。避免接触变应原是预防过敏反应最理想、最有效的方法。皮肤试验通常是将可能引起过敏反应的药物、生物制品或其他变应原稀释后，取 0. 1ml 在受试者前臂内侧做皮内注射，15～20 分钟后观察结果。若局部皮肤出现红晕，风团直径 >1cm 为皮试阳性，说明个体处于对该变应原的致敏状态。但是有些变应原却难以回避，如动物的免疫血清、花粉、尘螨、冷空气等，可进行特异性脱敏和减敏治疗。

2. 特异性脱敏和减敏治疗

（1）脱敏治疗　注射动物的免疫血清时可采用小剂量、短间隔（20～30 分钟）、多次注射的方法，可以避免发生过敏反应，称为脱敏治疗。其原理可能是小剂量变应原进入体内，可使有限数量的致敏靶细胞脱颗粒，释放少量生物活性介质，但不足以引起明显临床症状，同时介质作用时间短无累积效应。因此短时间内小剂量多次注射变应原，可使体内致敏细胞分期分批脱敏，以至最终全部解除致敏状态。此时再大量注射抗毒素时就不会引起超敏反应。但这种脱敏作用是暂时的，经过一定时间后机体可重新恢复致敏状态。

（2）减敏治疗　对一些已查明变应原（如花粉、尘螨），却难以避免接触的呼吸道、皮肤过敏反应等，可采用小剂量、长间隔（1 周左右）、逐渐增量、多次皮下注射变应原的方法，以达到减敏的目的。作用机制可能与改变变应原进入机体的途径、诱导机体产生能与 IgE 竞争变应原的特异性 IgG 有关。这种特异性 IgG 抗体又称为封闭性抗体。近年来，应用人工合成变应原肽段进行减敏治疗，取得了明显进展，其原理是人工合成变应原肽段可诱导 T 细胞无反应性，从而阻止 IgE 产生。

3. 药物治疗　用药物选择性地阻断或干扰过敏反应发生过程中的某些环节，阻止或减轻过敏反应的发生。常用药物主要通过以下机制发挥作用。

（1）抑制生物活性介质的合成与释放　色甘酸钠、酮替芬等可通过稳定细胞膜抑制靶细胞脱颗粒，常用于支气管哮喘的预防与治疗。

（2）拮抗生物活性介质作用　如苯海拉明、氯苯那敏、阿司咪唑、氯雷他定等，通过与组胺竞争结合效应器官细胞膜上组胺受体而发挥抗组胺作用。

（3）改善效应器官反应性　如肾上腺素、麻黄碱和糖皮质激素可解除支气管痉挛、减少腺体分泌、收缩血管、升高血压而用于过敏性休克的治疗；钙剂和维生素 C 可解除痉挛、降低毛细血管通透性。

（4）抑制免疫功能　如地塞米松、氢化可的松等可抑制免疫应答的发生。

二、Ⅱ型超敏反应

Ⅱ型超敏反应是由 IgG、IgM 类抗体与靶细胞表面相应的抗原结合后，在补体、吞噬细胞或 NK 细胞参与下，引起的以细胞溶解或组织损伤为主的免疫病理反应，故又称为细胞毒型或细胞溶解型超敏反应。此型超敏反应的特点：①IgG 和 IgM 类抗体与靶细胞表面抗原或半抗原结合；②激活补体、单核巨噬细胞及 NK 细胞参与造成细胞损伤和溶解。

（一）Ⅱ型超敏反应发生机制

1. 变应原及靶细胞　变应原是药物性半抗原、微生物抗原、血型抗原、组织相容性抗原等。靶细胞是正常组织细胞（如输入的异型红细胞）、改变的自身细胞或吸附有外来抗原、半抗原及免疫复合物的自身组织细胞、与外源性抗原具有共同抗原的自身细胞等，均可成为Ⅱ型超敏反应中被攻击杀伤的靶细胞。

2. 抗体、补体和效应细胞的作用　参与Ⅱ型超敏反应的抗体主要是 IgG 和 IgM。这些抗体与靶细胞表面的抗原或吸附的抗原、半抗原结合，或形成免疫复合物黏附于细胞表面，通过以下三条途径破坏靶细胞：①激活补体，溶解靶细胞；②激活吞噬细胞，发挥调理吞噬作用；③激活 NK 细胞，通过 ADCC 作用，杀伤靶细胞（图 27－2、图 27－3）。

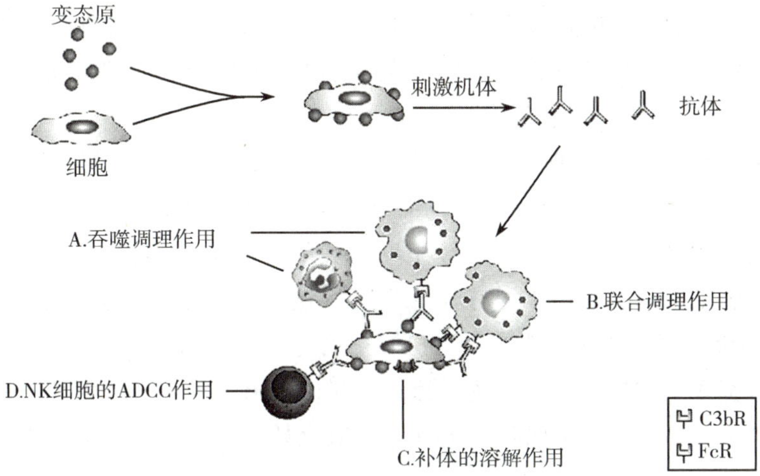

图 27－2　Ⅱ型超敏反应造成细胞损伤的各种机制

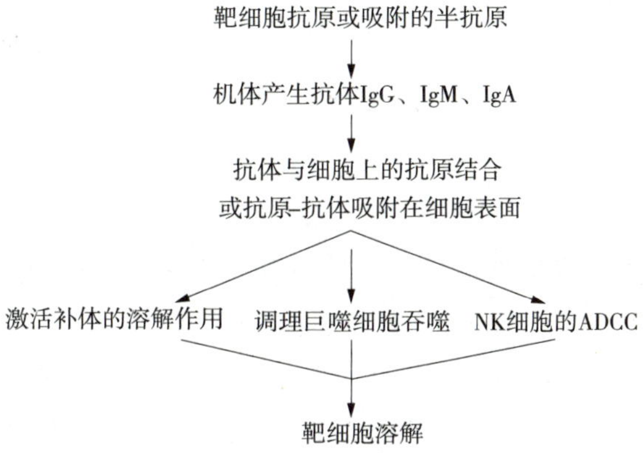

图 27－3　Ⅱ型超敏反应发生机制

（二）临床常见Ⅱ型超敏反应性疾病

1. 输血反应　多发生于 ABO 血型系统不符输血。输入的异型红细胞迅速与受血者体内相应的天然血型抗体（IgM）结合，激活补体，迅速出现血管内溶血。患者出现寒战、意识障碍、血红蛋白尿（酱油尿）等症状，后果严重，甚至死亡。反复多次输入异型 HLA 血液，可诱发受者体内产生抗白细胞或血小板抗体，出现白细胞输血反应和血小板减少，又称为非溶血性输血反应。

2. 新生儿溶血症　多发生于妊娠期妇女为 Rh^- 血型。母亲初次妊娠时因流产、胎盘出血或分娩时胎盘剥离，胎儿少量 Rh^+ 红细胞可进入母体，刺激母体产生抗 Rh 的 IgG 类抗体。再次妊娠胎儿仍为 Rh^+ 时，母体抗 Rh 抗体通过胎盘进入胎儿体内，并与 Rh^+ 红细胞结合，激活补体及相关细胞，导致红细胞破坏，引起流产、死胎或新生儿溶血症。在初产妇分娩后 72 小时内注射抗 Rh 抗体，可阻断 Rh^+ 红细胞对母体的致敏，从而预防再次妊娠时发生新生儿溶血症。

母子间 ABO 血型不符，通过上述方式也可使母亲致敏，产生 IgG 类抗体，导致新生儿溶血，但一般症状较轻。常见于母亲是 O 型，胎儿是 A 型或 B 型者。

3. 免疫性血细胞减少症 半抗原型属药物过敏性血细胞减少症的常见类型。药物半抗原（如青霉素、磺胺、奎宁、异烟肼、对氨基水杨酸、氨基比林、甲基多巴、氯霉素、苯海拉明等）与血细胞膜表面蛋白质结合，刺激机体产生针对药物的特异性抗体。此种抗体与结合于血细胞表面的药物结合，通过激活补体、调理吞噬及 ADCC 作用，导致血细胞溶解。药物半抗原也可以与血浆中的蛋白质结合成完全抗原，刺激机体产生相应抗体，以抗原－抗体复合物的形式吸附到血细胞上，通过上述机制损伤血细胞。由于损伤血细胞的种类不同，临床上可出现药物过敏性溶血性贫血、粒细胞减少症或血小板减少性紫癜。甲基多巴、吲哚美辛等药物或病毒感染等可造成红细胞膜成分改变，成为自身抗原，诱生自身抗体产生而引起自身免疫性溶血性贫血。

4. 急性肾小球肾炎和风湿性心肌炎 某些乙型溶血性链球菌 M 蛋白与人肾小球基底膜有共同抗原，故链球菌感染后产生的抗 M 蛋白抗体可与肾小球基底膜结合发生交叉反应，导致肾小球病变，此类肾炎称为抗基底膜型肾小球肾炎，约占肾小球肾炎的 15%。A 群链球菌蛋白质抗原与心肌细胞有共同抗原，链球菌感染后产生的抗体可与心肌细胞发生交叉反应，引起风湿性心肌炎（风湿热）。

5. 肺出血－肾炎综合征 此病可能的发生机制是病毒感染或吸入某些有机溶剂造成肺组织损伤，诱导机体产生抗肺泡基底膜的自身抗体，造成肺组织损伤。由于肺泡基底膜和肾小球基底膜有共同抗原成分，因此该抗体也能和肾小球基底膜发生反应，造成肾小球的损伤。临床表现为咯血、贫血及进行性肾功能衰竭。

6. 甲状腺功能亢进 此病是一种特殊类型的Ⅱ型超敏反应。患者体内产生一种能与甲状腺细胞表面 TSH（促甲状腺激素）受体结合的自身抗体，这种自身抗体又称为长效甲状腺刺激素。此种抗体为 IgG 类，与 TSH 受体结合后不引起细胞损伤，而是持续刺激甲状腺细胞分泌甲状腺素，故出现甲状腺功能亢进的临床表现，又称为抗体刺激型超敏反应。

三、Ⅲ型超敏反应

Ⅲ型超敏反应是由中等大小可溶性免疫复合物（IC）沉积于局部或全身毛细血管基底膜后，引起血管及其周围的炎症，故又称为血管炎型或免疫复合物型超敏反应。此型超敏反应的特点：①主要由 IgG、IgM、IgA 介导；②中等大小的可溶性免疫复合物沉积是致病的关键；③激活补体后吸引中性粒细胞浸润，中性粒细胞释放溶酶体酶是引起损伤的主要因素；④引起血管炎和血管周围炎为主的免疫病理改变是临床的主要特征。

（一）Ⅲ型超敏反应发生机制

一般情况下，循环中的免疫复合物是机体清除抗原物质的一种形式，并不会导致组织的免疫性损伤。只有当形成的免疫复合物未及时被清除并沉积时才造成组织损伤。由免疫复合物引起的疾病称免疫复合物病。

1. 中等大小可溶性免疫复合物的形成和沉积 IC 的形成与下列因素有关：抗原物质在体内的持续存在，如肿瘤细胞释放或脱落的抗原，系统性红斑狼疮的核抗原持久存在等，以及反复的病原微生物感染等，是形成一定数量免疫复合物的必要条件。抗原和抗体比例及抗原性质会影响 IC 的大小。

颗粒性抗原，高亲和力抗体或抗原抗体比例适宜时，所形成的不溶性大分子免疫复合物，易被单核-巨噬细胞吞噬清除而不沉积致病；当可溶性抗原量过多，抗体亲和力低，量又不足时，形成可溶性小分子免疫复合物，易从肾小球滤除，也不易沉积于组织；只有单价或双价可溶性抗原，其量稍微大于抗体量，且抗体为中等亲和力抗体，这时才可形成中等大小（约19S）的可溶性免疫复合物，不易被吞噬也不易滤除，才易沉积于组织而致病。IC激活补体产生C3a、C5a，诱导嗜碱性粒细胞、血小板等释放血管活性物质，使血管通透性增加，有利于免疫复合物沉积在血管壁上的血管内皮细胞之间。中等大小可溶性免疫复合物最常见的沉积部位是肾小球、关节、心肌等血压较高的毛细血管迂回曲折处或抗原进入部位。炎性介质释放，可使血管内皮细胞间隙增大，更利于免疫复合物沉积。

2. 中等大小可溶性免疫复合物的致病作用 循环中的免疫复合物只有沉积于局部，才具有致病作用。免疫复合物并不直接损伤组织，而是通过以下方式引起免疫损伤。

（1）激活补体产生的趋化因子C5a吸引中性粒细胞到达IC沉积局部释放多种溶酶体酶，在溶解破坏免疫复合物同时，损伤血管基底膜及邻近组织。

（2）激活补体产生的C3a、C5a过敏毒素使嗜碱性粒细胞和肥大细胞脱颗粒，释放组胺等炎症介质，血管通透性增加，促使免疫复合物进一步沉积，加重局部炎症反应。

（3）免疫复合物、C3a、C5a及C3b引起血小板聚集，血小板活化，释放组胺等炎性介质，使血管通透性增强，进而激活凝血系统，形成微血栓，造成局部缺血、出血。在Ⅲ型超敏反应中，抗原-抗体复合物激活补体系统，吸引中性粒细胞，释放溶酶体酶，是引起炎症反应和组织损伤的主要原因（图27-4）。

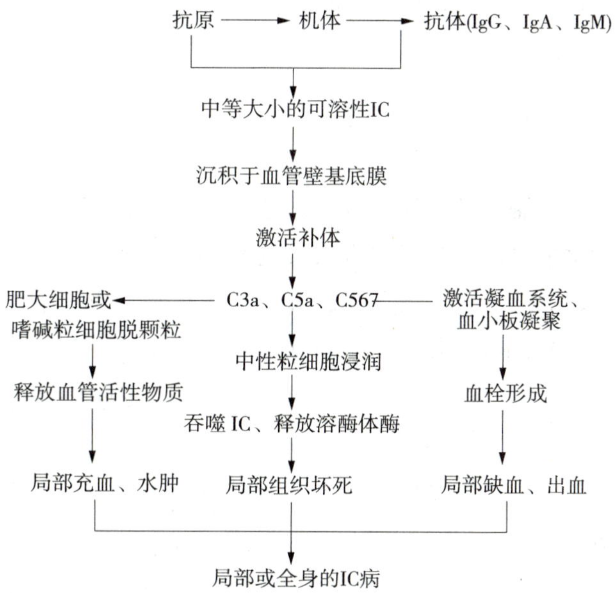

图27-4 Ⅲ型超敏反应发生机制

（二）临床常见Ⅲ型超敏反应性疾病

1. 局部免疫复合物病 抗原物质在入侵局部与体内已产生的相应抗体结合形成免疫复合物，导致局部病变。

（1）Arthurs反应 Arthurs于1903年发现给家兔皮下多次注射马血清后，注射局部出现红肿、出血和坏死等剧烈炎症反应，称为Arthurs反应。其机制如下：多次注射异种蛋白刺激机体产生大量抗体，局部注射的抗原与相应抗体结合形成免疫复合物，沉积在局部血管基底膜，导致病理损伤。

（2）人类局部免疫复合物病（类 Arthurs 反应） 胰岛素依赖型糖尿病患者需反复注射胰岛素，体内可产生过量抗胰岛素抗体，再次注射胰岛素可在局部出现类似 Arthurs 反应的变化。长期大量吸入植物性或动物性蛋白质以及真菌孢子，可引起超敏反应性肺泡炎或间质性肺泡炎，也属此类反应。

2. 全身免疫复合物病

（1）血清病 初次注射治疗破伤风、白喉等外毒素性疾病，需要早期大剂量注射抗毒素（动物免疫血清）。有些患者在注射后 1～2 周，出现发热、皮疹、淋巴结肿大、关节肿痛和蛋白尿等表现，称为血清病。这是由于患者已产生的抗动物血清抗体与体内残留的抗毒素结合形成的 IC，沉积于皮肤、关节、肾小球等部位，引起Ⅲ型超敏反应。血清病具有自限性，随着时间推移，抗原逐渐被清除，疾病可自行恢复。近年来，由于使用精制提纯抗毒素，血清病发病率明显降低。在大剂量应用青霉素、磺胺等药物时也可引起类似血清病样的反应。

（2）链球菌感染后肾小球肾炎 以 A 群链球菌感染后最多见。部分患者在链球菌感染后 2～3 周，可发生急性肾小球肾炎。这是由于链球菌可溶性抗原（M 蛋白）与相应抗体形成中等大小可溶性免疫复合物，沉积于肾小球基底膜引起炎症损伤所致。此病在其他病原微生物如葡萄球菌、肺炎链球菌、乙型肝炎病毒或疟原虫等感染后也可发生。

（3）类风湿关节炎 该病发病机制是在病毒或支原体持续感染的情况下，机体 IgG 类抗体发生变性，继而刺激机体产生抗变性 IgG 的 IgM 类自身抗体，即类风湿因子。类风湿因子与变性 IgG 结合成中等大小可溶性免疫复合物，沉积在关节滑膜毛细血管壁上，引起炎症损伤。

（4）系统性红斑狼疮 该病患者体内出现多种自身抗体，如抗核抗体（抗各种核酸和核蛋白抗体的总称）。自身抗体与自身成分结合成中等大小可溶性免疫复合物，沉积在全身多处血管基底膜，导致组织损伤，表现为全身多器官病变。

四、Ⅳ型超敏反应

Ⅳ型超敏反应是由致敏 T 细胞受到抗原再次刺激造成的免疫病理过程，也称为细胞介导型超敏反应。此型超敏反应特点：①发生较慢，当机体再次接受相同抗原刺激后，通常需经 24～72 小时才出现炎症反应，又称为迟发型超敏反应；②由 T 细胞介导；③多在变应原进入局部发生；④组织学变化以单个核细胞（淋巴细胞和单核细胞）浸润为主的炎症反应；⑤无明显的个体差异。

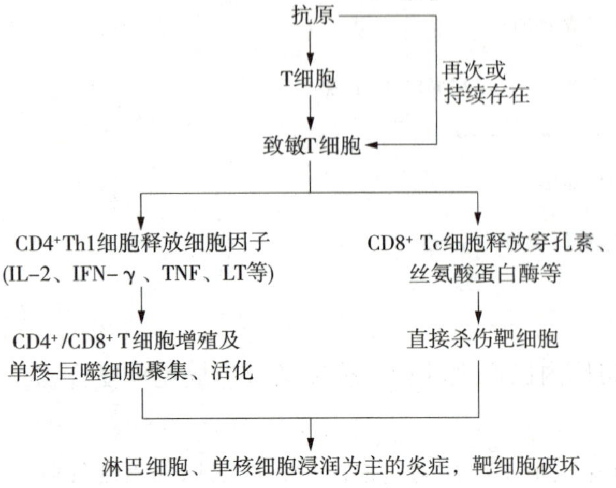

图 27－5 Ⅳ型超敏反应发生机制

（一）Ⅳ型超敏反应发生机制

1. 致敏阶段 引起Ⅳ型超敏反应的抗原主要包括胞内寄生菌、病毒、寄生虫、真菌、细胞抗原（肿瘤细胞、移植细胞）等。进入体内的抗原经抗原提呈细胞加工处理后，以抗原肽－MHC Ⅰ/Ⅱ类复合物的形式提呈给 $CD8^+$T 细胞和 $CD4^+$T 细胞，二者经活化、增殖、分化成为效应 Th1、Tc（CTL）和记忆性 T 细胞，而使机体致敏。此阶段需 1～2 周。

2. 效应阶段 当致敏 T 细胞再次与抗原提呈细胞（APC）或靶细胞表面相应抗原肽接触时，Th1 细胞释放 TNF－β、IFN－γ 和 IL－2 等细胞因子，在发挥免疫作用同时，造成局部以单核－巨噬细胞和淋巴细胞浸润为特征的炎症反应和组织损伤。CTL 细胞通过释放穿孔素和颗粒酶，并通过 FasL/Fas 途径，引起靶细胞的溶解和凋亡（图 27－5）。

Ⅳ型超敏反应与细胞免疫的发生机制相同，其本质是细胞免疫的另一个侧面，与细胞免疫同时发生。当对机体造成明显损伤，产生不利影响时称为Ⅳ型超敏反应；当反应加速对病原体清除，使感染局限，对机体产生保护作用时，称为细胞免疫。

（二）临床常见Ⅳ型超敏反应性疾病

1. 传染性迟发型超敏反应　指在传染过程中发生的Ⅳ型超敏反应。多发生于胞内病原体的感染。机体对细胞内感染的病原体（如胞内寄生菌、病毒、某些寄生虫和真菌等）主要产生细胞免疫应答。但在清除病原体或阻止病原体扩散的同时，可因产生迟发型超敏反应而导致组织炎症损伤。如肺结核患者对结核分枝杆菌产生的迟发型超敏反应，大量单个核细胞的浸润使局部病变严重，可出现干酪样坏死、肺空洞等，但病灶局限不易扩散。基于超敏反应与细胞免疫的关系，临床上借助结核菌素试验以判定机体是否对结核分枝杆菌有免疫保护力。该试验是将结核菌素（OT）注入受试者皮内，若为阳性反应，表明该个体对结核分枝杆菌具有免疫保护力，也表明该个体曾感染过结核分枝杆菌或接种过卡介苗；若为阴性反应则反之。

2. 接触性皮炎　接触油漆、染料、塑料、农药、化妆品或磺胺药等小分子物质半抗原与体内蛋白结合成完全抗原，经 APC 摄取并提呈给 T 细胞，使其活化、分化为致敏 T 细胞和记忆性 T 细胞使机体致敏。当再次接触相同变应原 24 小时以后，接触部位出现红斑、丘疹、水疱等皮炎症状，48～96 小时达高峰，严重者可出现剥脱性皮炎。

3. 移植排斥反应　进行同种异体器官或组织移植后，如果供受者双方组织相容性抗原（HLA）不完全相同，会发生排斥反应，最终导致移植物坏死脱落，称为移植排斥反应。为减轻或延缓移植排斥反应，通常在移植术后需大剂量、长期使用免疫抑制剂。

超敏反应从发生机制上可分为Ⅰ、Ⅱ、Ⅲ、Ⅳ型，但在实际上同一变应原可引起不同的反应类型，而相似的临床表现也可由不同的变应原引起；临床上遇到的超敏反应性疾病常常不是单一型的，而往往是以某一型损伤为主的混合表现。

第二节　免疫学应用

PPT

一、免疫学防治

（一）免疫预防

特异性免疫的获得有自然免疫和人工免疫两种方式。自然免疫指机体受某些病原微生物的感染或隐性感染后，可产生特异性的抗体或效应 T 细胞，获得对该病原微生物的免疫力，也包括胎儿或新生儿经胎盘或乳汁从母体获得抗体。根据免疫的这一原理，人为地刺激机体或直接输入免疫活性物质，使机体获得免疫力，从而达到预防或治疗疾病的目的，通过这种免疫方法使机体获得或产生特异性免疫，即人工免疫，或称为免疫预防，是临床防治传染病的主要措施。人工免疫包括人工主动免疫和人工被动免疫（表 27－1）。

表 27－1　人工免疫的比较

不同点	人工主动免疫	人工被动免疫
接种物质	抗原（疫苗、类毒素）	抗体（抗毒素、丙类球蛋白）或细胞因子等
接种次数	1～3 次	1 次
生效时间	慢（接种后 1～4 周产生）	快（注入后立即出现）
维持时间	长（半年或数年）	短（2～3 周）
用途	多用于预防	多用于治疗或急救预防

1. 人工主动免疫（artificial active immunization）　是经接种疫苗，使机体产生特异性免疫，从而预防或治疗疾病的措施。疫苗（vaccine）传统意义上是临床使用细菌性制剂、病毒性制剂以及类毒素的统称。随医学科技的发展，新型疫苗的出现，疫苗的概念也随之改变，现在的疫苗指接种后能使机体对特定疾病产生免疫力的生物制剂。疫苗的基本要求为安全、有效、实用。人工主动免疫后产生免疫力较慢，但效果持久，是临床疾病预防的主要手段。

（1）灭活疫苗　又称为死疫苗，是通过理化方法将病原微生物灭活制备成的制剂，是第一代疫苗的主要形式。死疫苗可以诱导机体产生特异性抗体，具有稳定、易保存的优点。但由于死疫苗不能在机体内生长繁殖，常需多次接种以维持血清中抗体的水平，并可能出现严重的局部或全身反应。同时，由于灭活的病原体难以进入宿主细胞内，无法经内源性抗原呈递途径诱导产生效应 CTL 细胞，缺乏细胞免疫效应，免疫效果比较局限。常用的死疫苗有霍乱、流感、乙脑、伤寒、百日咳、狂犬病疫苗等。

（2）减毒活疫苗　是活的无毒或减毒病原微生物制备的制剂，也属于第一代疫苗。活疫苗接种后可在体内生长繁殖，一般只需接种一次。多数活疫苗的免疫效果好，作用持久，既可诱导体液免疫，又可诱导细胞免疫。但活疫苗稳定性差，不易保存，还有在体内毒性回复突变的可能，故活疫苗不宜接种给孕妇或免疫缺陷者。常用的活疫苗有卡介苗、风疹、麻疹、脊髓灰质炎疫苗等。

（3）类毒素　是用细菌的外毒素经 0.3%～0.4% 甲醛脱毒处理后制成。类毒素虽没有毒性，但保留免疫原性，接种后可诱导免疫应答产生抗毒素。白喉、破伤风类毒素都是常用的类毒素，临床上常用的“百白破”三联疫苗就是这两种类毒素与百日咳疫苗共同制备的。

（4）新型疫苗

1）亚单位疫苗　将病原体中所有与激发保护性免疫无关甚至有害的成分清除掉，只留下有效免疫成分而制成的疫苗。如提取乙型肝炎病毒表面抗原，制成乙型肝炎亚单位疫苗；提取脑膜炎球菌的多糖成分制成的脑膜炎球菌多糖疫苗等。亚单位疫苗可减少无关抗原成分的引起不良反应，毒性较死疫苗低。目前还可通过基因重组技术来制备亚单位疫苗。

2）合成疫苗　将人工合成的具有免疫保护作用的抗原肽与载体结合，再加入佐剂而制成的疫苗。具有以下优点：①可以大量生产，不会因某些微生物培养困难而受影响；②可避免减毒活疫苗返祖和病毒核酸疫苗致畸的危险性；③可同时诱导 T 细胞和 B 细胞联合识别抗原，提高免疫效果；④可制成多效价疫苗。目前常用的有 b 型流感杆菌疫苗、脑膜炎疫苗等。

3）基因工程疫苗

Ⅰ. 重组抗原疫苗　是利用 DNA 重组技术制备的只含保护性抗原的纯化疫苗。此类疫苗不含活的病原体或病毒核酸，安全高效。目前获准使用的有乙型肝炎疫苗、口蹄疫疫苗等。

Ⅱ. 重组载体疫苗　是载体（减毒的病毒或细菌疫苗株）基因组中插入编码病原体有效抗原的基因，接种后机体内疫苗株增殖的同时，可高效表达所需的抗原。如果在载体中插入多种病原体的相关基因，形成的多价疫苗可表达多种保护性抗原。目前痘苗病毒是最常用的载体。

Ⅲ. 核酸疫苗　指直接接种基因重组的编码有效免疫原的核酸，使机体持续表达保护性抗原并获得特异性免疫。由于核酸疫苗的持续表达，免疫效果好，维持时间长，是疫苗发展的方向之一。

新型疫苗为二代或三代疫苗，近年来研究疫苗的主要方向除了基因工程疫苗外，尚有食品疫苗、黏膜疫苗及治疗疫苗等形式。此外，能增强非特异性免疫佐剂的研究和发展也有助于提高疫苗在人体内的效能。

佐剂可显著地增强疫苗接种后的免疫效应或改变免疫应答的类型（Th1 或 Th2），是非特异性的免疫增强剂。在新型疫苗的使用和发展中，佐剂的辅助极为重要，亚单位疫苗、DNA 疫苗等新型疫苗抗原性较弱，需要佐剂的辅助才能发挥长期有效的保护作用。

2. 人工被动免疫（artificial passive immunization）　是给机体注入特异性抗体或细胞因子等制剂，以紧急预防或治疗疾病的措施。输入这些免疫物质后，机体可立即获得特异性免疫，但由于这些物质是被动获得而非由接种者本身产生，故免疫力只能维持 2～3 周的时间。

（1）抗毒素（antitoxin）　是用外毒素或类毒素免疫动物后制备的免疫血清，可中和外毒素。常用类毒素给马注射，使马体内产生高效价的抗毒素，取其血清分离纯化而成。因抗毒素多来自动物血清，对人体是异种蛋白，使用时应注意防止超敏反应。常见的有白喉抗毒素、破伤风抗毒素等。

（2）人免疫球蛋白制剂　该类制剂是将免疫球蛋白从混合血浆或胎盘血中分离制成。由于多数成人曾隐性或显性感染过一些常见传染病，血清中会含有一定量的相应抗体，但由于不同地区及人群的免疫状况具有差异，不同批号制剂所含的抗体种类和效价不尽相同。肌内注射剂主要用于麻疹、脊髓灰质炎、甲型肝炎、丙型肝炎等疾病的预防。静脉注射剂必须特殊制备，主要用于原发性免疫缺陷病和慢性淋巴细胞性白血病、艾滋病等继发性免疫缺陷病的治疗。人特异性免疫球蛋白是取对特定病原体具有高效价抗体的血浆制备，用于预防特定的病原微生物感染，如乙型肝炎免疫球蛋白。

（3）细胞因子与单克隆抗体　是近年来研制的新型免疫治疗剂，可作为治疗肿瘤、艾滋病等疾病的有效药物。

3. 预防接种　接种疫苗是预防和控制传染病的一个重要手段。第一代和第二代疫苗主要用于预防感染性疾病的传播。我国根据一些特定传染病的疫情监测和人群免疫状况分析，对人群有计划地进行免疫接种，预防相应传染病，最终达到控制以至消灭传染病的目的。儿童预防保健工作是控制、消灭传染病的重要环节，因此我国政府制定了一系列的法规、政策，控制儿童传染病的发生（表 27－2）。

表 27－2　我国计划免疫程序表

年龄		疫苗种类
基本接种		
	出生	卡介苗、乙肝疫苗
	1 个月	乙肝疫苗第 2 针
	2 个月	脊髓灰质炎疫苗初服
	3 个月	脊髓灰质炎疫苗复服、百白破第 1 针
	4 个月	脊髓灰质炎疫苗复服、百白破第 2 针
	5 个月	百白破第 3 针
	6 个月	乙肝疫苗第 3 针、流脑多糖疫苗第 1 针（12 月份接种）
	8 个月	麻疹疫苗初种
	1 岁	乙脑疫苗免疫 2 针，间隔 7～10 天（5 月份接种）
加强接种		
	1 岁半	百白破加强 1 针、麻疹疫苗复种、脊髓灰质炎疫苗加服、流脑多糖疫苗第 2 针（12 月份接种）

续表

年龄		疫苗种类
基本接种		
	2岁	乙脑疫苗加强1针（5月份接种）
	3岁	乙脑疫苗加强1针（5月份接种）
	4岁	脊髓灰质炎疫苗加强1次
	5岁	百白破加强1针、麻疹疫苗复种、乙脑疫苗加强1针

随着医学技术的进步，疫苗已不再是单纯的预防制剂，第二代、第三代疫苗开始向治疗制剂方向发展，目前已有在控制肿瘤、治疗免疫性疾病等方面具有重要作用的相应疫苗出现。

（二）免疫治疗

免疫治疗就是应用生物制剂或药物对机体的免疫功能状态进行调整或干预，用以治疗疾病的手段。近年来免疫治疗策略已发展为从整体、细胞乃至分子水平进行免疫功能调节或干预。免疫治疗包括两个方面：①免疫调节，即用化学或生物学等方法调整机体的免疫功能；②免疫重建，即给免疫缺陷个体转移入正常个体的造血干细胞或淋巴细胞，使其免疫功能得到恢复。

1. 免疫调节 分为免疫增强剂和免疫抑制剂。免疫增强剂是指能增强、调节和促进机体免疫功能的生物或非生物制剂。

（1）免疫增强剂 常用类型如下。

1）微生物制剂

Ⅰ. 卡介苗 既往主要用于预防结核病，近年来发现卡介苗产生的非特异性免疫增强作用良好。它可使巨噬细胞活化，促进 IL－1、IL－2、TNF 等多种细胞因子的分泌；使 NK 细胞杀伤能力增强；促使 T、B 细胞分化和增殖。目前在多种肿瘤的免疫治疗中得到应用。

Ⅱ. 短小棒状杆菌 该菌菌液经加热或甲醛处理，能使巨噬细胞活化，促进 IL－1、IL－2 等细胞因子的产生，非特异性增强免疫功能。常联合化疗药物使用对肿瘤进行治疗。

2）细胞因子

Ⅰ. 干扰素（IFN） INF－α 主要用于肿瘤和病毒性感染的治疗；IFN－β 可显著缓解多发性硬化症的病情进展，降低恶化率；IFN－γ 具有免疫调节作用，目前多用于类风湿关节炎、慢性肉芽肿等疾病的治疗。

Ⅱ. 白介素－2（IL－2） 能促进 T、B 细胞的增殖及活化，增强 NK 细胞杀伤肿瘤的活性，可用于肿瘤、病毒性感染的治疗。

3）化学制剂

Ⅰ. 左旋咪唑 能激活吞噬细胞、促使 T 细胞产生多种细胞因子，具有良好的免疫增强作用。

Ⅱ. 异丙肌苷 能诱导 T 细胞分化成熟，激活巨噬细胞及 NK 细胞，常用于肿瘤治疗中。

4）胸腺肽 是含有胸腺素、胸腺生成素等多种激素多肽混合物，可促进胸腺内 T 细胞的发育。由于胸腺肽既无种属特异性，也无明显的副作用，在病毒性感染和肿瘤的治疗中常用。

此外，近年来研究的多克隆抗体、单克隆抗体、细胞因子等制剂，也已用于临床免疫性疾病及肿瘤治疗。

（2）免疫抑制剂 可抑制机体的免疫功能，常用于防止移植排斥反应的发生或治疗自身免疫性疾病，有以下类型。

1）微生物制剂

Ⅰ. 环孢菌素 A（CsA） 是真菌的代谢产物，能选择性抑制 T 细胞，在抗移植排斥反应中疗效显著。

Ⅱ. FK－506　属于大环内酯类抗生素，也是真菌的代谢产物，作用机制类似 CsA，且有更强的抗移植排斥反应作用。

2）化学制剂

Ⅰ. 糖皮质激素　具有明显的抗炎及免疫抑制作用，临床上常用于抑制炎症、移植排斥反应和超敏反应性疾病。

Ⅱ. 环磷酰胺　能抑制 DNA 复制，阻止蛋白质合成，因此可阻止 T、B 细胞的增殖和分化，抑制免疫应答。

Ⅲ. 硫唑嘌呤　主要通过干扰 DNA 复制，阻止细胞分裂，同时对体液免疫和细胞免疫均有抑制作用。

2. 免疫重建

（1）过继免疫治疗　是指取自体淋巴细胞经体外活化、增殖后再回输给患者，使其获得直接杀伤肿瘤的治疗效果，或者激发抗体的抗肿瘤免疫效应。例如，在体外用 IL－2 等混合因子诱导培养后的肿瘤浸润淋巴细胞，对肿瘤细胞有直接杀伤作用。

（2）造血干细胞移植　干细胞由于具有很高的分化潜能、增殖力和自我更新能力，现在造血干细胞移植已成为治疗癌症、造血系统疾病、自身免疫性疾病等的重要手段。除了自体外，还可从 HLA 型别相同的供者的骨髓、脐带血或外周血中分离获得移植所需的造血干细胞。

（3）分子治疗　指给机体使用分子制剂，对机体的免疫应答进行调节，常用的分子制剂包括抗体（多克隆抗体、单克隆抗体等）、分子疫苗、重组细胞因子等，目前已广泛用于抗肿瘤、治疗免疫相关性疾病等方面。

二、免疫学检测

免疫学检测常用于临床相关疾病的发病机制、诊断及疗效评价的研究等。近年来，随着分子生物学等学科的发展，新的检测方法不断推陈出新，使用的范围也越发广泛。这里主要介绍常用免疫学检测技术的基本原理及其应用。

（一）抗原、抗体的检测

抗原决定簇与抗体的抗原结合位点之间的互补性决定了抗原抗体结合的特异性。在体外一定条件影响下，抗原抗体发生特异性结合，可出现肉眼可见的凝集、沉淀等现象。因此，可用已知抗原检测未知抗体，也可用已知抗体检测未知抗原，从而对疾病进行诊断。

1. 抗原－抗体反应的特点

（1）特异性　指一种抗原一般只能与由它刺激产生的抗体结合。抗原抗体检测技术的基础就是抗原、抗体间结合的高度特异性。但是由于许多抗原分子具有多种抗原决定簇，相同或相似的抗原决定簇可存在于不同的抗原分子表面，因此，一种抗体能与具有相同或相似抗原决定簇的多种抗原发生结合，出现交叉反应。

（2）可逆性　抗原与抗体的结合只存在于分子表面，并未破坏它们各自的结构和生物学活性，在一定条件下还可解离。抗原或抗体分子解离后，原有的理化性质与活性仍然保留。

（3）比例性　抗原、抗体结合的反应是否肉眼可见，两者的比例是决定性因素。若两者比例合适，则形成复合物较大，肉眼可见；若比例不当，虽已发生结合，但复合物体积小，肉眼不可见。

2. 抗原－抗体反应的影响因素

（1）温度　温度适中可增加抗原与抗体分子碰撞，使结合速度增快，加速反应现象的出现。抗原抗体反应的最佳温度多数为37℃。

（2）电解质　抗原与抗体特异性结合后，它们对应的极性基团，可由亲水性转为疏水性。在电解质的影响下，抗原－抗体复合物间的排斥力下降，则出现肉眼可见的复合物；若缺少电解质，则不能出现可见反应。所以试验时稀释抗原和抗体多用生理盐水，可提供反应所需的电解质。

（3）酸碱度　抗原抗体的理化性质可受到过高或过低的pH的影响。例如pH为3.0时，因接近细菌的等电点，细菌表面正、负电荷对等，即使没有相应抗体存在也会自身吸引而出现凝集，对试验结果的可靠性造成干扰。

3. 抗原抗体检测的常用方法

（1）凝集反应　细菌或细胞等颗粒性抗原与相应抗体在合适电解质存在的条件下结合后出现的肉眼可见凝集成团现象称为凝集反应（agglutination）。常用于检测未知抗原，如ABO血型鉴定、细菌鉴定等（图27－6）。凝集反应可分为直接凝集和间接凝集、间接凝集抑制反应。

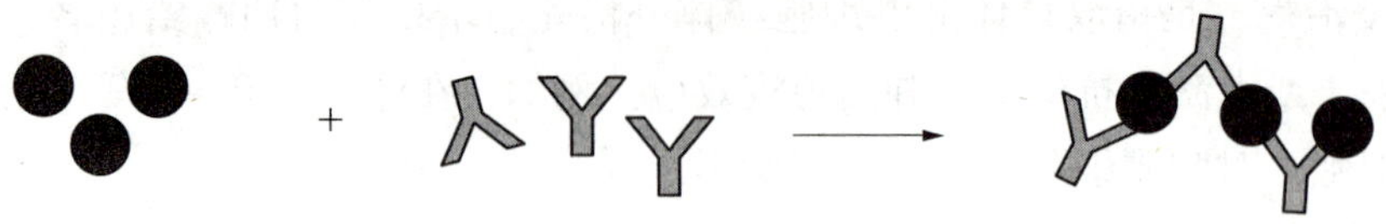

图27－6　凝集反应

1）直接凝集反应　是指细菌或红细胞与相应抗体直接结合后出现的凝集现象。常见有试管法和玻片法。玻片法是定性试验，方法是将已知抗体与未知抗原在玻片上反应，可用于菌种鉴定、血型鉴定等。试管法为定量实验，常用方法是将被检血清在试管中进行倍比稀释后，再加入等量抗原，在适宜的温度下，经一定时间后出现凝集现象。常用于抗体的定量检测，如诊断伤寒和副伤寒用的肥达反应。

2）间接凝集反应　是将可溶性抗原吸附于与免疫无关的载体颗粒上，形成致敏颗粒后，再与相应抗体进行反应，出现肉眼可见的凝集现象，称为间接凝集反应。此方法敏感性较高，可用于检测微量的抗体。常用的载体颗粒有家兔或绵羊红细胞、人的O型红细胞、乳胶颗粒、活性炭等。间接凝集抑制试验将可溶性抗原与相应抗体预先混合并充分作用后，再加入致敏颗粒，此时抗体因为已与可溶性抗原结合，不能再与致敏颗粒上的抗原结合，不再出现致敏颗粒的凝集现象，称为间接凝集抑制试验（indirect agglutination inhibition test）。该试验可用于检测抗原或抗体，如早孕试验。其灵敏度高于一般间接凝集试验。

（2）沉淀反应　可溶性抗原（组织浸出液、细菌裂解液、血清蛋白等）与相应抗体结合后，在一定条件下形成肉眼可见的沉淀物，称为沉淀反应（precipitation reaction）。沉淀反应可以用液体或者半固体琼脂作为介质进行，液体中沉淀反应的表现为环状或者絮状沉淀，半固体琼脂中则表现为扩散现象，也称为免疫扩散。沉淀反应因敏感性较弱，临床主要用于抗体效价初步评估、血清球蛋白测定等。常见沉淀反应如下。

1）单向免疫扩散试验　为定量实验，具体做法是将一定量已知抗体均匀混合于溶化的琼脂中，制成琼脂板，再按一定的要求打孔，并在孔中加入待测抗原。抗原向周围扩散与琼脂中的抗体结合后，形成免疫复合物沉积下来，出现白色的沉淀环，沉淀环直径的大小与抗原浓度成正比。此检测可用于血清中免疫球蛋白、AFP或其他可溶性抗原的定量检测。

2）双向免疫扩散试验　将抗原和抗体分别加入琼脂板的不同孔中，二者可同时在琼脂中向周围扩散，在相遇处形成白色沉淀线。相应的抗原与抗体结合只形成一条沉淀线。若反应体系中含两种以上抗原－抗体系统，则小孔间可出现两条以上沉淀线。本法常用于抗原或抗体的定性检测、两种抗原的相关性分析、复杂的抗原或抗体成分进行纯度鉴定等。

（3）免疫电泳（immunoelectrophoresis）　是运用电泳与琼脂扩散的技术进行抗原抗体的检测。试验时先将琼脂板的小孔内加入抗原进行电泳，随后在琼脂板中央沿电泳方向挖一平行小槽，再加入相应的免疫血清，经一定时间两者相互扩散后，在抗原、抗体比例最适处会形成沉淀弧。通过比较正常血清形成的沉淀弧的数量、位置和外形，即可对样品中所含抗原成分的性质和含量进行分析。此方法样品需求量少、特异性程度高、分辨力强。常用于分析血清蛋白组分、鉴定抗原或抗体纯度等。

（4）免疫标记技术　是采用易于检测的物质标记抗原或抗体，通过检测标记物来间接检测抗原抗体反应的免疫技术。该技术具有灵敏度高、可定性并精确定量等优点，在光镜和电子显微镜辅助下，还可对抗原、抗体及抗原-抗体复合物进行定位及观察，是目前应用最为广泛的免疫学检测技术。常用的标记物有荧光素、酶、放射性核素、胶体金等。

1）免疫荧光法（immunofluorescence，IF）　是用荧光素标记抗体，再与待检标本中的抗原反应，抗原-抗体复合物在荧光显微镜下散发荧光，从而检测标本中的抗原。常用的荧光素有异硫氰酸荧光素（FITC）、罗丹明等。免疫荧光法常用于诊断细菌、病毒、螺旋体感染，还可用于免疫细胞的 CD 分子、自身免疫病的抗核抗体的检测等。免疫荧光技术包括直接荧光技术和间接荧光技术。

2）酶联免疫吸附试验（enzyme-linked immunosorbent assay，ELISA）　是目前酶免疫技术应用中最为广泛的。其基本原理是在固相载体表面包被已知抗原或抗体，使抗原抗体反应在载体表面进行，通过洗涤分离抗原-抗体复合物与载体上的游离成分。ELISA 常用的标记酶为辣根过氧化物酶（HRP），可分解底物二氨基联苯胺呈棕褐色，结果可目测进行定性，或用酶标仪定量检测。酶联免疫吸附试验可用于药物、激素等半抗原的检测，也可用于病毒、大分子蛋白质等的检测，常用方法包括双抗夹心 ELISA（检测体液中可溶性抗原）、间接 ELISA（检测体液中特异性抗体）及免疫组化技术（在细胞、亚细胞水平检测各种抗原）等。

3）放射免疫测定法（radioimmunoassay，RIA）　是用放射性核素（如 ^{131}I 和 ^{125}I 等）标记抗原或抗体，再与待测的抗体或抗原反应的免疫学检测。通过检测抗原-抗体复合物的放射活性来判断结果，该技术将敏感性高的放射性核素与特异性抗原-抗体反应相结合，检测的敏感度达 pg 水平，而且具有特异性强、精确、易规范和自动化的优点。目前 RIA 已广泛应用于多种抗体、激素及药物的测定，但放射性核素对人体有一定的危害，也需要特殊的仪器及设备。

4）免疫胶体金技术　是用胶体金标记的抗体与标本中的抗原反应，肉眼或显微镜下观察颜色的分布，进行定性或定位检测组织或细胞中的抗原。胶体金可用于标记多种大分子物质，如白蛋白、糖蛋白、免疫球蛋白等。近年来，胶体金常应用于免疫层析快速诊断技术，如早孕试纸。

5）免疫印迹技术　又称为 Western blotting，近年来广泛应用于医学研究领域。此技术是将十二烷基磺酸钠-聚丙烯酰胺凝胶电泳分离得到的按分子量大小排列的蛋白转移到固相载体膜上，再用标记的特异性抗体或单克隆抗体对蛋白质进行定性及定量分析。此技术敏感性极高，鉴定蛋白的敏感性可达 1~5ng。

（二）免疫细胞的检测

分离、鉴定及检测免疫细胞的数量和功能可了解机体免疫状态，还可进行科研分析。常用检测材料是外周血，也可用胸腺、脾脏等各种组织。

1. 免疫细胞数量检测

（1）B 细胞数量的检测　目前了解成熟 B 细胞的数量多通过检测 mIg。将淋巴细胞直接与用荧光素标记的抗 Ig 反应，mIg 阳性细胞（即 B 细胞）在荧光显微镜下具有特异性荧光。正常人外周血 mIg 阳性细胞一般为 8%~12%。

（2）T细胞数量的检测　T细胞特异性抗原检测常通过检测T细胞特异性CD3抗原了解外周血T细胞数量和亚群的变化。方法是用人淋巴细胞与鼠抗人T细胞CD3单克隆抗体反应，再用荧光素标记其检测方的兔抗鼠IgG做间接免疫荧光染色。在荧光显微镜下，结合有荧光素标记抗体的阳性细胞即出现特异性荧光，计数阳性细胞，从而准确测定T细胞及其亚群的百分率。正常值为70%～80%。

E花环试验是利用人类T细胞表面具有绵羊红细胞受体（SRBCR），在体外能与绵羊红细胞结合，使绵羊红细胞黏附于T细胞周围，形成花环样结构。试验时将分离的人外周血淋巴细胞与绵羊红细胞按一定比例混合，低速离心5分钟，置4℃冰箱2天后，涂片、染色，计数吸附3个以上绵羊红细胞的淋巴细胞的百分率，正常值为70%～80%。

2. 免疫细胞功能的检测

（1）B细胞功能的检测　B细胞的功能状态常通过测定体液中抗体和抗体生成细胞的数值来反映。此处仅介绍B细胞增殖试验，其基本原理是受丝裂原（如含有SPA的金黄色葡萄球菌）刺激后，B细胞可分裂增殖，经一定时间温育后检测产生抗体的数目，从而判断B细胞免疫功能。

（2）T细胞功能的检测　分为T细胞功能的体外检测和体内检测。

1）T细胞功能的体外检测

Ⅰ. 淋巴细胞转化试验　是T细胞在体外受到非特异性丝裂原如PHA、ConA等刺激后，能转化为体积较大、代谢旺盛且能进行分裂的淋巴母细胞。正常人T细胞的转化率为70%～80%，转化率在一定程度上可反映细胞免疫的功能。

Ⅱ. 细胞介导的细胞毒试验　是检测CTL细胞杀伤功能的一种试验，CTL细胞对其靶细胞有直接的细胞毒作用。此法可用于测定机体抗肿瘤的免疫功能。

2）T细胞功能的体内检测　是用特异性抗原或非特异性丝裂原注入皮内。刺激T细胞使其分化、增殖，释放淋巴因子，继而引起皮肤炎症的体内试验。细胞免疫功能正常者可出现阳性反应（形成红斑或硬结），细胞免疫功能低下者反应微弱或呈阴性反应。临床上可用于诊断某些病原微生物感染或细胞免疫缺陷病，也可用来观察肿瘤患者的细胞免疫功能在治疗过程中的变化。其检测方法如下。

Ⅰ. 植物血凝素（PHA）皮肤试验　PHA是一种常用的非特异性丝裂原，注射于前臂掌侧皮内，6～12小时后局部出现红斑或硬结，24～48小时后达高峰，硬结直径>1.5cm为阳性。PHA皮肤试验法敏感性强，比较安全可靠，临床常用于检测机体的细胞免疫水平。

Ⅱ. 特异性抗原皮肤试验　主要有结核菌素试验、白色念珠菌素试验等。结核菌素试验应用最普遍。特异性抗原皮试法简便易行，但受试者对所试抗原过去的致敏情况，可直接影响试验的结果。若受试者从未接触过该抗原，则不会出现阳性反应。因此，阴性者不一定表示细胞免疫功能低下。所以应结合临床进行综合判断、分析结果。

（三）细胞因子的检测

细胞因子由多种细胞分泌，它们以其多种多样的生物学活性参与免疫和炎症反应，在介导抗感染免疫、移植免疫、肿瘤免疫和自身免疫的过程中发挥着重要的作用。因此，细胞因子的定性定量检测是判断机体免疫细胞功能的重要指标，有助于分析某些疾病的发生、发展、疗效及预后等。细胞因子的检测方法主要分以下三种。

1. 生物学活性检测　有些肿瘤细胞株必须依赖某种细胞因子才能在体外增殖，在一定范围内增殖程度与细胞因子的含量呈正相关。故可利用这些依赖性细胞株，检测相应的细胞因子，如IL－1、IL－2、IL－4、IL－6等。常用方法有细胞增殖法或增殖抑制法和细胞病变抑制法。

2. 免疫学检测　是用细胞因子的单克隆和多克隆抗体进行检测。常用方法包括ELISA、胞内细胞因子检测法和酶联免疫斑点试验等。目前一些细胞因子已有检测试剂盒，其应用范围正在扩大。优点是简便快速，特异性和重复性较好，但其敏感性较低。

3. 分子生物学检测　是应用细胞因子核酸探针，通过分子杂交技术或通过提取细胞中 RNA 经逆转录合成 cRNA，在细胞因子引物指导下进行 PCR 扩增，检测细胞因子 mRNA 的存在和表达。分子生物学检测法可避免生物活性检测过程中，可能存在的其他细胞因子的影响，故特异性及敏感性较高。

（四）免疫检测的临床应用

1. 疾病的诊断

（1）感染性疾病　机体在发生病原体感染后，体内可检出相应抗原或特异性抗体。如检测沙门菌感染可用肥达反应，志贺菌、霍乱弧菌以及乙肝病毒、HIV 等可用 ELISA 进行检测。

（2）免疫缺陷病　可用免疫细胞的计数和功能测定，布鲁顿无丙种球蛋白血症、抗体缺陷的辅助诊断可用抗体含量的测定。

（3）自身免疫病　类风湿因子、抗核抗体等可辅助诊断类风湿关节炎、系统性红斑狼疮。

（4）超敏反应性疾病　血清总 IgE 和变应原特异性 IgE 检测有助于Ⅰ型超敏反应的诊断。

（5）肿瘤　肿瘤抗原的检测有助于肿瘤的诊断，如原发性肝癌和结肠癌的早期诊断可通过检测血清中甲胎蛋白和癌胚抗原的水平，淋巴瘤、白血病的诊断和分型可检测细胞的 CD 分子。

此外，激素、酶类的检测有助于内分泌疾病的诊断，抗精子抗体的检测有助于男性不育的诊断。

2. 免疫学监测　感染性疾病的免疫学监测有助于疾病的转归和预后判断，如乙型肝炎预后的判定可通过监测乙型肝炎病毒的抗原和抗体含量的变化；艾滋病的诊断、病情分析及疗效判定可通过 HIV 感染者的 $CD4^+$ T 细胞计数评估；肿瘤的发展和预后判定可经肿瘤相关抗原的监测及肿瘤患者的免疫功能状态进行预估。

目前许多临床免疫检测都有技术较成熟的试剂盒可供使用，但是由于免疫检测受温度、酸碱度、电解质等多方面因素影响，容易出现假阳性或者假阴性，故而免疫检测的结果应当结合患者具体情况进行分析，而不是简单地根据检测结果进行判断就可以。

PPT

第三节　临床免疫学

临床免疫学是基础免疫学和临床医学相结合的科学，它是用免疫学的理论和技术研究传染病和免疫相关疾病的发病机制、诊断、防治等有关临床问题的免疫学学科的分支。对具有免疫特征的疾病如免疫增生、超敏反应、自身免疫病、恶性肿瘤以及器官移植反应等进行研究，探讨其发病机制，研究免疫抑制措施和免疫耐受性机制，对最终控制这些疾病以及提高器官移植的存活率有着重要的意义。

一、免疫缺陷病

（一）免疫缺陷病的概念

免疫缺陷病是由于遗传因素或其他多种原因造成免疫系统先天发育不全或后天损伤而导致的免疫成分缺失、免疫功能障碍所引起的临床综合病症。

免疫缺陷病已成为临床上一组极重要的常见病，尤其多见于儿科和内科。由于实验技术的进步，75% 以上的免疫缺陷病已可确诊，但有些免疫缺陷病的发病机制仍不甚清楚。

（二）免疫缺陷病的主要临床特点

1. 反复、慢性和难以控制的感染　对各种感染的易感性增加是免疫缺陷病最主要、最常见和最严重的表现和后果，感染也是患者死亡的主要原因。感染的性质与缺陷类型有关。如体液免疫缺陷和吞噬细胞、补体缺陷时，以化脓性细菌感染为主；细胞免疫缺陷时，主要是病毒、真菌、胞内寄生菌感染。

2. 易发生肿瘤 原发性免疫缺陷病患者尤其是细胞免疫缺陷者，恶性肿瘤的发病率比同龄正常人群高100～300倍，以白血病和淋巴系统恶性肿瘤多见。

3. 常伴发自身免疫病 免疫缺陷病患者中自身免疫病的发病率可高达14%（正常人群自身免疫病的发病率为0.001%～0.01%），以系统性红斑狼疮、类风湿关节炎和恶性贫血多见。

4. 具有遗传倾向 大多数原发性免疫缺陷病有遗传倾向性。

（三）免疫缺陷病的分类

1. 原发性免疫缺陷病 又称为先天性免疫缺陷病，是由于免疫系统基因异常或先天性免疫系统发育障碍而致免疫功能不全引起的疾病，常见于婴幼儿。迄今共发现200多种原发性免疫缺陷病，其中150余种已明确致病原因。根据所累及的免疫细胞或组分，可以是特异性免疫缺陷，如B细胞或T细胞缺陷、两者联合缺陷等；也可以是非特异性免疫缺陷，如补体或中性粒细胞缺陷。

原发性免疫缺陷病的治疗原则：①应用抗生素和抗病毒药物来制感染、缓解病情；②补充各种免疫分子、提高机体的免疫功能；③移植免疫活性细胞，尤其是对于原发性免疫缺陷病的治疗；④基因治疗可将目的基因导入骨髓干细胞或外周血细胞并获得表达，将转基因细胞定期输入基因缺陷患者体内纠正由于基因缺陷所致的免疫缺陷。常见的原发性免疫缺陷病见表27－3。

表27－3 原发性免疫缺陷病

分类	所占比例	代表性疾病
特异性免疫缺陷		
B细胞缺陷	50%～75%	布鲁顿无丙种球蛋白血症，选择性IgA、IgM或IgG亚类缺陷，IgM升高的免疫球蛋白缺陷，Ig重链缺失的免疫缺陷
T细胞缺陷	5%～10%	先天性胸腺发育不全，与嘌呤核苷磷酸化酶缺乏有关的T细胞缺陷，与膜糖蛋白缺乏有关的T细胞缺陷，与MHCⅠ或Ⅱ类抗原缺乏有关的T细胞缺陷
B和T细胞联合缺陷	10%～25%	重症联合免疫缺陷，共济失调毛细胞血管扩张，Wiskott－Aldrich综合征
非特异性免疫缺陷		
吞噬细胞缺陷	1%～2%	慢性肉芽肿病，白细胞黏附缺陷，6－磷酸葡萄糖脱氢酶缺陷，髓过氧化物酶缺陷
补体缺陷	<1%	补体C1～C9任一组分的缺陷，C1抑制物缺乏，D或H或I因子缺乏，补体受体缺陷

2. 获得性免疫缺陷病 又称为继发性免疫缺陷病，是后天因素造成的，继发于某些疾病或使用药物后产生的免疫缺陷病。营养不良、肿瘤和感染是引起继发性免疫缺陷的三大因素。蛋白质、脂肪、维生素和矿物质摄入不足影响免疫细胞的成熟，降低机体对微生物的免疫应答；肿瘤患者因免疫系统进行性损伤而导致免疫功能障碍；某些病毒（人类免疫缺陷病毒、麻疹病毒、风疹病毒、巨细胞病毒、EB病毒等）、细菌（结核分枝杆菌、麻风分枝杆菌等）、寄生虫感染，均可不同程度地影响机体免疫系统，导致获得性免疫缺陷。其中对人类危害最大的是感染人类免疫缺陷病毒（HIV）后诱发的获得性免疫缺陷综合征（AIDS）。

因为治疗炎症性疾病或预防移植排斥，长期或大剂量使用糖皮质激素、甲氨蝶呤、环孢素等免疫抑制剂杀死淋巴细胞，或者应用化疗或放疗损伤免疫细胞也是诱发引起免疫缺陷的常见因素。

HIV主要侵犯$CD4^+$细胞，高表达CD4分子的$CD4^+$T细胞是HIV感染的主要靶细胞；巨噬细胞、树突状细胞、B细胞和小胶质细胞低表达CD4分子，这些细胞也是HIV攻击的靶细胞。HIV通过gp120与细胞表面的CD4分子结合，再通过辅助受体进入宿主细胞，损害以$CD4^+$ T细胞为主的多种免疫细胞，最终造成细胞免疫和体液免疫严重缺陷。

二、自身免疫病

（一）自身免疫与自身免疫病的概念

正常机体的免疫系统具有区别“自己”和“非己”的能力，对非己抗原能够发生免疫应答，对自身抗原则处于无应答或低应答状态，称为免疫耐受。

在免疫耐受状态下，一定量的自身反应性T细胞和自身抗体普遍存在于所有个体的外周免疫系统中，有利于协助清除衰老变性的自身成分，对维持免疫系统的自身免疫稳定具有重要的生理意义，被称为自身免疫。

自身免疫病是在某些内因和外因诱发下，自身免疫耐受状态被打破，持续迁延的自身免疫对自身抗原产生异常的免疫应答，造成了自身细胞破坏、组织损伤或功能异常，导致的临床病症。

（二）自身免疫病诱发因素与机制

诱发自身免疫病的机制目前尚未完全阐明。一般认为是在多种致病因素，包括抗原、免疫系统与遗传等因素的相互影响和作用下，引起自身免疫耐受的终止，使自身反应性淋巴细胞活化，产生自身抗体和（或）自身反应性T细胞，损伤表达相应自身抗原的靶器官组织，导致自身免疫病的发生。

1. 自身抗原与佐剂的作用

（1）隐蔽抗原的释放　隐蔽抗原指体内某些与免疫系统在解剖位置上处于隔绝部位的抗原成分。在手术、外伤或感染等情况下，隐蔽抗原进入血流或淋巴液与免疫系统接触，从而发生自身免疫。精子、眼晶状体、神经髓鞘磷脂碱性蛋白、某些器官、细胞（如甲状腺、胃壁细胞等）特异的微粒体抗原属此类型。实验证明，将眼晶状体或精子抗原注入动物自身体内，可诱导自身抗体的产生。人体输精管结扎可产生抗自身精子的抗体，眼球损伤后则可发生交感性眼炎。

（2）改变的自身抗原　理化因素作用可使自身抗原成分改变引起自身免疫反应。微生物感染机体，损伤组织细胞造成自身组织抗原改变，使之成为非己的物质而产生自身抗体。例如肺炎支原体感染可改变红细胞表面的O血型抗原，产生抗红细胞的冷凝集素（抗体），引起溶血性贫血。又如在感染过程中，中性粒细胞吞噬细菌后释放出溶酶体酶，改变了自身IgG分子结构。这种变性的IgG刺激机体产生抗IgG抗体，这种抗体主要是IgM，即类风湿因子。类风湿因子和变性的自身IgG形成的免疫复合物可引发包括类风湿关节炎等多种自身免疫病。

化学药物引起自身抗原的改变也并不少见。如长期服用α－甲基多巴的患者中约有1%可发生自身溶血性贫血。这种患者在红细胞成熟过程中受药物影响改变了红细胞抗原，产生抗红细胞抗体。

（3）交叉抗原　又称为分子模拟。某些微生物的抗原与自身组织成分有共同抗原。因此在感染这些微生物后，机体所产生的抗体或致敏淋巴细胞对有关的自身组织也可产生免疫反应。如A群溶血性链球菌某些型别的细胞壁M蛋白等成分与人肾小球基底膜、心瓣膜、心肌、骨骼肌、小动脉平滑肌成分相同，因此溶血性链球菌感染与风湿病和肾小球肾炎有密切关系。又如大肠埃希菌O14与人结肠黏膜有类似的抗原性，它与溃疡性结肠炎的发生有关。

（4）非特异免疫细胞刺激剂　自身抗原仅激活相应抗原特异的淋巴细胞克隆。而非特异免疫细胞刺激剂，如佐剂，T细胞、B细胞多克隆激活剂和近年来发现的超抗原，通过多克隆激活静止的自身反应性T细胞、B细胞，促进自身免疫应答甚至自身免疫病的形成。

2. 机体因素

（1）遗传因素　自身免疫性疾病的发生有家族遗传倾向。HLA 与某些自身免疫性疾病的发生密切相关。如强直性脊椎炎的患者中 90% 以上带有 HLA－B27 抗原。重症肌无力与 DR3 有关，胰岛素依赖型糖尿病与 DR3、DR4 有关，类风湿关节炎与 DR4 有关，慢性甲状腺炎与 DR5 有关。

（2）机体免疫系统功能失常　体液免疫或细胞免疫缺陷者自身免疫病的发生率高于正常随机人群。先天性或后天获得性低丙球蛋白血症者自身免疫病的发生率可高达 14%，而正常人群的发生率为 0.001% ~0.01% 。细胞免疫缺陷常同时伴有肿瘤与自身免疫的高发现象。

胸腺功能不全、慢性病毒感染等与自身免疫的发生有关。系统性红斑狼疮患者血清中胸腺素含量下降，胸腺萎缩，用胸腺素治疗可缓解症状。

（3）年龄、性别及内分泌的影响　老年人中自身抗体检出率增高，在 60 ~70 岁以上的老年人中有 50% 以上可以检出自身抗体。自身免疫病多见于女性，系统性红斑狼疮患者中女性比男性多 9 倍以上。动物实验证实了性激素在自身免疫病发展中的作用。

自身免疫病理损伤是由自身免疫应答的产物［包括自身抗体和（或）自身致敏淋巴细胞］引起的，后者造成病理损伤的机制与各型超敏反应相同。Ⅱ型超敏反应中，自身抗体与细胞膜或基底膜自身抗原结合，通过结合并激活补体对膜产生破坏性攻击，造成靶细胞裂解或基底膜损伤，此外亦可通过免疫调理、ADCC 作用吞噬或杀伤靶细胞。Ⅲ型超敏反应中，抗体与可溶性抗原结合形成免疫复合物，沉积于相应部位的组织间隙激活补体，补体活化反应产物导致局部发生炎症反应。Ⅳ型超敏反应中，自身致敏淋巴细胞攻击局部靶组织，造成局部炎症。

（三）自身免疫病的共同特征

（1）多数自身免疫性疾病病因不明。

（2）患者女性多见，发病率随年龄增高而升高，并有遗传倾向。

（3）患者体内可检出自身抗体和（或）自身反应性 T 细胞。

（4）病程迁延，易反复发作。

（5）病情的转归与自身免疫应答的强度密切相关。

（6）自身抗体或自身反应性 T 淋巴细胞造成相应的组织细胞损伤或功能障碍。

（7）免疫抑制药物有一定疗效。

（四）自身免疫性疾病的分类

常见自身免疫性疾病及相应的自身抗原，见表 27－4。

表 27－4　常见自身免疫性疾病及相应的自身抗原

自身免疫病	自身抗原
器官特异性自身免疫疾病	
慢性甲状腺炎	甲状腺球蛋白、微粒体、细胞膜表面抗原
毒性弥漫性甲状腺肿	甲状腺细胞表面 TSH 受体
原发性肾上腺皮质萎缩	肾上腺细胞
恶性贫血	胃壁细胞、内因子
慢性溃疡性结肠炎	结肠上皮细胞
男性不育症	精子
胰岛素依赖型糖尿病	胰岛细胞
伴共济失调－毛细血管扩张的胰岛素抵抗型糖尿病	胰岛素受体

续表

自身免疫病	自身抗原
重症肌无力	乙酰胆碱受体
自身免疫性溶血性贫血	红细胞
特发性血小板减少性紫癜	血小板
干燥综合征	唾液腺管、细胞核、甲状腺球蛋白
非器官特异性自身免疫病	
类风湿关节炎	变性 IgG
系统性红斑狼疮	核成分、红细胞、血小板、细胞浆成分

（五）自身免疫病治疗原则

自身免疫病的治疗尚缺乏理想的方法。通常针对疾病的病理变化和组织损伤所致的后果进行治疗，也可通过调节免疫应答的各个环节阻断疾病进程来达到治疗的目的。

1. 抗炎药物　大剂量皮质激素的应用可有效地抑制一些重症自身免疫病所致的炎症反应。其他抗炎药物，如水杨酸制剂、各种合成的前列腺素抑制剂等也广泛采用。淋巴因子和补体的拮抗剂也有利于抑制炎症反应。

2. 免疫抑制剂　环孢素 A 能有效地抑制 T 细胞介导的细胞免疫反应，是一种兼有抗有丝分裂和抗炎效应的免疫抑制剂。FK－506 是继环孢素 A 后发现的另一种真菌代谢物，其作用与环孢素 A 极为相似。FK－506 应用剂量较低，故其副作用较小。

3. 血浆置换　此疗法的目的在于降低自身免疫患者血浆中的免疫复合物的含量，减轻免疫复合物在组织中沉积诱发的自身免疫病。

4. 对症治疗　通常在治疗某些器官特异性的自身免疫病时，只需调整器官损伤所造成的代谢障碍，即可达到控制病情的效果。如胰岛素依赖型糖尿病患者用胰岛素控制血糖，恶性贫血患者用维生素 B_{12}，甲状腺功能亢进者用抗甲状腺药物等。

三、肿瘤免疫

肿瘤是一群失去正常生长调控机制、发生恶性转化的自身细胞。肿瘤免疫学是研究肿瘤的免疫原性、机体的免疫功能与肿瘤发生发展的相互关系、机体对肿瘤的免疫应答和抗肿瘤的效应机制及肿瘤的免疫学诊断和防治的科学。

（一）肿瘤抗原

肿瘤抗原是细胞癌变过程中出现的新抗原或过度表达的抗原。细胞恶性变化过程中由于基因突变或正常静止基因的激活，都可以产生新的蛋白分子。这些蛋白质在细胞内降解后，某些降解的短肽可与 MHC Ⅰ类分子在内质网中结合，并表达于细胞表面，成为被 $CD8^+$ Tc 识别和杀伤的肿瘤特异抗原。这些蛋白分子的释放或隐蔽抗原的暴露，可被 B 细胞识别产生抗肿瘤抗体。

1. 根据肿瘤抗原特异性的分类

（1）肿瘤特异抗原　是指只存在于某种肿瘤细胞表面而不存在于正常细胞的新抗原。在黑色素瘤、结肠癌、乳腺癌等肿瘤细胞表面可检测到此类抗原。

（2）肿瘤相关抗原　是指一些肿瘤细胞表面的糖蛋白或糖脂成分，它们在正常细胞上有微量表达，但在肿瘤细胞表达明显增高。此类抗原一般可被 B 细胞识别并产生相应的抗体。

2. 根据肿瘤发生的分类

（1）理化因素诱发的肿瘤抗原　某些化学致癌剂或紫外线、X 射线等物理因素可诱发肿瘤，这些肿瘤抗原的特点是特异性高而抗原性较弱，常表现出明显的个体特异性。

（2）病毒诱发的肿瘤抗原　EB病毒与B淋巴细胞瘤及鼻咽癌的发生有关，人乳头瘤病毒与宫颈癌的发生有关，人嗜T细胞病毒可导致成人T细胞白血病。

（3）自发性肿瘤抗原　自发性肿瘤是指一些无明确诱发因素的肿瘤，大多数人类肿瘤属于这一类。

（4）胚胎抗原　是在胚胎发育阶段由胚胎组织产生的正常成分，在胚胎后期减少，出生后逐渐消失，或仅存留极微量。当细胞恶性变化时，此类抗原可重新合成。例如肝细胞癌变时产生的甲胎蛋白（AFP）和结肠癌细胞产生癌胚抗原（CEA），作为肿瘤标志，通过检测血清中AFP和CEA的水平，分别有助于肝癌和结肠癌的诊断。

（二）机体抗肿瘤免疫的机制

机体的免疫功能与肿瘤的发生密切相关，当宿主免疫功能低下或受抑制时，肿瘤发生率增高。正常机体内细胞可能发生突变，但一般都不会产生肿瘤，是因为机体的免疫系统具有免疫监视功能，通过细胞免疫机制能识别并特异地杀伤突变细胞，使突变细胞在未形成肿瘤之前即被清除。但当机体免疫监视功能不能清除突变细胞时，则可形成肿瘤。

肿瘤发生后，机体可通过免疫效应机制发挥抗肿瘤作用。机体抗肿瘤免疫的机制包括细胞免疫和体液免疫两方面，这两种机制并不是孤立存在和单独发挥作用的，它们相互协作，共同杀伤肿瘤细胞。细胞免疫是抗肿瘤免疫的主要方式，体液免疫通常仅在某些情况下起协同作用。对于大多数免疫原性强的肿瘤，特异性免疫应答是主要的，而对于免疫原性弱的肿瘤，非特异性免疫应答（如NK细胞和巨噬细胞）可能具有更重要的意义。

（三）肿瘤的免疫治疗

肿瘤的免疫治疗是激发和增强机体的免疫功能，以达到控制和杀灭肿瘤细胞的目的。免疫疗法只能清除少量的、播散的肿瘤细胞，对于晚期的实体肿瘤疗效有限。

1. 非特异性免疫治疗　是指应用一些免疫调节剂通过非特异性增强机体的免疫功能，激活机体的抗肿瘤免疫应答，以达到治疗肿瘤的目的。例如卡介苗、短小棒状杆菌、酵母多糖、香菇多糖以及一些细胞因子（如IL－2）等均属于此类。

2. 主动免疫治疗　是指给机体输入具有抗原性的瘤苗，刺激机体免疫系统产生抗肿瘤免疫以治疗肿瘤的方法。该法应用的前提是肿瘤抗原能刺激机体产生免疫反应。此种方法对手术后清除微小的转移瘤灶和隐匿瘤、预防肿瘤转移和复发有较好的应用效果。

3. 被动免疫治疗　是指给机体输注外源的免疫效应物质，由这些外源性效应物质在机体内发挥治疗肿瘤作用。

（1）肿瘤导向治疗　用高度特异性的单克隆抗体为载体，将放射性核素、抗肿瘤药物、毒素等带到肿瘤病灶处，可特异地杀伤肿瘤细胞。

（2）过继免疫疗法　取对肿瘤有免疫力的供者淋巴细胞转输给肿瘤者，或取患者自身的免疫细胞在体外活化、增殖后，再转输入患者体内，使其在患者体内发挥抗肿瘤作用。例如CTL细胞、NK细胞、巨噬细胞、淋巴因子激活的杀伤细胞（lymphokine activated killer，LAK）和肿瘤浸润性淋巴细胞（tumor infiltrating lymphocytes，TIL）等，都在杀伤肿瘤细胞中起作用。

四、移植免疫

机体丧失功能的器官，可以通过器官移植重建其生理功能。医学上用自体或异体的正常细胞、组织或器官代替丧失功能的细胞、组织或器官，以维持和重建机体生理功能的治疗方法，分别称为细胞移植、组织移植或器官移植。

（一）移植的类型

1. 自体移植 是指移植物为受者自身的细胞或组织，如自体的皮肤、骨髓移植。

2. 同基因移植 也称为同系移植，指供、受者为同卵双胎或同系纯种动物。因供、受者基因完全相同，不会发生排斥反应，移植物可长期存活。

3. 同种异体移植 也称为同种异基因移植，是指同种不同个体之间的移植。临床移植多属于此类型。因移植物来自基因不同的个体，受者对移植抗原产生免疫应答，一般会引起不同程度的排斥反应。

4. 异种移植 是不同物种之间的移植，例如将动物器官移植给人。由于供、受者基因完全不同，受者对移植抗原产生免疫应答，故出现排斥反应，移植物不能存活。

（二）移植排斥反应的类型

移植排斥反应包括宿主抗移植物反应和移植物抗宿主反应两大类，前者主要见于器官移植，主要有超急性排斥、急性排斥和慢性排斥三种不同的类型；后者主要见于骨髓移植或其他免疫细胞移植。

（三）移植排斥反应的机制

引起移植排斥反应的抗原称为移植抗原或组织相容性抗原，存在于机体细胞膜的表面。根据抗原性的强弱及引起移植排斥反应的强度，组织相容性抗原又分为主要组织相容性抗原和次要组织相容性抗原两大类。主要组织相容性抗原是引起移植排斥反应的主要抗原，它在不同的动物中有不同的命名。人的主要组织相容性抗原为人类白细胞抗原，即 HLA。编码主要组织相容性抗原的基因群称为主要组织相容性复合体（MHC）。

同种异基因器官移植后，由于供、受者之间的组织相容性抗原不同，它们可以刺激相互的免疫系统，引起宿主抗移植物或移植物抗宿主的移植排斥反应。在实体器官移植中，移植物中完整的活细胞、脱落的细胞，或由于移植前灌洗不彻底而残留在器官中的淋巴细胞（又称过客淋巴细胞），都可以是诱发免疫应答的抗原。移植抗原诱发的细胞免疫和体液免疫应答都参与排斥过程。

（四）移植排斥反应的防治

器官移植成功与否很大程度上取决于能否有效防止移植排斥反应的发生。

1. HLA 配型 器官移植的供、受者之间组织相容性程度越高，器官存活的概率就越大。因此，寻求与受者 HLA 相配的供者组织或器官是至关重要的。一般供者的 ABO 血型必须与受者一致。HLA 配型一般是鉴定供、受者的 HLA 表现型，即检查 HLA。近年来，随着分子生物学的发展，HLA 的 DNA 定型法也已发展起来。

2. 免疫抑制 免疫抑制药物的应用，促进了人体器官移植的发展。如环孢素 A、FK－506、雷帕霉素等，已广泛应用于临床肾、肝、心以及肺移植中。

抗胸腺细胞球蛋白和抗 T 细胞单克隆抗体（如抗 CD3、CD4 和 CD8 单抗、抗 IL－2R 单抗、抗 TCR 单抗、抗黏附分子抗体等）可与 T 细胞结合，通过活化补体去除 T 细胞。抗 CD3 单抗还可以阻止 T 细胞识别移植抗原，防止移植排斥的发生。

预先多次给受者输血可对同种异基因抗原产生耐受。其机制一般认为是使 T、B 细胞失活并可活化 Ts 细胞。

3. 移植耐受的诱导 由于免疫抑制药物本身的毒性，以及应用免疫抑制药物后患者免疫功能长期低下，容易导致感染，所以长期使用免疫抑制剂来防止移植排斥反应会产生许多严重的副作用。解决移植排斥反应的根本方法，是诱导供、受体间的免疫耐受。因此，如何诱导成年个体间的免疫耐受具有重要的实际意义。近年来，移植耐受的研究已取得许多重要的进展。

目标检测

答案解析

1. Ⅰ型超敏反应特点没有（ ）
   A. IgE介导　B. 发生速度快　C. 有明显个体差异
   D. 引起功能紊乱　E. 造成严重组织细胞损伤
2. 以下属于Ⅰ型超敏反应的疾病是（ ）
   A. 血清病　B. 过敏性休克　C. 免疫复合物性肾小球肾炎
   D. 类风湿关节炎　E. 感染性迟发型超敏反应
3. 如遇一位异种动物血清过敏者，仍需注破伤风抗毒素，应当（ ）
   A. 停止注射　B. 用色甘酸二钠后再注射　C. 少量多次注射
   D. 一次性皮下注射　E. 与肾上腺素同时注射
4. 有补体参与的变态反应性疾病是（ ）
   A. 支气管哮喘　B. 青霉素引起的休克　C. 粒细胞减少症
   D. 剥脱性皮炎　E. 荨麻疹
5. 以下属于Ⅱ型超敏反应的疾病是（ ）
   A. 血小板减少性紫癜　B. 血清病　C. 系统性红斑狼疮
   D. 变应性鼻炎　E. 荨麻疹
6. 以下属于Ⅲ型超敏反应性疾病的是（ ）
   A. 过敏性溶血性贫血　B. 系统性红斑狼疮　C. 变应性鼻炎
   D. 结核　E. 青霉素引起的过敏性休克
7. 使用化妆品后24小时出现面部水肿、渗出、痒痛，属于（ ）
   A. Ⅰ型变态反应　B. Ⅱ型变态反应　C. Ⅲ型变态反应
   D. Ⅳ型变态反应　E. 以上都不是
8. 以下属于人工被动免疫的生物制品是（ ）
   A. 卡介苗　B. 麻疹疫苗　C. 破伤风类毒素
   D. 人免疫球蛋白制剂　E. DNA疫苗
9. 关于活疫苗，错误的是（ ）
   A. 活疫苗是抗原性物质　B. 用量较死疫苗少　C. 在体内存留时间短
   D. 免疫力维持时间长　E. 活疫苗是毒力减弱的活的微生物
10. 以下属于人工主动免疫特点的是（ ）
   A. 输入物质是抗体　B. 免疫力出现快　C. 免疫力维持时间长
   D. 多用于治疗　E. 多用于紧急预防

（李国利）

书网融合……

重点小结　微课　习题

实验指导

实验一　细菌的形态结构观察

PPT

【实验目的】

掌握制作细菌涂片、革兰染色法的操作及结果判断；熟悉细菌的基本形态和特殊结构的镜下观察方法；学会显微镜油镜的使用方法。

【实验器材】

1. 材料　无菌普通琼脂培养皿，大肠埃希菌，金黄色葡萄球菌，无菌生理盐水，香柏油，二甲苯，擦镜纸，革兰染色液等。

2. 器械　恒温培养箱，普通光学显微镜，接种环，酒精灯，载玻片，滴管，记号笔等。

【实验方法】

一、显微镜油镜的使用

1. 将显微镜平稳地放在实验台上，使用油镜时，必须端坐，载物台不要倾斜，以免香柏油流出而污染载物台，并影响实验结果。

2. 先将低倍镜对准中央聚光器，打开灯光电源开关并调节光线强弱。以自然光线为光源时，用反光镜的平面；以灯光为光源时，用反光镜的凹面，直至光通亮。光圈调至最大位置，使视野中的光线明亮均匀。调节集光器高度，以获得最佳视野亮度（染色标本，光度宜强，但未染色标本用低、高倍镜观察时，光圈可适当缩小，集光器降，避免光线过强）。

3. 将玻片标本放在载物台上，用移动器固定，移动标本推进器，使标本至载物台透光孔处。先用低倍镜对好光线，然后转换油镜头观察。

4. 在标本上滴加 1 滴香柏油，为了避免损伤镜头或玻片，从显微镜侧面观察，缓缓上移载物台，使油镜头浸入香柏油中，再略向上调节至最大限度，避免两者相碰。然后从目镜观察，转动粗螺旋向下调节载物台，看到模糊物像时，换用细螺旋调节至物像清晰。如果油镜头已离开油面，可重复上述操作。

5. 观察标本时应两眼同时睁开观察，最好左眼窥镜，右眼配合绘图或记录。

6. 观察完毕，用粗螺旋将载物台下降，用擦镜纸擦拭镜头，标本片脱油。如油已干，可在擦镜纸上滴少许二甲苯擦拭，并随即另取一张擦镜纸擦去残留的二甲苯。然后将显微镜各部件归位：物镜转成“八”字形，降下载物台和聚光器，光圈调至最小，双手托持显微镜，放入镜箱中。

二、细菌的革兰染色法 微课

1. 涂片　取洁净载玻片 1 张，将接种环在酒精灯火焰中烧灼灭菌，用接种环分别取 1 环生理盐水涂于载玻片两端（实验图 1－1）。用灭菌接种环分别挑取大肠埃希菌和葡萄球菌菌落少许，涂布于生理盐水中，并涂成均匀浑浊的菌液。

实验图 1-1 细菌的涂片标本

2. 干燥 在空气中自然干燥。必要时，可将标本面向上，在火焰上方烘干，切勿紧靠火焰，以免标本被烤焦。

3. 固定 将已干燥的涂片标本面向上，用玻片夹夹住玻片一端，以钟摆速度通过酒精灯外焰 3 次，载玻片以热而不烫为宜。固定的目的是杀死细菌，使细菌黏附在玻片上，改变细菌对染料的通透性，便于染料着色。

4. 染色 革兰染色法操作步骤如下。

（1）初染 滴加结晶紫染液数滴于已固定的涂片标本上，染 1 分钟，细水流水洗。

（2）媒染 加卢戈碘液数滴染 1 分钟，细水流水洗。

（3）脱色 滴加 95% 乙醇数滴，轻轻摇动玻片至无紫色液脱下为止（0.5～1 分钟），细水流水洗。

（4）复染 加稀释苯酚复红液数滴复染 1 分钟，细水流水洗，用滤纸吸干，油镜观察。

结果：染成紫色为革兰阳性（G^+）菌；染成红色为革兰阴性（G^-）菌。

【注意事项】

1. 取细菌量应适当，细菌膜应薄而均匀，菌龄为对数生长期的菌种为宜。
2. 取菌前后接种环均要灭菌处理。固定时切勿将玻片直接置火焰上炙烤，以避免破坏细菌结构。
3. 染色的关键步骤是脱色，脱色的时间过长或过短都会影响染色结果。
4. 水洗时应用细水流漂去染液，不可直接甩去染液，切勿用水直接冲洗菌膜。

【实验结果】

绘出油镜下观察到的染色后的细菌形态、染色、排列方式。

（刘 佳）

实验二 细菌的分布与人工培养

PPT

【实验目的】

掌握各类常用培养基的用途和细菌的接种技术；观察细菌生长现象，认识细菌的生物学特性；了解微生物在自然环境中的分布，认识微生物分布的广泛性。

【实验器材】

1. 材料 无菌普通琼脂培养皿，斜面培养基，普通液体培养基，半固体培养基，菌种（大肠埃希菌 6009），无菌生理盐水，无菌棉棒，吸管等。

2. 器械 恒温培养箱，生物安全柜，接种环，接种针，酒精灯，记号笔，蜡笔等。

【实验方法】

一、细菌的分布

1. 空气中微生物的分布

（1）取普通琼脂平板培养基5个，标记好班级、姓名、组别。

（2）其中1个为阴性对照，其余4个去盖分别置于不同环境（走廊、教室、卫生间、实验台等），打开盖将培养基暴露在空气中，10分钟后盖好平皿。

（3）37℃恒温培养箱中培养18～24小时，观察培养基上的菌落数量及其特征。

2. 皮肤、黏膜、物品表面微生物的分布

（1）取普通琼脂平皿1个，标记好班级、姓名、组别，用蜡笔在培养皿底部玻璃上划一个“十”字，将平皿分4个区。用蜡笔标明手指皮肤、黏膜、硬币及空白对照（实验图2－1）。

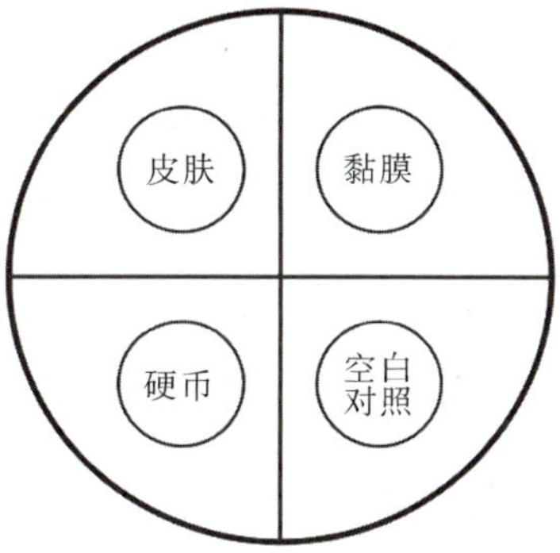

实验图2－1 物品细菌采样培养示意图

（2）用手指在标明“皮肤”字样的培养基琼脂上轻轻按压。

（3）用无菌棉棒蘸取无菌生理盐水后，擦拭口腔或鼻腔的黏膜，然后轻轻涂抹在标有“黏膜”字样处的琼脂上。

（4）分别取硬币、圆珠笔等物品在相应区域的琼脂上轻轻按压，空白对照不做处理。

（5）盖好平皿，37℃恒温培养箱中培养18～24小时，观察培养基上不同区域的菌落生长情况。

二、细菌的人工培养

1. 平板培养基接种——平板分区划线法 将琼脂培养基表面以目测分为4个区域，用灭菌后的接种环挑取菌种，按1、2、3、4区依次划线，下一区的划线与上一区应有2～3个往复划线交叉（实验图2－2）。做好标记，37℃恒温培养箱中培养18～24小时后观察结果。 微课

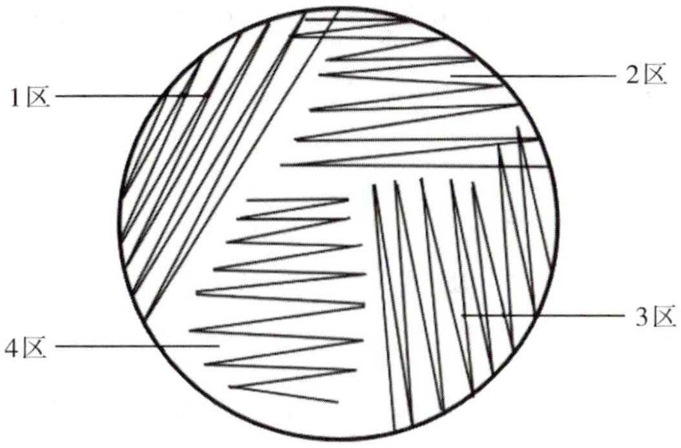

实验图2－2 平板分区划线法示意图

2. 斜面培养基接种——蛇形划线法 用灭菌接种环挑取菌种后伸到培养基斜面底端，从底部向上先划一条直线，再由底端向上蛇形划线，直至斜面顶部（实验图2－3）。做好标记，37℃恒温培养箱中培养18～24小时后观察结果。

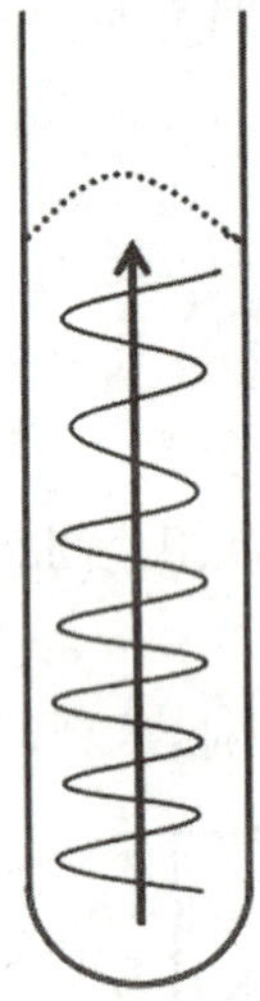

实验图 2-3　蛇形划线法示意图

3. 液体培养基接种——倾斜点种法　用灭菌接种环挑取菌种，将试管倾斜 45°，在接近液面的试管壁上研磨并在液体溶散，使细菌均匀分布于培养基中。做好标记，37℃恒温培养箱中培养 18～24 小时后观察结果。

4. 半固体培养基接种——高层穿刺法　用灭菌接种针挑取菌种，从培养基横截面的中心点垂直穿刺至距试管底部 5mm 左右（不能穿至试管底），将接种针沿原路退出。做好标记，37℃恒温培养箱中培养 18～24 小时后观察结果。

【实验结果】

1. 空气中微生物的分布：观察培养皿中有无细菌生长。

2. 皮肤、黏膜、物品表面微生物的分布：观察皮肤检测区、黏膜检测区及硬币检测区有无细菌生长。

3. 描述细菌在四种培养基上的生长现象。

（刘　佳）

实验三　消毒与灭菌

PPT

【实验目的】

掌握常用物理和化学消毒灭菌方法；熟悉常用的消毒灭菌器械的操作。

【实验器材】

1. 材料　菌种（葡萄球菌、大肠埃希菌、枯草芽孢杆菌），无菌普通琼脂培养皿，无菌肉汤管，无菌生理盐水，75% 乙醇，95% 乙醇，0.1% 苯扎溴铵，5% 苯酚，2% 戊二醛，2.5% 碘酊。

2. 器械　酒精灯，接种环，小镊子，紫外线灯，煮沸消毒锅，高压蒸汽灭菌器（手提式），干烤箱，培养箱，记号笔，蜡笔，无菌棉签，酒精棉球，碘酊棉球，灭菌滤纸片等。

【实验方法】

一、物理消毒灭菌

1. 煮沸灭菌　取 5 支无菌肉汤管，标记 1、2、3、4、5。1、2 号管接种大肠埃希菌；3、4 号管接种枯草芽孢杆菌；5 号试管作空白对照。将 1、3 号管放水浴锅中煮沸 5～10 分钟，将 5 支肉汤管送 37℃温箱培养 18～24 小时后观察结果。

2. 紫外线杀菌　取普通琼脂平板 1 个，用接种环密集划线接种大肠埃希菌后，将平板玻璃盖一半、露一半，置于紫外线灯下 20～30cm 照射 30 分钟，将盖合上，放 37℃温箱培养 24 小时后观察结果。

3. 高压蒸汽灭菌、干热灭菌　仿照煮沸灭菌过程进行实验。

二、化学消毒灭菌

1. 皮肤消毒　每两位同学取 1 个普通琼脂平板，用蜡笔在平板底部划分为 5 格，注上 1、2、3、4、5，两人用手指在培养基上分别涂 1、2 格，然后用 75% 乙醇消毒手指后再涂 3、4 格，5 格作对照。盖好盖，注明各人消毒前后所涂格号、班级、组别，置 37℃温箱培养 18～24 小时后观察结果。

2. 多种消毒剂消毒灭菌

（1）接种细菌　用 2 个无菌棉签分别蘸取葡萄球菌和大肠埃希菌菌液，分别均匀涂布于 2 个普通琼脂培养皿表面。

（2）贴消毒剂纸片　待菌液干后，用眼科镊蘸75%乙醇消毒后，夹取无菌小滤纸片，分别在各种化学消毒剂（生理盐水、0.1%苯扎溴铵、5%苯酚、2%戊二醛、2.5%碘酊、75%乙醇、95%乙醇）的液体中浸湿，取出时将纸片上多余的消毒液滴去，然后贴放在涂有细菌的琼脂培养基的表面。各纸片间的距离及距平板边缘的距离基本一致（实验图3-1）。在平板的底部外面注明各种消毒剂的标号和名称。

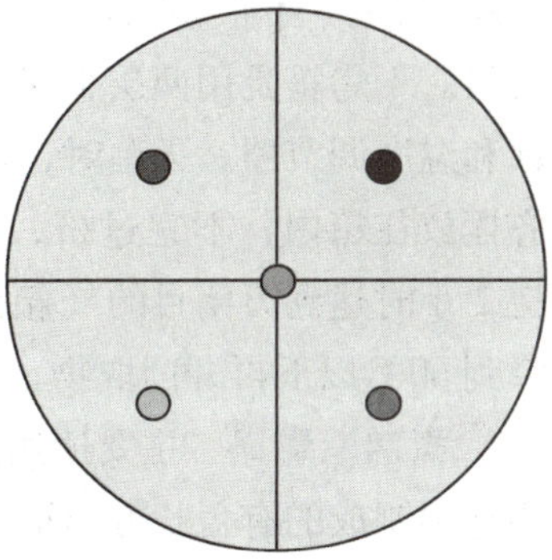

实验图3-1　化学消毒灭菌

（3）标记与培养在平板上做好标记，将平板放入37℃温箱内孵育24小时，观察各消毒剂纸片的周围有无抑菌圈，并比较各种消毒剂抑菌圈的大小。

（4）结果记录。

三、常用消毒灭菌器使用方法

1. 高压蒸汽灭菌器　是最常用的灭菌器，凡能耐高温的普通培养基、敷料、手术器械、药品、注射用液体及污染物等，均可采用此器灭菌。高压蒸汽灭菌器是一个能密闭的耐高压的双层金属锅，有手提式、立式和卧式三类，结构和使用方法相似，一般附有压力表、温度计、安全阀门、排气阀门、加热装置等（实验图3-2）。微课

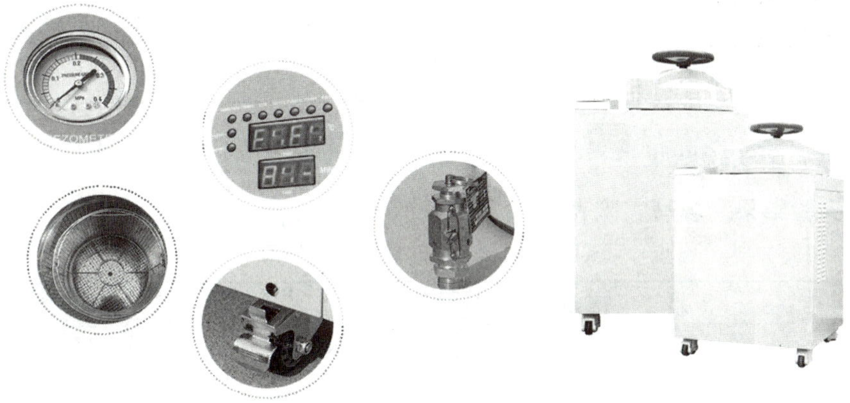

实验图3-2　高压蒸汽灭菌器

其使用方法如下。

（1）先在筒内加水到水位线，然后将待灭菌物品的放入灭菌器内，加盖，拧紧螺栓，检查安全阀和排气阀状态。

（2）接通电源，打开开关，待压力表指针指示为5磅时（压力0.352kg/cm^2，约0.03MPa），打开底部排气阀，待灭菌器有白色蒸汽持续冒出时，关闭排气阀。

（3）继续加热，至压力表显示压力达到0.103MPa时，此时温度为121.3℃，调节热源，维持15~30分钟可达灭菌目的。

（4）达到规定灭菌时间后，关闭电源，自然放凉，待压力表指针降至0时，方可开盖取物。如果压力未降到0.05MPa时，不要过快放气，会因锅内压力突然下降，使容器内的培养基由于内外压力不平衡而冲出烧瓶口或试管口，造成棉塞沾染培养基而发生污染。

用高压蒸汽灭菌器进行灭菌时，应将灭菌器内冷空气彻底排出，否则使气压表上所指示的压力数值并不全是蒸汽压，因此会出现压力高而实际温度低的情况，造成灭菌不彻底。

2. 干热灭菌器（干烤箱） 本法适用于耐高温、需干燥的器材灭菌，如试管、平皿、滴管等玻璃器材。干烤箱是用两层金属板制成的箱子，中间充以石棉隔热，箱底放置热源（电炉），并附有温度计和温度调节器。灭菌时，加热箱内空气，靠热空气灭菌。用时将待灭菌的物品经清洗和晾干之后整齐摆放在箱内，不宜过挤，关闭两层箱门，接通电源，待温度升到所需温度，一般160～170℃，维持2小时达到灭菌目的（箱内有纸、棉花时不能超过170℃）。灭菌完毕，关闭电源，待温度自然下降到60℃以下再开门取物，以防玻璃器皿骤冷发生破裂。

3. 煮沸消毒锅 主要适用于医院手术刀、各式大小注射器和一般外科器械的消毒。煮沸消毒器是用金属制成的有盖长方形锅，锅内有一带孔的盘（如无这种专用的消毒器，可用任何可以盛水加热的容器代替）。锅内加水，放入洗净的预消毒物件，使之全部浸没于水中（如同时加入2%碳酸氢钠，可以防止金属器械生锈），加盖，置电炉上加热煮沸，并维持5～10分钟。

【实验结果】

一、物理消毒灭菌

煮沸灭菌实验结果。填写实验表3－1。

实验表3－1 煮沸消毒实验结果

管号	菌种	细菌生长情况	结果解释
1	大肠埃希菌		
2	大肠埃希菌		
3	枯草芽孢杆菌		
4	枯草芽孢杆菌		
5	无		

二、化学消毒灭菌实验结果

1. 皮肤消毒实验结果 填写实验表3－2。

实验表3－2 皮肤消毒实验结果

项目	菌落数	结果解释
手消毒前		
手消毒后		

2. 观察结果 观察各消毒剂纸片的周围有无抑菌圈，并比较各种消毒剂抑菌圈的大小，并填写实验表3－3。

实验表3－3 化学消毒灭菌实验结果

管号	菌种	有无抑菌圈	抑菌圈的直径
1	生理盐水		
2	0.1%苯扎溴铵		
3	2%戊二醛		
4	2.5%碘酊		
5	75%乙醇		
6	95%乙醇		

（陈琳琳）

实验四　药物敏感试验 微课

PPT

【实验目的】

掌握药敏试验的纸片扩散法（K－B 法）操作原理、操作方法；熟悉药敏试验结果的判断及临床意义。

【实验器材】

1. 材料　金黄色葡萄球菌 ATCC 25923，大肠埃希菌 ATCC 25922，水解酪蛋白琼脂（M－H 琼脂），抗菌药物纸片（庆大霉素、青霉素、红霉素、环丙沙星、头孢唑林等）。

2. 器械　酒精灯，火柴，接种环，金属小镊子，毫米尺，记号笔等。

3. 环境　微生物实验室。

【实验方法】

1. 细菌接种　从孵育 18～24 小时的培养基上挑取单个菌落，无菌盐水制成 0.5 麦氏标准浊度的菌悬液。用无菌棉签蘸取菌悬液，在试管内壁旋转挤去多余的菌液，在 M－H 琼脂表面均匀涂布。

2. 贴药敏纸片　用镊子夹取含有不同种类抗生素的药敏纸片贴在琼脂平皿表面，用镊子轻压以免脱落。各纸片间中心距离应≥24mm，纸片距平皿内缘应≥15mm。

3. 培养　置于 37℃温箱培养 18～24 小时。

【实验结果】

1. 结果判断　用直尺测量药片抑菌圈直径，参照 CLSI（美国临床实验室标准化委员会）制定的标准比较细菌对各种药物的敏感程度。

2. 质量控制标准　菌株的抑菌圈直径大小应在预期值范围内，如果超过该范围，应视为失控，必须及时寻找原因，重新进行试验。

3. 影响因素　药敏纸片的质量、接种菌量和菌龄、操作质量、抑菌圈测量的精确性等均能影响药物敏感试验结果的准确性和精密度。

（孙运芳）

实验五　人体寄生虫学试验 微课

PPT

【实验目的】

掌握常见线虫、吸虫、绦虫的成虫及虫卵的形态，常见绦虫的妊娠节片及囊尾蚴的形态，常见原虫的形态；进一步培养科学的思维、严格的科学作风和实事求是的科学态度。

【实验器材】

1. 材料　常见线虫、吸虫、绦虫大体标本，绦虫的妊娠节片、绦虫囊尾蚴标本片，线虫、吸虫、绦虫的虫卵标本片，原虫的标本片。

2. 器材　显微镜，香柏油，二甲苯，擦镜纸等。

【实验方法】

1. 大体标本观察 大体标本主要为较大的寄生虫虫体与其所引起的器官病理标本，可用肉眼或放大镜观察。观察时，首先是要辨认寄生虫种类、所处阶段，然后仔细观察其形态、大小、颜色和结构。结合致病与诊断，达到系统掌握。如为病理标本，则应联系寄生虫的致病机制，掌握其病理改变的特征。大体标本主要如下：①似蚓蛔线虫（蛔虫）；②蠕形住肠线虫（蛲虫）；③十二指肠钩口线虫（十二指肠钩虫）和美洲板口线虫（美洲钩虫）；④毛首鞭形线虫（鞭虫）；⑤华支睾吸虫（肝吸虫）；⑥布氏姜片吸虫（肠吸虫）；⑦卫氏并殖吸虫（肺吸虫）；⑧日本裂体吸虫（日本血吸虫）；⑨链状带绦虫（猪带绦虫）；⑩肥胖带绦虫（牛带绦虫）。

2. 显微镜观察 见实验图5-1：①蛔虫卵（蛔虫受精卵和蛔虫未受精卵）；②蛲虫卵；③钩虫卵；④鞭虫卵；⑤肝吸虫卵；⑥肺吸虫卵；⑦日本血吸虫；⑧带绦虫卵；⑨绦虫妊娠节片（猪带绦虫妊娠节片和牛带绦虫妊娠节片）；⑩绦虫囊尾蚴（猪囊尾蚴和牛囊尾蚴）。

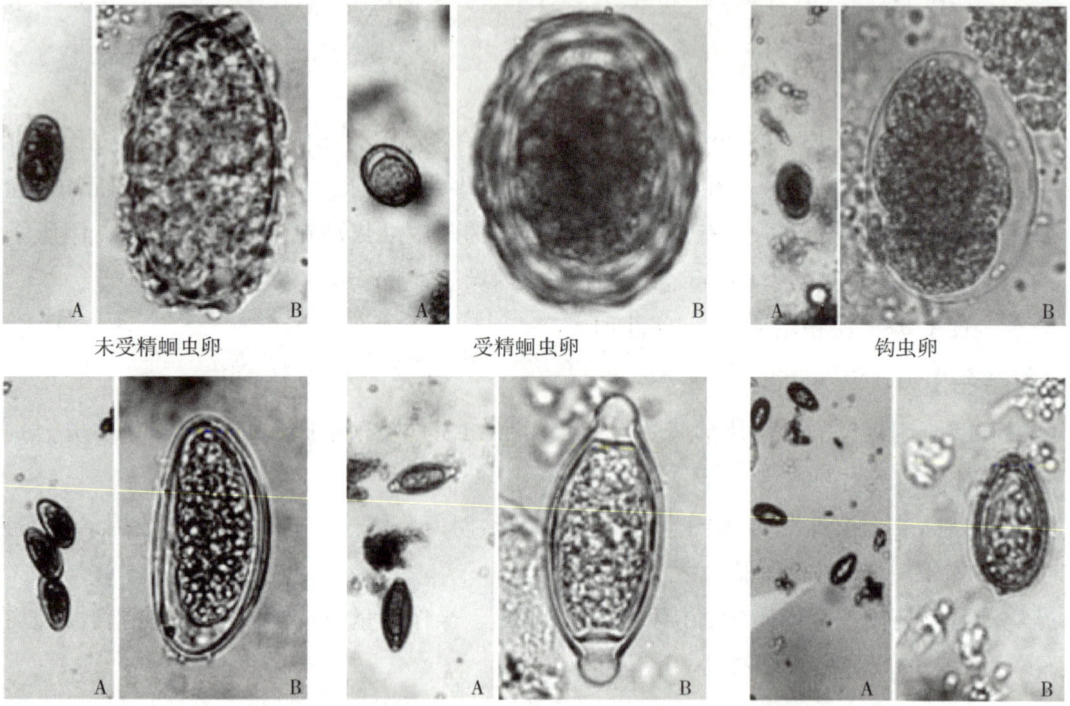

未受精蛔虫卵　受精蛔虫卵　钩虫卵

蛲虫卵　鞭虫卵　肝吸虫卵

实验图5-1 常见寄生虫卵

3. 用高倍镜、油镜观察常见原虫的标本片

（1）溶组织内阿米巴 ①大滋养体；②包囊。

（2）阴道毛滴虫。

（3）间日疟原虫 ①环状体；②滋养体；③裂殖体；④配子体。

（4）刚地弓形虫 ①滋养体；②包囊。

【注意事项】

1. 有序观察大体标本，勿搬动标本；标本片要轻拿轻放，观察后放回标本盒。

2. 正确使用显微镜，防止压碎标本、损坏镜头；使用完毕后，用擦镜纸擦拭镜头，恢复成使用前状态，放回实验柜中。

3. 如遇显微镜故障，使用困难时，绝不可强行转动，更不能任意拆修，应立即报告指导教师解决，以免造成损坏。

【实验结果】

1. 常见线虫、吸虫、绦虫的大体标本观察结果

（1）蛔虫　灰白色，呈圆柱形，雌雄异体。雄虫长15～31cm，尾部向腹面卷曲，有交合刺1对；雌虫长20～35cm，尾部钝圆。头端顶面有唇瓣三片，一个为背唇，较大；另两个为腹唇，略小，三者呈“品”字形排列。唇瓣的特征为似蚓蛔线虫定种的主要依据之一。①雌性生殖系统。双管型：由成对的卵巢、输卵管、受精囊、子宫及阴道、阴门等组成。近端为子宫，两侧子宫会合为阴道，远端为卵巢游离在原体腔内。②雄性生殖系统。单管型：由单一的睾丸、储精囊、输精管、射精管和交合刺等组成。游离端为睾丸。尾端有镰刀状交合刺1对。射精管最后与直肠共同进入泄殖腔，与泄殖孔开口于虫体的后端腹面。

（2）蛲虫　乳白色，雌虫长8～13mm，尾部长而尖直；雄虫长2～5mm，尾部向腹面卷曲。

（3）十二指肠钩虫和美洲钩虫　乳白色，虫体细长，长约1cm，雄虫尾部膨大成交合伞，雌虫尾部尖直。①十二指肠钩虫：虫体前端和尾端向背部弯曲，呈“C”形。②美洲钩虫：虫体前端向背部，尾部向腹面弯曲，呈“S”形。

（4）鞭虫　灰白色，虫体前端细长，尾端粗大，形似马鞭，雄虫长30～45mm，尾端向腹面卷曲，雌虫长35～50mm，尾端钝圆。

（5）肝吸虫　灰白色，长10～25mm，腹背扁平，前端尖细，后端钝圆，外形似葵花籽仁。

（6）肠吸虫　灰白色，长20～75mm，腹背扁平，虫体较肥厚，腹吸盘较大，呈漏斗形，位于口吸盘后方，两个吸盘位置较近。

（7）肺吸虫　灰白色，长7～12mm，背部隆起形如半粒花生米。

（8）日本血吸虫　雄虫呈乳白色，体长10～22mm。雌虫呈暗灰色，体细长12～26mm，前部细长，后部略粗。雌虫在雄虫的抱雌沟内。

（9）猪带绦虫　乳白色，长2～4m，由700～1000节组成，节片薄而透明，头节呈圆形，未成熟节片宽度大于长度，成熟节片呈正方形，妊娠节片长度大于宽度。

（10）牛带绦虫　乳白色，外形呈带状，体长4～8m，由1000～2000节组成，节片肥厚不透明。头节呈方形，成熟节片、未成熟节片、妊娠节片同猪带绦虫相应节片。

2. 常见线虫、吸虫、绦虫的虫卵标本片，猪带绦虫、牛带绦虫的妊娠节片、囊尾蚴标本片观察结果

（1）蛔虫卵　①蛔虫受精卵：短椭圆形，大小为（45～75）μm×（35～50）μm，卵壳厚而透明，卵壳外有一层波浪状的蛋白质膜，呈棕黄色，含一大而圆的卵细胞，卵细胞两端与卵壳之间有新月形空隙。②蛔虫未受精卵：长椭圆形，大小为（88～94）μm×（39～44）μm，呈棕黄色，卵壳和蛋白质膜均较受精卵薄，含有许多大小不等的折光颗粒。受精卵和未受精卵外附着的蛋白质膜有时可脱落，称脱蛋白质膜。

（2）蛲虫卵　大小为（50～60）μm×（20～30）μm，一侧扁平，另一侧稍凸，卵壳较厚，无色透明，卵内含一个卷曲的幼虫。

（3）钩虫卵　椭圆形，壳薄，无色透明，大小为（56～76）μm×（36～40）μm，在新鲜粪便中，卵内含2～4个细胞，细胞与卵壳之间有明显的空隙，如标本放置过久，则卵内细胞继续分裂、发育，成为桑椹胚甚至幼虫。

（4）鞭虫卵　黄褐色，呈腰鼓形，大小为（50～54）μm×（22～23）μm，卵壳较厚，两端各有一个透明盖塞，卵壳内为一个卵细胞。

（5）肝吸虫卵　呈芝麻粒形，大小为（27～35）μm×（12～20）μm，黄褐色，前端稍窄，有卵盖，卵盖周缘的卵壳形成凸起的肩峰，后端有一个小突起称小疣，含一成熟的毛蚴。

（6）肠吸虫卵　椭圆形，大小为（130～140）μm×（80～85）μm，淡黄色，卵壳薄，前端有一个不明显的小盖，含一个卵细胞和20～40个卵黄细胞。

（7）肺吸虫卵　椭圆形，大小为（80～118）μm×（48～60）μm，金黄色，卵壳薄厚不均，前端较宽，有一个大而倾斜的卵盖，后端较窄，卵壳较厚，含一个卵细胞和十多个卵黄细胞。

（8）日本血吸虫卵　椭圆形，大小为（74～106）μm×（55～80）μm，淡黄色，卵壳较薄，无卵盖，卵壳一侧有一突出的小棘，卵壳外长附有宿主组织残留物，卵内含一毛蚴，毛蚴与卵壳之间有一些油滴状毛蚴分泌物。

（9）带绦虫卵　圆形，直径（31～43）μm，棕黄色，胚膜较厚，具有放射状条纹，卵内含有六钩蚴。

（10）绦虫妊娠节　①猪带绦虫妊娠节片：长方形，子宫分支每侧7～13支。②牛带绦虫妊娠节片：长方形，子宫分支每侧15～30支。

（11）绦虫囊尾蚴　①心猪囊尾蚴：头节呈圆形，有顶突、小钩及4个吸盘。②牛囊尾蚴：头节呈方形，无顶突、小钩，只有4个吸盘。

3. 常见原虫的标本片观察结果

（1）溶组织内阿米巴　①大滋养体（铁苏木素染色）：形态不定，多为长圆形，直径20～40μm，呈浅蓝略带红色，外质透明，内质呈颗粒状，有清晰的核，核膜内缘有一层大小均匀、排列整齐的染色颗粒，中央有一黑色细小核仁。内质中常有被吞噬的红细胞。②包囊（碘染色）：圆球形，直径5～20μm，呈淡黄色，囊壁透明，有1～4个核。在1～2个核的包囊内可见棕褐色的糖原泡和无色、棒状的拟染色体。结肠内阿米巴包囊，一般较大，圆形，直径为10～20μm，核的数目为1～8个，成熟包囊为8个核，如看到拟染色体时则呈草束状。

（2）阴道毛滴虫（吉姆萨染色）　呈梨形，长10～30μm，胞质呈蓝色，虫体中央有一轴柱呈粉红色，椭圆形的细胞核位于虫体前部，呈紫红色，核前方有深紫色的基体，由此伸出5根呈粉色的鞭毛，4根向前为前鞭毛，1根向后为后鞭毛，后鞭毛沿着波动膜外缘呈波浪状向后延伸。

（3）间日疟原虫（瑞氏染色）　①环状体：胞质呈环状、淡蓝色，核呈圆形、紫红色，如镶嵌红宝石的戒指，大小约占红细胞直径的1/3。②滋养体：核呈圆形，细胞质增多呈不规则形状，有空泡或伪足，胞质内出现棕褐色的疟色素。所寄生的红细胞胀大，可见鲜红色的薛氏小点。③裂殖体：胞质失去空泡和伪足，核分为数个，但细胞质未完全分开，此时为未成熟裂殖体；成熟裂殖体的核分为12～14个，细胞质分开，形成12～14个裂殖子，排列不规则，有疟色素聚集在一旁。所寄生的红细胞胀大。④配子体：圆形，几乎占满整个红细胞，有一个核，细胞质形状规则，无空泡，疟色素均匀分布。雌配子体的核小而致密，深红色，偏于一侧；雄配子体的核大而疏松，淡红色，位于中央。所寄生的红细胞胀大。

（4）刚地弓形虫（吉姆萨染色）　①滋养体（速殖子）：大小（4～7）μm×（2～4）μm，呈香蕉形或新月形，一端较尖，一端较钝，细胞质呈蓝色，细胞核呈红色位于虫体中央。②包囊：圆形或椭圆形，直径5～100μm，外有染色较浅的囊壁，囊内有数个至数百个缓殖子，缓殖子胞质呈蓝色，核呈红色。

（欧　莉）

实验六　免疫学试验 微课

PPT

【实验原理】

凝集反应是指细菌和细胞等颗粒性抗原与相应抗体特异性结合后，在适量电解质存在下，出现肉眼可见凝集物的免疫学反应。参加反应的颗粒性抗原称为凝集原，参加反应的抗体称为凝集素。凝集反应操作简便，但因敏感性较差，一般只用在颗粒抗原免疫后抗体效价的检测、血型配型检测和细菌检测等方面。本实验采用直接凝集试验中的乳胶凝集法进行测定。

ASO 是链球菌溶血素 O（SLO）对应的抗体，本实验是利用胶乳凝集法对血清标本中 ASO 进行定性检测。该检测项目对风湿热等链球菌感染性疾病有较高的辅助诊断意义。

类风湿因子（rheumatoid factor，RF）是因感染细菌或病毒等引起体内产生的以变性 IgG 为抗原的一种抗体，故又称为抗抗体。常见的类风湿因子有 IgM 型、IgG 型、IgA 型和 IgE 型。RF 阳性与类风湿关节炎（RA）密切相关。但肝硬化、红斑狼疮、麻风、血吸虫和韦格纳肉芽肿等也可使人血清中 RF 呈阳性。故临床上把 RF 效价大于 1∶32 作为类风湿关节炎的诊断标准。

【实验目的】

掌握抗链球菌溶血素 O 测定、类风湿因子测定原理及操作方法；熟悉实验结果的判断并能准确规范地填写报告单。

【实验器材】

1. 材料　ASO 检测试剂盒（内含 ASO 胶乳试剂、阳性对照、阴性对照），RF 检测试剂盒（内含 RF 胶乳试剂、阳性对照、阴性对照），待检血清标本等。

2. 器械　微量加样器，枪头，消毒缸等。

【实验步骤】

1. 乳胶凝集法测定 ASO

（1）取若干反应板孔，分别做好标记。

（2）在对应的反应板孔中分别加入阳性对照、阴性对照与待检标本各 50μl。

（3）每孔各加 1 滴胶乳试剂。

（4）在反应板上用混匀棒充分混匀，轻轻地摇动使其充分混合，2 分钟后观察结果。

2. 乳胶凝集法测定 RF　与测定 ASO 实验步骤相同。

【实验结果】

1. ASO　若阳性对照出现凝集，阴性对照不出现凝集，则试剂盒有效，接下来观察血清标本。

凝集：报告为 ASO≥200U/ml。

不凝集：报告为 ASO≤200U/ml。

参考值：成人 ASO≤200U/ml。

2. RF　若阳性对照出现凝集，阴性对照不出现凝集，则试剂盒有效，接下来观察血清标本。

凝集：报告为 RF≥20U/ml。

不凝集：报告为 RF≤20U/ml。

参考值：成人 RF≤20U/ml。

【注意事项】

1. 试剂盒使用前，需平衡至室温。
2. 试剂摇匀后，垂直滴加。
3. 超过规定时间才出现的凝集不作为阳性结果。

（李小寒）

书网融合……

微课 1　微课 2　微课 3　微课 4

微课 5　微课 6

参考文献

[1] 戚中田. 医学微生物学[M]. 4 版. 北京：科学出版社，2022.
[2] 吴松泉，廖力. 医学微生物学与寄生虫学[M]. 5 版. 北京：人民卫生出版社，2022.
[3] 杨朝晔，张宸豪. 病原生物与免疫学[M]. 2 版. 北京：中国医药科技出版社，2022.
[4] 孙运芳，张加林，王传生. 病原生物学与免疫学[M]. 2 版. 北京：中国医药科技出版社，2022.
[5] 徐志凯，郭晓奎. 医学微生物学[M]. 2 版. 北京：人民卫生出版社，2021.
[6] 潘丽红. 医学免疫学与病原生物学[M]. 3 版. 北京：科学出版社，2020.
[7] 曹德明，吴秀珍. 病原生物与免疫学[M]. 2 版. 北京：人民卫生出版社，2020.
[8] 郑韵芳，祝继英. 微生物学与免疫学[M]. 2 版. 北京：人民卫生出版社，2020.
[9] 周密. 环境与人体反应[M]. 2 版. 北京：人民卫生出版社，2020.
[10] 罗恩杰. 病原生物学[M]. 6 版. 北京：科学出版社，2020.
[11] 李凡，钟照华. 医学微生物学[M]. 2 版. 北京：高等教育出版社，2019.
[12] 严家来，陈晓玲. 病原生物与免疫学[M]. 2 版. 北京：中国医药科技出版社，2019.
[13] 肖纯凌，吴松泉. 病原生物学与免疫学[M]. 8 版. 北京：人民卫生出版社，2018.
[14] 李凡，徐志凯. 医学微生物学[M]. 9 版. 北京：人民卫生出版社，2018.
[15] 诸欣平，苏川. 人体寄生虫学[M]. 9 版. 北京：人民卫生出版社，2018.
[16] 曹雪涛. 医学免疫学[M]. 7 版. 北京：人民卫生出版社，2018.
[17] 严杰. 医学微生物学[M]. 3 版. 北京：高等教育出版社，2017.